# 金氏妇科

金志春◎著

长江出版传媒
湖北科学技术出版社

**图书在版编目（CIP）数据**

金氏妇科 / 金志春著 . -- 武汉 ：湖北科学技术出版社，2025. 7. -- ISBN 978-7-5706-3365-4

Ⅰ . R271.1

中国国家版本馆 CIP 数据核字第 2024D2B053 号

策　　划：冯友仁　　　　　　责任校对：陈横宇
责任编辑：张荔菲　　　　　　封面设计：张子容

出版发行：湖北科学技术出版社
地　　址：武汉市雄楚大街 268 号（湖北出版文化城 B 座 13—14 层）
电　　话：027-87679468　　　　　　邮　　编：430070

印　　刷：武汉旭诚彩印包装有限公司　　　　　　邮　　编：430024

889 毫米 ×1194 毫米　1/16　28.75 印张　720 千字
2025 年 7 月第 1 版　　　　2025 年 7 月第 1 次印刷
定　　价：258.00 元

# 作者简介

**金志春**

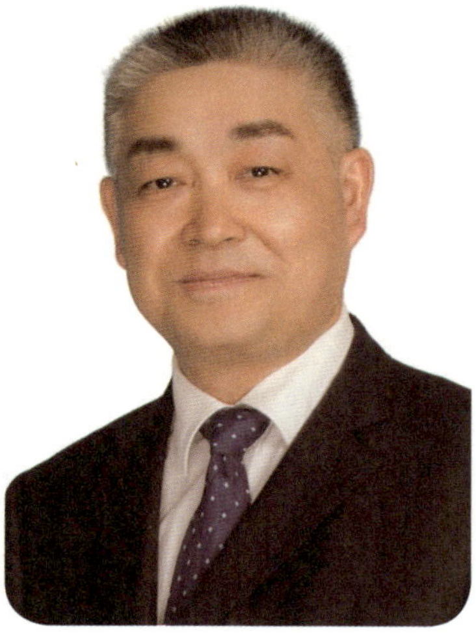

主任医师，二级教授，医学博士，博士生导师，全国名老中医药专家，全国名老中医药专家学术经验继承工作指导老师，全国抗击新冠肺炎疫情先进个人，"荣耀医者"中华医药贡献奖获得者，防治出生缺陷贡献者，首批全国优秀中医临床人才，全国妇幼保健名中医，湖北省有突出贡献中青年专家，湖北中医名师，首届湖北省中青年知名中医，首届武汉中青年中医名医。

中国妇幼保健协会中医和中西医结合分会主任委员、专家委员会主任委员，中国优生优育协会助孕与优生专业委员会主任委员，中国优生优育协会全国"助孕与优生专业技术培训医院"专家指导组组长，"生育未来·长江论坛"组织委员会主席，中国优生优育协会常务理事，中国妇幼保健协会学术委员会专家，中国中西医结合学会妇产科专业委员会副主任委员，中国妇幼保健协会妇科内分泌分会副主任委员，中华中医药学会妇幼健康协同发展平台专家委员会顾问，中华预防医学会更年期保健专业委员会常务委员，中国民族医药学会妇科专业委员会常务理事，中国中西医结合学会循证医学专业委员会常务委员，湖北省中西医结合学会妇产科专业委员会主任委员，湖北省性学会中医性学专业委员会主任委员，湖北省预防医学会妇科疾病防治专业委员会副主任委员，湖北省老年学学会骨质疏松专业委员会副主任委员和妇科分会副主任委员，《实用妇科内分泌杂志》和《中西医结合研究》编委。

华中科技大学同济医学院附属湖北妇幼保健院原业务副院长、现首席顾问，湖北省优生优育协会会长，湖北省助孕与优生中西医多学科联合诊疗临床基地主任，湖北省产前诊断（产前筛查）中心主任、专家组组长，国家妇幼中医药特色建设单位学术带头人，国家中西医协同"旗舰"科室（生殖科）学术带头人，国家妇幼健康特色专科（更年期保健）学术带头人，内镜与微创医学（妇科）培训基地主任，中国医师协会妇科内分泌培训基地主任，中国妇幼保健协会中医中西医结合培训基地主任，全国妇幼健康中医（中西医结合）重点专科主任，国家重点培育专科（中西医结合妇科）主任，湖北省中医重点专科（妇科）学科带头人。国家中医药管理局授予“金志春全国名老中医药专家传承工作室”。

从事中医和中西医结合妇科与生殖医学40余年，发表学术论文100余篇，完成科研项目31项（主持21项，参与10项），出版著作10部（主编8部，副主编1部），作为主持人获政府科技奖7次。致力于推进中西医融合，倡导和推进“助孕与优生中西医多学科联合诊疗”，创立“辨证活血助孕保胎法”和“免疫调节助孕保胎法”等中西医结合助孕与保胎学术理论体系。

# 序　言

女性是人类生命的摇篮。保护好女性健康，就是保护好人类。妇科是研究女性生殖健康的学科。在我国，妇科学历史悠久，对中华民族的繁衍发挥了巨大的作用。学科发展是一个不断完善的过程，中医妇科亦不例外。经过近2000年的发展，中医妇科已经取得了长足的进步，尤其是近几十年来发展迅速，为保障女性身心健康起到了积极作用。

作者从事中医和中西医结合妇科与生殖医学40余载，深感妇科学的微妙与困惑。时至今日，尽管科学技术高度发达，但人类对自身的认识还很肤浅，尤其是对人类生殖，还有很多问题尚不明了。针对困惑，基于临床实践，厘清思维，研究探索，总结思考，提出理论，形成体系，指导实践，不断完善，试图做一点促进学科发展的尝试。鉴于此，《金氏妇科》在前人基础上做了一点探索，也是对几十年来学习、研究、思考和实践的总结。

《金氏妇科》共分13章，分别介绍女性性别器官、女性生理特点、妇科病理特点、妇科诊法概要、妇科治法概要、妇女保健概要、月经周期阴阳调节学说、女性体质学说、月经病、带下病、胎孕病、胎产病和妇科杂病，比较全面地介绍了与女性性别和生殖有关的临床和保健内容。书中提出了一些新的观点、思路和方法，介绍了部分其他同类著作未曾介绍的内容。譬如，对女性生理特点进行了重新归类，对女性性腺轴进行了重新认识，针对月经周期调节提出了新的月经周期阴阳调节学说，在此基础上对性腺轴失调和月经周期紊乱性疾病的诊治提出了系统的性腺轴和月经周期调理以及诊治方法；在前人体质学说的基础上，提出了女性11种体质分类法，进一步完善了女性体质学说；系统分析了妇科病理特点，分6大类较为全面介绍了致病因素，重新认识了妇科疾病的发病机制，增加了阴阳周期失序对发病的影响，专门提出了胞宫损伤在妇科疾病发病中的作用并介绍具体的防治方法，对各具体病症的病因病机结合女性不同时期的生理病理特点进行分析以求解释得更加清晰；对月经病按照月经不调、经间期各证、经行期各证、绝经期各证进行分类介绍，使条目更加清楚，并增加了当前发病率日渐增高的经水早断（卵巢早衰）的防治；对于带下病，不仅介绍了带下过多，对带下过少以及与带下有关的白淫和白浊也予以介绍；在胎孕病中，对“自然流产”按照中医认识以“自然胎殒”进行了归类总结并分享作者的防治经验和创新的诊治体系，对异位妊娠提出了作者新的见解和诊治方法，对胎孕期和胎产期常发生的“妊娠高血压综合征”按照中医诊治特点提出了“妊娠肿晕痫诸证”以利指导诊治；在胎产病中，对产后郁冒和产后虚劳做了较为详细的介绍；在妇科杂病中，除介绍其他妇科学书籍中常见病证外，还介绍了与生殖和性行为有关的病证，如乳房病证、交合病证、计划生育并发症，并将交合染毒（性传播疾病）纳入交合病证进行归纳介绍，等等。本书还列出几十年来作者创制并临床应用卓有疗效的90余首方剂，以供选用参考。本书治疗以辨证施治为主体进行介绍，对主要方剂一般列出参考剂量，参考剂量以当今日常用量为依据，适当参考古人用法。部分病证还介绍了其他施治方法，如针灸等适宜技术。书末附录方剂药物组成，以资参考。

《金氏妇科》只是作者一孔之见，诚请读者批评指正，深表感谢！

金志春

2024年10月10日草于野芷湖畔

# 目　录

第一章

# 女性性别器官

女性性别器官，即女性生殖器官，总称为阴器。露于体外者有毛际、阴户、玉门等，总称为前阴，可称为外阴器，即外生殖器。藏于体内者有阴道、子门、胞宫等，可总称为内阴器，即内生殖器。乳房亦属性别器官。

## 第一节 外 阴 器

“任脉者，起于中极之下，以上毛际”（《素问·骨空论》），“肝足厥阴之脉……循股阴入毛中”（《灵枢·经脉》），此处所言“毛际”“毛中”实指阴阜，即耻骨联合前隆起的外阴部分。青春期后可见阴毛生长，毛际属足少阳胆经和足厥阴肝经之合、足少阴肾经和冲脉之会。“督脉者，起于少腹以下骨中央，女子入系廷孔，其孔，溺孔之端也。其络循阴器合篡间，绕篡后，别绕臀”（《素问·骨空论》）。“廷孔”应指阴道口，紧靠溺孔（尿道口）外端；“篡间”应指会阴，王冰注释《素问·气府论》，认为“谓会阴一穴也，自曲骨下至阴，阴之下两阴之间则此穴也，是任脉别侠督脉者冲脉之会”。

阴户，又名四边，指女性阴蒂、大阴唇和小阴唇、阴唇系带、阴道前庭。“胞门、子户主子精神气所出入，合于中黄门、玉门、四边”“玉门、四边皆解散，子户未安”（《诸病源候论·八瘕候》），文中“四边”应指阴道口外前后左右四边，与阴户意同。

玉门，又名龙门、胞门，相当于阴道口和处女膜的部位。“已产属胞门，未产属龙门，未嫁女属玉门”（《脉经》《诸病源候论》），此认识与现代医学认为此部位可初步判断已婚未婚、已产未产一致。“妇人阴阳过度，玉门不闭”“产后玉门不闭”（《备急千金要方》），说明已婚已产者也可称为玉门。

阴户、玉门是胎儿娩出，月经、带下、恶露排出，性交等的外口，是防止外邪入侵的关口。

## 第二节　内　阴　器

### 一、阴道

阴道，与现代医学同名同义，是性交器官和月经、带下、恶露排出和胎儿娩出的通道。《诸病源候论》有“五脏六腑津气流行阴道”“产后阴道肿痛候”等记载。在描述阴道壁脱出时，有“子肠”说，如“子肠先出”（《妇人大全良方》）。

### 二、子门

子门，又名子户、胞门，应指子宫颈口。“石瘕生于胞中，寒气客于子门，子门闭塞”（《灵枢·水胀》），“肾为阴，主开闭，左为胞门，右为子户，主定月水，生子之道”（《诸病源候论·八瘕候》），说明胞门、子户意同，只是说法不一。“主定月水，生子之道”是言子门是月经排出和娩出胎儿的门户。

### 三、胞宫

#### （一）胞宫的形态结构

胞宫，又有子宫、女子胞、子脏、子处、血室、胞室等名称。中医所言“子宫”与现代医学所言“子宫”名同意似，但不等同，以“胞宫”作为中医女性生殖器官规范名称更合理。

胞宫最早记载为“女子胞”和“子处”，“脑髓骨脉胆女子胞，此六者地气之所生也，皆藏于阴而象于地，故藏而不泻，名曰奇恒之腑”（《素问·五脏别论》），“面王以下者，膀胱子处也……女子在于面王，为膀胱子处之病”（《灵枢·五色》）。“胞宫”始见于“热入胞宫，寒热如疟”（《类证活人书》）。其他书籍有“子宫”“子脏”“血室”记载，如《神农本草经》谓紫石英主治“女子风寒在子宫”，槐实主治“子脏急痛”；《金匮要略》有“热入血室”之论；“故子宫者，医家以冲任之脉盛于此，则月事以时下，故名之曰血室”（《类经附翼》）。此外，还有其他名称记载，如《灵枢》中的“胞中”，《景岳全书》中的“胞”，《备急千金要方》中的“儿生处”，《圣济总录》中的“血脏”“胎脏”“宫脏”，《医宗金鉴》中的“血胞”，等等。

胞宫的位置，与现代医学所言类似。《类经附翼》认为“居直肠之前，膀胱之后”；其后《医经精义》记载胞宫位置并绘有图形，胞宫位于带脉以下，小腹正中，前邻膀胱，后有直肠，下口连接阴道。

胞宫的形态最早记载于《格致余论》：“阴阳交媾，胎孕乃凝，所藏之处，名曰子宫。一系在下，上有两歧，一达于左，一达于右。”《景岳全书》进一步描述为“阴阳交媾，胎孕乃凝，所藏之处，名曰子宫。一系在下，上有两歧，中分为二，形如合钵，一达于左，一达于右”，言明胞宫形如合钵，上有两歧，显示中医学所言子宫除子宫本体外，还包括两侧附件（输卵管、卵巢），说明中医学与现代医学所言子宫有相似性和差异性，不完全相同。“胞脉者，属心而络于胞中”（《素问·评热病论》），“胞络者系于肾”（《素问·奇病论》），说明胞宫有胞脉和胞络，并与脏腑相连。

### （二）胞宫与脏腑的关系

脏腑是人体生命活动的基础。脏腑功能有别，相互依赖，相互协作。胞宫行经和孕育以精气血为核心物质。脏腑作用有别，肾是关键，脾是依托，肝、心协助，肺为基础。

胞宫与肾：肾为元气之根、先天之本，主藏精（包括先天之精和后天之精），凡人体的形成、生长、发育和生殖等各种生命活动以及物质消耗的补充等，均依赖于肾精的化生而实现。肾精化生血液，是月经形成和胎孕的物质基础。女子二七之年，肾精日盛，化生肾气，滋生天癸，激发气血蓄溢冲任胞宫，开始具备行经和胎孕功能。至七七之年，肾精衰竭，无精化生肾气，肾气衰，天癸竭，冲任脉虚，则经闭而无子了。“胞脉者系于肾”（《素问·奇病论》），胞宫通过胞脉与肾相连，故肾可直接调控胞宫。

胞宫与脾：脾为后天之本，主运化，是气血生化之源；脾主统血，为胞宫行经和孕育提供气血物质。胞宫血液供应直接依赖于脾对气血的化生和统摄调控。脾与胃相表里，胃为水谷之海，主受纳和腐熟水谷，胃中谷气盛则冲任气血满，胞宫则可行经受胎。脾脉与冲任脉交会，脾胃化生气血可渗灌冲任。

胞宫与肝：肝藏血，主疏泄，“人动则血运于诸经，人静则血归于肝脏”（王冰），人体对气血的需求通过肝脏按需调控。肝司血海，胞宫血液调控由肝所司。肝脉与冲任督脉交会，肝藏之血通过肝的疏泄功能调控胞宫对血的蓄溢。

胞宫与心：心主血脉，推动血行，“人心动则血行于诸经”（《医学入门·脏腑》）；心还能化赤为血，心脏正常则血行通畅，血液充足，冲任通盛，胞宫满溢而行经或荫胎，然有“月事不来者，胞脉闭也。胞脉者属心而络于胞中，今气上迫肺，心气不得下通，故月事不来也”（《素问·阴阳别论》）。“心者，五脏六腑之大主也，精神之所舍也”（《灵枢·邪客》），心藏神，主神明，调节精神思维活动。“主明则下安……主不明则十二官危”（《素问·灵兰秘典论》），心神失司，则胞脉胞宫气血逆乱。

胞宫与肺：历代医家多不重视肺与胞宫的关系，张景岳则提到肺的重要性，他认为“治妇人之病，当以经血为先……是固心脾肝肾四脏之病，而独于肺脏多不言及，不知血之行与不行，无不由气”“……气伤则血无所从，病在肺也”。肺主气，司呼吸，朝百脉，助心行血，肺与任督脉相通，虽不直接调控胞宫，但有协助作用，“肺主气，气调则营卫脏腑无所不治”（《类经》）。

### （三）胞宫与经脉的关系

胞宫除与脏腑十二经脉相联系外，与冲任督带四脉也有联系，特别是与冲任二脉的关系尤为密切。

胞宫与冲脉：冲脉起于胞中，与十二经相通，是十二经气血汇聚之所。先天元气和后天水谷精气皆汇聚于冲脉，为胞宫行经和胎孕准备条件。

胞宫与任脉：任脉起于胞中，与肝脾肾脉交会，取三经精血而主一身之阴。胞宫孕育胞胎与任脉直接相关，“谓任脉者，女子得之以妊养也”（王冰），故“任主胞胎”。

胞宫与督脉：督脉起于胞宫。任督二脉互相贯通，同出于“会阴”，任行身前主阴，督行身后主阳，二脉交会于龈交穴，循环往复，维持人体阴阳脉气平衡。《素问·骨空论》认为督脉生病“其女子不孕”，可见，任督二脉共同主司女子孕育功能。

胞宫与带脉：带脉横行于腰部，总束诸经，与纵行之冲任督三脉交会，并通过三脉间接下系胞宫。带脉与足三阴、足三阳诸经相通，取肝脾肾等诸经气血为用，从而约束冲任督三脉，维持胞宫生理活动。

上述说明，冲任督三脉下起胞宫、上交带脉，冲任督带四脉连通十二经脉，十二经脉连接脏腑。如此，冲任督带四脉将胞宫连通全身，存蓄脏腑和十二经气血，调节胞宫功能。

## 第三节 胞脉、胞络

### 一、胞脉

胞脉是指与胞宫相连并维持胞宫功能的冲脉、任脉、督脉和带脉四条经脉。

由于受“女子七岁，肾气盛，齿更发长；二七而天癸至，任脉通，太冲脉盛，月事以时下”（《素问·上古天真论》）和“冲脉、任脉皆起于胞中”（《灵枢·五音五味》）等认识的影响，在谈及胞脉时每多只言冲任二脉。张景岳的说法似乎更合理。“月事不来者，胞脉闭也。胞脉者，属心而络于胞中”（《素问·评热病论》），张景岳注解曰“所谓胞者，子宫是也，此男女藏精之所，皆得称为子宫；惟女子于此受孕，因名曰胞。然冲任督脉皆起于此，所谓一原而三岐也”。此外，带脉与冲任督三脉相交。因此，从维护胞宫功能角度看，广义胞脉包括冲任督带四脉，狭义胞脉包括冲任督三脉，与妇科功能联系更为紧密的当属冲任二脉。经脉的功能，是运行气血、联络脏腑、沟通上下内外、感应传导信息。就胞脉而言，其主要作用是为行月经和养胞胎服务。结合现代医学，把胞脉功能理解为类似于子宫和卵巢等生殖系统的血管、神经、内分泌、淋巴和免疫等多种调节功能系统的组合体似乎更合适。

胞脉在女性生理中具有重要地位。胞宫为“奇恒之腑”，冲任督带四脉属“奇经”，冲任督三脉起于胞宫，与带脉交会，冲任督带与十二经脉相连。“奇经”不同于十二正经，别道奇行，无表里配属，不与五脏六腑直接联通。从中医学经典理论看，冲任督带四脉有4个共同特点。一是四脉属经络范畴，有经络形象。经指路径，是纵横干线；络指网络，是经的分支，如罗网维络，无处不至。二是四脉有湖泽海洋一样的功能。《难经》认为“其奇经八脉者……比于圣人图设沟渠，沟渠满溢，流于深湖，故圣人不能拘通也”。《奇经八脉考》更明确地说“盖正经犹夫沟渠，奇经犹夫湖泽，正经之脉隆盛，则溢于奇经”，即十二经脉气血旺盛流溢于奇经。三是四脉相互联通。“冲脉者，经脉之海也……皆属于带脉，而络于督脉”（《素问·痿论》），说明冲带脉相通。“冲脉、任脉皆起于胞中……会于咽喉，别而络唇口”（《灵枢·五音五味》），说明冲任两脉相通。“督脉者……其少腹直上者，贯脐中央，上贯心入喉，上颐环唇，上系两目之下中央”（《素问·骨空论》），说明督任两脉相通。冲任督带四脉相通，对调节全身气血、协调胞宫生理功能具有重要意义。四是流蓄于四脉气血不再逆流于十二正经。《难经》认为“沟渠满溢，流于深湖，故圣人不能拘通也。人脉（即任脉）隆盛，入于八脉而不环周，故十二经不能拘之”，徐灵胎解释“不环周，言不复归于十二经也”，说明奇经气血不再逆流于十二正经，犹湖海之水不能逆于江河沟渠。

### （一）冲脉

冲脉起于胞中（胞宫），下出会阴，分前（前上）、后（后上）、下三支。前行之脉，出会阴，过阴器，出于气街（即气冲穴），横行至中极、关元二穴，与任脉会合后向外旁开前正中线五分，并入足少阴肾经上行，过横膈，至咽喉，环绕口唇；后行之脉，过会阴，绕肛门，并于脊里，通于督脉，沿脊柱上行；下行之脉，从气街穴下行，沿股内侧，至足大趾。

冲脉总领诸经气血，为“十二经之海”“血海”。“夫冲脉者，五脏六腑之海也……其上者，出于颃颡，渗诸阳……其下者，注少阴之大络，出于气街……而别其下者，并于少阴之经，渗三阴……渗诸络而温肌肉”（《灵枢·逆顺肥瘦》），“冲脉者，起（出）于气冲，并足阳明之经，夹脐上行，至胸中而散”（《难经译释》）。以上说明，冲脉后上行支与诸阳经相通，“渗诸阳”，使冲脉之血得以温化；下行支与肾脉并行，“渗三阴”，得肾中真阴滋养，与肝、脾经脉相通，取肝、脾之血为用；前上行支与足阳明胃经会于气冲，“冲脉隶于阳明”，得胃气濡养。冲有“要冲”之意，冲脉循行于人体的冲要部位，总领诸经气血，是经脉气血运行之要冲，故名为冲脉。冲脉得先天真阴真阳滋养和后天气血充养，与十二经相通，汇聚十二经气血，调节十二经气血运行，故“冲脉者，为十二经之海”（《灵枢·海论》）、“冲为血海”（王冰）。“经本阴血，何脏无之？惟脏腑之血，皆归冲脉，而冲为五脏六腑之血海，故经言太冲脉盛，则月事以时下，此可见冲脉为月经之本也”（《景岳全书·妇女规》）。冲脉气血充盛，输注胞宫以完成行经和孕育功能。

### （二）任脉

任脉起于胞中，下出会阴，过阴器，上毛际，沿腹部正中线上行，至咽喉，上行至承浆穴，环唇，分左右两支上行，循经面部，上至目眶下。

任脉总督诸阴，为阴脉之海，主胞胎。任脉与足厥阴肝经交会于曲骨，与足太阴脾经交会于中极，与足少阴肾经交会于关元，主一身之阴，凡精、血、津、液等都由任脉总司，故称“阴脉之海”。任脉与足阳明胃经交会于承浆，得胃气濡养。任脉调节人体阴经，任脉之气通，胞宫得阴精充养，才有行经、胎孕和带下等生理功能。

冲任为“经络之海”，任通冲盛，经孕乃成。冲任二脉在女性生理和生殖中具有重要作用。女子二七之年，肾气即盛，产生天癸，天癸行至冲脉，使冲脉聚蓄脏腑之血，为月经之源流，女子以血为本，月经以血为用，若冲脉充盛，任脉通畅，月经便按时而下，并具备生育功能；至七七之年，肾气虚衰，不能再产生天癸，天癸竭，不能使冲脉聚蓄脏腑之血，冲脉衰，任脉虚，月经乏源而绝止，不再具有生育功能。

### （三）督脉

督脉起于胞中，下抵阴器，至会阴，经尾骨端长强穴，沿脊柱正中上行，至项部风府穴，络脑，由项部上行达巅顶百会穴，向前沿前额下行至鼻根，循鼻下行，经人中穴入里，止于龈交穴。

督脉总督诸阳，为阳脉之海。"督"有总管、督率之意。督脉"合少阳上股内后廉，贯脊属肾"（《素问·骨空论》），与肾脉相通，得肾中命火温养；督脉与肝脉"会于巅"（《灵枢·经脉》），肝藏血而寄相火，体阴而用阳，得肝气（肝阳）以为用；督脉分支"上贯心入喉"，与心相通，得君火相助；督脉与手足六条阳经相交会，"起于目内眦"，与足太阳相通。督脉行身之背而主一身之阳，又得相火、命火、君火相助，故称"阳脉之海"，总督诸阳，维系一身阳气，调节全身诸阳经功能。

任督贯通阴阳。任督二脉一阴一阳，同起于胞中，出于会阴，相互贯通，任脉行身前而主阴，督脉行身后而主阳，两脉交会于龈交穴，脉气交会，循环往复，调节人体阴阳脉气的平衡，维持胞宫功能正常。

### （四）带脉

带脉环行腰腹一周，如同束带，总束诸经。一是形态如束带，二是功能如束带。

带脉形态如束带。"带脉者，起于季胁，回身一周"（《难经》），"带脉者，起于季胁足厥阴之章门穴，同足少阳循带脉穴，围身一周，如束带然"（《奇经八脉考·带脉篇》）。

带脉功能如束带。章门穴属肝经，带脉穴属胆经，故带脉与肝胆二经关系密切。带脉横腰而过，腰部系足少阴肾经所属，故带脉与肾经密切相关。带脉总束诸经，尤其是腰以下诸经。带脉环腰一周，所有上下行经脉（足三阴、足三阳诸经）与其交会，受其约束与调节，并得诸经气血，为其所用。"冲任督三脉同起而异行，一源而三歧，皆络带脉"（《儒门事亲》），带脉与冲任督三脉交会，并受其约束与调节。带脉络胞而过，并通过冲任督脉间接下系胞宫，对胞宫有约束和滋养作用，以维持月经、带下之正常。带脉约束功能主要表现在3个方面，一是约束气血运行，二是约束水液转输，三是约束器官位置。带脉约束功能正常，经脉气血运行才能保持常度，水液转输才会平衡，器官位置才不会下坠，月经、带下、胎孕才会正常。

## 二、胞络

胞络是指分布于胞宫的络脉，是胞脉的分支，形如网络，直接连接并支配胞宫气血精微物质的供应和信息传导，协助调节胞宫功能。胞脉与胞络相连，共同构成胞脉胞络系统。冲任督三脉均起于胞宫，其分支无疑络于胞宫。至今经络实质尚未弄清，尽管胞络与子宫的血管、神经和内分泌等系统不能等同，但分布于子宫的血管、神经和内分泌等系统对子宫功能具有重要作用，其作用应该与胞脉胞络作用类似。

## 第四节 乳 房

乳房成对位于两侧胸前，分乳房、乳晕、乳头、乳络四个部分。据中医古籍记载，乳房有乳脉、乳络、乳管和乳囊。乳脉指乳房血脉。“妇人乳有十二穰”(《疡医大全》)，穰指乳络和乳囊，即现代解剖学所言乳腺小叶(共15～20个)。乳管即输乳管。

乳房与脏腑、经络有密切的联系。足阳明胃经，行贯乳中；足太阴脾经，络胃上膈，布于胸中；足厥阴肝经上膈，布胸胁绕乳头而行；足少阴肾经，上贯肝膈而与乳联；冲任二脉起于胸中，任脉循腹里，上关元至胸中；冲脉挟脐上行，至胸中而散。后世医家认为，男子乳头属肝，乳房属肾；女子乳头属肝，乳房属胃。故乳房疾病与肝胃肾经以及冲任二脉关系密切。

第二章

# 女性生理特点

人体脏腑、经络、气血活动的基本规律，男女基本相同。女性最主要的特殊功能是孕育胎儿，伴随孕育胎儿而有月经、带下、胎孕、胎产和哺乳等相关的特殊生理活动，这些都是男性不具有的。人体以脏腑、经络为体，以气血为用。女性特有的月经、带下、胎孕、胎产和哺乳等生理活动，是通过脏腑、经络、气血作用于胞宫和乳房而实现的。脏腑是气血生化之源，经络是气血运行之道，气血是月经、带下、胎孕、胎产和哺乳活动的物质基础，胞宫是月经、胎孕、胎产的执行器官，乳房是哺乳的执行器官。因此，女性特有的生理活动以脏腑、经络（胞脉）、气血和胞宫（哺乳以乳房）为核心。人的生命是生、长、壮、老、已的过程，生殖功能的建立也是随着身体逐渐生长发育至特定阶段，在脏腑、经络（胞脉）和气血等协同作用下，由胞宫和乳房等实现的，并随着身体退化而逐渐减退和消失。因此，女性一生不同时期有其特有的生理特点和生理功能。

## 第一节　女性各期生理特点

对于女性一生各阶段的生理特点，早在《黄帝内经》中就有比较准确的描述："女子七岁肾气盛，齿更发长；二七而天癸至，任脉通，太冲脉盛，月事以时下，故有子；三七肾气平均，故真牙生而长极；四七筋骨坚，发长极，身体盛壮；五七阳明脉衰，面始焦，发始堕；六七三阳脉衰于上，面皆焦，发始白；七七任脉虚，太冲脉衰少，天癸竭，地道不通，故形坏而无子也。"这说明，在2000多年前，古人已对女性一生的生长发育和生理功能进行了深入研究，对各年龄段的划分和生理特点已有比较准确的认识。结合现代生理学对女性的认识，可以将女性一生分为新生儿期、幼儿期、青春期、育龄期、更年期和老年期几个阶段。

新生儿期。婴儿出生后的4周是新生儿期。女孩出生时乳房可略有隆起，或有少许乳液分泌，随后可有少许阴道出血，一般数天即自然消失。

幼儿期。新生儿期后至14岁（二七之年）是幼儿期。此期身体生长较快，生殖器官尚处于幼稚状态。7岁左右肾气开始生长并向旺盛发展，肾主骨，开始并逐渐完成真牙生长；之后2～3年，随着肾气逐渐旺盛，乳房和生殖器官开始发育。

青春期。青春期是生殖器官从幼稚发育向完全成熟过渡的阶段，在14～21岁（二七之年至三七之年)，一般 18 岁时生殖器官发育基本成熟。青春期以月经来潮为开始标志，平均年龄 14 岁，肾气盛，天癸至，冲任二脉气血通盛，从而出现月经来潮，并开始具备生殖能力。

育龄期。育龄期为 18 ~ 42 岁（六七之年)，又称生育期，持续 24 年。完全成熟的育龄期从三七之年（21 岁）开始计算更合适。青春期后生殖器官发育逐渐成熟，乳房和生殖器官均有周期性变化，正常状态下 1 个月左右行经 1 次，生殖功能旺盛。育龄期这一段较长的时期，是女性生殖功能形成后达到顶峰并走向衰退的时期，从 14 岁（二七之年）具备生殖功能开始，21 ~ 28 岁（三七之年至四七之年）身体和生殖功能最为强盛，之后出现下降趋势，35 岁（五七之年）后身体和生殖功能开始出现显著下降，42 岁（六七之年）后生殖功能基本衰退。

更年期是身体和生殖功能向老年性衰退过渡的阶段，西医学现称为围绝经期。此期可分为更年期早期（绝经前期）、更年期中期（绝经期）和更年期晚期（绝经后期）。更年期早期一般从 42 ~ 45 岁开始，可持续 1 ~ 10 年，平均 3 ~ 4 年，此期肾气渐衰，天癸渐竭，冲任渐虚，常常出现月经紊乱、经量减少，有人出现潮热、多汗、烦躁、失眠、健忘等表现。更年期中期是以最后一次月经为标志，至停经达到 1 年。最后一次月经即为绝经。我国平均绝经年龄为 49 岁，与中医“七七”“地道不通”（即绝经）一致，多数在 44 ~ 54 岁间绝经。更年期后期指绝经后 1 年（最后一次月经后 1 年）至生殖功能完全消失的阶段，一般从绝经至 60 岁，持续 5 ~ 10 年，此期生殖器官开始萎缩，骨质逐渐脱钙，生殖功能丧失。

老年期。从 60 岁开始称为老年期。随着生殖功能的衰退，身体各器官呈退行性变，功能逐渐退化。

## 第二节　女性生理基础

### 一、脏腑与女性生理

脏腑是气血生化之源，人体生命活动以脏腑功能为根本。在女性生理功能中，不同的脏腑所起的作用不同。

#### （一）肾与女性生理

在认识肾与女性生理关系之前，先了解肾精、肾气、肾阴和肾阳的基本内容。

1. 肾精、肾气、肾阴、肾阳概述

1）肾精、肾气、肾阴、肾阳之间的关系

在说明肾精、肾气之前，先了解一下精气的哲学概念。中国古代哲学有两种最主要的学说，即精气学说和元气学说（或称气 – 元论)，两种学说产生的年代不同。精气学说产生并盛行于先秦时期，将精、气和精气混称，概念相同。至两汉时期，元气学说逐渐形成，元气同化并取代了其他各种气（包括精气）的概念，并得到后世补充和推广，成为哲学主流物质观而影响后世。从精气学说到元气学说是一个逐渐演变的过程。无论是精气学说中的精、气和精气，还是元气学说中的气或元气，虽名称有异，但内涵相同，均是指世界物质生成起源和物质构成最基本单位。

肾精，指肾所藏之精。肾精源于先天之精，赖后天之精不断充养，是肾脏功能活动的物质基础，是人体生命活动之本，对人体各种生理活动起着极其重要的作用。在中医学中，气指构成人体和维持人体生命活动的最基本物质，是脏腑经络功能活动的物质基础。气有运动的属性，气的运动表现为人体脏腑经络的功能活动。精化为气，肾气由肾精所化。为了在理论和实际中全面阐明肾精的生理效应，又将肾气概括为肾阴和肾阳两个方面。肾阴，又称元阴、真阴，为人体阴液的根本，对机体各脏腑组织起着滋养和濡润作用。肾阳，又称元阳、真阳，为人体阳气的根本，对机体各脏腑组织起着推动和温煦作用。从阴阳属性来说，精属阴，气属阳，有时也称肾精为"肾阴"，肾气为"肾阳"。五脏皆有阴阳，而肾主一身阴阳，说明肾之阴阳对全身阴阳的主导作用。就物质与功能而言，物质属阴，功能属阳。功能产生于物质，物质表现功能。

综上所述，肾精、肾气、肾阴、肾阳之间的逻辑关系体现在：肾精源于先天之精，得后天之精充养而充盛；肾精化生肾气（肾精是产生肾气的物质），肾气行使肾精功能；肾气功能活动表现为肾阴和肾阳两个方面；肾阴和肾阳，两者相互依存、相互为用、相互制约，维持人体生理动态平衡。简而言之，肾精化生肾气，肾气行使功能，肾气功能活动表现为肾阴、肾阳两个方面，肾阴、肾阳相互协调、相互平衡，共同维护生命活动。但要注意，肾精、肾气、肾阴和肾阳都是物质与功能的统一，即各自体用合一。

2）肾精、肾气、肾阴、肾阳的作用与病理反应

总体而言，肾精是生殖和生命之根，肾气是生殖和生命活动的原动力，肾阴、肾阳是全身脏腑阴阳之本。

肾精是生殖和生命之根。精有广义和狭义之分。广义之精是构成人体和维持人体生长、发育、生殖和脏腑功能活动的有形精微物质的统称，包括禀受于父母的生命物质（即先天之精）以及后天获得的水谷之精（即后天之精）。狭义之精是禀受于父母而贮藏于肾的具生殖繁衍作用的精微物质，称生殖之精。先天之精，又称肾本脏之精，禀受于父母，与生俱来，是生育繁殖、构成人体的原始物质。在胚胎生成和发育过程中，精是构成胚胎的原始物质，为生命的基础，故称"先天之精"。先天之精虽有生殖功能，但不等同于生殖之精（先天之精中具有生殖功能之精则为"生殖之精"），"元精乃先天之精，非交媾之精"（《寿世传真》），"其精不是交感精"而是"根于父母未生前"（《紫清指玄集》）。先天之精藏于肾中，出生后得到后天之精的不断充养，成为人体生长发育和生育繁殖的基本物质。后天之精，又称脏腑之精，来源于水谷精微，由脾胃化生并灌溉五脏六腑。人出生后，水谷经胃的腐熟、脾的运化而生成水谷精气，转输到五脏六腑，成为脏腑之精。脏腑之精供本身生理活动，剩余的贮藏于肾，当脏腑需要精微物质时，肾把所藏之精重新供给脏腑。如此贮藏与供给，循环往复，生生不已。可见，后天之精是维持人体生命活动、促进机体生长发育的基本物质。"肾者受五脏六腑之精而藏之，故五脏盛乃能泄，是精藏于肾而非生于肾也。五脏六腑之精，肾实藏而司其输泄，输泄以时则五脏六腑之精相续不绝，所以成其坎而位乎北，上交于心，满而后溢，生生之道也"（《怡堂散记》）。先天之精和后天之精，来源不同，同藏于肾，两

者相互依存，相互为用。先天之精为后天之精准备物质基础，后天之精不断供养先天之精。先天之精只有得到后天之精的滋养补充，才能发挥生理效应；后天之精只有得到先天之精的活力资助，才能不断化生，此即“先天生后天，后天养先天”，相辅相成，两者在肾脏密切结合而成肾精。肾为先天之本，接受其他脏腑之精贮藏起来，脏腑之精充盛，肾精生成贮藏才能正常。“精者，一身之至宝，原于先天而成于后天者也，五脏俱有而属于肾”（《医碥·遗精》）。

肾精的生理功能主要有4个方面：促进生殖繁衍，促进生长发育，参与血液生成，维持自我修复和抗病能力。

一是促进生殖繁衍。肾精是胚胎发育的原始物质，又能促进生殖功能的成熟。人出生后，先天之精和后天之精相互滋养，幼年开始，肾中精气逐渐充盛；发育至青春期，随着肾精不断充盛，产生一种促进生殖功能成熟的物质（称为天癸），于是，男子产生精液，女子按时来月经，性功能逐渐成熟，具备生殖能力；从中年至老年，肾精由充盛渐至亏虚，天癸生成随之减少，逐渐耗竭，生殖能力随之降低直至消失。这些说明，生殖器官的发育成熟及生殖能力的维持均依赖肾精的支持，肾精对生殖功能起着决定性作用，为生殖之本，故“肾主生殖”。肾精异常会导致生殖与性功能下降。固肾保精是治疗生殖与性功能异常的重要方法。在女性生殖与性功能异常中，肾精虚衰的表现在青春期和更年期较常见，在育龄期少见。在青春期，多因先天之精禀赋不足或后天之精充养不够引起，表现为生殖器官发育较缓，性征出现较迟，到龄月经仍未来潮，或月经虽行但不规则，经常推后或闭经等。在更年期，由于日常耗损，肾精已近衰竭，表现出月经将要停闭（月经不能按时来潮，不规则行经，或月经后期、量少）或月经停闭，并出现生殖器官与身体衰老征象。在育龄期，出现功能性生殖与性功能异常者，就肾虚而言，大多数与肾气、肾阴、肾阳不足有关，与肾精虚衰有关的较少，原因是此期绝大多数人的肾精还未达到虚衰状态，问题出现只是在肾气、肾阴、肾阳层面，极少数可能因先天之精禀赋不足、后天之精充养不够或耗损过快（如房劳多产、大病久病损伤等）引起肾精早衰（典型表现是现今西医学所言卵巢储备功能减退、早发性卵巢功能不全，最后导致卵巢早衰）。典型的肾精早衰表现可有体羸早衰、头晕耳鸣、精神恍惚、神疲健忘、齿摇发脱、面容憔悴、腰膝酸软、动作迟缓、性功能低下、月经紊乱或停闭等。由于肾精早衰具有隐匿性和滞后效应，在发现肾精早衰时，治疗多已比较困难，只能补充后天之精以适当延缓先天之精衰退，效果多不尽如人意。

二是促进生长发育。在全生命过程中，由于肾中精气盛衰变化，表现出生、长、壮、老、已不同的生理状态。幼年开始，肾精逐渐充盛，有齿更、发长等生理现象。至青壮年，肾精进一步充盛，直至极点，机体随之发育到壮盛期，真牙生，体壮实，筋骨强健。至老年，肾精衰退，形体逐渐衰老，全身筋骨运动不灵，齿摇发脱，呈现老态之象。故肾精决定人体生长发育，为生长发育之根。如果肾精亏少，可影响人体生长发育，出现生长发育障碍，如发育迟缓、筋骨痿软等，成年则出现未老先衰、齿摇发落等。肾精对促进人体生长发育具有重要作用，是生命之根。所以，补益肾精是治疗生长发育障碍、延缓衰老和治疗老年疾病的重要方法。

三是参与血液生成。肾藏精，精能生髓，精髓可以化而为血。“肾为水脏，主藏精而化血”（《侣山堂类辨·辨血》），“血之源头在乎肾”“血即精之属也，但精藏于肾，所蕴不多，而血富于冲，所至皆是”(《景岳全书·血证》),“盖髓者,肾精所生,精足则髓足”(《中西汇通医经精义》),“骨髓坚固,气血皆从”(《素问·生气通天论》),“夫血者,水谷之精微,得命门真火蒸化”(《读医随笔·气血精神论》)。由于血之源头在于肾,水谷精微化血,临床治疗血虚常用补益精髓和健运脾胃之法。

四是维持自我修复和抗病能力。肾精具有抵御病邪侵袭和防病抗病功能。“足于精者,百病不生,穷于精者,万邪蜂起”(《冯氏锦囊秘录》)。精充则卫外固密,适应力强,邪不易侵,生命力强盛;精亏则卫外不固,适应力弱,邪气易侵,生命力脆弱。

肾气是生殖和生命活动的原动力。中医学认为,气是人体内一种不断运动、活力很强的精微物质。气是物质与功能的辩证统一。肾气由肾精化生,是肾的精微物质的气化形式与功能活动,主要表现在生长发育和生殖功能活动方面。在人体生命活动和生殖功能的建立和维持过程中,肾精是基础,肾气是关键,即人体在具备肾精充盛的基础条件后,生命活动和生殖功能在肾精化生充盛的肾气推动下而实现,没有充盛的肾气推动,生命活动和生殖功能就不能很好实现。因此,肾精是生命活动和生殖功能的起始点,肾气是生殖功能调控的原动力。七七之年,肾精衰竭,肾气无法产生,天癸无法形成,生殖功能也就完全丧失。在病理状态下,如素体肾气虚弱,或年幼肾气未充,或年高肾气耗损,或房劳多产耗伤肾气,或大病久病伤肾,以致肾气虚衰,就会出现生命活动和生殖功能减退,表现出神疲乏力、少气懒言、腰膝酸软、性欲低下、小便频数清长或夜尿频多、月经不调或闭经、不孕或滑胎、带下清稀量多等症状。

肾阴、肾阳是全身脏腑阴阳之本。肾为五脏六腑之本,为水火之宅,寓真阴(命门之水)而涵真阳(命门之火),五脏六腑之阴非肾阴不能滋养,五脏六腑之阳非肾阳不能温发。肾阴充则全身诸脏之阴亦充,肾阳旺则全身诸脏之阳亦旺。肾阴为全身诸阴之本,肾阳为全身诸阳之根。在病理情况下,某些原因的影响引起肾阴、肾阳量的减少或肾阴、肾阳的动态平衡被破坏时,可导致肾阴虚和肾阳虚的病理变化。肾阴虚,可出现头晕耳鸣、腰膝酸软、五心烦热、潮热盗汗、失眠多梦、口咽干燥、颧红唇赤、性功能增强等阴血津液减少或阴不制阳、脏腑功能偏亢、精血津液代谢增强以及生殖和性功能异常的症状;肾阳虚,可出现头晕耳鸣、神疲乏力、面色晦暗、腰膝冷痛、畏寒肢冷、四肢发凉、小便清长或夜尿频多、大便溏薄、性功能减退、宫寒不孕等阳气不足或阳不制阴、脏腑功能减退、精血津液代谢减弱和运行迟缓以及生殖和性功能减退的症状。由于肾阴与肾阳相互关联,在病变过程中,常互相影响,肾阴虚发展到一定程度时可累及肾阳,出现阴阳两虚,称为“阴损及阳”;肾阳虚发展到一定程度时也可累及肾阴,出现阴阳两虚,称为“阳损及阴”,从而出现阴阳两者整体量度和功能下降。

2. 肾与女性生理关系

如前所述,肾精、肾气、肾阴、肾阳与人体生理关系极为密切,也是女性生理和生殖功能的关键。

肾藏精。女性发育到一定时期(二七之年),肾精充盈,化生肾气,肾气旺盛化生天癸,天癸成熟,冲任通盛,气血溢于胞宫,具备生育功能,表现为月经按时而行并能孕育胎儿;至一定年龄(七七之年),肾精枯,肾气衰,天癸竭,冲任虚,身体弱,月经绝,生育功能丧失。

肾主骨、生髓、通于脑，精髓互生。肾藏精，精生髓，髓化血，肾精化血，精血互生。精血是维持女性生理和生殖功能的基本物质。

肾属水，主水液。肾主持和调节人体水液代谢，通过肾对水液的气化而实现。人体水液代谢，一是将水谷精微中具有濡养滋润作用的津液输布全身，二是将全身代谢后的浊液排出体外，两者均赖肾的气化。水饮入胃，经脾的运化和转输而上输于肺，再经肺的宣发和肃降而通调水道，清者（有用的津液）以三焦为通道输送至全身发挥生理作用；浊者（代谢后的津液）化为汗液、尿液和浊气等分别从皮肤汗孔、尿道、呼吸道等排出体外；利用后的水液（清中之浊者）从三焦下行而归于肾，再经肾气化分为清、浊两部分，清者再通过三焦上升，归于肺而布散于全身，浊者变成尿液，下输膀胱，从尿道排出体外，如此循环以维持水液代谢。水液代谢与多个脏腑有关，而肾的气化是关键环节，故有“肾者主水”“肾为水脏”之说。此外，肾属水，水能涵木（肝肾同源），水可济火（心肾水火既济）。

肾主封藏，贮藏五脏六腑之精。肾精不可泻，肾火不可伐。肾主封藏体现在藏精、纳气、主水、固胎、排泄二便等方面。前人提出“肾无实不可泻”，治肾多言补、不论泻，或以补为泻。但肾病并非绝对无实而不可泻，确有实邪亦当泻。然肾主蛰伏闭藏，其病虚多实少，纵有实邪也是本虚标实，治肾以多补少泻为宜。

肾脏有经脉与子宫联系。“胞络者，系于肾”（《素问·奇病论》），冲任督三脉均起于胞中，任脉与足少阴肾经交会于关元穴，冲脉下行支与肾经相并而行，督脉贯脊属肾。肾通过冲任督三脉和胞络与子宫保持密切联系，从而维持女性生理功能。

### （二）肝与女性生理

肝主疏泄，性喜升散、条达，恶抑郁，与性情关系密切。肝主疏泄，体现在调节和疏畅全身气机，调畅精神情志，促进胆汁分泌排泄，协调脾胃气机升降和消化吸收，维持气血运行，调控水液代谢，调理冲任以维持生殖和性功能等多方面。血液生化于脾而贮藏于肝。肝藏血，司血海，贮藏血液和调节血量。女子经、孕、产、乳皆以血为用，肝藏血，肾藏精，肝主疏泄，肾主封藏，肝肾共同调节气机与精血，使血海按时满盈。肝藏血可制约肝阳偏亢。肝气平和，疏泄有度，气机舒畅，血液调节有序，经脉流通，冲任通盛，则血海宁静，妇人经、孕、产、乳正常。

肝脏有经脉与子宫联系。肝经与任脉交会于曲骨，与督脉交会于百会，与冲脉交会于三阴交。肝藏之血通过冲任二脉输注于子宫，使月经定期来潮，或孕后聚血养胎。

### （三）脾与女性生理

脾属土而主湿，喜燥而恶湿，胃喜润而恶燥。脾胃一脏一腑，互为表里。胃主受纳水谷，其气下降；脾主运化水谷，其气上升，共同完成水谷的受纳、消化、吸收、转化和代谢，化生气血和营养，以供机体所需，故脾胃为气血生化之源、后天之本、水液代谢之枢。脾统血，统摄血液在经脉中运行而不溢于脉外。足阳明胃经下行与冲脉交会于气街，故有“冲脉隶属于阳明”，月经和孕育所需之血，皆由脾胃输注于冲任。脾胃功能正常，水谷才能正常代谢，气血才能化生，冲任才能通盛，血海才能蓄极，或如期溢为月经，或孕育胎儿。

### （四）心与女性生理

心包含血肉之心和神明之心。血肉之心指现代医学解剖之心，功能上包含脉管系统。神明之心指现代医学所言大脑，但中医学把精神、意识和思维等意识活动归属于心。因此，中医心脏的生理功能体现在主血脉和主神明两个方面。心主血脉，一是行血，即心外合全身脉管，推动血液运行；二是生血，将水谷精微化赤为血。心藏神，主神明，指心统领人的精神意识活动。心为五脏六腑之大主，精神、意识、思维等活动虽分属五脏（心主神，肺主魄，肝主魂，脾主意，肾主志），但主要归心主神所统辖。心属火，为阳脏而主阳气，阳气推动血液循环，维持生命活动。肾属水，肾水上济于心，心火下通于肾，则水火相济，心身平衡。心脏阴阳调和，气血充盈，周身经络环流畅通，冲任通盛，神思敏捷，精神健旺，则生命活动和生殖功能正常。心与胞宫有一条直通的经络联系，“胞脉者属心而络于胞中”（《素问·评热病论》），督脉“上贯心入喉”（《素问·骨空论》），可见心又通过督脉与胞宫相联系。

### （五）肺与女性生理

肺主气，朝百脉，主宣降，通调水道，具有输布精微于全身的作用。子宫产生月经和孕育胎儿所需精血，亦赖肺气转输与调节。肺与督脉和任脉相通，从而与子宫有经脉联系。

## 二、胞脉与女性生理

妇科涉及的经络系统主要是冲脉、任脉、督脉、带脉四脉（统称胞脉），尤其是冲脉和任脉。冲脉、任脉和督脉三脉均起自胞中（胞宫），一源而歧，上行与带脉交会，再上联十二经脉，十二经脉与脏腑相连，带脉络胞而过，四脉将胞宫和十二经脉联系起来，存蓄十二经气血，关联胞宫功能。

## 三、气血与女性生理

气和血是构成人体的基本物质，是脏腑、经络等组织器官进行生理活动的物质基础。气和血来源于水谷，化生于脏腑，运行于经络，是人体功能活动的物质基础，也是妇人行使经、孕、产、乳等特殊功能的物质基础。气为血之帅，血为气之腑，两者相互协调、相互为用、相互依存。人体气血充盈，运行调畅，则脏腑安和、身体健壮；冲任气血通盛，则经、孕、产、乳功能正常。

### （一）气与女性生理

气的概念包含物质和功能两个方面。气是在人体内运行不息且无形可见的精微物质，是构成人体和维持人体生命活动的最基本物质，是激发和调控人体生命活动的动力源泉，是感受和传递各种生命信息的载体，是脏腑和经络活动能力的表现。

气的生成，一是源于父母，即先天精气；二是源于自然，包括空气、食物和水。先天精气由父母生殖之精化生，藏于肾。源于空气者称为“清气”，通过肺的呼吸从自然中吸取。源于食物和水者称为“水谷精气”，通过脾胃运化水谷而生成。人体之气由肾中精气、脾胃运化的水谷精气和肺吸入的自然清气组成，肾将先天精气向上输送，与脾胃化生的水谷精气结合，然后继续向上与肺吸入的清气结合，化为人体之气。

气有推动、温煦、防御、气化和固摄等功能。气的推动功能激发人体生长发育，维持脏腑、经络和组织的生理活动，促进血的生成和循环以及津液的代谢。气有热能般温煦作用，能保持身体温暖。气的防御功能可理解为身体免疫功能的一部分，能抵御外邪侵袭，监视体内异常，维持身体平衡，保护身体健康。气化是指在气的作用下体内能发生各种变化，气能将身体内物质转化为气或其他精微物质，如食物气化为水谷精微，再转化为气和血，食物残渣气化为尿液和粪便，排出体外。气的固摄作用表现在气能使器官组织维持在应有位置；使血液运行于脉中，防止逸出脉外；控制汗液、尿液及唾液的分泌和排泄，防止津液流失。

气的运动称为“气机”。气有升、降、出、入四种基本运动形式。不同的气有不同的运动形式。不同脏腑之气有其独特的运动形式，如脾气有上升的特性，会将水谷精微上输，称为“升清”；胃气有下降的特性，将食物残渣往下输送，称为“降浊”。有的脏腑之气有多种运动形式，如肺气具有出、入、升、降四种运动形式，肺气呼气时“出”，吸气时“入”，宣发时“升”，肃降时“降”。

由于来源、分布部位和功能特点不同，人体之气有元气、宗气、卫气、营气之分；此外，还有脏腑之气、经络之气，等等。实际上这些都由元气派生。元气分布于某一脏腑、某一经络时，即为某一脏腑或某一经络之气，从而成为维持和推动该脏腑、该经络生理活动的物质基础。

元气，又称为原气、真气，是人体最原始、最基本、最重要之气，是维持人体生命活动最基本的物质。元气由肾脏先天之精化生，后赖脾胃化生的后天之精充养。元气发于肾间（命门），生成后通过三焦循行全身，内至脏腑，外达肌肤腠理（体表）。元气是人体所有生命活动的原动力，能促进人体生长和发育，温煦和激发脏腑、组织、经络等器官组织的生理活动。宗气，又称大气、动气，指积聚于胸中之气。宗气由肺从自然中吸入的清气和脾胃从饮食物中化生的水谷精气结合而成，聚集于胸中，经肺的宣发而出喉咙，贯心脉，经肺的肃降而下蓄于丹田，并经气街而注入足阳明胃经，下行于足。宗气的功能，一是走息道以行呼吸，促进肺的呼吸运动，与语言、声音和呼吸强弱有关；二是贯心脉而行气血，推动和调节心脏搏动和气血运行，调节心率和心律，影响肢体的寒热与活动。营气，是与血共行于脉中，具有营养作用的气。营气与血一起运行脉中，可分而不可离，故“营血”常并称。与卫气相对而言，营气属阴，又称“营阴”。营气由脾胃运化的水谷精气中的精华部分化生。营气从中焦开始，经肺注入血脉，循脉上下，周流全身。营气的功能体现在营养机体和化生血液两个方面。水谷精微中的精华部分化生营气，为脏腑、经络等全身生理活动提供营养。营气注入脉中，成为血液组成部分，并促进血液的化生。卫气，是运行于脉外之气。卫气由水谷精气化生，特性是疾、滑、利，活动力强，流动迅速，不受脉管约束，行于脉外，运行于皮肤、分肉之间。卫气的生理功能，一是护卫肌表，防御外邪入侵；二是温养脏腑、肌肉、皮毛等；三是调控腠理开合和汗液排泄，维持体温相对恒定。卫气与营气相对应，属阳，故称为“卫阳”。卫气和营气皆生于水谷精气，营行脉中，卫行脉外，二者协调运行，才能发挥生理功能。

### （二）血与女性生理

血，即血液，是循行于脉中的富有营养的红色液态物质，是构成人体和维持人体生命活动的基本物质之一。血主于心，藏于肝，统于脾，布于肺，根于肾，不停地循行于脉管之中，发挥营养全身的生理作用。血液循行的管道称为脉或脉管，又称“血府”。

血液的生成与水谷精微、营气、津液和肾精有关。脾胃化生的水谷精微是血液生成的最基本物质，故有脾胃为“气血生化之源”之说。饮食营养的优劣、脾胃运化功能的强弱，直接影响血液的化生。“盖饮食多自能生血，饮食少则血不生”（《医门法律·虚劳论》），长期饮食营养摄入不足或脾胃运化功能失调，血液生成不足而致血虚。营气是血液的组成部分，“夫生血之气，营气也。营盛即血盛，营衰即血衰，相依为命，不可分离也”（《读医随笔·气血精神论》）。津液是血液的组成部分，“营气者，泌其津液，注之于脉，化以为血”（《灵枢·邪客》），津液可化为血，补充血液量。“肾为水脏，主藏精而化血”（《侣山堂类辨·辨血》），肾精可化生血液。综上所述，水谷精微、营气、津液、肾精均为生成血液的物质，但营气和津液来自饮食并经脾胃消化吸收而生成水谷精微，就物质来源而言，水谷精微和肾精是血液生成的基础物质。

血液生成与五脏均有关联。心主血脉，一是行血以运输营养，维持脏腑功能，从而促进血液的生成；二是水谷精微通过脾转输升清，上输于心肺，在肺吐故纳新后，复注于心脉而化赤为血。肺主一身之气，促进血液的生成。经过脾胃消化吸收的水谷精微，化生为营气和津液等营养物质，通过经脉汇聚于肺，在肺的呼吸作用下化而为血。脾为后天之本，气血生化之源，脾胃化生的水谷精微是化生血液的基本物质。中医学认识到血液与营养物质的关系，也认识到脾是一个造血器官。肝主疏泄而藏血，肝脏是一个贮血器官。精血同源，肝血充足，故肾亦有所藏，精有所资，精充则血足。肝脏也是一个造血器官，“肝……其充在筋，以生血气”（《素问·六节脏象论》）。肾藏精，精生髓，精髓也是化生血液的基本物质，故有血之源头在于肾之说。中医不仅认识到骨髓是造血器官，肾对血液的生成有调节作用，而且也认识到肾精是通过肝脏的作用而生成血液的，所以说，“血之与气，异名同类，虽有阴阳清浊之分，总由水谷精微所化。其始也混然一区，未分清浊，得脾气之鼓运，如雾上蒸于肺而为气；气不耗，归精于肾而为精；精不泄，归精于肝而化清血”（《张氏医通·诸血门》）。综上所述，血液是以水谷精微和精髓为主要物质基础，在脾（胃）、心、肺、肝、肾等脏腑的共同作用下生成的。

## 四、胞宫与女性生理

胞宫的功能，从“女子……二七而天癸至，任脉通，太冲脉盛，月事以时下，故有子”（《素问·上古天真论》）和“女子之胞，子宫是也，亦以出纳精气而成胎孕者为奇”（《类经·藏象类》）两段文字中可以看出，有3个方面：一是行月经，二是纳精液而孕育胎儿，三是泌带下。胞宫功能不同于一般的脏腑，《黄帝内经》称其为“奇恒之腑”。脏是藏而不泻，腑是泻而不藏，而胞宫亦藏亦泻。胞宫蓄血与行经（行经之前以藏为主，月经来潮由藏转泻）、育胎与分娩（十月怀胎须藏，一朝分娩由藏转泻），藏泻有时，藏泻分明。此外，胞宫通过藏泻功能实现女性生殖系统阴阳气血消长和盛极转化。

## 五、乳房与女性生理

乳房的发育和乳汁的分泌与脏腑和气血关系密切。乳房发育以肾气为主导，肾气盛，天癸至，冲任二脉通盛，乳房才开始发育；肾气充盛之青春期与育龄期，乳房丰满、坚挺；绝经后肾气衰竭，则乳房萎缩。乳汁来源于脾胃水谷精微，由气血化生，而气血来源于脏腑，主要由脾胃运化而生，胃主纳谷，脾主运化，脾胃气盛则乳汁多而浓，反之则少而淡。肝主疏泄，乳汁的分泌、控制与肝气有关，若肝气不疏则乳汁疏泄不利，即可发生乳房疾病。冲任为气血之海，上行为乳汁，下行为经水，哺乳期气血上行化为乳汁则月经闭止。乳房的功能主要是分泌乳汁而哺育婴儿，其他附带功能包括显示女性第二性征而体现女性体态。刺激乳头可促进子宫收缩，乳头是动情区之一。

## 六、女性性腺轴

受西医学关于女性“下丘脑－垂体－卵巢－子宫轴”的影响，现代中医学根据《黄帝内经》相关理论提出了女性性腺轴（又称生殖轴或性轴）假说，即“肾－天癸－冲任－胞宫轴”学说。

从“女子七岁，肾气盛，齿更发长；二七而天癸至，任脉通，太冲脉盛，月事以时下，故有子……七七任脉虚，太冲脉衰少，天癸竭，地道不通，故形坏而无子也”这段经典论述中可以看出，女子二七之年，肾气初盛，产生天癸，天癸作用于冲任二脉，使其聚脏腑气血而通盛，并将气血蓄溢于胞宫，胞宫蓄溢下血而行月经，具备生殖能力。至七七之年，肾气衰，不再产生天癸，任脉虚，冲脉衰，胞宫无气血可下而不能行经，月经绝止，再无生育能力。在女性生殖功能调节过程中，存在几个关键要素，即肾气、天癸、冲任和胞宫。故“肾气－天癸－冲任－胞宫”的关系类似于“下丘脑－垂体－卵巢－子宫”的关系，各关键要素之间存在先后关联并呈轴性关系，即“肾－天癸－冲任－胞宫轴”。

生殖功能调节是一种特殊时期（月经存续期）的特殊调节（调节月经、生殖和性功能）。根据肾之精气阴阳之间的关系以及经孕的物质基础——气血，可以认为，女性生殖功能调节存在着周期性调节（直接调节，由性腺轴“肾－天癸－冲任－胞宫轴”调节）和基础性调节（间接调节，非性腺轴调节）。

### （一）周期性调节

周期性调节是指在月经存续期对月经和生殖功能进行直接调节而使其呈现周期性变化。调节过程从肾气开始至月经来潮或孕育，即在性腺轴“肾－天癸－冲任－胞宫轴”调节下的行经或孕育。其中，肾气、天癸、冲任、胞宫是周期性调节的关键。

肾气，是生殖功能调节的原动力。肾是生殖轴调节的起始点，肾精是生殖功能调节的基础物质。在月经存续期，肾精化生肾气，充盛的肾气促使天癸产生，天癸再调控冲任功能，使脏腑产生的气血聚于冲任并蓄溢于胞宫，气血在胞宫由虚转盈而溢泻行经或聚于胞宫孕胎。

天癸，是调节生殖功能的信息物质。自《黄帝内经》提出“天癸”后，历代医家对其解释颇多，但莫衷一是。张景岳认为天癸是元阴、元气，“天癸者，天之水，干名也……故天癸者，言天一之阴气耳。气化为水，因名天癸……其在人身，是为元阴，亦曰元气”（《类经·脏象类》）。杨上善认为天癸是精气，“天癸，精气也”（《黄帝内经太素》）。马玄台认为天癸是阴精，“天癸者，阴精也。盖肾属水，癸亦属水，由先天之气蓄极而生，故谓阴精为天癸也”。万密斋认为天癸男为精，女为血，“在男子即为精，在女子则为血，皆曰天癸”（《保命歌括》）。陈自明认为天癸是月经，《妇人大全良方》有“天癸过期”（指月经后期）之说。以上对天癸的解释均未准确阐明其内涵，但肯定天癸是一种精微物质，其出现和消失有阶段性，即由先天之气（肾气）蓄极而生，随肾气衰竭而亡。罗元恺对肾、天癸与性激素之间的关系进行了解读。“肾水主五液，五气所化之液，悉归于肾”（《内经知要》）。罗元恺认为，“五液，指脏腑之阴液、津液，应包含量微而效宏的内分泌液。肾藏精，受五脏六腑之精而藏之，更重要的是藏生殖之精。肾主骨生髓，脑为髓海，因此，中枢神经系统的部分功能亦归属于肾。天癸属阴精，又是‘无形之水’，应是肉眼看不见而在人体内客观存在的一种微量体液，其盛衰关乎人体的生长发育和生殖功能，可认为天癸相当于垂体和性腺的内分泌素”。本书作者认为，“天癸是一种由肾之精气化生，并随肾之精气盛衰而盈竭，能促进和维持人体生长发育、生殖、带下和性功能所必需的量微而效宏的精微物质；结合西医生殖学认识，天癸是一种调节生殖功能的信息物质，其作用是促进和维持生殖功能，类似于性激素；对于女性，天癸二七之年开始产生，七七之年衰竭，随肾气盛衰维持约 35 年。由于中医学认识论的宏观性和模糊性，不能简单地认为天癸就相当于哪一种性激素，而应该认为天癸是多种性激素的综合效应，即天癸是生殖内分泌激素的整体效应”。

冲任，其所载经气是行使生殖功能的物质。冲任所载物质统称经气（包含气血）。冲脉为十二经之海、血海，能调节十二经经气。任脉主胎胞，为阴脉之海，调节一身阴经经气。“冲脉、任脉皆起于胞中，上循背里，为经络之海”（《灵枢·五音五味》）。冲任在肾气－天癸调控下将脏腑化生之气血蓄溢胞宫，使胞宫具备行经或孕胎功能。故冲任经气是行使生殖功能（行经和孕胎）的物质。

胞宫，是行月经和两性生殖之精结合成胎并孕育胚胎之所，是执行生殖功能的终末器官。胞宫接受、蓄积从冲任蓄溢而来的经气，化生和长养滋养胚胎的物质，一旦胞宫蓄满，未孕则溢泻为月经，已孕则藏纳和滋养胚胎。

上述肾气－天癸－冲任－胞宫的功能形成轴性关系，共同调控行经和孕胎。这种调节是周期性的和直接性的，维持月经每月一个周期和孕育胚胎 10 个月一个周期。

### （二）基础性调节

对于生殖功能的基础性调节，尚未见有详细专论。

基础性调节包括两个阶段的调节，即从幼儿期晚期至青春期逐渐开始生殖功能发育和青春期后月经存续期生殖功能维持的基础性调节。基础性调节为周期性调节提供基本条件，不直接调控月经周期过程，是间接性调节，但这种基础性调节不可或缺。在生殖功能调节过程中，有两类物质，即肾精－肾气和冲任气血，必须提前进行基础性准备。

1. 两类物质的准备

肾精－肾气的准备。肾精－肾气的准备涉及两个方面，一是生殖功能成熟前（即幼儿期晚期至青春期出现月经周期前）的准备，二是在月经存续期中的日常准备。对于生殖功能而言，肾精涉及先天之精和后天之精，先天之精必须得到后天之精的不断充养才能使功能完善。幼儿期晚期是生殖之精功能不断完善并走向成熟的时期，至二七之年，生殖之精功能基本成熟。二七之年后的月经存续期，先天之精在后天之精的不断充养下，化生肾气，肾气调控生殖轴功能，并通过肾阴、肾阳的相互作用，维持月经周期中气血阴阳的动态平衡。理论上，肾精－肾气在化生和变化过程中，储备于肾中的先天之精相对平稳和平静；脏腑之精（后天之精）化生并归藏于肾，呈平稳持续状态。肾阴、肾阳的相互作用，推动和维持月经周期中肾精化为肾气，肾气呈现周期性变化并维持月经周期性变化。因此，肾精的准备并周期性化生肾气是维持月经周期性的前提条件。由此可见，肾精化气非常重要。肾气是生殖轴的调节主导，但肾气的化生受多种因素的影响，关键是受肾精盛衰和肾阴、肾阳相互作用的影响。肾精充盛则具备化生肾气的物质，才具有可能化生肾气的条件，生殖轴功能才有可能正常；肾精衰竭则无化生肾气的物质，生殖轴功能则会丧失，卵巢早衰就是典型例证（肾精提前衰竭，无精化气而生殖轴功能丧失）。肾精虽充盛，但若肾阴虚弱不能化生阳气，或肾阳虚弱不能化生阴精，阴阳相生互用动态平衡失调，不能化生肾气，肾气亦显不足，生殖轴功能同样不能行使而紊乱，多囊卵巢综合征就是典型例证（肾精虽盛，但肾阴、肾阳失于交互作用，阴阳动态平衡失调，不能化生肾气，生殖轴功能不能行使而紊乱）。因此，肾精盛衰与肾阴、肾阳相生互用动态平衡引起肾精化气（即肾精－肾气的准备）在生殖轴运行中极为重要。

冲任气血的准备。无论是行经还是孕胎，基本物质都是气血。行经与孕胎的气血准备涉及两个过程，一是脏腑化生气血并运行全身，二是气血蓄溢冲任形成冲任气血。脏腑功能活动完成气血的生成和运行。气血的生成来源于水谷化生的精微、吸入的自然清气和肾精的化生。水谷通过胃的受纳和脾的运化以及大小肠的吸收而形成水谷精微。水谷精微通过脾转输升清而上输于心肺，复注于心脉化赤为血，同时，肺主呼吸，吸入自然清气以形成人身之气，气血运行于经脉，并在心脏的推动下运行不息以供全身使用。肝肾参与气血的生成和运行。肝藏血，主疏泄，调节气血运行，并参与气血生成；肾藏精，精可生血，精生髓，髓亦可化血，“肝……其充在筋，以生血气”（《素问·六节脏象论》），“血之与气，异名同类，虽有阴阳清浊之分，总由水谷精微所化。其始也混然一区，未分清浊，得脾气之鼓运，如雾上蒸于肺而为气；气不耗，归精于肾而为精；精不泄，归精于肝而化清血”（《张氏医通·诸血门》），“肾生骨髓，髓生肝（注：指肝血）”（《素问·阴阳应象大论》），“肾为水脏，主藏精而化血”（《侣山堂类辨·辨血》），故肝肾参与气血的生成和运行。尚需明白，冲任气血与全身气血有别，只有蓄溢冲任的气血才是生殖气血。在月经存续期，在肾气－天癸调控下，通过肝对气血的疏泄调蓄，身体部分气血蓄溢于冲任，此种冲任气血才具备行使生殖功能作用。如果冲任气血的准备受碍，蓄溢不足或太过或紊乱，生殖轴功能就会异常，出现月经与生殖相关疾病。冲任气血的准备受碍与全身脏腑功能异常及产生和运行气血异常有关，涉及前述多个相关环节和脏腑。

2.基础性调节轴及其调节

可以认为心（脑）-肾、脾、肝-脏腑轴是生殖功能的基础性调节轴。对于生殖功能的调节，心（脑）、肾、肝、脾和脏腑的功能是基础性和间接性的，即为生殖功能的周期性调节准备前期条件。心（脑）、肾、肝和脾本属于脏腑，在此另列是强调它们在生殖功能调节中的共同作用（如精气血生成）外还有其特殊作用。在基础性调节中，心（脑）具有重要作用（对周期性调节也会产生影响）。心（脑）、肾、肝和脾的特殊作用简述如下。

1）心脑相通，共主神明

此处所言神明，是指人体神志及其调控系统。神，精神、神明。志，情志，属神范畴。由于神对人体功能包括生殖功能的调节极其重要，本书对其进行较详细说明。

神对人体生命活动的重要作用，主要体现在四个方面：①主宰人体生命活动，神的盛衰是生命力盛衰的综合体现，“得神者昌，失神者亡”（《素问·移精变气论》；②主宰精神活动，意识、思维、情志等精神活动是人体生命活动的最高级形式，“心为五脏六腑之大主，而总统魂魄，兼赅意志”（《类经·疾病类》）；③调节精气血津液等生命物质，“虽神由精气而生，然所以统驭精气而为运用之主者，则又在吾心之神”（《类经·摄生类》）；④调节脏腑功能，脏腑精气产生神，神又通过对脏腑精气的主宰来调节脏腑功能，由此形成“五脏藏五神”（五脏神）和“五脏主五志”（五脏志），体现生命存在的形神统一。

（1）三神学说。

认识三神学说，有助于理解神志对人体功能包括生殖功能的调节。

人体神志表现出的意识状态有三种：有意识状态、潜意识状态和无意识状态。有意识状态是有目的而为，潜意识状态是不自觉而为，无意识状态是不自主而为。三者之间有一定联系，其纽带是人体自序场（即秩序和状态）。人体自序场传统称为“神”。人体自序场优良程度越高，神志所处意识状态就越好，神的表现就越强。

三神学说所言三神涉及元神、欲神和识神。从意识状态而言，元神处于无意识状态（无意识神），欲神处于潜意识状态（潜意识神），识神处于有意识状态（意识神）。三神中最深层次的神是先天元神，其次是本能欲神，再次是理性识神。

元神，是与生俱来之神，又称真神，是无思无虑先天之神，是人体生命的主宰，主导人体生长、发育和生殖等过程。换言之，元神是由父母遗传形成的神，体现自然存在的智力程度和人体自发的整体调控能力。元神是人体先天具有的生命力和精气神等本质。元神特点：一是来自先天，“先天神，元神也”（《武术汇宗》；二是不受意识支配，自主发挥作用，“元神者，藏于脑，无思无虑，自然虚灵也”（《医学衷中参西录》），“内念不萌，外想不入，独我自主，谓之元神”（《脉望》），“元神，乃本来灵神，非思虑之神”（《寿世传真》），故元神亦称“不神”（无意识神）；三是元神寄寓脑中而非心中（故称脑神），“脑为元神之府”（《本草纲目》）；四是元神主宰生命，时刻发挥作用，“元神，即吾真心中之主宰也”（《乐育堂语录》），“脑为上器元神所居之宫，人能握元神栖于本宫，则真气自升，真息自定”（《脉望》），“失神者死，得神者生也”（《灵枢·经脉》）。结合现代医学认识，元神似乎包含两个方面：一是出生之前所形成的大脑神志功能的基础条件（先天大脑发育是智力程度的基础），二是自主神经系统中枢功能（人体自发的整体调控能力）。

欲神，泛指源于人体生存和后代延续相关的本能欲求和相应的行为，食、色、性和趋利避害是其主要体现，是元神的一部分或外在表现。换言之，欲神是由父母遗传的人体本能的欲望以及趋利避害和人类特有的成功欲望。具体而言，人有基本五欲——名、利、色、食、睡。潜意识的本能欲望是生理性需求，也是人性。如“食色，性也”（《孟子·告子上》），是人的天生欲求。欲神在无意识状态下引发，多数情况下机体能清楚意识到这类冲动的萌发，并借助意识做出相应调控，还伴有某些情绪体验。命门主性及一切本能欲望，故命门为欲神之主。结合现代医学认识，欲神似乎是自主神经和内分泌对内脏功能的某些调控，这些功能多是与生俱来的，调控中枢类似于大脑的边缘系统。

识神，是后天识物形成的精神活动，是有知有觉的后天之神，即思虑神，或称意识神、知觉神，调控人体精神、意识、思维、情志、感觉和运动等活动。换言之，识神是生命体从诞生后受到外界信息影响而形成的主观能动意识，是后天学习、经历和积累的精神活动，体现学识、智慧和主观能动反应程度。识神基于元神，生于后天，可干扰元神。“识神者，发于心，有思有虑，灵而不虚也”（《医学衷中参西录》），故识神称为心神。中医所言“心主神”即指识神，故心为识神之主。结合现代医学认识，识神似乎是在大脑中形成的可以主动控制生命行为的意识，类似于大脑皮质的精神神经功能。识神的强弱是由大脑功能（先天产生的元神所表现的能力）和大脑储存的信息能量（后天获得的信息）决定的，有什么样的大脑功能和信息能量储存就会衍生出什么样的识神。

三神之间，对立统一。元神和欲神源于先天，是识神的基础；识神源于后天，是元神和欲神的发展。先天充足则基础好，识神就会发展好；先天不足则基础差，识神就会发展差。欲神由先天遗传，属于本能的欲望，正常人之间差距不会太大。决定神强弱的因素主要是元神和识神。元神由父母遗传，父母的智商、涵养、气质、性格和身体状况等都会影响后代的元神。元神对三神有很大影响，但影响最大且能改变的当是识神。元神和欲神无法自主改变，识神可以自主改变，欲要增强“神明”，唯有后天努力增强识神。调控三神关系，保护元神，合理应用识神，摒除杂念欲神，克服不良影响，可优化神明，有益人体。先天元神处于最深层次，自然自在，是生命之根，本能欲神、理性识神都发端于先天元神。人的生活习惯、人生观念等不能支配元神，但会影响甚至损伤元神。人的生命过程中，欲神日彰，元神日微，容易出现欲神掩盖元神，于神不利；若杂念纷纭则元神即退，摒除杂念则元神即现，此乃“念止神即来，念动神即去”（《养真集》）；若先天元神为后天识神所蔽，昼思夜梦如云遮月，则元神隐退，识神常日主事，此时若能静定归一，无思无念，识神自然隐退，元神真性显现，于神有利。

（2）人神模型体系。

心脑相通，心脑共主神明。

中医学重视五脏功能，《黄帝内经》强调“心主神志”，认为“心者，君主之官也，神明出焉”（《素问·灵兰秘典论》）。宋代以后，三神学说的提出进一步发展了人神学说。近代随着西学东渐，对脑功能的认识逐渐加深，有人主张“脑主神志”“脑心相通”“心脑合一”等观点。张锡纯在《医学衷中参西录》提出的“人之神明有体用，神明之体藏于脑，神明之用出于心”“人之元神在脑，识神在心，心脑息息相通，其神明自然湛然长醒”值得关注与思考。“神明之体”可以理解为由先天而来，即“元神”，现今所言形质之“脑”。“神明之用”可以理解为“神明之心”，即“识神”，亦即现今所言形质之“脑”的功能。根据中医学理论体系传承，“脑心相通”是可以理解的，而“脑主神志”“心脑合一”是否合适，值得探讨。基于中医学理论，本书作者提出“脑神－心神－五脏神模型体系”（简称“人神模型体系”），并指导认识人神，似乎更为合适。

脑神：脑主元神，主宰生命。

脑指脑髓，又名头髓、髓海，居头颅之内。头是头颅（颅骨）与头髓的合称。“脑为髓之海”（《灵枢·海论》），脑由髓聚，是精髓和神明高度汇集之处，“脑为髓海，乃聚髓处，非生髓之处。究其本源，实由肾中真阴真阳之气，酝酿化合而成，缘督脉上升而贯注于脑”（《医学衷中参西录》），“脑为元神之府”（《本草纲目》），“头者，精明之府”（《素问·脉要精微论》），“人精在脑。头者，神之居”（《春秋纬元命苞》），头居人身之巅，人神之所居，十二经脉三百六十五络之气血皆汇集于头，故称头为“诸阳之会”。脑主元神，主宰生命。元神来自先天，是先天之神，“先天神，元神也”（《武术汇宗》），元神由先天精气化生，胚胎形成之际即产生生命之神，“生之来者谓之精，两精相搏谓之神”（《灵枢·本神》），父母两精媾合，元神自生，“人始生，先成精，精成而脑髓生”（《灵枢·经脉》），人未成而神已藏脑，“血气已和，荣卫已通，五脏已成，神气舍心，魂魄毕具，乃成为人”（《灵枢·天年》），此处“舍心”实为“舍脑”，即元神舍脑。故元神实为脑神。“夫脑者，一身之宗，百神之会”（《修真十书》），“失神者死，得神者生也”（《灵枢·经脉》），故脑主诸神、主宰生命。

心神：心主识神，统领五脏神。

人出生后，在脑之元神的调控下，心通过“任物”（“所以任物者谓之心”《灵枢·本神》）获得思维、意识等精神活动，此为后天之神，即识神。血气是神志活动的物质基础，出生后形成的识神依赖后天水谷精气充养，“血气者，人之神”（《素问·八正神明论》，“血者，神气也”（《灵枢·营卫生会》），“神者，水谷之精气也”（《灵枢·平人绝谷》）。“脑中为元神，心中为识神。元神者，藏于脑，无思无虑，自然虚灵也。识神者，发于心，有思有虑，灵而不虚也”（《医学衷中参西录》），故心主识神，识神即心神。中医学所言心主神志（即主神明）、心藏神，即指识神。心神统领魂魄意志，“心为五脏六腑之大主，而总统魂魄，兼赅意志”（《类经·疾病类》），“五脏神藏于五脏而心主之”（《类经》）。志属神的范畴，五脏志亦由心所主。“分言之，则阳神曰魂，阴神曰魄，以及意志思虑之类皆神也。合言之，则神藏于心，而凡情志之属，惟心所统，是为吾身之全神也”（《类经·脏象类》）。故神志皆由心统领，心统领五脏神。

五脏神：神之分使。

神志活动涉及神和志两个方面。神有五神，即神、魂、魄、意、志，分属五脏，即“心藏神，肺藏魄，肝藏魂，脾藏意，肾藏志”（《素问·宣明五气篇》），称为五脏神。志有五志，即喜、怒、思、忧、恐，分属五脏，即肝“在志为怒”，心“在志为喜”，脾“在志为思”，肺“在志为忧”，肾“在志为恐”（《素问·阴阳应象大论》），称五脏志。中医学将神志分属五脏，成为五脏各自功能的一部分，是人神在五脏的体现，可理解为人神之五脏分使，但总统于心。

五脏志属于神的范畴。情志泛指人的情感、情绪，是精神活动的表现。对于情志，中医学有五志说和七情说。“七情者，喜、怒、忧、思、悲、恐、惊是也”（《三因极一病证方论》），悲与忧情感相似，惊有恐之意，如是可合并为喜、怒、思、忧（悲）、恐（惊）。“人有五脏化五气，以生喜怒悲忧恐”（《素问·阴阳应象大论》），五志是人体对外界信息产生的情志变化，可通过五脏功能活动表现。五志虽分属五脏，但受心神统摄调节。心统领五志，五志过极皆能伤心，“五志生火，动必关心”（《金匮要略心典》）。

脑神－心神－五脏神模型体系。综上所述，中医学对人神的认识，实质上类似一种模型体系，即脑神－心神－五脏神模型体系。脑是基础，是神明之体，脑主元神（包含欲神）。心是功能，是神明之用，心主识神。正如张锡纯所言，“人之神明有体用，神明之体藏于脑，神明之用出于心”（《医学衷中参西录》）。神之具体，即神、魂、魄、意、志（五神）和喜、怒、思、忧、恐（五志），分属五脏，形成五脏神和五脏志，但总统于心。由此形成：脑神主宰心神，心神统领五脏神（五脏志），五脏神（五脏志）分别体现人神功能，构成“脑神－心神－五脏神模型体系”（即“人神模型体系”），调控人神活动。

2）心（脑）－脏腑，相互关联，相互作用

脑主元神，心主识神，心为五脏六腑之大主，统领五脏神（五脏志），心脑相通，共主神明，共同调控脏腑功能活动。对于生殖功能活动，心脑调控脏腑化生和运行精气血等生命物质。因此，心脑神明情志活动对脏腑功能会产生积极或消极的影响，从而干预生殖功能的基础性调节。女性许多生殖疾病即是缘于情志所伤所致。“五谷之津液和合而为膏者，内渗于骨空，补益脑髓”（《灵枢·五癃津液别》），脏腑化生精气血，精气血是心脑活动的基础物质，脏腑化生精气血不足就会影响心脑功能，从而间接影响脏腑功能和生殖调节功能。故心（脑）－脏腑，相互关联，相互作用，相互影响。

3）心（脑）－肝－脏腑，关联蓄溢冲任气血

心（脑）－肝功能关联。对于肝脏功能而言，肝藏血，主疏泄，是气血储藏和运行调节的主要器官。人身气血蓄溢为冲任气血，是由肝脏调节蓄溢实现的。肝脏调节蓄溢气血受心脑调控。肝属木，心属火，肝木心火相生，而木气太过，郁木化火，不仅肝木疏泄太过，而且反害于心，加重心火，出现心肝火旺。木气不及，疏泄不力，冲任气血蓄溢不足。故肝脏自身调控功能异常，或心（脑）－肝调控功能异常，都可能导致冲任气血蓄溢失常而出现生殖功能异常性疾病。

4）心（脑）－肾－脏腑，关联肾精肾气化生

心（脑）－肾功能关联。心属火，藏君火，肾属水，为水脏。生理上，心火下移于肾而使肾水不寒，肾水上济于心而使心火不亢，心肾水火相济。若心火不能下移于肾可使肾水过寒，肾水不能上济于心可使心火过亢，就会出现心肾水火不济。如此肾水过寒不能化气，就会出现肾气不足而引起周期性调节障碍。

肾精与脑髓关联。“盖髓者，肾精所生，精足则髓足”（《中西汇通医经精义》），“脑为髓海，乃聚髓处，非生髓之处。究其本源，实由肾中真阴真阳之气，酝酿化合而成，缘督脉上升而贯注于

脑”(《医学衷中参西录》)。故肾精可化生脑髓，肾精不足就会出现脑髓失养而变生疾病。

肾精与脏腑关联。一方面，“肾者主水，受五脏六腑之精而藏之”(《素问·上古天真论》)，即脏腑之精归藏于肾，后天之精充养先天之精；另一方面，肾藏之精回归脏腑，以养五脏，“然命门为元气之根，为水火之宅。五脏之阴气非此不能滋，五脏之阳气非此不能发”(《景岳全书·传忠录》)。由此可见，心(脑)-肾-脏腑功能相依，协同共助，直接关系肾气化生，是生殖轴调节中的重要环节。

5)心(脑)-脾-脏腑，关联精气血化生

行经与孕胎所需的精气血生成由多个脏腑共同作完成，脾在其中起到十分重要的作用。脾主运化，将水谷化生为精微(精气血等生命物质)，是精气血生成的关键，故称脾为后天之本、气血生化之源。在精气血生成过程中，如果脾运化功能失常，可能出现两种情况，一是生成精气血数量减少，二是生成精气血质量减退(如水谷精微不能化为精气血，反而化为痰湿浊)。生成精的数量减少和质量减退会引起后天之精生成不足和不良，影响肾精化气，干扰生殖功能的周期性调节，如卵巢早衰即与后天之精生成不足有关，多囊卵巢综合征即与后天之精生成不良有关。生成气血的数量减少和质量减退会引起冲任气血蓄溢不良，影响胞宫气血的数量和质量，干扰胞宫蓄溢气血而致行经或孕胎异常，如引起子宫内膜发育不良，就会出现月经后期、经量少或不孕或自然流产等。

心脾关联。心属火，脾属土，火生土，心火能生脾土。心主血脉，心阳温运脾土有助脾主运化而生精化血。心阳虚则脾失温养，加重脾虚，干扰精气血化生。

女性生殖功能的周期性调节与基础性调节归纳为图2-1。

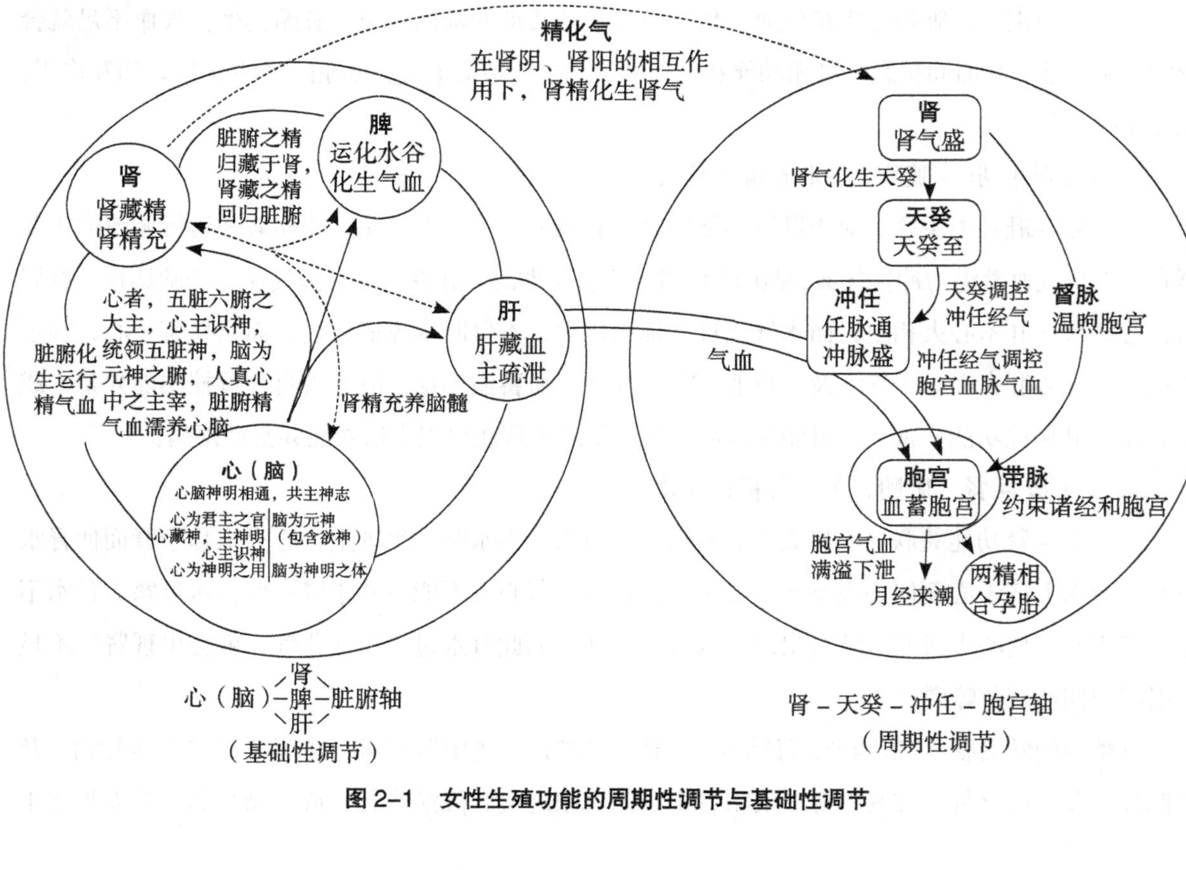


**图2-1 女性生殖功能的周期性调节与基础性调节**

此外，督脉、带脉协助性腺轴调节。督脉起于胞中，与肾脉、肝脉、心脉相通，得肾中命火温养，又得相火、君火相助，总督诸阳，维系一身阳气，调节全身诸阳经功能，并温煦胞宫。任督两脉同起胞中，脉气交会，贯通阴阳，循环往复，调节人体阴阳脉气平衡，维持胞宫正常功能。带脉总束诸经，约束器官位置，协理经气运行和水液转输，滋养胞宫，协助维持月经、胎孕和带下功能。

总之，女性生殖功能调节存在周期性调节和基础性调节。周期性调节是由性腺轴“肾－天癸－冲任－胞宫轴”主导的直接调节，是调节的关键。基础性调节不是性腺轴调节，是指对实现生殖功能的前期基础性条件进行调节，只是间接调节，但对生殖功能调节不可或缺，有时甚至起关键作用。在基础性调节中，心（脑）具有重要作用（对周期性调节也会产生影响），这就是要强调“神志”（神明和情志）对女性生理和生殖功能的重要性，必须高度关注，临床防治疾病一定要做好身心防护和调理，单纯防治身体疾病有时较难获得效果。女性生殖功能失调是妇科和生殖疾病重要的发病机制。生殖功能调节过程中任何关键要素直接或间接受损，都可能引起妇科和生殖疾病。调经、种子和安胎等妇科和生殖疾病调治的关键，就是要调理和维护好生殖调节功能。

本部分在介绍女性生殖功能调节时，重点讲述了“基础性调节”和“神明”有关内容，是基于众多妇科著作对此内容不予重视而临床又普遍存在，有必要进行专论，抛砖引玉，以引导高度重视神志对人体生理和生殖功能的影响。

## 第三节　女性特有生理功能

女性特有的生理功能包括月经、带下、胎孕、胎产和哺乳等特殊的功能活动，分述如下。

### 一、月经

胞宫周期性出血，月月如期，称为月经。如月亮盈亏，每月行经一次，故又称为月事、月水、月信等，还有称为经水者。李时珍曾说：“女子，阴类也，以血为主，其血上应太阴，下应海潮。月有盈亏，潮有朝夕，月事一月一行，与之相符，故谓之月水、月信、月经。”

#### （一）月经生理状态

随着脏腑、经络功能逐渐成熟，健康女子 14 岁左右月经开始来潮，第一次来潮称为初潮，我国女子初潮年龄在 11 ~ 18 岁属正常范围。健康女子一般 49 岁左右月经闭止，称为“绝经”，我国女子大多数在 44 ~ 54 岁绝经，受体质、营养等因素的影响，也可早至 40 岁或晚至 55 岁。从初潮至绝经 35 ~ 40 年。

正常月经是女性发育成熟的标志之一。正常月经从初潮到绝经，除妊娠期、哺乳期外，有规律地按时来潮。从月经来潮的第 1 天至下次月经来潮称为月经周期，正常月经周期一般为 28 天左右，21 ~ 35 天属正常范围。每次行经持续时间称为经期，正常一般为 3 ~ 7 天，多数为 4 ~ 5 天。

经期排出的血量称为经量，一般每次行经总量为50～80毫升，经量第1天最少，第2天较多，第3天最多，第4天减少。月经的颜色称为经色，正常多为暗红色，受经量的影响，月经开始时颜色较淡，继而逐渐加深，最后又转呈淡红。经血的质地称为经质，正常经血不稀不稠，不凝结，无血块或偶有一些小血块，无特殊气味。经期一般无明显不适感觉，部分人经前和经期可有轻微乏力、腰酸、下腹胀、情绪变化等，经后消失，对生活和工作无明显影响者，均不作病论。

受年龄、体质、气候、生活和工作环境等影响，月经周期、经期、经量等有时会有所改变。是否月经不调，应根据月经状况、有无明显症状等细细辨之，不可概作常论，贻误调治良机。有些少女在月经初潮后2年内，月经或先或后，甚或停闭数月，待身体发育成熟时一般能恢复正常。部分妇女在绝经前一段时间可出现月经紊乱，经量或多或少，其后逐渐闭止。

此外，尚有几种特殊的月经状态，即并月、居经、避年、暗经和激经等。月经惯常二月一至者称为“并月”，三月一至者称为“居经”或“季经”，一年一行者称为“避年”，终生不行经而能受孕者称为“暗经”，受孕之初按月行经而无损于胎儿者称为“激经”“盛胎”“垢胎”。这几种说法是正常还是异常，观点不一。《脉经》认为属于病态，后世《诸病源候论》《本草纲目》等也认为是异常，《医宗金鉴》认为是正常。本书作者认为应综合研判，如出现此类现象而没有身体不适者宜作常态，但需观察，特别是激经，以防先兆流产。

## （二）月经产生机制

月经是脏腑、经络、气血作用于胞宫的生理现象。脏腑是气血生化之源，其中，心主血，肝藏血，脾主运化并统血，胃主受纳和腐熟水谷，肾藏精而化血，肺主气而朝百脉。经络是气血运行的通道，五脏六腑与十二经脉和冲任督带相联并与胞宫相通。月经表象是血而实则有气，血的生成和运行依赖于气，气的生成和运行依赖于血，气血相互为用、相互依存，气和血是月经的基本物质。“女子七岁肾气盛，齿更发长；二七而天癸至，任脉通，太冲脉盛，月事以时下，故有子……七七任脉虚，太冲脉衰少，天癸竭，地道不通，故形坏而无子也”，说明肾、天癸、冲任是月经产生的关键环节，肾气盛、天癸至、冲任通盛、气血溢于胞宫是月经产生的关键机制，“肾－天癸－冲任－胞宫轴”构成月经调节的关键环节，在这些关键环节中，脏腑产生的气血通过经络（冲任）运行于胞宫。因此，月经的产生，是“肾－天癸－冲任－胞宫轴”在全身脏腑、经络和气血的协调作用下，胞宫定期藏泻气血的结果。

### 1. 肾气盛

“女子七岁肾气盛”，是言女子7岁肾气开始活跃，逐渐旺盛。充盛之肾精逐渐化生肾气，肾气逐渐活跃，推动脏腑功能活动和人体生长发育以及生殖器官的发育。在月经产生过程中，虽言肾气盛，但非只言肾气，而是指在肾精充盛的状态下，产生充盛的肾气，表现为肾阴、肾阳并维持在相对的动态平衡状态，推动功能的实现。肾精是产生月经的基础，肾气是产生月经的动力。为何古人强调肾气，只提“肾气盛”“天癸至”，而未提肾精，我们可以理解为，在通常情况下，在育龄期肾精（特别是先天生殖之精）相对稳定，容易出现的问题是移精化气问题，即肾精能否化生肾气。因此，在月经产生的机制中，在“肾气盛”前加上“肾精充”，即“肾精充－肾气盛”，似乎更合理。

2. 天癸至

"二七而天癸至","天"是言天真之气,"癸"是言壬癸之水,"天癸"是指由肾精化生肾气而产生的天真癸水,是促使月经产生和维持的一种重要物质。女子14岁左右肾气达到充盛状态,从而诱导产生天癸,天癸作用于冲任,促使冲任聚集脏腑气血。天癸是什么,至今尚在探讨,如前述所言,天癸是一种精微物质,其出现和消失有阶段性,由肾气蓄极而生,随肾气衰竭而亡。天癸的作用主要体现在冲任和胞宫的功能上,"天癸至"则"月事以时下,故有子","天癸竭,地道不通,故形坏而无子也",说明天癸是促使月经产生和孕育胚胎的重要物质。在天癸"至"与"竭"之间的生命过程中,天癸始终存在,并对冲任和胞宫起调控作用。因此,天癸通达于冲任经脉,促使胞宫生理功能出现,维持胞宫行经和胎孕。

3. 任通冲盛,督脉温养,带脉约束

"任脉通"是言天癸达于任脉。在天癸的作用下,任脉使所司精血旺盛。"太冲脉盛"是言冲脉承受诸经之血,血多而盛,天癸通于冲脉,冲脉在天癸的作用下,广聚脏腑之血而使血海满盛。血海虽专指冲脉,然冲任同起于胞中又会于咽喉,这里应理解为泛指冲任,"任通冲盛"实指冲任通盛。督脉与任脉同出会阴,督脉行身后主一身之阳而温养胞宫,任脉行身前主一身之阴而妊养胞宫,两者至口唇而会于龈交穴,循环往复,维持阴阳脉气平衡。带脉环腰1周,约束诸经(包括冲任),使经量有度。

4. 胞宫血溢,月经来潮

月经是血海满盈而自溢现象。因此,冲任通盛,血溢胞宫,胞宫血满而溢于外则为月经。

## (三)月经产生机制的意义

月经产生机制集中体现了妇科全部基础理论,是妇科理论的核心,对认识妇科特别是妇科生殖疾病的病因病机、确立治疗原则,具有重要的指导意义。

1. 补肾是治疗妇科疾病的重要方法

从"肾－天癸－冲任－胞宫轴"之月经产生机制可以看出,肾气在女性生理功能中起主导作用。在治疗妇科疾病特别是功能性疾病时,肾气是要高度重视的因素,如月经不调、崩漏、经闭、痛经、胎动不安、滑胎、不孕等多种功能性疾病多因肾气虚损所致,补益肾气是治疗的关键。但要注意,肾气由肾精所化,肾精是产生月经的基础,肾气表现为肾阴和肾阳,在考虑补肾气之时应该关注肾精的状态以及肾阴、肾阳之间的动态平衡,这样补肾才是最好的调理方法。

2. 调理脏腑是妇科疾病重要的治疗原则

脏腑化生气血,与胞脉有密切的经络联系,直接参与月经的产生,致病因素导致脏腑功能失常,可影响胞脉胞宫功能而发生经带胎产诸疾。脏腑功能失常是发生妇科疾病的重要病机,其中,肾、肝、脾(胃)、心与胞脉胞宫在经络上和功能上有密切的关系,直接影响妇科疾病的产生和发展。脏腑功能不同,其在月经的产生和调控中作用有异,引起的妇科疾病亦有差异,在调治妇科疾病时,应注重不同脏腑对疾病的影响,进行辨证治疗。

3. 调理气血是妇科疾病重要的治疗原则

气血直接参与行经和孕胎过程，是冲任维持胞宫生理活动的基本物质。任何原因引起气血失调，如气血虚弱、气滞血瘀、气郁、气虚、血热、血寒等，都可直接影响冲任而导致胞宫发生经带胎产诸疾。因此，调理气血，特别是调理冲任气血是治疗妇科疾病重要的治疗原则。

4. 奠定中西医结合治疗妇科疾病的理论基础

在月经产生机制理论中，中医学“肾－天癸－冲任－胞宫轴”调控环节与西医学“下丘脑－垂体－卵巢－子宫轴”调控环节有相似之处，说明中医和西医在认识人体生理功能时，只是具体认识方法有所差异，但其中的道理是相通的，这为中西医结合治疗月经病和生殖疾病提供了理论根据。从西医角度看，一些“下丘脑－垂体－卵巢－子宫轴”调节障碍的功能性疾病，如月经不调、闭经、不孕等月经和生殖疾病，运用中医人工周期疗法治疗，可取得较好的治疗效果；从中医学角度看，一些属“肾－天癸－冲任－胞宫轴”调控环节失常的功能性疾病，运用西医人工周期疗法，也可取得较好的效果，可谓殊途同归。

### （四）月经周期阴阳调节

中医对月经周期的认识，是基于月经周期不同阶段的生理病理特点，结合太极阴阳学说总结出来的。女性青春期至更年期，以月经行止为特征的生殖系统周期性变化，称为月经周期、生殖周期或性周期。月经的产生和调控总体受“肾－天癸－冲任－胞宫轴”调控，但在月经周期变化过程中，阴阳气血的变化和调节是有规律的，由此提出“月经周期阴阳调节学说”。内容详见第七章“月经周期阴阳调节学说”。

## 二、带下

“带下”之名，首见于《黄帝内经》：任脉为病……女子带下瘕聚。”带下有广义带下和狭义带下。广义带下泛指妇产科疾病，由于这些疾病都发生在带脉之下，故言“带下”。“带下者，带脉之下，古人列经脉为病，凡三十六种，皆谓之带下病，非今人所谓赤白带下也”（《金匮要略心典》）。狭义带下有生理性和病理性之分。女子青春期和育龄期，阴道内有少量白色或无色透明、无臭的黏性液体，经期前后、月经中期和妊娠期量增多，以润泽阴户，防御外邪，此为生理性带下。“带下，女子生而即有，津津常润，本非病也”（《沈氏女科辑要》）。生理性带下是体内的一种阴液，在“肾气盛，天癸至，任通冲盛”的状态下，由脾气运化、肾气蒸化、任脉通盛、带脉约束而生。若带下量明显增多或减少，色、质、气味异常，或伴有全身或局部症状，为病理性带下，即带下病。“若外感六淫，内伤七情，酝酿成病，致带脉纵弛，不能约束诸脉经，于是阴中有物，淋漓下降，绵绵不断，即所谓带下也”（《女科证治约旨》）。

### （一）生理性带下

健康女子生理性带下量不多，不致外渗。在月经前期冲任血海将满之时，以及妊娠期血聚冲任以养胎元之时，如雾露之溉，润泽丰厚，带下量可明显增多或少量排出。至经间期排卵之时，阴长阳生，冲任气血正盛，带下量可稍增。

生理性带下是肾精下润之液。液为肾精所化，润滑如膏，具有濡润、补益作用，流于阴股而为带下，充养和濡润前阴空窍。

### （二）带下产生机制

中医学典籍早已经明确带下的产生与任督带脉等奇经功能有直接关系。带下的产生，任脉有重要作用。任脉所司精血津液失去督脉的温化会变为湿浊，任脉所主阴精失去带脉的约束就要滑脱而下，成为病态。因此，任脉化生生理性带下与督脉的温化和带脉的约束有关。

生理性带下在月经初潮后出现，在绝经后减少。随着月经的周期性变化，带下量也有周期性改变。因此，带下的产生与肾气盛衰、天癸至竭、冲任督带功能正常与否有重要而直接的关系。根据月经产生机制的外延和事实，生理性带下产生的机制如下：肾气旺盛，产生天癸，在天癸的作用下，五脏六腑所藏之精通过任脉到达胞宫，生成生理性带下，此过程又得到督脉的温化和带脉的约束。

## 三、胎孕

从怀孕到分娩前这个阶段，称为妊娠，也称怀孕、胎孕。

### （一）胎孕生理现象

妊娠后母体发生变化，明显的表现是月经停止来潮，脏腑和经络的阴血下注冲任，以养胎元。因此，妊娠期间机体易出现“阴血不足，气易偏盛”的特点。

妊娠初期，由于血聚于下，冲脉气盛，肝气上逆，胃气不降，出现饮食偏嗜、恶心作呕、晨起头晕等现象，称为早孕反应，一般不严重，经过20～40天，症状多能自然消失。妊娠早期，孕妇可自觉乳房胀大。妊娠3个月，白带稍增多，乳头、乳晕颜色加深。妊娠4～5个月，孕妇可自觉胎动，胎体逐渐增大，小腹部逐渐膨隆。妊娠6个月，胎儿渐大，阻滞气机，水道不利，常可出现轻度肿胀。妊娠末期，胎儿先露部压迫膀胱与直肠，可见小便频数、大便秘结等现象。

妊娠3个月后，六脉平和滑利，按之不绝，尺脉尤甚。“妊娠初时寸微小，呼吸五至；三月而尺数也”（《备急千金要方》）。西医学也认为在妊娠11周以后循环血量才开始增加，这与中医滑脉出现的时间是一致的。

妊娠后胎儿发育情况，最早在《黄帝内经》有记载，“人始生，先成精，精成而脑髓生，骨为干，脉为营，筋为刚，肉为墙，皮肤坚而毛发长”。此后多有论述胎儿发育者，而徐之才《逐月养胎法》所论较切实际，即《备急千金要方》所说“妊娠一月始胚，二月始膏，三月始胞，四月形体成，五月能动，六月筋骨立，七月毛发生，八月脏腑具，九月谷气入胃，十月诸神备，日满即产矣”。这些说明前人对胎儿的发育、成熟已有详细观察。

### （二）胎孕机制

女子发育成熟后，月经按期来潮，就有了孕育的功能。受孕机制在于肾气充盛，天癸成熟，冲任二脉功能正常，男女两精相合，就可以构成胎孕。“两神相搏，合而成形”（《灵枢·决气》），“男精壮而女经调，有子之道也”（《女科正宗》），说明了构成胎孕的生理过程和必要条件。

受孕须有一定时机，《证治准绳》引袁了凡语：“凡妇人一月经行一度，必有一日氤氲之候，于一时辰间……此的候也……顺而施之则成胎矣。”这里所说的“氤氲之候”“的候”是言受孕良机，“是以行经三日后，即有胞水……乃种子之的候，无病之月信也”（《血证论》），此处所言相当于西医学所言排卵期。

## 四、胎产

胎产过程包括分娩和产褥期。

怀孕末期，即孕280天左右，胎儿及胎衣自母体阴道娩出的过程，称为分娩。

预产期的计算方法，中医学有明确记载。“气血充实，可保十月分娩……凡二十七日即成一月之数”（《医学入门》），“分娩之期或早或迟……大约自受胎之日计算，应以二百八十日为准，每与第十次经期暗合也”（《妇科新说》），与西医学计算的280天基本一致。现在预产期计算方法：从末次月经第1天算起，月份数加9（或减3，农历月数算法相同），日数加7（农历日数加14）。

孕妇分娩，又称临产、临盆，分娩前多有征兆，如胎位下移、小腹坠胀、有便意感或“见红”等。“临产自有先兆，须知凡孕妇临产，或半月数日前，胎胚必下垂，小便多频数”（《胎产心法》）。古人有试胎（试月）、弄胎记载，“妊娠八九个月时，或腹中痛，痛定仍然如常者，此名试胎……若月数已足，腹痛或作或止，腰不痛者，此名弄胎”，说明妊娠末期常可出现子宫收缩，应与真正分娩相区别。

临产时，出现腰腹阵阵作痛，小腹重坠，逐渐加重，至产门开全，阴户窘迫，胎儿、胞衣依次娩出，分娩结束。“正产者，盖妇人怀胎十月满足，阴阳气足，忽腰腹作阵疼痛，相次胎气顿陷，至于脐腹痛极甚，乃至腰间重痛，谷道挺进，继之浆破血出，儿遂自生”（《十产论》）。产讫胞衣自当萎缩而下。《达生篇》告诫，“渐痛渐紧，一阵紧一阵，是正产，不必惊慌”，并总结出“睡、忍痛、慢临盆”临产调护六字要诀。

产程，中医学有观察和记录。“怀娠离经，其脉浮，设腹痛引腰脊，为今欲生也……又法，妇人欲生，其脉离经，夜半觉，日中则生也”（《脉经》），明确表示分娩必腰痛，从规律宫缩至分娩大致为12小时，即所谓“子午相对”，这与现代医学的一、二、三产程时间基本一致。此外，强调产室要寒温适宜、安静整洁，不能滥用催产之剂，这些论述现在仍有实用价值。

关于产程，中医没有详细论述。现代医学产程是指从有规律宫缩开始直至胎儿、胎盘娩出的过程，分3个产程。第一产程是宫颈扩张期，从临产开始至宫口完全扩张（即开全），新产妇11～12小时，经产妇6～8小时；第二产程是胎儿娩出期，从宫口开全至胎儿娩出，新产妇1～2小时，不超过2小时，经产妇常较快，不应超过1小时；第三产程是胎盘娩出期，从胎儿娩出后至胎盘胎膜娩出，5～15分钟，不应超过30分钟。从临床实际出发，上述3个产程划分尚有欠缺，引入第四产程概念有利于指导临床工作。胎儿、胎盘娩出后，子宫和全身对分娩过程短期内发生的显著变化有一个适应过程，妊娠期和分娩期存在的高危因素有一个逐渐化解过程，产妇在分娩后的2～4小时容易突发意外，产后出血、羊水栓塞、弥散性血管内凝血等严重并发症发生风险较高，此期可以定为第四产程，是胎儿、胎盘娩出后子宫和全身状态的适应过程，此过程必须加强监护，以防范严重产后并发症的发生。

产后6周内称产褥期。分娩时用力汗出和产创出血，损伤阴液，整个机体表现出“阴血骤虚，阳气易浮”的生理特点。产后2日内，常有轻微的发热、自汗等阴虚阳旺症状，如无其他致病因素，一般短时间内会自然消失。

产后数日内，胞宫尚未复常而有阵缩，故小腹常有轻微阵痛，称“儿枕痛”。产后2周内因胞宫尚未回缩到盆腔，所以小腹按之有包块。大约产后6周，胞宫才能恢复到孕前大小，同时自阴道不断有余血浊液流出，称为恶露。恶露先是暗红血液，以后颜色由深变浅，量由多变少，一般2周内淡红色血性恶露消失，3周内黏液性恶露断绝。

## 五、泌乳

一般产后第2天可以挤出初乳，约持续7天后逐渐变为成熟乳。母乳营养丰富，易消化，并有抗病能力。分娩后30分钟内可令新生儿吮吸乳头，以刺激乳汁尽早分泌，让婴儿吃到免疫价值极高的初乳，增强抗病能力，促进胎粪排出，同时促进母亲子宫收缩，减少出血，建立母子情感联系。母乳喂养提倡按需哺乳，即按婴儿需要哺乳，不规定哺乳时间和次数，婴儿饥饿时或母亲感到乳房充满时就哺乳。一般每次哺乳时间10分钟左右，最多不超过15分钟，以免乳头浸软皲裂。母乳是产妇气血所化，“产妇冲任血旺，脾胃气壮则乳足”（《胎产心法》）。哺乳期，产妇要保持精神舒畅、营养充足、乳房清洁、按需哺乳，这对保证乳汁的质和量有重要意义。哺乳时限，纯母乳喂养4个月后，边喂母乳边加辅食。12～24个月是婴儿断乳的适当月龄，最好在秋凉和春暖时进行。

产后，脾胃化生之精微除供应母体营养需要外，另一部分则随冲脉与胃经之气上行，化生为乳汁，以供哺育婴儿的需要。在哺乳期，气血上行化为乳汁，一般无月经来潮，也不易受孕。

第三章

# 妇科病理特点

## 第一节　致病因素

妇科病证致病因素有外邪侵袭、内邪损伤、情志内扰、行为失宜、体质诱伤以及医药损害等几大类。致病因素是致病条件，致病因素作用于机体后能否发病，以及发病后的表现形式、程度与转归如何，是由脏腑、气血、经络（胞脉）和胞宫功能状态决定的。外因是变化的条件，内因是变化的依据，外因通过内因起作用。现将妇科致病因素及其致病特点分述于下。

### 一、外邪侵袭

正常情况下，自然界存在风、寒、暑、湿、燥、火（热）六种气候变化，称为六气。这些正常气候变化是万物生长的条件。在生命活动过程中，人体通过自身调节机制对六气产生一定的适应能力，使人体生理活动与六气变化相适应，此时六气对人体无害。气候变化异常，如六气发生太过或不及，或非其时而有其气（如春天当温而反寒，冬季当凉而反热），或气候变化过于急骤（如暴寒、暴暖），超过了一定的限度，机体不能适应时，就会发病。六气由对人体无害转化为对人体有害时就成为致病因素，称为“六淫”，即六种致病外邪。

感受六淫外邪是否发病，与人体正气密切相关。气候变化异常可以使人发病，但并非会使所有人都发病，适应能力强者不会发病，适应能力差者可能会发病。气候变化正常，即使风调雨顺、气候宜人，也会有人因适应能力差而发病。由此可见，无论是气候异常还是气候正常，六气都可能成为六淫使人发病，起决定作用的因素是人体正气。正气强者不易发病，正气弱者六气就可能成为致病因素而使人发病，正所谓“正气存内，邪不可干”。

中医病因学说所言外感六淫性质和致病特点，是通过对自然现象和人体疾病反应进行观察并加以抽象概括而成的。引起妇科功能异常的六淫外邪主要是寒、火（热）、湿三种邪气。

#### （一）寒邪

寒，自然界六气之一，为冬季主气，在人体与肾水相应。寒邪，六淫之一，自然界寒气使人致病时即为寒邪，称为外寒。寒邪伤人，如冬季寒水当令，气候寒冷，防寒不够；其他季节，气温骤降，或冒雨涉水感寒，或过食寒凉食物等为寒所伤，均可感受寒邪致病。

1. 寒邪致病特点

寒为阴邪，损伤阳气，凝滞气血水液，收引筋脉气机。

（1）寒伤阳气：寒为阴邪，其性寒冷，损伤阳气，阳失温煦，不能制寒，出现寒冷现象。

（2）寒性凝滞，主痛：凝滞即凝结、阻滞。人体气血水液运行依赖阳气温煦推动，得温则行，遇寒则凝。寒邪入侵，损伤阳气，凝滞气血水液，经脉水道运行缓慢，甚至凝结不通，不通而痛，故寒邪伤人多见疼痛，如头痛、骨节痛、腹痛等。因此，疼痛是寒邪致病的重要特征，其痛得温则减，遇寒更增。

（3）寒性收引：收引即收缩牵引。寒主气收，寒邪侵袭人体，可使气机收敛，腠理闭塞，经络、筋脉收缩拘急，如寒邪侵袭肌表，使肌肤收缩，腠理闭塞，可见恶寒、发热、无汗；寒客血脉，血脉挛缩，气血凝滞，见头身疼痛、脉紧；寒客筋脉、关节，牵引经脉，拘急不舒，可见四肢拘急疼痛、屈伸不利、冷厥不仁。

（4）寒性清澈：寒邪致病，阴寒内盛，分泌物或排泄物出现清稀状，如风寒初袭而鼻流清涕，寒邪束肺而咯痰清稀，寒邪入胃而泛吐清水等，皆属寒象。

2. 寒性病证基本特点

寒邪所致病证的基本特点：冷、白、稀、润、静。冷为畏寒、肢冷，白为面白、舌白，稀为分泌物和排泄物清稀（如痰液稀白、大便稀薄），润为舌润、口不渴，静为精神安静、喜卧、疲倦。

寒邪内侵，阳不制阴，出现寒象，临床可表现出畏寒肢冷、喜温、神疲、口淡不渴、小便清长、大便稀薄、疼痛剧烈或拒按、舌淡、苔白、脉沉弦或沉紧或沉迟等基本特征。外寒致病，发病急骤，初起为实寒证，进一步发展可损伤阳气，出现寒盛兼伤阳的虚实夹杂证。

3. 妇科主要寒性病证

就妇科病证而言，寒邪侵袭冲任胞宫，凝滞气血，阻滞运行，病证特点重在“寒、瘀、痛”，可出现月经后期、量少、色黯、有块；闭经，痛经；小腹或腰骶冷痛，其痛多剧，得温痛减；畏寒肢冷；舌淡或黯，苔白，脉沉紧或沉迟。

## （二）火（热）邪

火（热），六气之一，为夏季主气，在人体与心气相通。火与热，本质皆为阳盛，唯程度有差别，常火热混称。火（热）邪，六淫之一，自然界火（热）之气使人致病时即为火（热）邪，称为外热。火（热）邪伤人，如温热之邪内侵，或风、寒、暑、湿、燥等外邪侵入人体后化为火（热）（即“五气化火”），或过食、过服辛辣助阳之品生热，均可导致火（热）之病。暑邪属外来之火，称为暑热，致病有火热之性。风、寒、湿、燥本非火（热），侵入人体可以化火（热），其条件有四：一是郁遏化火，风、寒、湿、燥侵袭人体，郁而从阳化火，如寒郁化热、湿郁化火等；二是与体质有关，阳盛或阴虚体质易于化火；三是与邪侵部位有关，如邪侵阳明燥土易于化火，寒邪直中入脾土化火也难；四是与治疗有关，如外感寒邪过用辛热药可助寒化热。温、热、火、暑，其气性同，但有区别。温、热、火虽同为一气，但温为热之微，热为温之甚，热为火之渐，火为热之极，它们程度有不同，性质无区别，常常温热或火热混称，但温病学所言温邪泛指一切温热邪气。

暑气独见夏季，为火（热）所化，暑气兼湿，可见暑邪并非纯同火（热）之邪。

1. 火（热）邪致病特点

火（热）邪为阳邪，燔灼，炎上，使人发热，伤津耗气，生风动血，腐肉败血，扰乱心神。火（热）邪致病广泛，发病急暴，易成燎原之势。

（1）火性燔灼：燔即燃烧，灼即烧烫。燔灼指火（热）邪具有焚烧、熏灼的特性。故火（热）邪致病，机体以阳气过盛为主要病理表现，热象显著，临床以发热、脉（洪）数等热盛表现为特征。

（2）火性炎上：火为阳邪，其性蒸腾向上。故火（热）邪致病具有明显的炎上特性，其病多表现于上部，如心火上炎，见舌尖红赤疼痛、口舌糜烂、生疮；肝火上炎，见头痛如裂、目赤肿痛、口苦；胃火炽盛，可见齿龈肿痛、齿衄等。

（3）伤津耗气：火（热）之邪，蒸腾于内，迫津外泄，消烁津液，耗伤人体阴津。故火（热）邪致病，临床表现除热象外，常伴口渴喜饮、咽干舌燥、小便短赤、大便秘结、舌红津少等津伤液耗之征。阳热亢盛之壮火，最能损伤人体正气，火太旺而气反衰，此即壮火食气，导致生理功能减退；气生于水，水可化气，火迫津泄，消烁津液，津液虚少影响化气，而致气虚。故火热炽盛，在高热、汗出、口渴喜饮之时，可见少气懒言、肢体乏力等气虚之象。因而，火热为害，或直接损伤正气，或伤津而耗气，终致津伤气耗。

（4）生风动血：火（热）邪易于引起肝风内动和血液妄行。生风：火（热）之邪侵袭人体，往往燔灼肝经，劫耗津血，筋脉失于濡养，而致肝风内动，此为热极生风，风火相煽，症状急迫，临床出现高热、神昏谵语、四肢抽搐、颈项强直、角弓反张、目睛上视等表现。动血：血得热则行，火（热）之邪，加速血行，灼伤脉络，迫血妄行，易引起各种出血，如呕血、鼻出血、便血、尿血、皮肤瘀斑、月经过多、崩漏等。

（5）腐肉败血：火（热）之邪入于血分，腐肉败血，聚于局部发为痈肿疮疡。火（热）过盛者则生火（热）毒，是引起疮疡的常见原因，临床以疮疡局部红肿热痛为特征表现。

（6）扰乱心神：心主血脉而藏神，火与心气相应。火（热）邪伤人，易扰乱神明，出现心烦失眠、狂躁妄动，甚至神昏谵语等。

2. 火（热）性病证基本特点

火（热）邪所致病证的基本特点：热、红、稠、燥、动。热为发热、恶热、喜冷，红为面红、目红、舌红，稠为分泌物和排泄物（如痰、涕、白带）黏稠，燥为口渴、咽干、便燥，动为神情烦躁、脉数。

火热内侵，阳热亢盛，出现热象，临床可表现出发热、面赤、口渴喜冷、小便黄赤、大便秘结、舌红、苔黄燥、脉洪或数等基本特征。外感火热，病势急速，病程较短，初起多为实热，进一步发展可伤津耗气，出现虚实夹杂证。临床尚有热毒，即所谓热极为毒，是实热重症。

3. 妇科主要火（热）性病证

就妇科病证而言，火热内侵，损伤冲任，扰动血海，迫血妄行，可出现月经先期，月经过多，经期过长，经色深红、质稠，崩漏，胎漏，胎动不安，堕胎，小产，产后发热，产后恶露不绝，渴喜冷饮，小便黄赤，大便秘结，心烦少寐，舌红，苔黄，脉数等。

### （三）湿邪

湿，六气之一，为长夏主气，在人体与脾气相通。湿邪，六淫之一，自然界湿气使人致病时即为湿邪，称为外湿。湿邪伤人，以长夏为主，其他季节亦可发生。外感水湿之邪，如气候潮湿，或涉水淋雨，或久居湿地，或水中作业，外湿入侵人体而致病。此外，还有湿毒，即湿害极者成毒，指损害或毒性更大的湿邪，易致感染部位浸淫损伤或坏死，是湿病重症。

1. 湿邪致病特点

湿为阴邪，易阻气机；其性重浊、黏滞、趋下；湿易寒化或热化，变生寒湿或湿热。

（1）湿为阴邪，阻滞气机，损伤阳气：湿性类水，水性属阴，故湿为阴邪。湿邪侵及人体，留滞于脏腑经络，最易阻滞气机，使气机升降失常。胸胁为气机升降通路，湿阻胸膈，气机不畅，出现胸闷；湿困脾胃，使脾胃纳运失职、升降失常，出现纳谷不香、不思饮食、脘痞腹胀、便溏不爽、小便短涩。脾为阴土，主运化水湿，喜燥恶湿，运湿而恶湿，对湿邪有易感性，故湿邪侵袭人体必困于脾，使脾阳不振，运化无权，水湿停聚，发为泄泻、水肿、小便短少等。

（2）湿性重浊：湿为重浊有质之邪，重即沉重、重着，故湿邪又称为湿浊。湿邪致病，临床表现有沉重的特性，如头重身困、四肢酸楚沉重等。如湿邪外袭肌表，湿浊困遏，清阳不能伸展，出现头昏沉重，状如裹束；如湿滞经络关节，阳气布达受阻，可见肌肤不仁、关节疼痛重着等。浊即秽浊垢腻，故湿邪为患，易于出现排泄物和分泌物秽浊不清，如湿浊在上则面垢、眵多，湿滞大肠则大便溏泻、下痢脓血黏液，湿浊下注则小便浑浊、妇女黄白带下过多，湿邪浸淫肌肤则疮疡、湿疹、脓水秽浊等。

（3）湿性黏滞：黏即黏腻，滞即停滞，黏滞是指湿邪致病有黏腻停滞的特性。这种特性主要表现在两个方面：一是症状的黏滞性，即症状多黏滞而不爽，如大便黏腻不爽、小便涩滞不畅、分泌物黏浊和舌苔黏腻等；二是病程的缠绵性，由于湿性黏滞，蕴蒸不化，胶着难解，故起病缓、传变慢、病程长、常反复发作或缠绵难愈。

（4）湿性趋下：湿为水，水流趋下，其质重浊，故湿邪有趋下之势，易伤人体下部，如水肿以下肢较为明显，带下、小便浑浊、泄泻、下痢等多由湿邪下注所致。但是，湿邪浸淫，上下内外无处不到，非独侵袭人体下部，所谓“伤于湿者，下先受之”（《素问·太阴阳明论》），只是说湿性趋下，易侵阴位，为其特性之一。

（5）湿易寒化或热化：不论外湿和内湿，都有湿从寒化为寒湿或从热化为湿热的趋势。寒化和热化的主要条件有四。一是感邪性质或环境，如在高温高湿的环境或天暑地蒸或嗜食酒酪，湿邪多从热化；久居阴冷潮湿之地或嗜食生冷，湿邪多从寒化。二是体质差异，阳虚（或阴盛）之人，感受湿邪易从寒化；阴虚（或阳盛）之人，感受湿邪易从热化。三是脾胃状态，素体脾胃虚弱者，感受湿邪易从寒而化；平素胃中积热火盛者，感受湿邪易于热化。四是治疗用药或饮食，若过用寒凉之品，湿邪易于寒化；过用燥热之品，湿邪易于热化。湿从寒化，多易损伤脾阳；湿从热化，多易损伤胃阴。

2. 湿性病证基本特点

湿邪所致病证的基本特点：重、闷、呆、腻、濡。重为肢体困重。闷为脘腹痞闷。呆指纳食乏味呆滞。腻指口黏苔腻，自觉口中黏腻不适，口淡无味或口中有甜味；一般不渴，亦有口干、口苦者；但必渴不欲饮，或但欲漱水而不欲咽。总见苔腻，或白腻，或黄腻，或黄白相兼腻。濡为脉象濡。

湿邪侵入人体，黏滞重浊，阻滞气机，损伤阳气，阻碍水液代谢，加重水湿停滞。临床可表现出身重困倦，脘腹痞胀，皮肤湿疹，肌肤不仁，关节疼痛，水肿，小便混浊、短少，大便黏腻不爽或泄泻，分泌物秽浊垢腻，舌淡或胖，苔白腻，脉沉缓等基本特征。湿热内侵或湿化湿热者，可出现发热、身热不扬，多在午后且不因出汗而减轻，头痛而重，身重而痛，胸痞，口苦，身目发黄，关节热痛，尿黄、短少、涩痛，舌红，苔黄腻，脉濡数。寒湿内侵或湿化寒湿者，可出现身无热，畏寒肢冷，身重困倦，四肢、关节、筋骨冷痛，口不渴，水肿，腹痛，泄泻，小便清利，舌淡胖，苔滑白腻，脉沉迟而濡。

湿毒，慓盛暴烈的湿气，因外部感染（如阴部或皮肤感染）或湿郁日久而成。如湿毒积肠下注，可致湿毒便血，症见粪便有血水或便血，色紫黯不鲜，但腹不痛；湿毒下注，郁于肌肤，出现小腿部易生疮痈（称为湿毒流注），症见疮形平塌，根脚漫肿，色青或紫黑，溃破后脓水浸渍漫延，久不收口，等等。

湿性病变，不论湿浊，还是湿热、寒湿和湿毒，病程均较长，伤人缓慢难察。

3. 妇科主要湿性病证

就妇科病证而言，湿邪下注，损伤冲任带脉或胞宫，可致带下量多、色白，下腹疼痛，阴痒，不孕，孕期呕吐、水肿等。湿热下注，损伤冲任带脉或胞宫，搏结气血，可致小腹胀痛或坠痛或坠胀或伴发热，月经先期，经量过多，经期过长，经色深红或紫黑、质稠或夹杂带浊、腥臭，痛经，闭经，崩漏，带下量多、色黄或黄白、质稠、腥臭，阴痒，不孕，发热，口干苦，不多饮，小便黄，苔黄腻，脉滑涩或滑数。寒湿下注，损伤冲任带脉或胞宫，凝滞气血，阻滞冲任，冻结胞宫，可致小腹冷痛、月经后期、经量减少、经色黯红或有血块、闭经、痛经、不孕、癥瘕、舌淡胖、苔滑白腻、脉沉迟而濡。湿毒伤及妇人，易致阴部溃烂，毒水浸淫。

## 二、内邪损伤

内邪指人体在疾病发展过程中因功能异常而产生的可引起新的病理损伤的病理因素，主要包括“内生五邪”、瘀血和湿浊等。内邪不是原发性致病因素，而是由人体生理功能失常引起的病理变化，这些病理变化又成为继发性致病因素，引起新的病理变化。“内生五邪”是指具有类似风、寒、湿、燥、火（热）五种外邪病理变化特征的病理因素，由于起于体内，故分别称为“内风”“内寒”“内湿”“内燥”“内火（热）”，统称为“内生五邪”，以区别于外感之风、寒、湿、燥、火（热）。引起妇科疾病的内生五邪主要是内寒、内火（热）和内湿。瘀血和湿浊分别是体内血液循环障碍和水湿津液代谢紊乱引起的病理产物。

## （一）内寒

内寒，即内生寒，是由于机体阳气虚衰，温煦和气化功能减退，寒从内生的一种病理变化，临床表现以怕冷、四肢不温、面色㿠白、小便清长、大便溏薄、舌淡、苔白等为基本特征。内寒可成为继发病因。

内寒与外寒既有区别，又有联系。两者区别在于，内寒因阳虚而生寒，以虚为主，故内寒必见虚象，且虚象比寒象更显著，内寒属虚寒证；外寒以寒为主，寒邪从外入侵，可与风邪、湿邪等相兼为病，或有因寒邪伤阳而兼虚象，但仍以寒为主，阳虚是继发的，故外寒是实寒证，继发阳气受损亦是虚实夹杂。两者联系在于，外寒侵犯人体会损伤阳气，久则阳虚，继发内寒；阳虚之体，抗御外邪能力下降，易感外寒而病。

### 1. 内寒病证基本特点

内寒的产生，主要有两个方面：一是阳气不足，温煦失职，虚寒内生，出现形寒肢冷、面色苍白等阳热不足之象，或因寒性凝滞、收引，使筋脉收缩，血行迟滞，出现筋脉拘挛、肢节痹痛等；二是阳气不足，气化功能减退，水液不能温化，出现阴寒性水液代谢停滞或聚积（如水液内停，痰饮形成，出现水肿）或排泄物量多清冷（如小便清长、大便泄泻或下利清谷，痰、涕、涎、带下等量多且质清稀等）。此外，由于脏腑功能减退，除阳虚内寒外，多有气血化生不足等体虚病变。阳虚内寒的产生多责之于心、脾、肾，与脾、肾关系密切。脾为后天之本、气血生化之源，脾阳能达于肌肉、四肢。肾阳为人身阳气之本，能温煦全身脏腑组织。故脾、肾阳气虚衰，温煦失职，最易出现虚寒之象。

内寒亦是寒，具有类似外寒的基本病变特点：冷、白、稀、润、静。因此，内寒病变临床表现基本特点主要有畏寒肢冷、四肢不温、面色㿠白、神疲乏力、食欲不振、疼痛隐隐、冷痛、喜按、小便清长、大便稀薄、舌淡、苔白、脉沉迟缓弱等。内寒病证为虚寒证，病程相对缓慢。

### 2. 妇科主要内寒病证

就妇科病证而言，主要由肾阳虚（或脾肾阳虚）引起阳虚内寒、冲任不足、气血衰少，病证特点重在“虚、寒、痛”，临床可出现月经后期、量少、色淡、质稀，闭经，痛经，宫寒不孕，小腹或腰骶酸软、冷痛，小便清长，大便稀薄，舌淡，苔白，脉沉迟缓弱等。疼痛表现为痛势绵绵、隐痛、冷痛、喜按等。

## （二）内火（热）

内火（热），即内生火热，有实热和虚热之分，是由于身体功能异常，如阳盛有余，或气血郁滞，或病邪郁结，或阴虚阳亢，出现功能亢奋、火热内扰的一种病理变化，临床表现以发热、面赤、口渴喜冷、小便黄赤、大便秘结、舌红、苔黄、脉数（实热表现），或五心烦热、午后颧红、失眠盗汗、口燥咽干、舌红、苔少、脉细数（虚热表现）等为基本特征。内火（热）可成为继发病因。

内火（热）与外火（热）既有区别，也有联系。两者区别在于，内火（热）由脏腑、阴阳、气血失调或五志化火而致，其病变通过各脏腑的病理变化反映出来，无明显外感病史；外火（热）由感受体外火热之邪或风、寒、暑、湿、燥五气化火所致，临床上多有比较明显的外感病演变过程。两者联系在于，两者可相互影响，内生之火可招致外火，如平素阴虚火旺或阳热亢盛者，感受外邪之后，内外交迫，常致五气从火而化；外火亦可引动内火，如外火灼伤津血、引动肝阳、化火生风等。

1. 内火（热）病证基本特点

内火（热）的产生，主要有阳亢化火、五志化火、邪郁化火和阴虚化火。阳亢化火：在正常情况下，阳气有养神柔筋、温煦脏腑组织的作用，为生理之火，中医称为“少火”。但在病理情况下，阳气有余，阳亢化火，功能亢奋，此种病理性的阳气过亢称为“壮火”，中医学又称为“气有余便是火”。五志化火：即五志过极化火，因精神过度刺激，五志过极，导致机体脏腑、阴阳和气血等生理功能过亢；或气机郁而化热生火，如肝郁气滞，气郁化火，发为“肝火”。邪郁化火：指邪气内郁，郁极化火。有两个方面，一是外感风、寒、燥、湿等病邪，其在病变过程中皆可能郁滞从阳而化热化火，如寒郁化热、湿郁化火等，但此种仍属于外感发热；二是体内的病理性代谢产物，如痰浊、瘀血、食积和虫积等均可郁极化火。此处所言邪郁化火，实质上是由病理产物郁滞导致机体阳气郁滞，郁极生热化火，实热内结。阴虚化火：因精亏血少，阴液大伤，阴虚不能涵阳而致阳气亢奋，火热内生。

内火（热）亦是火（热），具有与外火（热）类似的基本病变特点：热、红、稠、燥、动。内生火热有虚实之分。阳亢化火、五志化火、邪郁化火皆属实火（热），临床表现基本特点主要有发热、面赤、口渴喜冷、小便黄赤、大便秘结、舌红、苔黄燥、脉洪数或滑数等。阴虚化火属虚火（热），临床表现基本特点主要有五心烦热、午后颧红、失眠盗汗、口燥咽干、眩晕、耳鸣、舌红、苔少、脉细数等。实火（热）为实证，病势急速，病程较短；虚火（热）为虚证，病势缓和，病程较长。

2. 妇科主要内火（热）病证

就妇科病证而言，由阳亢化火或五志化火或邪郁化火导致实火（热）者，血热旺盛，扰动冲任血海，临床可出现月经先期，月经过多，经期延长，经色深红、质稠，崩漏，经间期出血，胎漏，胎动不安，堕胎，小产，产后恶露不绝，渴喜冷饮，小便黄赤，大便秘结，心烦少寐，舌红，苔黄，脉数等；因阴虚化火所致虚火（热）者，精血耗伤，肾阴虚损，阴虚内热，热伏冲任血海，临床可出现月经先期或延后，月经过少或过多，经期过长或过短，经血非时而下、淋漓不断，闭经，不孕，头晕耳鸣，腰膝酸软，手足心热，甚或潮热盗汗，心烦少寐，颧红唇赤，舌红，苔少或无，脉细数等。

## （三）内湿

内湿，即内生水湿，是由脾不运湿或肾不主水或肺失宣肃，导致津液输布、排泄功能障碍，水液代谢失调，水湿内停而产生的一类病理变化。临床表现以肢体重着、泄泻、水肿、痰饮、分泌物增多、小便浑浊、苔厚腻等为基本特征。内湿可成为继发病因。

内湿与外湿既有区别又有联系。外湿是指感受体外湿邪并侵入体内者。内湿是指因机体生理功能失常而产生的湿性病理产物。外湿与内湿致病，可相互影响，外湿侵袭易伤内脏功能（主要是脾），导致脾失运化而生内湿；脾虚失运而水湿内生者，易感外湿而致病。

1. 内湿病证基本特点

内湿的产生，主要责之于脾，其次是肾，与肺也有关。脾主运化水湿，运化失常是水湿内生的关键。因恣食生冷或过食肥甘等饮食不节，内伤脾胃，或脾气素虚，脾失健运，不能为胃行其津液，致津液输布障碍，水津不化，聚而成湿，停而为痰，留而为饮，积而成水，故有“脾虚生湿”之说。肾主水，一是肾阳蒸化水液运行，肾阳虚衰，无力化气行水，则水液内积；二是肾阳为诸阳之本，脾主运化有赖于肾阳温煦和气化，肾阳虚衰必然会影响脾，使脾失运化而水湿内生。肺为水之上源，通调水道，宣发和肃降以利水津运行和输布，肺气失常，水津失布，亦可引起水湿内聚。

内湿亦是湿，具有与外湿类似的基本病变特点：重、闷、呆、腻、濡。此外，还表现出虚实夹杂。内湿主要因脾气脾阳虚弱所致，故内湿病证除有湿邪实证外，还有脾气脾阳虚证，形成虚实夹杂证候，临床常称此证为“脾虚夹湿”，但应注意内湿病证也有肺或肾虚弱者。内湿病证，湿聚为患，重着黏滞，易阻气机，或为泄泻，或为水肿，或为痰饮，或分泌物增多，可随湿阻部位不同而表现各异。湿邪留滞经脉之间，可见头重如裹、肢体重着，或颈项强急、屈伸不利等。湿犯上焦可致胸闷咳喘，湿阻中焦可致脘腹胀满、食欲不振、口腻或口甜、苔厚腻。湿滞下焦可致腹胀便溏、小便不利或妇人白带增多。水湿泛溢于皮肤肌腠可发为水肿。水湿可阻滞机体三焦任何部位，以湿阻中焦脾胃为主，脾虚湿困是常见证。湿留体内，可因体质和治疗等因素影响而发生寒化或热化，分别形成寒湿或湿热病变。

2. 妇科主要内湿病证

就妇科病证而言，由于脾肾（主要是脾）功能异常，水湿内停，损伤冲任带脉或胞宫，临床可发生月经后期、闭经、经行水肿、经行泄泻、带下量多、子肿、子满、产后身痛等。湿化为湿热，损伤冲任带脉或胞宫，搏结气血，可致月经失调，痛经，闭经，崩漏，经血色深红或紫黑、质稠或夹杂带浊、腥臭，带下量多、色黄或黄白、质稠、腥臭，阴痒，产后发热、恶露不绝，不孕，癥瘕结块，口干苦不多饮，小腹胀痛或坠胀或坠痛，小便黄，苔黄腻，脉滑涩或滑数。湿化为寒湿，损伤冲任带脉或胞宫，凝滞气血，阻滞冲任，冻结胞宫，可致月经后期、痛经、闭经、不孕、癥瘕等。

### （四）瘀血

瘀血乃血液瘀滞停积。一般认为，血瘀指血液运行不畅或瘀滞不通的病理状态；瘀血指血液运行停滞、凝聚而成的一种病理产物，包括脉管中凝聚不行之血和体内存积的离经之血，又称蓄血、恶血、败血、衃血等。血瘀所含范围大于瘀血，但一般很少刻意区分，常将两者混称。其是病理产物，又可成为继发性致病因素，引起新的病理变化。

根据血行受阻和病情轻重的程度不同，由轻至重，血瘀可相对分为血滞、血凝、血阻和血癥四级。血滞，指血行不畅，速度减慢，但未见凝血；血凝，指血行不畅，速度减慢，有凝血现象；

血阻，指血行阻滞，淤积不行，不能流动；血癥，指血阻日久，已结成癥块。从血滞、血凝、血阻和血癥程度分级可以看出，血瘀证包含四者，而瘀血证只包含后三者。此外，从血癥的发病机制和病理变化看，其病证不仅有血瘀，还可能有痰瘀互结（如子宫肌瘤）或痰瘀毒互结（如子宫内膜异位症、子宫腺肌病）等。

1. 瘀血的形成

瘀血的形成，一是损伤或内出血等因素直接破坏血脉而致瘀，二是气虚、气滞、血寒（实寒和虚寒）、血热（实热和虚热）、痰脂和湿浊等多种因素引起气血运行失常而致瘀。

（1）损伤致瘀：各种损伤，诸如跌打损伤、负重过度、金刃所伤、手术创伤等，外伤肌肤或内伤脏腑，致使脉络破损，脉中气血运行不畅或停滞，或血离经脉而不能及时消散或排出体外。损伤致瘀，脉中气血运行受阻，气滞血瘀。

（2）气虚致瘀：气能行血又能摄血。气虚无力推动血液运行，血行迟缓、涩滞而成瘀；气虚不能固摄血液，血溢脉外而成瘀。在气虚致瘀中，以脾气虚或肾气虚多见。

（3）气滞致瘀：气行则血行，气滞则血瘀。如情志郁结，气机不畅，气滞则血瘀。在气滞致瘀中，以肝郁气滞多见。

（4）血寒致瘀：血寒致瘀有虚实之分。实寒致瘀者，因外感寒邪，寒入血脉，寒凝血瘀（即外寒致瘀）；虚寒致瘀者，因阳虚失温，虚寒内生，寒凝血瘀（即内寒致瘀，阳虚血瘀）。实寒和虚寒均可引起寒凝血液、收缩血脉，血液运行变缓或不畅或成瘀，“血受寒则凝结成块”（《医林改错》）。实寒和虚寒致瘀有区别，实寒是感受外寒，寒从外入，发病急，病程短，阳气虚不明显，属实证；虚寒致瘀是因体内阳气不足，寒从内生，发病缓，病程长，阳气虚明显，属虚证，常伴有血虚体弱等病证状态。

（5）血热致瘀：血热致瘀有虚实之分。实热致瘀者，因外感火热之邪，或阳盛化火，或气郁化火，火热入于营血，煎灼津液，使血液黏滞，运行不畅而致瘀，且热灼脉络可损伤脉管，迫血妄行，血溢于脉外而加重致瘀（热灼血瘀）。虚热致瘀者，因素体阴虚，或失血伤阴，耗损津液，阴液不足，虚火（热）内生，血液黏滞，运行不畅，且虚火（热）扰动血脉，脉失阴血滋养而损，脉损则血溢于脉外而加重致瘀（虚火血瘀）。实热和虚热均可引起血受热灼而浓黏或血脉受损而成瘀，“血受热则煎熬成块”（《医林改错》），但实热致瘀和虚热致瘀有所不同，应予区别。

（6）痰脂致瘀：水谷精微流入血脉，化为膏脂，濡润百骸。若膏脂过盛，化为痰脂，痰脂稠浊，留于血脉，滞血流行而致瘀。“有痰之物，随气升降，无处不到”（《丹溪心法》），痰脂为患常犯全身，痰脂致瘀常及周身，妇人易瘀滞冲任胞宫。

（7）湿浊致瘀：湿浊外入或湿浊内生，积于体内，重着黏滞，阻遏气机，壅滞脉道，气血运行不畅而致瘀，形成湿浊瘀阻证。湿浊瘀阻，加重病情而使病情缠绵。湿为阴邪，易遏阳气，可出现湿浊瘀阻寒证。湿浊郁久可化热，可出现湿浊瘀阻热证，热伤血络，迫血妄行加重致瘀。湿浊为阴邪，其性重着趋下，易伤冲任带脉而致妇科诸疾。外湿浊邪多为实证，而内生湿浊多为虚证，其虚或因脾虚不能运湿或肾虚不能化湿，湿聚体内所致。湿浊致瘀，“湿气不行，凝血蕴里而不散，津液涩渗，着而不去而积皆成也”（《灵枢》）。

（8）出血致瘀：各种原因引起出血后，离经之血淤积脉外未能排出，或过用止涩或寒凉之品，使离经之血凝聚、未离经之血瘀滞，加重致瘀。

在妇科系统中，冲任气血由肾所主，冲任气血的盛衰和运行与肾关系尤为密切。因此，妇科疾病，肾虚血瘀证多见，或肾气虚血瘀，或肾阳虚血瘀，或肾阴虚血瘀，或肾精虚血瘀，等等。

2. 瘀血的致病特点

瘀血不仅影响血液濡养作用，还可引起新的病理变化，致病特点主要表现在以下几个方面。

（1）阻碍气机通畅：血为气之母，血能载气，但瘀血形成，必然阻碍气机通畅，故“血瘀必兼气滞”。气为血之帅，气机郁滞，可引起血液运行不畅。因此，血瘀气滞、气滞血瘀可相互影响，形成恶性循环。如外伤破损血脉，血出致瘀，可致受损部位气机郁滞，出现局部发绀、肿胀、疼痛等。

（2）阻滞血脉运行：瘀血一旦形成，滞于脉内则影响血液运行，积于脉外则干扰组织功能，导致瘀阻范围内的脏腑组织功能发生新的病理变化。如血瘀于心，心脉痹阻，气血运行不畅，可致胸痹心痛；血瘀于脉，气血运行不利，形体官窍因脉络瘀阻可见口唇、爪甲发绀，皮肤瘀斑，舌有瘀点、瘀斑，脉涩不畅等。

（3）干扰新血生成：瘀血为病理产物，已无濡养滋润作用。瘀血阻滞体内，尤其是瘀阻重要脏器，日久不散，会严重影响脏腑功能，干扰新血生成。瘀血不去，新血不生，故久瘀之人，常可表现出肌肤甲错、毛发不荣等失濡失养的临床特征。“瘀血不行，则新血断无生理……盖瘀血去则新血易生，新血生而瘀血自去”（《血证论》），在一定程度上揭示了瘀血阻滞与新血生成之间的辩证关系。

（4）病位固定，病证繁多：瘀血一旦停滞于某部位，多难于及时消散，故瘀血致病具有病位相对固定的特征，如局部刺痛、固定不移，或形成癥积肿块且久不消散等。瘀血阻滞的原因不同，部位各异，兼邪不一，其病变表现也就有差异，病证繁多。如瘀阻于心，则血行不畅而胸闷心痛；瘀阻于肺，则宣降失调，或致脉络破损，可见胸痛、气促、咯血；瘀阻于肝，气机郁滞，血海不畅，经脉瘀滞，可见胁痛、癥积肿块；瘀阻胃肠，可见呕血、大便色黑如漆；瘀阻于肢体肌肤，可见肿痛发绀；瘀阻于肢体末端，可成脱骨疽；瘀阻于脑，脑络不通，可致突然昏倒、不省人事或留有严重的后遗症（如痴呆、语言謇涩）等。此外，瘀血阻滞日久，也可化热。

3. 瘀血病证的基本特点

瘀血不仅影响血液濡养作用，而且还会影响全身或局部血液运行，引起血行变缓，经脉瘀塞，出现疼痛、出血、癥积，以及“瘀血不去，新血不生”等不良后果。瘀血病证虽然繁多，但临床表现共同特点可概括为以下几点。①疼痛：一般多为刺痛，痛处固定不移、拒按，多昼轻夜重，病程较长。②肿块：瘀血积于皮下或体内可见肿块，肿块固定不移，在体表为血肿，可见发绀或青黄，肿胀隆起，在体内为癥积，扪之较硬或有压痛。③出血：出血之血色紫黯或夹有瘀块。④紫暗：面部、口唇、爪甲发绀。⑤舌象异常：舌紫黯，或有瘀点、瘀斑，或舌下静脉曲张。⑥脉管异常：脉涩或结代，或无脉，或人体各部位静脉曲张，毛细血管扩张，血管痉挛，血栓形成或阻塞。此外，久瘀可见到面色黧黑、肌肤甲错、皮肤紫癜、精神神经症状（如善忘、狂躁、昏迷）等。临床判断有无瘀血存在，除上述瘀血特征外，还应注意发病有无外伤、出血、胎产史等情况以及病程。根据“初病在经，久病入络”“初病在气，久病入血”“气滞必血瘀”等理论，久治不愈顽疾，虽无明显瘀血征象，也应注意有无瘀血存在。

4. 妇科主要瘀血病证

瘀血致病相当广泛，临床表现因形成瘀血原因和瘀阻部位不同而异。就妇科病证而言，瘀阻冲任或胞宫，可出现月经后期或稀发、经期延长、月经过少、经行不畅、经色黯或有血块、痛经、闭经、经间期出血、崩漏、胎漏、胎动不安、胎萎不长、胎死腹中或小产、异位妊娠、产时胞衣不下、产后腹痛、产后发热、癥瘕、不孕等，全身或局部可出现或胀或痛（血瘀疼痛以刺痛为主，痛处固定不移）等表现，舌黯红或有瘀斑、瘀点，苔薄白，脉沉涩。此外，根据形成原因不同，可伴有气虚、气滞、血寒、血热、痰脂及湿浊等相应表现。

## （五）湿浊

湿浊既是因津液精微物质代谢失常、滞留体内形成的一类病理产物，又是一类致病因素，可引起新的病变，作为致病因素时称为湿浊邪气。因浊具湿性，故称湿浊，但不同于湿。此处所论湿浊，范围较广，包括滞留体内过剩的水谷精微（如高血脂、高血糖）和水谷精微代谢后产生的过量的糟粕滞留物（如肌酐、尿素氮、尿酸、丙酮、二氧化碳）。湿浊可与水湿和瘀血等交结，或可化毒，常与痰、脂、瘀、毒合而致病，形成痰浊、脂浊、瘀浊、浊毒，与现代医学所言多种疾病（如高脂病变、糖尿病、肾功能衰竭、痛风）发病有关。因古无血糖之说，实际上湿浊还包括糖浊（以往多从痰浊和脂浊论）。以前中医书籍中所言之痰、痰湿、痰浊、痰脂等多种病理变化均包括在湿浊中，几乎都从痰湿论治，这也说明中医学在认识湿浊病变方面理论有待完善。在妇科疾病中，湿浊类病变主要是痰浊、脂浊、糖浊和瘀浊。

1. 湿浊的形成

人体内一切正常的水液总称为津液，是构成人体和维持人体生命活动的基本物质。津液中包含两类物质，即水液（清稀成分，即现代医学所言水分）和精微（稠厚成分，即现代医学所言脂质、糖类、蛋白质以及其他维持生命活动的营养物质，精微代谢后的产物也混存在津液中），所以，津液实际为复杂的混合物。精微溶于水液之中，行于脉管内外，畅达全身上下，行使濡养功能。肺主宣降、敷布津液，脾主运化水液和水谷精微，肾主蒸化津液，三焦为津液蒸腾运行通路，多种原因导致肺、脾、肾和三焦等脏腑功能失常，影响津液的代谢，致使津液滞留体内，即可形成湿浊，并可成为致病因素引起新的病变。

津液滞留体内引起的病变有三类。

第一类是水液代谢失常滞留体内引起的病变，此种病变称为水湿，如水肿、水饮等。

水湿与湿浊有别。水湿病变是津液物质代谢异常时以水分代谢异常滞留为主者，水湿实属内生湿邪（如前所述“内湿”）。湿浊是津液物质代谢异常时以精微部分代谢异常滞留为主者。

痰与饮有异。湿聚为水，积水成饮，湿水饮凝聚成痰，其中，稠浊者为痰（故有痰浊之称），清稀者为饮、水、湿（故有水饮、水湿之称）。痰饮有有形和无形、狭义和广义之分。有形痰饮指视之可见的痰液（如经呼吸道咳出的痰液）和水饮（如经消化道呕出的水饮），即狭义痰饮。无形痰饮是指滞留在脏腑组织中的痰液和水饮，只见其症，不见其形，可引起一系列特殊的病理变化和临床表现，如头晕目眩、心悸气短、恶心呕吐、神昏谵狂、苔腻、脉滑等，临床只有通过其所表现的证候来确定，实际上此处所言无形痰饮即痰浊。广义痰饮泛指因水液代谢失常引起的病变，包括有形痰饮和无形痰饮。此处所言痰属湿浊（以前多称为痰浊）范畴，有浊性，非纯水液滞留，而是水液与精微滞留兼有，精微滞留比重较大，故称痰浊；而饮属水湿范畴，主要是水分滞留。

第二类是精微物质代谢失常滞留体内引起的病变，此种病变称为湿浊，如脂质、糖类等营养物质过剩滞留体内引起的高脂、高糖等病变。脂质（或称脂、膏脂、膏）在生理上为人体正常组分。当食入脂质或糖类（转化为脂质）等食物过量或体内代谢异常导致脂质或糖类等物质过多滞留体内引起病变时，称为脂浊（高脂病变）或糖浊（高糖病变），即中医所言过食肥甘厚味或运化失常以致精微过多滞留体内引起的病变。

第三类是精微代谢产物排泄异常滞留体内引起的病变，此种病变属于湿浊，如肾功能衰竭导致代谢产物滞留体内引起的尿毒症、嘌呤碱滞留引起的痛风等病变。此类湿浊蓄积日久可化毒而成浊毒（如肾功能衰竭引起尿毒症之尿毒）。浊毒可损伤脏腑，毒害机体（如损伤肾脏、脉道，蒙蔽心神等），脏腑功能受损反过来加重湿浊排出不畅，加重蓄积生毒，引起更重的毒害。此类所生湿浊易化为浊毒。

水谷精微化生血液，行于脉中。水谷精微及其代谢产物蓄积可阻碍血液运行，形成血滞（血行缓慢）。血滞与湿浊交织，形成瘀浊，瘀浊严重可瘀阻脉道，加重湿浊蓄积和血瘀形成，使病变加重。

2. 湿浊的致病特点

（1）浊为阴邪，致病隐匿。湿浊生于津液，当属阴邪。脏腑功能正常时，体内湿浊能及时排出体外，很少聚集。但随着年龄增长，脏腑功能衰退，湿浊日渐排出不畅，滞留体内，引发疾病，此过程多较长，湿浊致病也就隐匿。

（2）湿浊黏滞，易滞气机。湿浊主要来源于水谷精微及其化生的糟粕，其性黏滞，停聚血中，易滞气机。湿浊阻滞气机是一个渐变的过程，由轻至重，由浅入深，湿浊不断积聚，逐渐导致疾病。

（3）病势缠绵，病情迁延。水谷精微不化或水谷精微代谢糟粕不能及时排出体外而引起湿浊蓄积体内常是一个漫长的过程，并常与痰饮水湿、瘀血等相兼为病，导致病势缠绵，病情迁延。

（4）致病广泛，变化多端。湿浊存在于血液之中，随血液运行全身，致病广泛，可导致全身脏腑组织病变。湿浊停留部位不同，表现不同的病证特点，病证繁杂，变化多端。

（5）易与痰饮水湿和瘀血相兼致病。由于水谷精微和水液化生血液，而湿浊是因过剩的水谷精微或其代谢糟粕滞留血中所形成的，湿浊形成后滞留于血中，可阻滞血液运行，易致痰饮水湿和瘀血，而痰饮水湿和瘀血又可加重湿浊滞留，故湿浊易与痰饮水湿和瘀血相兼致病。

3. 湿浊病证的基本特点

湿浊常见征象是浊而不清，有秽浊、污浊征象特点。一是头昏沉、首如裹，是浊蒙清窍；二是口气或呼气秽浊，是浊气上泛；三是面色粗黄晦暗，面部皮肤油腻，或有痤疮，是湿浊上蒸头面；

四是舌苔腻，是湿浊随胃气上蒸舌面而成，湿浊总体为腻苔，但湿浊可化热、生寒、化燥和兼有水湿，分别出现黄腻、白腻、燥腻、滑腻苔等；五是形体肥胖，水谷精微不化，滞留体内，化为湿浊，充于形体而成肥胖；六是充塞脏腑体腔，湿浊除充填形体外，还可充塞肚腹、肝肠和子宫等脏腑体腔，干扰功能；七是排泄物浑浊，湿浊混浊，留存体内，部分随汗、便和其他排泄物排出体外，排泄物浑浊不清；八是检查指标异常，湿浊初期，身体未出现不适，但某些检查指标可能会出现异常，如高血脂、高血糖或某些代谢产物异常。此外，湿浊影响脏腑和气血功能，可出现相应表现。

4. 妇科主要湿浊病证

湿浊可致某些妇科疾病。痰浊阻滞乳络，可致乳癖等病；痰浊或脂浊或糖浊等壅塞冲任或胞宫，可致月经后期，月经过少，经质稀、色淡或如黄浆，闭经，带下量多、色白，痛经，不孕等。经期或产后瘀血停滞，瘀浊互结，壅塞冲任或胞宫，可致小腹疼痛、月经后期、月经过少、崩漏、不孕、癥瘕等。湿浊下流，损伤带脉，可致带下量多、色白、黏稠。经期、孕期或产后，痰浊上扰，可致经行眩晕、子眩、子痫或产后血晕、发痉等。湿浊停聚下焦，可致生殖系统炎症而引起盆腔、输卵管和宫腔积液等。

## 三、情志内扰

### （一）情志与情志疾病

人的心理活动，中医学称为情志。情志有七情（喜、怒、忧、思、悲、恐、惊）和五志（喜、怒、思、忧、恐）之说，是人体对内、外刺激产生的精神情感反应。

人之情志，与生俱来。正常情况下，情志是一种生理反应，不会致病。七情当发即发，不但不会伤人，还可抒发情感、疏畅气机、调和气血阴阳，有益于身心健康。突然、强烈或持久的刺激，使情志过极，超过人体生理范围和自我调节能力时，就会导致脏腑功能失常、气机紊乱、气血失和、阴阳失调，影响身体健康，诱发疾病，甚至耗竭精气，突发大病暴病。因此，情志过极，不仅改变人的行为方式，还可改变人体功能状态，损伤身体，引起疾病。情志过极是引起内伤疾病的主要致病因素之一，称“内伤七情”。情志致病初期，以心理异常和气机失常为主，日久可伤及身形，出现身心异常，并可干扰生殖系统功能。

情志对人体的损益效果，不仅取决于情志本身，还取决于人对情感的态度和使用情感的方式。若能恰当而有目的地使用情感，正确把握情志活动限度，就可避免因情志失控而产生的痛苦和对身体的损伤。

情志疾病是指发病与情志刺激有关并具有情志异常表现的病证。情志疾病包括三类：一是因情志刺激而发生的病证，如郁证、癫、狂等；二是因情志刺激而诱发的病证，如胸痹、真心痛、眩晕（高血压病）等身心疾病；三是因其他原因所致，但具有情志异常表现的病证，如消渴、恶性肿瘤、慢性肝胆疾病等，大都有异常的情志表现，并且病情随情绪变化而变化。

### （二）情志致病特点

情志致病特点主要有五点：过度刺激是主因；损伤内脏，以伤心为主；气机紊乱，郁居首位；情志刺激，加重或恶化病情；情志刺激，易损妇人。

1. 过度刺激是主因

过度刺激导致情志剧烈变化，可使人体气血运行紊乱、阴阳平衡失调、脏腑功能失常而发病，如利益受到侵犯，过怒而致病；欲望得到极大满足或获得巨大意外利益，喜笑若狂而致病；工作、事业、生活、家庭等发生巨大变故，忧悲过度而致病；遇到难以解决的困难，思虑过度而致病；临危遇险，惊恐万分而致病，等等。因此，过度刺激是情志致病的主要原因。过度刺激包括短期剧烈的刺激和长期持续积累的刺激。引起疾病的情志刺激强度阈值因人而异，有的人虽受到较大刺激，但耐受力强，不易发病；有的人受到刺激不大，但承受力弱，容易发病。

2. 损伤内脏，以伤心为主

情志伤脏，各有所属；以伤心为主，兼伤他脏；情志致病以心、肝、脾居多。

1）情志伤脏，各有所属

情志过极可直接损伤内脏，影响内脏生理功能，产生各种病理变化。不同的情志刺激可伤及不同的脏腑，“喜伤心，怒伤肝，思伤脾，忧伤肺，恐伤肾，惊伤心胆”（《素问》），产生不同的病理变化。

喜伤心。喜是心情愉快。喜为心志，心是表达喜悦情志活动的主要器官。心主神明，愉悦时，思维敏捷，想象力丰富，创造力增强。心主血，喜悦时，人体气血运行加速，面色红润，御寒能力、抗病能力提高，罹患心脑血管病的可能下降。心之华在面，喜悦时，喜形于色，面带笑容，神采飞扬。心开窍于舌，高兴时，能口若悬河，滔滔不绝，语言流畅动听等。心与小肠相表里，高兴时，胃口大开，久则心宽体胖。喜伤心，过喜可损伤心脏，可使心气涣散，心神不安，神不守舍，导致一些精神、心血管方面的疾病发生，常出现心悸、失眠、多梦、健忘、多汗、胸闷、心前区疼痛、头晕、头痛，甚至出现意识错乱、举止失常、喜笑不休、语无伦次、悲伤欲哭、多疑善虑、惊恐不安等症状，严重者可危及生命，如大喜时造成中风或突然死亡（称为“喜中”）。

怒伤肝。怒是愤怒。怒为肝志，肝是表达愤怒情志活动的主要器官。暂时而轻度的发怒，能使压抑情绪得到发泄，从而缓解紧张的精神状态，有助于人体气机的疏泄条达，以维持体内环境的平衡。大怒、过怒易伤肝，表现为肝失疏泄、肝气郁结、肝血瘀阻、肝气上逆、肝阳上亢或肝火上炎、耗伤肝阴等，出现胸胁胀痛、烦躁不安、头昏目眩、面红目赤，有的会出现闷闷不乐、喜太息、嗳气、呃逆等症状。

思伤脾。思是集中精神思考、谋虑。思为脾志，脾是表达思虑情志活动的主要器官。思虑过度，气机郁结，脾失健运，常会出现饮食无味、食欲下降，有的会出现嗳气、恶心、呕吐、腹胀、腹泻等消化道症状，日久可因化源不足出现乏力、头昏、心慌、贫血、月经量少、经期紊乱等气血不足症状。

忧（悲）伤肺。忧是忧愁、沉郁，悲是悲伤、悲观。忧（悲）为肺志，肺是表达忧愁、悲伤情志活动的主要器官。肺主气，司呼吸与声音，开窍于鼻，过度忧伤悲哀，可使肺气抑郁，继而耗伤肺气，出现气短声低、倦怠乏力、精神萎靡等。忧愁哭泣时会痛哭流涕，哭泣过多会致声音嘶哑等。肺主皮毛，忧悲伤肺，可表现在某些精神因素所致的皮肤病上，如荨麻疹、斑秃、牛皮癣等。

恐伤肾。恐是惧怕，因精神极度紧张而胆怯。恐为肾志，肾是表达恐惧情志活动的主要器官。临危遇险，恐惧过度，耗伤肾气，使肾气下陷，出现二便失禁、遗精滑泄，严重者会导致死亡。肾藏精，生髓充脑，人受恐吓，会突然昏厥、不省人事，与肾藏精、生髓充脑有关。

惊伤心胆。突受惊吓，心气逆乱，心血受损，导致心无所倚、神无所归，当场目瞪口呆、手足无措。惊恐有别，惊是自己不知而受惊吓，恐是自己知道而生恐惧。

2）以伤心为主，兼伤他脏

虽然情志致病损伤脏腑有一定的选择性，但不能机械地认为怒只伤肝、喜只伤心，等等。情志伤人，首发于心，终归于心。“心者，五脏六腑之大主也……故悲哀愁忧则心动，心动则五脏六腑皆摇”（《灵枢》）。“情志之伤，虽五脏各有所属，然求其所由，则无不从心而发”（《类经》）。“情志之郁，则总由乎心，此因郁而病也”（《景岳全书》）。人体是一个有机的整体，七情伤人虽分五脏，但首发于心，情志刺激影响本脏之时必终归于心。因此，情志伤人，都会作用于心神，产生异常的心理反应和精神状态。

五脏六腑相互联系，相互影响，某种情志对某脏的影响不是绝对的，或者说以本脏为主，同时也可能伤及他脏。故情志致病，五脏之间可相互影响。如郁怒伤肝，但肝气横逆又常犯脾胃，出现肝脾不调、肝胃不和等；肝郁化火，气火上逆，可致木侮金，即肝火犯肺。

3）情志致病，以心、肝、脾居多

情志致病，病机关键是气机紊乱。气机运转与心肝脾关系密切。心，主血，藏神，情志所伤，心神主受，损及气血，气血运行紊乱；肝，藏血，主疏泄，气血运行赖其调节，气机运转赖其疏泄，疏泄失常则气血运行失调；脾，位居中焦，是气机升降枢纽，主运化，是气血生化之源，枢纽失运则气机升降失常，运化不健则气血无以化生。故情志致病，以心肝脾居多。

3. 气机紊乱，郁居首位

七情过极，首先影响脏腑气机，使气机紊乱，升降失常，发生各类病证。不同的情志刺激，对气机影响有所不同，“百病生于气也，怒则气上，喜则气缓，悲则气消，恐则气下……惊则气乱……思则气结”（《素问》）。怒则气上，是指过度愤怒可使肝气上冲，血随气逆，并走于上，可见气逆、面红目赤或呕血，甚则昏厥猝倒。喜则气缓，包括缓解紧张情绪和心气涣散，正常时喜能缓和紧张、通利营卫、舒畅心情，过缓则可使心气涣散、神不守舍，出现精神不能集中，甚至失神狂乱等。悲则气消，是指过度悲忧可使肺气抑郁，意志消沉，肺气耗伤。恐则气下，是指恐惧过度可使肾气不固，气泄于下，出现二便失禁或恐惧伤精，发生骨酸痿厥、遗精等。惊则气乱，是指突然受惊，以致心无所倚，神无所归，虑无所定，惊慌失措。思则气结，是指思虑劳神过度，伤心损脾，可致气机郁结、心脾损伤、阴血暗耗，心神失养则会出现心悸、健忘、失眠、多梦等；气机郁结，脾运化无力，胃受纳腐熟失职，则会出现纳呆、脘腹胀满、便溏等。

情志所伤，影响气机运行，除可引起气郁、血郁外，食物运化失常可致食郁，津液气化、敷布、运行失常可致湿郁、痰郁，等等，出现诸郁病证。

4. 情志刺激，加重或恶化病情

许多疾病，若有剧烈情志波动，常会使病情加重或急剧恶化。如高血压病者，遇事恼怒，肝阳暴涨，血压可急骤升高，发生眩晕，甚至突然昏厥、昏仆不语、半身不遂、口眼㖞斜；心脏病患者，也常因情志剧烈波动而使病情加重或迅速恶化。

5. 情志刺激，易损妇人

1）妇人之病，易受情志影响

“妇人从人，凡事不得专主，忧思、愤怒、郁气所伤，故经病因于七情者居多，盖以血之行、止、顺、逆，皆由一气率之而行也”（《医宗金鉴》）。“七情过极，肝气横逆，木强土弱，脾失健运，因而带下绵绵，色黄或赤”（《妇人秘传》）。《傅青主女科》更全面论述了七情内伤导致经孕产乳杂病诸疾，如“郁结血崩”“多怒堕胎”“大怒小产”“气逆难产”“郁结乳汁不通”“嫉妒不孕”等情志所伤病证。由此可见，情志变化在妇人发病中具有重要作用。妇人经孕产乳，以气血为用，情志过极易致气郁，气郁影响血之运行，气血运行失调则致疾病。对于女性，七情以思、怒、恐影响较著。

思。忧思不解，积念在心，可使气结，气结血滞，可致月经后期、月经过少、闭经、胎动不安、堕胎、小产、乳癖、缺乳、不孕、癥瘕等。在脏腑中常伤及脾胃，影响气血生化之源。“经言不得隐曲，即指所思不遂，谋虑拂逆而言，则心脾之营阴暗耗，而不月之病成矣”（《沈氏妇科辑要笺正》）。

怒。愤怒过度，肝失疏泄，肝气郁结，肝气上逆，可致月经后期、痛经、闭经、经行吐衄、妊娠呕吐、缺乳、癥瘕等；或肝郁化火，可致月经过多、崩漏等。“女子之性，执拗偏急，愤怒妒忌，以伤肝气，肝为血海，冲任系之，冲任失守，血妄行也”（《万氏妇人科》）。

恐。惊恐过度，可使气下、气乱，失于统摄，可致月经过多、崩漏、胎动不安、堕胎、小产等，甚至闭经。

2）妇人之病，气血紊乱居多

“妇人之病，因虚、积冷、结气”（《金匮要略》）。结气（气结、气郁）是妇人致病的重要因素。一方面，妇人易受情志影响而致气机紊乱，气机紊乱易致气滞，气滞易致血瘀，故气滞血瘀证多见。另一方面，妇人经孕产乳均以血为用，数伤于血易致血分不足，气分相对有余，引起气机逆乱，气滞证多见；而气为血之帅，血为气之母，气血相互依存，相互滋生，伤于血者可致气病，伤于气者可致血病，故可出现气血不和诸证（如气滞血瘀、气血两虚等）。

3）妇人之病，每多难疗

“妇人之病比之男子十倍难疗”（《备急千金要方》），不仅在于妇人有不同于男人的特殊生理病理特点，还在于妇人常有复杂的心理变化。“妇人之病不易治也……此其情之使然也”（《景岳全书》）。与男性相比，女性有以下特点：一是心理多偏于感性，不耐情伤，易受情志因素影响，情绪易于波动；二是性格多偏内向，心理羞涩，易生抑郁，即古人所谓“积想在心，隐曲不利”；三是某些特殊情况，如未婚先孕、婚姻与生育不幸、易受侮辱，以及世俗偏见与封建文化影响等，这些会使女性产生一些特殊的心理变化和情志改变。这些心理变化和情志改变多难解除，以致妇人之病，每多难疗。

## 四、行为失宜

人的行为对身体健康会产生重要影响，包括起居、饮食、劳逸、房事、孕育、外伤等诸多方面。行为适宜有利身体健康，减少疾病发生。行为失宜，可能会影响身体健康，甚至诱发疾病，对于妇科而言，亦不例外。妇人行为失宜主要体现在起居失常、饮食失宜、劳逸失度、房事失节、孕育过多、外力损伤等方面，调理方法详见第六章第十节“调节行为”相关内容。

## 五、体质诱伤

体质是人体在生命过程中，由先天遗传性（中医称为先天禀赋）和后天获得性因素决定的，表现在形体结构、生理功能、心理状态和病理适应等方面综合的、相对稳定的特质，是人体在孕育、生长、发育和生活过程中，为了适应自然和社会环境而形成的个性特质。不同的体质，在形体结构、生理功能、心理状态和病理适应等方面存在差异，对外界的刺激会产生不同的反应，决定人体对疾病的易感性，影响人体对疾病治疗的反应性以及疾病的传变、转归和预后。不同的个体存在体质差异。人体体质参与疾病的发生、发展、传变、转归与预后等全过程，妇科疾病与体质亦有相关。因此，体质因素是妇科疾病的因素之一。中医学已建立了比较完善的人体体质学说，本部分所述内容详见第八章“女性体质学说”相关内容。

## 六、医药损害

医药损害是指在医疗行为和使用药物过程中，因医务人员和医疗产品的问题而引起的患者损害。医药损害在医疗过程中并不罕见，包括医疗技术损害、医疗产品损害和医疗伦理损害。就使用者的动机而言，又分为主观损害和过失损害。另外，还有身心损害和经济损害之分。

医疗技术损害是指医疗机构及其医务人员在医疗行为过程中使用的医疗技术引起患者损害的医疗行为。由于医疗技术的发展是一个不断发展和逐渐认知的过程，在发展和认知过程中，难免会有一些没有被认知的、对人体有损害的内容。如在腹腔镜手术发展的早期，卵巢囊肿电刀剥离和止血引起卵巢损伤而导致卵巢早衰就是一个例子。现今认识到了这种损害，手术时就可采用其他方法以减少对卵巢的损害。

医疗产品损害是指医疗机构及其医务人员在医疗行为过程中使用的药品、消毒药剂、医疗器械以及血液及其制品等医疗产品引起患者损害的医疗行为。医疗产品的开发也是一个不断优化和完善的过程，难免会存在对人体不利的产品，特别是在女性生殖过程中，对胚胎发育是否有影响的药物和产品方面还存在大量未知的内容，这就给妊娠过程中进行医疗行为时提出要求，要尽量避免使用对妊娠可能有影响或没有证据说明存在妊娠毒性的药物或产品。因此，在妊娠过程中进行医疗行为时，医疗处理措施（如用药）不是越多越好，而是越少、越合适、越有针对性越好，不能没有使用依据而过多采用医疗措施。

妊娠期是容易引起胎儿受损的时期，妊娠期用药需要高度关注。为了指导妊娠期安全用药，美国食品药品监督管理局（FDA）把对妊娠有危险性的药物分成5个等级，即A、B、C、D、X级。A级：经临床对照研究，未见药物在妊娠早期与中晚期对胎儿有危害作用。B级：经动物实验未见对胎儿有不良影响且没有临床对照试验。C级：经动物实验见对胎儿有不良影响且没有临床对照试验。D级：临床对照或观察实验有足够证据证明对胎儿有危害，但治疗获益可能超过潜在的危害。X级：各种实验证实会导致胎儿异常，禁用于妊娠或即将妊娠的妇女。这是指导西药临床使用的原则，对中药临床应用也具有指导意义。事实上，我国古代医家在妊娠用药禁忌方面做了大量工作，如妊娠禁忌歌：芫斑水蛭及虻虫，乌头附子配天雄；野葛水银并巴豆，牛膝薏苡与蜈蚣；三棱芫花代赭麝，大戟蝉蜕黄雌雄；牙硝芒硝牡丹桂，槐花牵牛皂角同；半夏南星与通草，瞿麦干姜桃仁通；硇砂干漆蟹爪甲，地胆茅根都失中。妊娠禁忌歌中所述中药，可分为三类：一类是绝对禁用的剧毒药，如芫青（青娘虫）、斑蝥、天雄、乌头、附子、野葛、水银、巴豆、芫花、大戟、硇砂、地胆；二类是禁用的有毒药，如水蛭、虻虫、蜈蚣、雄黄、雌黄、牵牛子、干漆、蟹爪甲、麝香；三类是慎用药，如茅根、木通、瞿麦、通草、薏苡仁、代赭石、芒硝、牙硝、桃仁、丹皮、三棱、牛膝、干姜、肉桂、生半夏、皂角、生南星、槐花、蝉蜕等。临床应用时，一、二类禁用药要避免使用，对于第三类，要根据病情综合考虑是否使用，能用其他药代替的尽量使用代替药物，不能代替的可低量、短期使用，并注意观察，比如干姜、肉桂。如辨证准确，少量、短期使用是可以的。由于中药品种众多，且缺乏规范的妊娠禁忌用药研究，妊娠禁忌歌中所列药品未必准确，而未列入其中者未必妊娠期使用安全。临床应用时，除了妊娠禁忌歌中所述中药要注意外，还有其他很多药需要注意。孕妇应禁用和慎用的中药，概括起来大多为活血化瘀药、凉血解毒药、行气驱风药、苦寒清热药及有毒药物等。但要注意，不能因为注意用药安全，而不用该用之药，譬如益母草属活血化瘀药，临床常用于活血催经，但本书作者发现，在辨证基础上加用益母草具有良好的改善生殖系统供血不良的作用，小剂量使用安全、有效。

医疗伦理损害是指医疗机构及其医务人员在医疗行为过程中在知情同意、合理提供医学建议、停止必要的医疗措施、保守医疗秘密等方面违反医疗职业良知或职业伦理规则，从而给患者造成损害的行为。

医药损害，有的属于主观损害，有的属于过失损害，但主要是过失损害。主观损害是指使用者明知会造成损害而仍使用从而造成的损害。过失损害是指使用者主观上不知是否会有损害而使用从而造成的损害。尽管主观损害少见，但在当今社会，由于医疗管理的疏漏、价值观念的扭曲、利益的过度追求，极少数医疗机构和医务人员，特别是以营利为追求价值的机构或个别医德水准低下从业人员，存在有意而为的行为，这种行为会给患者造成极大的损害，必须禁止。

医药损害，有的是身心损害，给患者身体和心理造成不应有的损害；有的是经济损害，给患者带来不应有的经济负担；有的则是身心损害和经济损害兼而有之。

医药损害是一个不可忽视的致病因素，应该引起关注并极力避免。

## 第二节 病理机制

女性一生最主要的生理功能是孕育胎儿，因此，妇科所述内容主要是围绕孕育及其相关的生理病理进行论述。育龄期女性每月经行一次，气血阴阳的消长变化和身体功能的适应和改变，都是围绕孕育胎儿服务的。脏腑产生气血，气血流注经络（主要是冲任）和胞宫，目的是为孕育做好准备。脏腑功能失调，月经周期中阴阳周期失序，产生气血不足，经络（冲任）气血虚滞，不能聚于胞宫以摄精媾胎，不仅不能孕育胎儿，而且月经也会紊乱，表现出女性特有的周期性紊乱和相关生理功能异常。因此，脏腑功能失调、阴阳周期失序、气血失和、经络（冲任）虚滞和胞宫损伤五个方面是妇科疾病主要的病理机制。

妇科病理机制与内科、外科等其他各科的不同点，就在于冲任（督带）和胞宫损伤。历代医家主要重视冲任与胞宫的关系。在生理上，胞宫通过冲任（督带）和整个经络系统与脏腑联系在一起；在病理上，脏腑功能失常、气血失和等只有损伤冲任（督带）时，才能导致胞宫功能失常而引起经带胎产杂病等诸疾。《诸病源候论》论妇人病，凡月水不调候五论、带下候九论、漏下候七论、崩中候五论，全部以损伤冲任立论；《校注妇人良方》认为“妇人病有三十六种，皆由冲任劳损而致，盖冲任之脉为十二经之会海”；《医学源流论》指出“凡治妇人，必先明冲任之脉”；李时珍更明确地说“医不知此，罔控病机”。这些都说明必须突出“冲任损伤”在妇科病机中的核心地位。本书认为，由于时代的变化，妇科疾病的致病因素与古代相比发生了一些改变，突出表现在对妇科生殖解剖和功能的认识及妇科手术的引入，改变了直接损伤的部位，最典型的就是子宫（胞宫）损伤。在现代妇科疾病中，很大一部分是因胞宫直接损伤而引起的。因此，冲任（督带）和胞宫损伤在妇科疾病发病过程中是主要的和直接的病理机制。

引起妇科疾病的病理机制不是孤立的，而是相互联系、相互影响的。脏腑功能失调可导致月经周期中阴阳周期失序、气血失和；阴阳周期失序、气血失和可导致经络（冲任）虚滞；经络（冲任）虚滞可导致胞宫损伤，等等。不论何种致病因素损伤机体，不论病变起于何脏何腑，是在气还是在血，病理反应总是整体的，都会损伤冲任（督带）和（或）胞宫生理功能而引发妇科疾病，这是经带胎产杂病等诸病病机的关键所在。

### 一、脏腑功能失调

脏腑功能失调导致月经周期阴阳失序和气血失和，从而引起经络（冲任）虚滞，干扰胞宫满溢，出现妇科疾病。

肾。肾藏精，主生殖，肾精化生肾气，肾气化生天癸，肾气化为肾阴、肾阳二气行使功能，胞脉起于胞中而系于肾。故肾脏在女性生殖系统功能中有十分重要的作用，直接关系到女性生殖及相关功能的运行，肾脏功能失调会直接引起妇科诸病。肾精虚衰，化生肾气不足，天癸衰竭，则月经早断、形坏无子。肾气不足，则冲任不固，系胞无力，可致子宫脱垂；冲任不固，胎失所系，可致胎动不安；冲任不固，封藏失职，可致崩漏、胞漏；冲任不固，血海失司，蓄溢失常，可致月经先后无定期；冲任不固，不能摄精成孕，可致不孕等病。肾阴亏损，则精亏血少，冲任血虚，血海不能按时满溢，可致月经后期、月经过少、闭经；冲任血虚，胞脉失养，可致经断前后诸证；冲任血虚，不能凝精成孕，可致不孕；肾阴亏损，阴虚内热，热伏冲任，迫血妄行，可致月经先期、崩漏、胞漏等。肾阳不足，冲任失于温煦，胞脉虚寒，可致痛经、妊娠腹痛、胎动不安、不孕等；经期血气下注冲任，命火愈衰，可致经行泄泻；阳虚气化失常，湿浊下注冲任，带脉失约，可致带下病；孕期冲任养胎，胎阻气机，水湿泛溢肌肤，可致妊娠肿胀等病。

肝。肝藏血，主疏泄，调畅气机，性喜条达。情志不畅，肝气郁结，血为气滞，冲任失畅，血海蓄溢失常，可引起月经后期、月经先后无定期；冲任失畅，胞脉瘀滞，可引起痛经、闭经、不孕等。肝郁化火，热伤冲任，迫血妄行，可引起带下病、阴痒、胎漏、崩漏等。肝气犯胃，孕期冲脉气盛，挟胃气上逆，可引起妊娠呕吐。肝血不足，孕后血聚冲任养胎，肝血愈虚，肝阳偏亢，可引起妊娠眩晕，甚则肝风内动，发为妊娠痫证。

脾。脾主运化，司中气，与胃同为气血生化之源。脾气不足，则冲任不固，血失统摄，可致月经先期、月经过多、崩漏等；冲任不固，胎失所载，可致胎漏、胎动不安、堕胎、小产等；冲任不固，系胞无力，可致子宫脱垂。脾虚血少，化源不足，冲任血虚，血海不能按时满溢，可致月经后期、月经过少、闭经、不孕等；冲任血虚，胎失所养，可致胎动不安、堕胎、小产、胎萎不长等。脾阳不振，湿浊内停，下注冲任，带脉失约，任脉不固，可致带下病；湿浊内停，孕期冲脉气盛，挟痰饮上逆，可致妊娠呕吐。

心。心藏神，主血脉。忧思积念，阴血暗耗，心气不得下达，冲任血少，血海不能按时满溢，可致月经后期、月经过少、闭经；心血不足，营阴衰少，心神失养，可致脏躁、经断前后诸证。

肺。肺主气，主肃降，朝百脉而通调水道。阴虚肺燥，经期阴血下注冲任，肺阴愈虚，虚火上炎，损伤肺络，以致经行吐衄；孕期肃降失职，则致妊娠咳嗽。肺气失宣，肺气虚弱，水道不利，可发生妊娠肿胀、妊娠小便不通、产后小便不通。

## 二、阴阳周期失序

生育期女性特征性标志是月经周期性来潮。月经周期性是表象，内在动因是体内阴阳的周期性盛衰变化。因此，体内阴阳周期失序是妇科疾病发生的重要病理机制。此处所言阴阳周期失序，是指月经周期中阴阳失序，也就是阴阳失调。根据月经周期阴阳气血转化理论，月经周期中肾阴、肾阳的消长和在特定阈值范围出现盛极复反是生殖周期调控的内动力。由多种原因引起的脏腑功能失调使阴阳气血不能相互滋生和相互转化，就会出现阴阳周期失序，表现出月经周期失调或消失，引起月经失调、经乱、闭经、不孕等。尚须注意，行经除受全身阴阳气血转化机制影响外，还受胞宫局部因素（如胞宫发育不良、胞宫损伤或胞宫瘤病等胞宫器质性病变）或全身其他疾病影响，不能简单只用月经周期阴阳气血转化理论来解释和评判。月经周期中阴阳周期失序出现的病理特点详见第六章第三节“月经周期阴阳失调”相关内容。

## 三、气血失和

气血是维持人体生命活动的基本物质。气血失和直接影响人体功能活动，“气血失和，百病乃变化而生”（《素问》）。气血流注冲任，溢于胞宫，行经媾胎，故气血失和直接影响冲任（胞宫）功能，引起妇科疾病，是妇科疾病常见的发病机制。由于经孕产乳都是以血为用，而且皆易耗血，机体常处于血分不足、气偏有余的状态。由于气血之间是相互依存、相互滋生的，伤于血必会影响到气，伤于气也会影响到血，所以临证时应该分析是以血为主，还是以气为主。一般来说，情志变化主要引起气分病变，寒热湿邪则主要引起血分病变。明确气血失和病机要点可以为审因论治提供线索。气血失和从气分病变、血分病变和气血同病分述。

### （一）气分病变

气病有虚实寒热之别。

气虚者，元气不足，冲任不固，甚者气虚下陷（气陷），或气失固脱（气脱），可出现月经先期、经期过长、月经过多、崩漏、胎动不安、堕胎、小产，产后恶露不绝、子宫脱垂、汗出亡阳、精滑不禁、下痢不止、大便不固、小便自遗、久嗽亡津等。

气实者，抑郁愤怒，气机不利，郁滞不畅。其中，气滞者气机运行不畅，血行不利，冲任滞行，可出现月经后期、月经过少、经色黯、痛经、闭经、癥瘕、产后缺乳等，并可影响受孕；气闭者气机闭塞不通，可出现突然昏倒、不省人事，或伴有四肢厥冷等特征表现；气逆者气当下行反而上逆，冲气随之而上，孕期可出现妊娠呕吐，经期气逆血上可出现经行鼻出血。

气寒者，阳气不足，寒自内生，或外感寒邪，损伤阳气，气失温煦，可出现月经后期、月经过少、经色黯、痛经、闭经、带下量多、下腹疼痛、癥瘕、宫寒不孕或孕后胎萎不长等。

气热者，外感热邪，热邪入里，或寒邪入里化热，或情志过极，气郁化火，冲任热盛，可出现月经先期、月经过多、经色红、崩漏、不孕或孕后胎漏、胎动不安、堕胎、小产、产后恶露不绝等。

### （二）血分病变

血病有虚实寒热之分。

血虚者，脾胃虚弱，化源不足，或耗血失血过多，导致机体血虚，渗灌冲任胞宫血少，可出现月经后期或稀发、月经过少、闭经、痛经、胎动不安、滑胎、胚萎不长，甚或不孕、产后乳少等。

血实者，经脉血液运行不畅或瘀滞而致血瘀，或离经之血未能排出体外而成瘀血。冲任运行不畅或瘀滞，可出现月经后期或稀发、经期延长、月经过少、经行不畅、经色黯或有血块、痛经、经间期出血、闭经、崩漏、胎漏、胎动不安、堕胎、小产、胎萎不长、胎死腹中、异位妊娠、产时胞衣不下、产后腹痛、癥瘕、不孕等。

血寒者，外寒（或寒湿）内侵，寒凝血脉，或阳虚生寒，血脉失温，寒凝血瘀。寒凝冲任，冲任血行不畅或瘀滞，可出现月经后期、月经过少、经色黯或血块多、闭经、痛经、胎漏、胎动不安、堕胎、小产、胎萎不长、恶露不下、带下量多、不孕、癥瘕等。

血热者，外感热邪或湿热，或五志过极化火，或过食辛辣生火，或阴血不足，虚热内生，热入血分，扰血动血。热扰冲任胞宫，耗血动血，可出现月经先期、月经过多、崩漏、经行发热、胎漏、胎动不安、堕胎、小产、产后腹痛、产后恶露不绝、产后发热、不孕等。

此外，多种原因可导致血络损伤，血溢脉外，出现出血。

### （三）气血同病

气血同病最常见的有气血两虚、气虚血瘀和气滞血瘀。

气血两虚者，脾胃虚弱，气血化源不足，或久病耗损气血，或失血损伤气血，或气虚与血虚相互影响（气虚者气不化血，血虚者血不养气），导致机体气血两虚，不能渗灌冲任，冲任空虚，胞宫血海不足，气虚失摄，血虚失养，可出现月经后期或稀发、月经过少、闭经、痛经、胎漏、胎动不安、滑胎、小产、胎萎不长等；冲任空虚，气虚清阳不升，血虚髓海失养，可致妊娠眩晕；冲任空虚，气虚无力送胎，血虚不能濡胎，可致过期不产、难产等；冲任空虚，不能上行化乳而乳少。

气虚血瘀者，可致血行瘀滞或闭阻。冲任气虚血瘀，可出现月经过少或过多、经行先期、经色黯或有瘀块、崩漏、闭经、痛经、胎漏、胎动不安、堕胎、小产、产后恶露不绝等。

气滞血瘀者，气滞不行，不能帅血则血行不畅或血瘀；血瘀阻滞气机，气行不畅则气滞。可见，气滞可致血瘀，血瘀可致气滞，两者相互影响而致气滞血瘀。瘀滞冲任，血行不畅或瘀阻，可致痛经、下腹疼痛、月经后期或闭经等；瘀滞冲任，胞脉不畅，孕卵受阻可致异位妊娠；瘀滞冲任，结于胞中，瘀血伤胎可致鬼胎；瘀滞冲任，胞脉壅阻，不能运胎，可致过期不产、难产等。

## 四、经络（冲任）虚滞

经络是气血存在和运行的通道。经络中气血的病理变化主要是气血不足而空虚或气血运行减慢而瘀滞，故经络虚滞是重要的发病机制。在妇科系统，主要经络是冲任督带四脉，而冲任是关键。多种原因可引起冲任督带损伤而致经络虚滞，特别是引起冲任损伤而致冲任虚滞（或虚或滞或虚滞同在），引起妇科疾病。因此，经络（冲任）虚滞是妇科疾病发生的重要机制。

经络（冲任）空虚。脏腑功能失调，气血化生不足，流注经络（冲任）气血虚少，胞宫不能按时满溢，可出现月经后期、经量少、闭经、痛经、不孕等；孕后冲任血少，不能养胎，可出现胎萎不长、胎漏、胎动不安、堕胎、小产等。

经络（冲任）瘀滞。多种原因引起经络（冲任）气血瘀滞，可出现月经后期、经量少、经行瘀滞不畅、血块量多、闭经、痛经、不孕等；孕后冲任瘀滞，气血不能养胎载胎，可出现胎漏、胎动不安、堕胎、小产、胎萎不长等。

## 五、胞宫损伤

无论是病邪侵袭，还是脏腑失调、气血失和、经络虚滞，抑或外伤或手术，均可直接或间接损伤胞宫为病。

用中医理论概括，胞宫病变不外寒热虚实，主要有胞宫虚损、胞宫寒凝、胞宫蕴热、胞宫瘀阻等几方面病证。具体内容及调理方法详见第五章第四节“调理胞宫”相关内容。

第四章

# 妇科诊法概要

中医诊法主要有望、闻、问、切四诊，妇科诊法亦然。妇科四诊要点，除了解病史和全身症状外，着重要了解经带胎产等与妇科密切相关的情况。了解病情必须四诊合参，必要时结合妇科检查和其他相关检查。

## 第一节　望　诊

望诊，根据妇科特点，除观察患者的意识、形态、面色、唇色、舌质和舌苔外，还应注意观察月经、带下和恶露的量、色、质情况。

望月经。经量过多，多属血热或气虚；经量过少，多属肾虚、血虚或寒凝血滞；经量时多时少，多属气郁、肾虚。经色紫红或鲜红，多属血热；经色淡红，多属气虚、血虚；经色紫黯，多属瘀滞。经质黏稠，多属瘀、热；经质稀薄，多属虚、寒；夹紫黯血块者，多属血瘀。

望带下。带下量多或量少，均属病态。带下量多，多是湿证，或因外感湿邪，或因湿浊内生，内生多因脾虚或肾虚，水湿停聚；当有带下，反而过少或全无，或因脾虚气血不足，或因肾虚阴精虚损。带下过多、色白，多属寒湿内侵，或因脾虚、肾虚，阳虚失化，湿浊内停；带下色黄，多属湿热或湿毒；带下色赤或赤白相兼，多属血热或邪毒。带质清稀，多属脾虚、肾虚，阳气不足；带质黏稠，多属湿浊或湿热蕴结。

望恶露。恶露量多、色淡、质稀者，多为气虚；色鲜红或紫红、黏稠者，多属血热；色紫黑、有块者，多为血瘀。

## 第二节　闻　诊

闻诊包括耳听声音、鼻嗅气味两个方面。

听声音。耳听声音了解患者言语、精神与体质状态，以辨阴阳虚实。语音低微，多属中气不足；寡欢少语，时欲太息，多属肝气郁结；声高气粗，甚或语无伦次，多属实证、热证；嗳气频作或恶心呕吐，多属胃气上逆、脾胃不和；喘咳气急，多属饮停心下或肺气失宣。

嗅气味。鼻嗅气味了解病体和病者所居环境气味，以辨阴阳寒热。在妇科疾病诊察中，主要是了解月经、带下、恶露等气味。气味腥臭，多属寒湿；气味臭秽，多属血热或湿热蕴结；气味恶臭难闻，多属邪毒壅盛或瘀浊败脓等病变，多为临床恶症。

## 第三节 问 诊

问诊是诊察疾病的重要方法之一，通过问诊可以了解患者的起居、饮食、生活习惯、心理状态、社会状况、为人处世，以及疾病的发生、发展、治疗经过、现在症状、过去病史、婚育状况、家族病史及其他与疾病有关的情况，为诊断提供重要依据。在妇科疾病诊察中，重点询问了解与经带胎产等有关的内容。

年龄。不同年龄女性，由于生理差异，病理各有特点，在诊治时各有侧重。一般来说，青春期常因肾气未充，易导致月经疾患。中年妇女由于胎产、哺乳，数伤于血，肝肾失养，常出现月经不调、胎前产后诸病。老年妇女脾肾虚衰，易发生经断前后诸证、恶性肿瘤等。

主诉。主诉包括两个要素，即主要病症性质和发生时间。主诉为妇科其他问诊内容提供线索，在疾病诊断上有重要价值。

现病史。了解发病原因或诱因，起病缓急，开始症状，治疗经过与效果，现在症状等。

月经史。了解月经初潮年龄、末次月经日期、月经周期、经行天数、经量、经色、经质、经期前后的症状、现在或经断前后的情况。经期提前，多属血热或气虚；经期错后，多属血虚或寒凝；经期或先或后，多属肝郁或肾虚。月经持续超过 7 天者，属月经过多或经期延长；不足 2 天者，为月经过少。育龄妇女突然停经，应注意是否妊娠。若经前或经期小腹疼痛拒按，多属实证；经后腰酸腹痛，按之痛减，多属虚证。胀甚于痛者，多属气滞；痛甚于胀者，多属血瘀。小腹冷痛喜按，得温痛减，多属虚寒；小腹冷痛拒按，得温痛减，多属实寒。

带下。询问带下量、色、质、气味等情况，结合望诊、闻诊进行辨证。若带下量明显增多、色白清稀、气味腥臭，多属虚证、寒证；色黄或赤、黏稠臭秽，多属热证、实证。注意阴部有无坠、胀、痒、痛等情况。

婚产史。询问结婚年龄，配偶健康情况，孕产次数，有无堕胎、小产、难产、死胎、葡萄胎、胎前产后诸病，以及避孕措施等。

既往史。了解过去病史与现在妇科疾病的关系。既往有慢性肾病史,怀孕后可能水肿较重。既往有高血压史，怀孕末期患子晕、子痫机会增多，病情较重。有严重贫血、心力衰竭、药物中毒、严重感染等，可导致死胎、堕胎、小产。有结核病、反复刮宫，可导致闭经。

生活史。包括个人职业、工作和生活环境、生活习惯、嗜好、家庭情况等。久居湿地，或于阴湿环境工作和生活，常为寒湿所侵。偏嗜辛辣，易致血热。家庭不睦，常致肝气郁结。经期、产后不禁房事，易致肾气亏损或感染邪毒。孕前酗酒可引起胎儿“酒精中毒综合征”。孕后大量吸烟可致流产、死胎、畸胎、低体重儿及胎儿宫内窒息等。

家族史。了解有无遗传病史、肿瘤病史等。肝炎、肺结核等传染病有一定的家族性，与生活接触有关。

## 第四节 切 诊

切诊包括脉诊和按诊两个部分。

1. 脉诊

妇科疾病寒热虚实的辨证，脉诊与其他科相同，在此仅述经带胎产常见脉象。

月经脉。月经常脉：月经将至或正值月经来潮，脉多滑利。月经病脉：主要有虚实寒热四个方面。脉缓弱者，多属气虚；脉细而无力或细弱者，多属血虚；脉沉细者，多属肾气虚；脉细数者，多属肾阴虚或虚热；脉沉细而迟或沉弱者，多属肾阳虚；脉弦者，多属气滞、肝郁；脉涩而有力或滑者，多属血瘀；脉滑而有力者，多属痰湿与血搏结；脉沉紧者，多属血寒；脉沉迟无力者，多属虚寒；脉沉紧或濡缓者，多属寒湿凝滞；脉滑数、洪数者，多属血热；脉细数者，多属虚热；脉弦数有力者，多属肝郁化热。

带下脉。带下量多：脉缓滑者，多属脾虚湿盛；脉沉弱者，多属肾气虚损；脉滑数或弦数者，多见湿热；脉沉紧或濡缓者，多见寒湿。

妊娠脉。妊娠常脉：妊娠3个月后，六脉多平和而滑利，按之不绝，尺脉尤甚。妊娠病脉：脉沉细而涩或两尺弱甚，多属肾气虚衰，冲任不足，易致胎动不安、堕胎等；妊娠末期，脉弦而劲急或弦细而数，多属肝阴不足，肝阳偏亢，易致妊娠眩晕、妊娠痫证。

临产脉。又称离经脉。“怀妊离经，其脉浮”（《脉经》），“沉细而滑亦同名”（《妇人大全良方》），“诊其尺脉转急，如切绳转珠者，即产也”（《证治准绳》），“试捏产母手中指，中节或本节跳动，方与临盆即产矣”（《薛氏医案》），后世多有相同或相近之论。一般来说，离经脉是六脉浮大而滑，即产时则尺脉转急，如切绳转珠，同时中指本节、中节甚至末端指侧动脉搏动。不过这种临产脉在现代已没有多大实际意义。

产后脉。产后常脉：产后冲任气血多虚，故脉多见虚缓和平。产后病脉：脉浮滑而数者，多属阴血未复，虚阳上泛或外感实邪；脉沉细涩弱者，多属血脱虚损诸证。

2. 按诊

妇科疾病按诊，主要按察腹部、四肢。

痛经、经闭、癥瘕等病，按察小腹，以辨虚实、明结块、审孕否。经行之际，小腹疼痛拒按，多属实；隐痛而喜按，多属虚；四肢不温，小腹疼痛，喜热喜按，多属虚寒。小腹内有结块，为癥瘕之病，结块坚硬，推之不移，按之痛甚者，为血瘀；结块不硬、推之可移，按之可散者，为气滞。四肢冷凉，多为阳虚、气虚；手足心热，多属阴虚内热。妊娠肿胀，按下肢，胫部凹陷明显，甚或没指，多属水盛肿胀；压痕不显，随手而起，多气盛肿胀。

为了明确诊断，有时应进行妇科检查和必要的辅助检查。

第五章

# 妇科治法概要

多种因素可影响女性生理功能，引起妇科疾病。中医具有系统的调治体系和调理方法，改善女性生理功能，提高生殖系统能力，许多方法已被临床实践证明行之有效。

人体脏腑、气血、经络的功能活动男女基本相同。但女性承担着生殖繁育重任，其解剖结构、生理功能和病理变化与男性有别。就女性而言，生育期许多生理功能是围绕生殖功能进行的。脏腑是气血生化之源，经络是联络脏腑组织、运行气血的通路，气血是行经、胎孕和哺乳等功能活动的物质基础，天癸是由肾产生的一种促进人体生长、发育和生殖的物质，胞宫是行经和孕育胎儿的脏器。因此，脏腑（尤其是肾、肝、脾、心）、经络（尤其是冲脉、任脉）、气血、天癸、胞宫是女性行经、带下、胎孕、生产和哺乳等特殊生理和生殖功能的基础。任何因素导致脏腑、经络、气血、天癸、胞宫等功能失常，就会产生经、带、胎、产、乳等特殊的病理变化，一方面影响女性身心健康，另一方面干扰女性生殖生理功能。当女性生殖系统生理功能出现异常时，就要采取方法调治，以恢复正常生理状态和生殖功能。临床调理时，应采用望、闻、问、切四诊和八纲、脏腑、经络和气血津液辨证等方法，辨证分析，找出病因，确定病位，分清病性，选择合适方法，使身心状态恢复正常。下面分述治法概要。

## 第一节　调 理 脏 腑

脏腑功能失常是发生疾病的关键，调理脏腑是调理妇科生理功能异常的关键。与妇科生理功能关系密切的脏腑主要是肾、肝、脾（胃）和心。因此，调理肾、肝、脾（胃）和心脏功能，是维持妇科生理功能的重要措施。

### 一、调肾

肾脏病理主要在于肾虚。肾虚有肾精虚、肾气虚、肾阴虚、肾阳虚及肾阴阳俱虚。妇人若因先天禀赋不足或后天损伤（如早婚多产、房劳太过或五脏之伤），导致肾精、肾气、肾阴、肾阳过度消耗，均可致肾虚，进而引起冲任亏虚，影响女性生理和生殖功能，从而引发经带胎产诸疾。肾虚会影响相关脏腑功能，如肾虚，水不涵木，则肝肾同病；水不济火，则心火过亢；命火（肾阳）

不能暖土，则脾阳不足，等等。因此，通过调肾以调理肾脏功能，是调治妇科疾病的关键措施。

在妇科疾病治疗中，调肾实质上是补肾，即补充虚损之肾精、肾气、肾阴和肾阳，常用方法主要有补养肾精（补肾生精）、补益肾气（补肾益气）、滋养肾阴（补肾滋阴）、温补肾阳（补肾温阳）和滋肾温肾。此外，根据肾脏相关功能及其与相关脏腑的关系，常用方法还有温肾行水、温肾健脾、滋肾养肝和滋肾清心等方法。

1. 补肾生精

补肾生精法适用于肾精虚所致病证。

肾精虚，化生肾气受损，精血互生不足，出现身体整体功能不良，在妇科方面可致冲任血海空虚，出现经少色淡或经水早断、性欲淡漠、不孕，其他可出现腰膝酸软、头晕耳鸣、面色晦暗、发落齿松等表现，舌淡，苔白，脉沉细弱。在女性生殖方面，肾精虚类似于西医学卵巢储备功能异常，即卵巢储备功能减退、早发性卵巢功能不全和卵巢早衰等不同程度病变，治疗相对困难。

肾精虚当补肾生精，补肾多精血同治。代表方剂常用归肾丸加减，或用补肾生精方（金志春方）加减。补肾生精常用药物有熟地黄、山茱萸、枸杞子、制何首乌、菟丝子、补骨脂、鹿茸、鹿角胶、紫河车、杜仲、龟版、鳖甲等。

2. 补肾益气

补肾益气法适用于肾气虚所致病证。

肾气虚，气失统摄，在妇科方面可致冲任不固、血海封藏失司，或带脉失约、津液失于固摄，出现月经先期或先后不定期、月经过多、崩漏、胎漏、胎动不安、堕胎、小产、滑胎、不孕、带下量多且质清稀、子宫脱垂等病证，其他可出现腰酸腿软、头晕耳鸣、精神不振、疲乏无力、面色晦暗、小便频数等表现，舌淡，苔白，脉沉弱。

肾气虚当补益肾气，滋补温补同用（精气同补）以化生肾气。代表方剂常用大补元煎加减，或用补肾益气方（金志春方）加减。补益肾气常用药物有熟地黄、山茱萸、菟丝子、覆盆子、补骨脂、巴戟天、肉苁蓉、杜仲、续断、狗脊、桑寄生、五味子等。补益肾气时可适当配伍人参、党参、黄芪、山药、白术等补气药或补气健脾药以增强补益肾气作用。

3. 补肾滋阴

补肾滋阴法适用于肾阴虚所致病证。

肾阴虚，真阴亏损，冲任阴血不足，血海亏虚，或肾阴虚甚，阴不涵阳，阳气浮动而生虚火，在妇科方面可出现月经后期、月经过少、闭经、月经先期、月经过多、崩漏、胎漏、胎动不安、堕胎小产、滑胎、胎萎不长、不孕等病证，其他可出现腰酸腿软、头晕耳鸣、口燥咽干、颧红唇赤、手足心热、失眠、盗汗等表现，舌红干，苔少或花剥或无，脉沉细或沉细数。

肾阴虚当补肾滋阴，以补养冲任阴血，代表方剂常用六味地黄丸加减，或用补肾滋阴方（金志春方）、左归丸、养精种玉汤等加减；阴虚火旺当滋阴降火，以除冲任虚热，代表方剂常用知柏地黄丸加减，或补肾降火方（金志春方）、大补阴丸等加减。补肾滋阴常用药物有生地黄、熟地黄、枸杞子、山茱萸、黄精、何首乌、龟胶、女贞子、旱莲草、桑椹子，滋阴降火常用药物有知母、黄柏、泽泻、丹皮、麦冬、玄参等。

4. 补肾温阳

补肾温阳法适用于肾阳虚所致病证。

肾阳虚，命门火衰，寒从内生，冲任胞宫失于温煦，在妇科方面可出现月经后期、经量过少、经色黯淡、闭经、崩漏、胎漏、胎动不安、堕胎、小产、滑胎、胎萎不长、宫寒不孕、带下清稀如水等病证，其他可出现畏寒肢冷、下腹和阴中寒冷、腰酸腿软或腰膝酸冷，甚至腰痛如折、头晕耳鸣、性欲冷淡、精神萎靡、水肿、泄泻等表现，舌淡或淡黯，苔白或白滑，脉沉迟或沉弱。

肾阳虚当补肾温阳，以温冲任、暖胞宫。代表方剂常用桂附地黄丸加减，或用补肾温阳方（金志春方）、右归丸、肾气丸、温胞饮等加减。温补肾阳常用药物有菟丝子、补骨脂、仙灵脾、仙茅、巴戟天、鹿茸、鹿角霜等，可配伍制附子、肉桂、桂枝、吴茱萸、炮姜、艾叶、茴香等温经药以增强温阳散寒作用。

5. 滋肾温肾

滋肾温肾法适用于肾阴阳俱虚所致病证。

肾气化生肾阴、肾阳，肾气虚日久，化生肾阴、肾阳不足，出现肾阴阳俱虚；阴阳互根，相互滋生，相互为用，肾阴虚或肾阳虚日久都可转化不足，出现肾阴阳俱虚，导致肾阴、肾阳整体水平下降，在妇科方面可出现月经后期、经量过少、经色黯淡、闭经、胎漏、胎动不安、堕胎、小产、滑胎、胎萎不长、不孕、带下量少等病证，其他可出现头晕耳鸣、精神萎靡、畏寒肢冷、下腹和阴中寒冷、腰酸腿软或腰膝酸冷，甚至腰痛如折、性欲冷淡、口燥咽干、形体瘦弱等表现，舌淡或淡黯，苔白或少或无，脉沉细弱迟，同时可出现其他脏腑功能失常表现。

肾阴阳俱虚当阴阳同补，滋肾阴，温肾阳，可在前述补肾滋阴基础上酌加补肾温阳药，或在补肾温阳基础上酌加补肾滋阴药，以求阴阳平衡，并根据肝、脾、心等脏器状态化裁用药。代表方剂常用二仙汤（《中医临床方剂手册》）加减，或用滋肾温肾方（金志春方）加减。常用药物参考前述补肾滋阴、补肾温阳两法所述。

6. 温肾行水

温肾行水法适用于肾阳虚、阳虚水泛所致病证。

肾阳虚，命门火衰，不能化气行水，水湿泛滥，或水湿下注冲任或泛溢肌肤，在妇科方面可出现带下量多如水、经行水肿、妊娠水肿、卵巢过度刺激综合征等病证，其他可出现畏寒肢冷、腰膝酸冷，甚至腰痛如折、泄泻等表现，舌淡或淡胖，苔白滑，脉沉迟或沉弱。

肾阳虚，阳虚水泛当温补肾阳，化气行水，促进水湿消散。代表方剂可用真武汤、济生肾气丸等加减。温肾行水常用上述补肾温阳药以温肾化气行水，配伍利水祛湿药物（如白术、苍术、茯苓、猪苓、泽泻、薏苡仁、车前子、大腹皮、茵陈蒿等）可增强利水祛湿作用。

7. 温肾健脾

温肾健脾法适用于肾阳虚、火不暖土、脾肾阳虚所致病证。

肾主水，脾主湿，水湿同根，根于命门之火盛衰。肾阳虚，火不暖土，脾阳亦虚。脾肾阳虚，寒邪内生，水湿运化失司，水湿内停或日久化为痰浊，在妇科方面可出现经行后期、闭经、经行泄泻、妊娠水肿、不孕、带下病等病证，其他可出现肾阳虚和脾阳虚两种证型的表现，舌淡，苔白滑或腻，脉沉迟或沉溺。

脾肾阳虚当温肾健脾，以温肾阳、暖脾土、健脾运。代表方剂可用四神丸合健固汤、实脾饮、温胞饮等加减。温肾健脾常用补肾温阳药物联合温脾药物，同时根据水湿或痰浊佐用燥湿化湿或化痰祛浊药物。

8. 滋肾养肝

滋肾养肝法适用于肝肾阴虚所致病证。

肝肾同司下焦，肝藏血，肾藏精，精血互生，肝肾同源。肝肾为冲任之本，肝肾不足，则冲任虚弱，在妇科方面可出现月经后期、月经过少、痛经、闭经、胎漏、胎动不安、滑胎、妊娠眩晕、不孕等病证，其他可出现肾阴虚和肝阴虚两种证型的表现，舌红干，苔白或少或无，脉沉细或弦细。

肝肾阴虚当滋肾养肝，以调补冲任。代表方剂可用左归丸、杞菊地黄丸等加减。滋肾养肝常用补肾滋阴药物配伍养血柔肝药物（当归、白芍、阿胶等）。

9. 滋肾清心

滋肾清心法适用于肾阴虚、心火偏亢、心肾不交所致病证。

肾属水，心属火，生理状态下心肾相交，水火既济。肾阴虚，肾水无以上济于心则心火偏亢，心火不下降于肾则肾水更寒，在妇科方面可出现月经不调、经断前后诸证、经行前后诸证（如经行口糜、失眠）、妊娠心烦等病证，其他可见腰酸腿软、头晕耳鸣、心悸、健忘、虚烦、多梦等表现，舌红，苔少或无，脉细数。

肾阴虚、心火偏亢、心肾不交当滋肾水、清心火，代表方剂可用天王补心丹、黄连阿胶汤、交泰丸等加减。滋肾清心常用滋肾阴药物配伍降心火药物，如生地黄、玄参、知母、麦冬、五味子、黄连、莲子心、竹叶心、夜交藤等。

## 二、调肝

肝脏病理主要在于肝郁和肝虚。妇人由于经孕产乳，数伤于血，易致肝虚；血虚，气分易于偏盛，情绪易于激动，易致肝郁。肝失条达，疏泄失度，气机不畅，易致冲任失调，发生经孕产乳等诸疾。肝郁太过，郁而化火，可致肝火偏旺。肝虚太过，肝之阴血不足，阴不制阳，可致肝阳上亢，甚至虚阳化风。肝郁和肝虚可影响相关脏腑功能，如肝气过旺易致肝（木）克脾（土）；肝肾精血同源，易于相互影响引起肝肾两虚。因此，调肝，维持肝脏功能正常，是调治妇科疾病的重要措施。

在妇科疾病治疗中，调肝主要有疏肝、泻肝、养肝和抑肝。郁结者宜疏之泄之，疏肝即疏畅肝气。热者泻之，泻肝即清泻肝火。虚者补之，养肝即滋肝阴、养肝血。上逆者抑之平之，阳亢者柔之缓之，抑肝即平抑过亢之肝经阳气。调肝常用方法主要有疏肝解郁（疏肝）、疏肝泻火、清肝除湿（泻肝）、养血柔肝（养肝）、平肝潜阳、镇肝熄风（抑肝）。此外，根据肝脏功能与相关脏腑的关系，常用方法还有疏肝理脾、调补肝肾等。

1. 疏肝解郁

疏肝解郁法适用于肝气郁结、气机不畅所致病证。

抑郁愤怒，导致肝气郁结，气机不畅，在妇科方面可出现月经不调、月经先后无定期、经量多少不定、经行不畅、经行乳胀或痛、痛经、闭经、崩漏、不孕、胎气上逆、妊娠肿胀、妊娠腹痛、缺乳等病证，其他可出现胸胁、乳房胀或胀痛、胸闷不舒、少腹胀痛、情志抑郁、时欲太息、嗳气等表现，舌淡红或略淡黯，苔薄白，脉弦。

肝气郁结当疏肝气，解郁结，调畅气机。代表方剂可用逍遥散、柴胡疏肝散、加味乌药汤、八物汤等加减。疏肝解郁常用药物有柴胡、香附、郁金、乌药、青皮、延胡索、川楝子、荔枝核、橘核、槟榔、薄荷、木香、枳实、枳壳等。

尚需注意，肝郁常常影响全身上、中、下三焦气机通畅，在应用疏肝解郁法时，应根据情况加入相应调理气机的药物。气为血之帅，气行则血行，气郁时常伴不同程度的血滞，根据情况可酌加适量的活血药物或行气活血药物。气机不畅可引发水液代谢失调，根据情况可酌加适量的行气利水药物。肝（木）气过旺，易克脾（土），常酌加适量健脾理脾药物，以防损脾。

2. 疏肝泻火

疏肝泻火法适用于肝郁化火所致病证。

肝气郁结，郁不得伸，郁久化火，热伤冲任，或气火上逆，在妇科方面可出现月经先期、经量多且色紫红、痛经、崩漏、胎漏、胎动不安、滑胎、小产、经行吐衄、妊娠恶阻、妊娠心烦等病证，其他可出现胸胁、乳房胀或胀痛、烦躁易怒、头痛、眩晕、目赤肿痛、口苦口干等表现，舌红，苔薄黄，脉弦数。

肝郁化火当疏肝解郁，清肝泻火。代表方剂可用丹栀逍遥散、清肝止淋汤等加减。疏肝泻火常用疏肝解郁药物配伍清肝降火药物（如丹皮、栀子、夏枯草、黄芩、龙胆草、苦参等）。

3. 清肝除湿

清肝除湿法适用于肝经湿热所致病证。

肝郁化热，肝气犯脾，导致脾虚湿盛，湿热互结，下注冲任，在妇科方面可出现带下量多色黄、阴痒、阴肿、阴痛、月经过多、经间期出血、痛经、不孕、妊娠小便淋痛、产后小便不畅、产后发热、产后恶露不绝、乳痈等病证，其他可出现胸闷、乳胁胀痛、心烦易怒、小便黄赤、口苦咽干等表现，舌红，苔黄腻，脉弦滑数。

肝经湿热当清肝火，除湿热。代表方剂可用龙胆泻肝汤加减。清肝除湿常用药物有龙胆草、黄芩、栀子、夏枯草、茵陈蒿、金钱草、黄柏、车前草、菊花、丹皮等。

4. 养血柔肝

养血柔肝法适用于肝阴不足、肝血衰少所致病证。

妇人经、孕、产、乳数伤阴血，导致肝阴不足，肝血衰少，冲任血海空虚，在妇科方面可出现月经后期、月经过少、闭经、胎动不安、胎萎不长、不孕等病证，其他可出现头昏眼花、头晕耳鸣、视力减退等表现，舌淡红，苔薄白或少或无，脉弦细。

肝阴肝血不足当滋肝阴，养肝血，以柔肝阳，调冲任。代表方剂可用养精种玉汤、一贯煎、杞菊地黄丸等加减。养血柔肝常用药物有地黄、当归、白芍、枸杞、女贞子、旱莲草、何首乌、桑椹子等。

5. 平肝潜阳

平肝潜阳法适用于肝阴不足、肝血衰少所致之肝阳上亢病证。

肝脏阴血亏虚，阴不制阳，肝阳偏亢，在妇科方面，可在肝阴不足、肝血衰少所致病证基础上进一步加重，出现月经后期、月经过少、闭经、经行头痛、经行吐衄、不孕、胎动不安、胎萎不长、妊娠心烦、妊娠眩晕、产后痉症、经断前后诸证等病证，其他可出现头晕头痛、目眩、耳鸣耳聋、四肢麻木、震颤、少寐多梦、手足心热等表现，舌红，苔少或无，脉弦细或弦而有力。

肝阳上亢当补肝阴，养肝血，潜肝阳。代表方剂可用三甲复脉汤、羚角钩藤汤等加减。平肝潜阳常将养血柔肝药物与滋养肝阴药物（如玄参、沙参、麦冬、天冬、龟版、鳖甲等）和重镇潜阳药物（如牡蛎、珍珠母等）配伍使用。

6. 镇肝熄风

镇肝熄风法适用于肝阴不足、肝血衰少、阴虚火旺所致肝风内动病证。

肝脏阴血不足，阴不制阳，肝阳偏亢，虚阳化火生风，在妇科方面，可在肝脏阴血不足、肝血衰少、肝阳上亢所致病证基础上，进一步加重，出现抽搐，如妊娠痫证发作。

肝阳生风当镇降肝阳，息风止痉。代表方剂可用镇肝熄风汤加减。镇肝熄风常将滋补肝阴药物、清肝降火药物与平肝熄风药物（如羚羊角、石决明、钩藤、天麻、全蝎、蜈蚣、白僵蚕等）合用。

7. 疏肝理脾

疏肝理脾法适用于肝气郁结、肝气犯脾、损伤脾气所致病证。

肝气郁结，肝气偏亢，肝气犯脾，肝（木）克脾（土），损伤脾气，肝脾不和，冲任失司，在妇科方面可出现月经不调、崩漏、不孕、月经前后诸证、经断前后诸证等病证，其他可出现胸胁乳胀窜痛、腹胀、便溏、纳呆等表现，舌淡红，苔薄白或白腻，脉弦。

肝郁脾虚当疏肝解郁，理气健脾，调理冲任。代表方剂可用逍遥散、柴胡疏肝散、开郁种玉汤等加减。疏肝理脾常将疏肝解郁药物与健脾理脾药物（如白术、山药、茯苓、扁豆等）配伍使用。

8. 调补肝肾

调补肝肾法适用于肝郁肾虚所致病证。

肝气郁结，且有肾虚，可致冲任失调，冲任血海虚滞，在妇科方面可出现月经不调、痛经、不孕等病证，其他可出现肝郁与肾虚的表现。

肝郁肾虚当疏肝补肾，调补冲任。代表方剂可用调肝汤、定经汤加减。调补肝肾常将疏肝解郁药物与补肾药物配伍使用。

调补肝肾法还应包含滋肾养肝法，具体见前述“调肾”内容。

## 三、调脾（胃）

脾脏病理在于脾虚，主要是脾气虚，其次是脾阳虚（脾气虚重者）。脾虚运化功能减弱，化生气血不足，可出现气虚、血虚；脾虚运化水液不利，聚而生湿，聚湿生痰；脾虚运化不力，脾不散精，水谷精微不能化为气血，反留为湿浊；脾虚统血无力，血溢脉外则出血。脾脏病理变化，可致气血虚弱，或生湿，或生痰，或化浊，或血溢脉外。胃腑病理有寒、热、虚、实不同，即胃寒、胃热、阴虚、阳虚。如果脾胃功能失调，则可发生经带胎产乳等诸疾。因此，调脾（胃），维持脾（胃）功能正常，也是调理妇科功能的重要基础措施。

在妇科功能调理中，调脾（胃），关键在于健脾和胃，使脾气健运、胃气和调。调脾（胃）常用方法有健脾益气、健脾养血、健脾温阳、健脾化湿、健脾化浊、健脾养胃、温中和胃、清热和胃、滋阴和胃等。

1. 健脾益气

健脾益气法适用于脾气虚弱、中气不足、冲任不固、血失统摄所致病证。

脾气虚弱，不能统摄血液运行，冲任不固而血溢脉外，在妇科方面可出现月经先期、经期过长、月经过多、崩漏、胎漏、胎动不安、自然流产、胎萎不长、产后血晕、产后恶露不绝、带下病等病证，其他可出现头昏、乏力等表现，舌淡红，苔薄白，脉沉弱。

脾气虚弱当健脾益气，固摄冲任。代表方剂可用四君子汤、异功散、六君子汤、补中益气汤、举元煎等加减。健脾益气常用药物有人参、党参、黄芪、白术、山药、茯苓、扁豆、甘草等，气陷者加升麻、柴胡，血多者配伍固冲止血药物。

2. 健脾养血

健脾养血法适用于脾气虚弱、气血生化不足、冲任血海空虚所致病证。

脾气虚弱，运化不健，气血生化不足，日久必致气血不足，冲任血海空虚，在妇科方面可出现月经后期、经期过短、月经过少、闭经、胎漏、胎动不安、自然流产、胎萎不长等病证，其他可出现头昏、乏力、面色淡或萎黄、唇色淡等表现，舌淡，苔薄白，脉沉细弱。

脾虚血弱当健脾养血，补益冲任。健脾养血代表方剂可用归脾汤、八珍汤、归芍六君子汤、补气生血方（金志春方）等加减。常将健脾益气药物与补血药物配伍。

3. 健脾温阳

健脾温阳法适用于脾气虚严重、脾阳虚弱、运化失职所致病证。

脾气虚严重者脾阳必衰，水液运化无力，在妇科方面除出现脾气虚表现外，另可见经行泄泻、经行水肿、带下量多等病证，其他可出现畏寒肢冷、腹部胀满、腹凉不温、食欲不振、肠鸣便溏等脾阳虚弱表现，舌淡或胖嫩，苔薄白或白腻，脉沉弱或缓滑无力。

脾阳虚弱当健脾温阳，温补冲任。代表方剂可用参苓白术散、健固汤等加减。健脾温阳常将健脾益气药物与温经助阳药物（如吴茱萸、干姜、肉豆蔻、丁香、高良姜、巴戟天、补骨脂、荜茇等）配伍。

4. 健脾化湿

健脾化湿法适用于脾阳虚弱、水湿内停或下注所致病证。

此处所述病证是在前述健脾温阳法所述脾阳虚弱的基础上，水湿运化障碍加重、水湿内停明显者。脾阳虚弱，水液运化无力，水湿内停，可泛溢肌肤，下注下焦，在妇科方面可出现经行泄泻、经行水肿、妊娠水肿、带下增多等病证，其他可出现脾阳虚弱表现。

脾虚水湿内停当健脾温阳，利水化湿，温补冲任。代表方剂可用参苓白术散、白术散、完带汤等加减。健脾化湿常将健脾益气药物、温经助阳药物和化湿药物（茯苓、苍术、白术、陈皮、半夏、大腹皮、车前子、薏苡仁、赤小豆、砂仁、藿香等）配伍。

5. 健脾化浊

健脾化浊法适用于脾阳虚弱、湿浊内停、壅塞胞宫胞脉所致病证。

湿浊壅塞胞脉胞宫，在妇科方面可出现月经后期、经期过短、月经过少、闭经、不孕等病证，其他可见形体肥胖、平时痰涎多等，舌淡或胖嫩，苔白腻，脉沉弱或缓滑无力。

脾虚湿浊当健脾温阳，利湿化浊，通利冲任。健脾化浊代表方剂可用启宫丸、丹溪治湿痰方、苍附导痰丸等加减。常将健脾化湿药物与化痰化浊药物（如半夏、陈皮、天南星、胆南星、前胡、瓜蒌、贝母、竹茹、海藻、薏苡仁、赤小豆等）配伍。

6. 健脾养胃

健脾养胃法适用于脾胃虚弱、冲任不调所致病证。

多种原因可引起脾虚和胃虚，脾虚则运化失职，胃虚则纳食不佳，日久必致气血不足，在妇科方面可因冲任血海空虚出现月经后期、月经量少且色淡红等病证，其他可出现头昏、乏力、食欲差或消化不良等表现，舌淡红，苔薄白，脉沉细弱。

脾胃虚弱当健脾气，养胃气，佐以消食导滞。代表方剂可用香砂六君子汤加减。健脾养胃常用药物有白术、山药、茯苓、扁豆、甘草等，常配伍神曲、山楂、炒麦芽、莱菔子、鸡内金等消食药物以及陈皮、砂仁、枳壳等行气导滞药物。

7. 温中和胃

温中和胃法适用于胃寒所致病证。

胃中积寒，受纳失权，在妇科方面可引起经行泄泻、妊娠呕吐等病证，其他可出现胃脘凉或凉痛，舌淡红，苔薄白，脉沉弱。

胃寒当温胃散寒，和胃降逆。代表方剂可用理中汤、半夏茯苓汤等加减。温中和胃常用药物有肉豆蔻、丁香、干姜、炮姜、高良姜、吴茱萸、砂仁、沉香等。

8. 清热和胃

清热和胃法适用于胃中郁热或热邪入胃，胃失和降所致病证。

热积胃中，胃失和降，在妇科方面可出现经行口糜、妊娠呕吐、产后便秘等病证，其他可有胃部灼热、嘈杂不适、牙龈肿痛等表现，舌红，苔黄，脉数。

胃热当清胃热，和胃气。代表方剂可用凉膈散、麻子仁丸等加减。清热和胃常用药物有竹茹、黄芩、黄连、大黄等。

9. 滋阴和胃

滋阴和胃法适用于胃热伤阴所致病证。

久吐损伤胃阴或胃热伤阴，津液不足，胃失和降，在妇科方面可出现经行吐衄、妊娠呕吐等病证，其他可有口渴、胃部不适等表现，舌红，苔黄或少或无，脉细数。

胃热伤阴当滋胃液，养胃阴，和胃气。代表方剂可用玉女煎加减。滋阴和胃常用药物有石斛、麦冬、玉竹、沙参等。

## 四、调心

心脏病理在于血脉运行失常和精神失常，由心脏阴阳气血失调所致，表现有四个方面：一是心气心阳失调，出现阳气偏衰或阳气偏盛，阳气偏衰者可出现心气虚或心阳虚，或伴血运障碍，阳气偏盛者可出现心火亢盛；二是心血心阴失调，出现心血亏损或心阴不足，心血亏损时可出现血运失常表现，心阴不足时可伴阴虚不能制阳而阴虚火旺；三是心神不安，因心神失养或火扰心神；四是他脏合病，常见心肺气虚、心脾血虚、心肝血虚、心肾不交、心移热于小肠等。心病影响全身功能，对妇科系统也会产生一定的影响，如全身血液循环不良或精神情志失常，均可影响冲任血海气血运行和功能实现，引起妇科疾病。在妇科系统功能调理中，调心主要在于补心、清心和安心（神）。补心者，补益心气，或温补心阳，或补养心血，或滋养心阴，伴有血液循环不良者当兼以活血行滞，伴有阴虚火旺者当兼以滋阴降火。清心者，清心泻火。安心者，即安定心神，养心安神，或清心安神，或镇心安神。调心常用方法主要有补益心气、温补心阳、补养心血、滋补心阴、清心泻火和安定心神等。多脏合病者，当多脏同调。

1. 补益心气

补益心气法适用于心气虚所致病证。

心气虚可因久病体虚，或汗下太过耗气，或禀赋不足等引起。心气虚，推动血液运行功能减低，可出现心悸、气短、自汗、倦怠乏力、舌淡、脉细弱。心气虚重者可出现唇青、舌紫等血液循环不良、心血瘀滞的表现，比心阳虚所致瘀滞者轻，多以血行缓慢为主。心气虚常可与肺气虚相合，出现心肺气虚，表现出心悸、胸闷气短、咳嗽喘促、声低懒言、咳痰清稀等症状。

心气虚调治当补益心气，代表方剂可用养心汤或保元汤合甘麦大枣汤加减。补心气常用药物有人参、西洋参、党参、黄芪、炙甘草等。兼心血瘀滞者，当补气活血行滞，可在养心汤中加丹参、红花、红景天等活血药物，或保元汤加当归、川药、丹参、红花等活血药物。兼心肺气虚者当同补心肺之气，可在前方中加蛤蚧、冬虫夏草、五味子等。

2. 温补心阳

温补心阳法适用于心阳虚所致病证。

心阳虚多系心气虚加重而来，亦可由寒湿、痰饮阻遏心阳，或素体阳虚、心阳不振，或思虑伤神、心气受损，或久病失养等所致。阳虚则寒自内生，气虚则血运无力，心神失养。心阳虚基本病理变化主要表现在心神不足、阳虚阴盛和血行障碍三个方面。心神不足：心主神，心神失去阳气鼓动，精神、意识和思维活动减弱，可见精神萎靡、神思衰弱、反应迟钝、迷蒙多睡、懒言声低等表现。阳虚阴盛：阳虚则寒，心阳不足，温煦功能减退，可见畏寒喜暖、四肢逆冷等虚寒象。心气虚与心阳虚比较，心气虚寒气不显，心阳虚虚而有寒。若心阳虚极，或寒邪暴伤阳气，或瘀痰闭阻心窍，可致心阳暴脱，出现大汗淋漓、四肢厥逆、意识模糊、脉微欲绝等阳气将亡危候。生理上心肾相交，水火相济，病理上可出现心肾不交、水火不济，心肾相合而病，如心阳不振，不能下暖肾水，以致寒水不化，上凌于心，阻遏心阳，出现心悸、水肿、喘咳等“水气凌心”证。血运障碍：血得温则行，得寒则凝，心阳不足，心主血脉功能减退，血行不畅，甚则寒凝血瘀，阻滞心脉，出现形寒肢冷，面色苍白或发绀，心胸憋闷、刺痛，脉涩或结代等。血行障碍原因有多种，如心气不足，鼓动无力；或心阳不足，寒凝心脉；或痰浊凝滞，血行缓慢，等等。血行障碍程度，轻者血行滞缓，重者血凝瘀阻。血行障碍病位，有的是心本脏血脉，如胸痹（心脉瘀阻，非本书所论范畴）；有的是全身血脉，如冲任血行不畅。

心阳虚调治当温补心阳，代表方剂可用人参汤酌加桂枝、茯苓，温阳化气，助逐阴寒。常用温补心阳药物主要有人参、肉桂、桂枝、干姜等。出现心阳暴脱者，当回阳救逆，可用参附汤或四逆加人参汤或六味回阳饮等。寒凝血瘀者可用血府逐瘀汤加减，心痛明显者可加乳香、没药或合失笑散。突然心痛剧烈者，可用苏合香丸救急。水气凌心者，可用人参汤合真武汤加减。

3. 补养心血

补养心血法适用于心血虚所致病证。

心血虚多由失血或血液生化不足或情志内伤、耗损心血等所致。心血虚基本病理变化为血液虚少和心神失守。血液虚少：心血不足，血脉空虚，以面、唇、舌等淡白无华及脉细无力为特征。心神失守：血虚心失所养则心悸怔忡，神不守舍则意识衰弱，甚则神思恍惚，或失眠、多梦、惊悸不安。心血虚常与肝或脾合病，出现心肝血虚或心脾两虚。心肝血虚：心肝相互影响，心肝血虚，血不养心，肝失濡养，血液方面常见心悸怔忡、面色不华、舌淡、脉细无力等心血不足症状与头晕目眩、爪甲不荣、肢麻筋挛、视力减退、月经涩少等肝血亏损症状并见，心神方面则出现失眠、多梦等神不守舍症状。心脾两虚：心主血，脾生血和统血，心脾相互影响，主要表现在血之生成和运行，即脾气虚，化生气血不足可致心血虚、心气不足，心血虚、心气不足会影响脾之运化和统血，都可导致心脾两虚，可出现脾气虚弱而食少、腹胀、便溏，心血不足而心悸、心神失养而失眠、多梦、健忘、全身气血两虚而致眩晕、面色不华、体倦、脉细等，以及出血性表现。

心血虚调治当补养心血，代表方剂可用四物汤、养心汤等加减。常用补养心血药物有当归、川芎、熟地黄、阿胶等。心肝血虚者，当心肝同补，可用养心汤合用补肝汤加减。心脾两虚者，当心脾同补，可用归脾汤加减。

4. 滋补心阴

滋补心阴法适用于心阴虚所致病证。

心阴虚多由劳心过度、久病失养、耗伤心阴，或情志内伤、心阴暗耗，或心肝火旺、灼伤心阴等所致。心阴虚可致虚热内生、血行加速、心神不宁三个基本病理变化。虚热内生：阴液亏损，不能制阳，阴虚阳盛，虚热内生，以五心烦热、潮热、盗汗、口渴咽干、面红火升、舌红、脉细数等为特征。血行加速：阴虚内热，热迫血行，脉流薄疾，出现心悸、脉细而数。心神不宁：心阴虚不能制阳，心阳偏亢，虚热内扰，出现心中烦热、失眠、多梦等症状。从病机上看，心血虚与心阴虚同属阴血不足范畴，但心血虚为单纯血液不足，血不养心，主要表现为心神失常和血脉不充，失于濡养，以血虚不荣之“色淡”为特点；心阴虚除心血虚外，还表现出阴虚不能制阳，心阳虚亢，虚热内生，以阴虚内热之“虚热”为特点。心属火，肾属水，生理上心肾相交，水火相济，病理上心阴虚可与肾阴虚合病，出现肾水亏于下，不能上济于心，心火亢于上之心肾不交（水火不济）的病理变化，心火偏亢则心烦、失眠、心悸不安、健忘，肾水不足、髓海空虚则眩晕、耳鸣、腰膝酸软，虚火内扰则虚烦、梦交，阴虚生内热则五心烦热、消瘦、口燥咽干、口舌生疮、舌红、脉细数。

心阴虚调治当滋心阴，出现阴虚内热者当降心火。代表方剂可用天王补心丹、酸枣仁汤等加减。常用滋补心阴药物有玉竹、麦冬、百合、龟甲等。心肾不交（水火不济）者治当滋心肾、泻心火，可用黄连阿胶汤加减。

5. 清心泻火

清心泻火法适用于心火亢盛所致病证。

心火亢盛，即心的阳气偏盛。火热之邪内侵，或情志之火内发，或过食辛热、温补药食，久而化热生火，或脏腑功能失调火热内生等，均可导致心火亢盛。心火亢盛的主要病理变化有火扰心神、血行逆常、心火上炎与心火下移。火扰心神：火气通于心，心火内炽，扰于心神，心神失守，可见心烦失眠，甚则狂躁谵语、意识不清等病理表现。血行逆常：心主血脉，心火阳盛，热迫血升，气盛动速，脉流薄疾，可见心悸、面赤、舌红绛、脉洪数等，甚则血热妄行导致各种出血。心火上炎与心火下移：心开窍于舌，与小肠相表里，火性炎上，心火循经上炎，或小肠有热循经上熏于心，都可出现舌尖红赤疼痛、口舌生疮糜烂等心火上炎的病理现象；心火下移，影响小肠分清别浊功能，引起小便短黄、尿道灼热疼痛，甚则尿血等症状，称“心移热于小肠”或“小肠实热”。心肺可合病，如火烁肺金，心火炽盛，灼伤肺阴，既可出现心悸、心烦、失眠等心火内扰之症，又可出现咳嗽、咯血等阴虚肺损之状。此外，心火亢盛还可表现火热致病的一般特点，如身热、口渴饮冷、溲赤、便结等实热征象。

心火亢盛调治当清心泻火，代表方剂可用牛黄清心丸、清心莲子饮等加减。常用药物有黄连、黄芩、莲子心、穿心莲、牛黄等。无论心火上炎还是心火下移，治疗都应清心泻火、清利小便、导热下行，可用导赤散加车前子、山栀子等药物。火烁肺金者治当清心泻火、滋阴养肺，如用清心莲子饮加川贝、百合、天冬、麦冬等。

6. 安定心神

安定心神适用于心神不安所致病证。

心神不安是指心中烦躁，精神不安，不能自控，表现出情绪不良、心悸不宁、精神不能集中、失眠、多梦、易惊，甚或癫狂等病理反应。女性相较男性的心理抗压能力稍逊，易出现心神不安。心神不安长时间困扰人体可影响全身功能状态，包括女性生殖系统功能状态。引起心神不安的原因主要有情志损伤和疾病干扰两个方面。

情志损伤心神。情志损益人体，既取决于情志本身，也取决于人对情感的态度和处理方式，恰当使用情感，正确把握情志活动限度，可避免情志失控对身体的损伤。情志损伤，轻者心神不安，重者引起情志疾病。

疾病干扰心神。多种疾病引起心脏虚损或心火旺盛时，均可干扰心神，引起心神不安。心脏虚损者，如前述心脏阳气和阴血虚损会影响情志，干扰心神。心火旺盛者，主要是心火旺盛和心肝火旺，有实火和虚火之别。心脏实火即前述所述之心火亢盛，虚火即前述所述之心阴虚损、虚火内生。心肝实火者，心肝火旺，内扰心神，出现心烦口苦、急躁易怒、难以入眠、多梦易惊、胸胁胀满、月经量多色红、舌红、苔黄、脉弦数。心肝虚火者，即前述心肝虚损、虚火内生者。心脏与他脏合病也可影响心神。心脾血虚者，心神失养，神不守舍，可出现心悸、失眠、多梦、神疲、乏力、口淡无味、食后腹胀、不思饮食、面色萎黄、月经量少或月经后期、脉弱无力等。心肾不交者，肾阴亏损，不能上济心火，或心阳衰弱，心火不能下暖肾水，导致水火失济，心神不安，可出现心烦不寐、精神萎靡、健忘、头晕耳鸣、烦热盗汗、咽干、腰膝酸软、月经不调、舌红、苔少、脉细数。心肝虚损者，心血亏虚，肝阴不足，肝阳偏旺，虚火内生，扰动心神，可出现心悸不宁、心烦易怒、头晕目眩、面红目赤、口燥咽干、手足心热、月经量少或经期延长、舌红、苔少、脉细数。心胆虚怯者，心胆之气不足，可出现遇事易惊善恐、处事决断失司、忧虑重重、心神不安、虚烦不得眠、入睡后易惊醒、心悸、气短、自汗、脉弦细等。

心神不安调治当安定心神。安定心神应针对病理特点调治，虚者养心安神，热者清心安神，心神不安重者需镇心安神以尽快平定心神。因心脏虚损或心火亢盛所致心神不安者，安定心神当调治虚损或清泻心火，方法详见前述。他脏合病者，当合调。心脾血虚者，当补益心脾，养血安神，代表方剂可用归脾汤加酸枣仁、茯神等药；心肾不交者，当交通心肾，代表方剂可用交泰丸（用于心火偏旺者）、天王补心丹（用于心阴虚为主者）、六味地黄丸（用于肾阴虚为主者）、心肾交泰丸加夜交藤、酸枣仁、合欢皮和茯神等药（肾水不足且心火亢盛者）；心肝虚损者，当养血滋阴，疏肝安神，代表方剂可用酸枣仁汤加柴胡等药；心胆虚怯者，当益气镇惊，安神定志，代表方剂可用安神定志丸加炒枣仁、夜交藤、牡蛎等药，重者昼夜不眠可用高枕无忧散加减。火扰心肝，实火者当清心泻肝、疏畅肝气，代表方剂可用清心泻肝方（金志春方）；虚火者参见前述。安定心神，除虚者补之、热者清之外，调治时应在辨证基础上，根据心神不安情况，轻者或佐以安神，或佐以解郁，重者或佐以镇心，如安神选用远志、酸枣仁、茯神、夜交藤、柏子仁等药，解郁选用郁金、合欢皮、香附等药，镇心选用煅珍珠母、煅龙骨、煅牡蛎等药，可增强调治效果。

## 第二节　调和气血

由于妇人经、孕、产、乳等特殊功能耗气损血，易导致气血失调，影响冲任胞脉和胞宫功能而引发妇科疾病。气血失调既是妇科疾病之因，也是妇科疾病之果，因此，调理气血是治疗妇科疾病重要的方法之一。

气血运行与情志、身体内外环境和身体健康状态等因素有明显的关系。情志失常可引起气机失调、寒热湿等外邪内侵干扰身体功能、大病久病损伤身体，等等。这些均可损伤气血，影响气血运行。

调和气血要分清气病、血病或气血同病，要区分寒热虚实，确定治疗方法，务使气血调和。然临床多有气血兼病或气血同病者，故治疗时，应分清主次，兼顾气血。气病为主者，以调气为主，佐以调血；血病为主者，以调血为主，佐以调气；气血同病者，气血同调，合而治之。下面按调气、调血和气血同调论述。

## 一、调气

气病有气虚证（气虚下陷可表现为气陷证）、气滞证、气逆证、气寒证和气热证，治疗分别采用补气、行气、降气、温气和清气之法。

### （一）补气

补气法适用于气虚证和气陷证。

气虚者，中气不足，冲任不固，在妇科方面可出现月经先期、经期过长、月经过多、崩漏、胎动不安、堕胎、小产、产后恶露不绝、子宫脱垂等病证，全身可出现头昏、乏力等表现，舌淡红，苔薄白，脉沉弱。治疗当补气，固摄冲任。代表方剂有举元煎、补中益气汤等。常用药物有人参、党参、黄芪、白术、山药等。

气虚甚者，气虚下陷，清阳不升，出现气陷证，在妇科方面可在气虚证基础病情上加重，出现月经过多、崩漏、带下量多、子宫脱垂等病证。治疗当补气升提，在补气之中加升提之品（即补气升陷），代表方剂有补中益气汤酌加升提药。常用升提药有升麻、柴胡、荆芥穗等。亦可配伍固摄药，如血多者酌加固涩止血药。

### （二）行气

行气法适用于气滞证。

抑郁愤怒，气机不利，郁滞不畅，出现气滞，气滞可致血行不利，冲任不畅，在妇科方面可出现月经后期、月经过少、经色黯、痛经、闭经、癥瘕、产后缺乳等病证，并可影响受孕，其他可出现胸胁、肢体胀或胀痛（痛无定处）、乳胀或胀痛等表现，舌淡红或黯，苔薄白，脉沉迟或弦。治疗当行气，调理冲任。代表方剂有乌药汤、逍遥散、行气活血方（金志春方）等。常用药物有香附、乌药、木香、枳壳、陈皮、砂仁、川楝子、橘核、荔枝核等。

### （三）降气

降气法适用于气逆证。

经行之际或孕期，血气下注冲任，冲脉气盛，易致气逆上冲，若遇阳旺或喜怒（怒则气上）之人，更易气逆上冲，冲任气血不能下行，在妇科方面可出现经行吐衄、妊娠恶阻、妊娠咳嗽等病证。治宜行气兼降气。代表方剂有加味温胆汤、苏子降气汤等。常用药物有沉香、枳实、厚朴、半夏、紫苏子等。

### （四）温气

温气法适用于气寒证。

外感寒邪，寒伤阳气，或素体阳气不足，寒自内生，出现气寒，在妇科方面可出现月经后期、月经过少、经色黯、痛经、闭经、带下量多且色白、下腹疼痛、癥瘕、宫寒不孕或孕后胎儿发育迟缓等病证，其他可出现畏寒怕冷、四肢不温、下腹腰骶冰凉等表现。治疗当温气，即温经扶阳，温养冲任。代表方剂有温胞饮等。常用药物有附子、肉桂、吴茱萸、炮姜、小茴香、桂枝、艾叶、仙灵脾、仙茅、补骨脂、巴戟天等。

### （五）清气

清气法适用于气热证。

外感热邪，入里化热，或情志过极，气郁化火，出现气热，冲任热盛，在妇科方面可出现月经先期、月经过多、经色红、崩漏、不孕或孕后胎漏、胎动不安、堕胎、小产、产后恶露不绝等病证，其他可出现发热、口渴、溲赤便结等表现。气火上炎可出现经行吐衄。治疗当清气泄热，清调冲任。代表方剂有白虎汤、调胃承气汤、丹栀逍遥散等。常用药物有石膏、知母、栀子、黄芩、黄柏、大黄、芒硝等。

## 二、调血

血病有血虚证、血瘀证、血寒证、血热证和出血证，治疗分别采用补血、行血、温血（散寒）、清血和止血之法。血为有形之品，不易速生，故在出血时止血以防止血液丢失是很重要的治疗措施之一。

### （一）补血

补血法，或称养血法，适用于血虚证。

血虚成因，一是化源不足，二是耗血失血过多。妇人经、孕、产、乳以血为用，易耗血失血，故妇人易出现血虚，冲任血海血少，在妇科方面可出现月经后期或稀发、经量过少且色淡、闭经、痛经、胎动不安、滑胎、胚萎不长、不孕、产后乳少等病证，其他可出现头昏、乏力、唇淡、面黄或苍白等表现，舌淡，苔少，脉沉细弱。治疗当补血养血，滋养冲任。代表方剂有四物汤、胶艾汤、养精种玉汤、小营煎等。常用药物有熟地黄、白芍、当归、阿胶、桂圆肉、山茱萸等。

气血同源，气血同行，因此，血虚证容易伴有气虚，在治疗时应注意补气，如加用黄芪、党参之类。血之化源在脾，脾健则易生血，在补血时常合以健脾，如加用白术、茯苓等药。

### （二）行血

行血法适用于血瘀证。

在治疗上，血瘀证按照所用药物药力的轻重程度不同，分别采用活血（针对血滞）、化瘀（针对血凝）、破瘀（针对血阻）和消癥（针对血癥）之法。

根据形成原因不同，血瘀主要分为气虚血瘀、气滞血瘀、寒凝血瘀、热结血瘀，治疗上结合形成血瘀的不同原因，分别采用补气化瘀、行气化瘀、温阳（散寒）化瘀和清热化瘀之法。具体治疗见本章第八节“调除瘀血”相关内容。

## （三）温血

温血法，或称温经散寒法，适用于血寒证。

血寒有实寒和虚寒之分。实寒因外寒内侵，寒邪客于血脉。虚寒因阳虚生寒，血脉失于温养。

实寒。过食生冷，或冒雨涉水，或居阴寒之处，感受寒邪，寒邪入里，损伤阳气，血为寒凝，出现血寒，可致血行不畅，冲任阻滞，在妇科方面可引起经闭不行或月经后期，经量过少、色紫黯、血块多，痛经（冷痛、实痛），不孕等病症，其他可出现畏寒肢冷、小腹疼痛或产后腹痛（冷痛，拒按，得热痛减）、白带多等表现，舌黯，苔白或白滑，脉沉紧或沉迟。治疗当温经散寒，温通冲任。代表方剂有良方温经汤、小温经汤、温经散寒方（金志春方）等。常用药物为温经散寒药与活血化瘀药配伍。

虚寒。素体阳虚，阳气不足，寒自内生，其特点是脏腑功能不足。一方面脏腑生化功能减退，气血化生不足；另一方面内生阳气不足，阳虚寒凝，可导致气血虚衰，冲任虚寒，血行虚滞，在妇科方面可引起月经后期，经量过少、经色淡黯、质清稀，闭经，痛经（冷痛，喜温喜按），平时、妊娠或产后腹痛（小腹隐痛、冷痛，喜温喜按），崩漏，胎漏，胎动不安，堕胎，小产，滑胎，胎萎不长，恶露不下，带下量多、色白、清稀，不孕，癥瘕，小便清长，大便溏等病证，舌淡，苔薄白，脉沉细无力或沉迟。治疗当温经养血，温补冲任，兼以活血，代表方剂有金匮温经汤、大温经汤、大营煎、加味当归补血汤等。常用药物为温经扶阳药与益气、补血、活血药配伍。

## （四）清血

清血法，或称凉血法，适用于血热证。

血热有实热和虚热之分。实热因于外感热邪或热毒，内侵血分；或五志过极化火，移于血分；或过食辛辣助阳之品，助阳生热，热客血脉。虚热因于阴血不足，虚热内生，血脉失于濡养。

实热。外感热邪，内入血分，与血搏结，损伤冲任，迫血妄行，在妇科方面可引起月经先期、经量过多、色红，崩漏，经行发热，胎漏，胎动不安，堕胎，小产，产后腹痛，产后恶露不绝，产后发热，不孕等；治疗当清热凉血，清调冲任；代表方剂有清经汤、保阴煎等；常用药物为清气泄热药与凉血药（如水牛角、生地黄、丹皮、玄参、白芍等）配伍。外感热毒或热极化毒，热毒入于血室，与血相搏，毒瘀互结，在妇科方面可引起在上述外感热邪病证上更重的表现，重点是发热、下腹疼痛，甚或出现神昏谵语、产后发热、恶露不绝等；治疗当清营（血）祛瘀、清调冲任，即清热解毒、凉血化瘀；代表方剂有清营汤之类；常用药物为清热解毒药（如金银花、连翘、蒲公英、紫花地丁、败酱草、鱼腥草、土茯苓等）与凉血、化瘀药配伍。

虚热。素体阴虚或失血伤阴，阴血不足，虚热内生，热扰冲任，在妇科方面可引起月经先期或后期，经量过少、色红、质稠，崩漏，胎漏，胎动不安，堕胎，小产，下腹疼痛（热痛、虚痛），产后恶露不绝，产后发热，不孕等，其他可出现颧红唇赤、手足心热、咽干口燥等表现；治疗当滋阴养血，清调冲任；常用方剂有两地汤、滋水清肝饮等；常用药物为滋阴养血药与滋阴清热药配伍。虚热日久亦可伴血行不畅，出现阴虚血热致瘀，可在前述方剂基础上酌加活血药。

### （五）止血

止血法适用于出血证。

出血可由气虚、血热（实热、虚热）、血寒（实寒、虚寒）、血瘀和损伤等多种因素引起。气虚失摄，冲任不固；血热迫血，或虚热内扰，扰动冲任；寒邪凝血，或阳虚寒凝，血脉阻滞；血瘀阻滞，冲任不畅；损伤血脉，血液离经，都可导致血不循经，溢于脉外，出现出血，在妇科方面可出现月经先期、经量过多、经期过长、非经期出血（如崩漏、排卵期出血、黄体期出血）、孕后出血（如胎漏、胎动不安、经行吐衄）、产后异常出血（如产后恶露不绝）等病证。

止血法，实际上包括两个方面，一是针对病因止血，二是促进血液凝固止血。针对病因止血，是根据出血原因而治，如气虚出血当补气摄血，血热出血当清热凉血（滋阴凉血）止血，血寒出血当温经（散寒）止血，血瘀出血当活血止血，损伤出血当活血止血合用固涩止血。止血治疗的代表方剂有固冲汤、固本止崩汤（气虚出血），清经汤、清热固经汤（实热出血），百灵育阴汤、加减一阴煎、保阴煎（虚热出血），良方温经汤（实寒出血），温经摄血汤（虚寒出血），逐瘀止崩汤（血瘀出血和损伤出血），损伤出血还应结合身体寒热虚实等状态辨证配伍活血止血和固涩止血法，等等。促进血液凝固止血，实际上是指采取固涩止血法促进血液尽快凝固而达到止血目的。止血治疗在针对病因治疗的同时，配合固涩止血法可增强止血效果。常用固涩止血药物有龙骨、牡蛎、乌贼骨、陈棕炭、仙鹤草、血余炭、藕节、艾叶炭、炮姜炭、炒地榆、贯众炭、黄柏炭、焦栀子、小蓟、侧柏叶、丹皮炭、苎麻根、三七、茜草、炒蒲黄等。这些药有固涩止血作用，同时也有寒凉温热等药性差异，用药时应根据药性特点和病情选用，才有利于止血。

止血时要注意留瘀问题。理想的效果是在止住血的同时，尽可能不留瘀，因为留瘀会引起新的病损，特别是在助孕保胎出血治疗过程中，要尽可能不用或少用固涩止血药，以防血止留瘀，干扰胚胎发育。本书作者在助孕保胎过程中止血时，基本上是以辨证施治为基本方法，极少应用固涩止血法，临床治疗效果很满意。事实上，这也是衡量医者辨证施治能力一个很好的方法。

## 三、气血同调

气血同调法适用于气血同病。

临床最常见的气血同病证型有气血两虚、气虚血瘀和气滞血瘀，治疗分别采用补气养血、补气活血（或称补气化瘀）和行气活血（或称行气化瘀）法。

### （一）补气养血

补气养血法适用于气血两虚证。

气虚者，血失气化，不能化而为赤，致令血少；血虚者，气失所养，不能化气，致令气弱，故气虚则血少，血虚则气弱，气血相互影响而致气血两虚。气在血中，出血失血时，均是气血同失。在妇科方面，气血虚弱，冲任不足，气血上不能荣头目，外不能荣四肢百骸，可出现经行头痛、眩晕、身痛、痛经等；冲任不足，气虚不能载胎，血虚不能养胎，可致胎动不安、滑胎、胎萎不长；冲任不足，气虚清阳不升，血虚髓海失养，可致妊娠眩晕；冲任不足，无力送胎，可致过期不产、难产等。治疗时，气血两虚应该气血同补，补气养血，常用代表方剂有八珍汤、十全大补汤、补中地黄汤、补气生血方（金志春方）等。常用药物是将补气药与补血药灵活配伍。

### （二）补气活血

补气活血法适用气虚血瘀证。

在妇科方面，气虚血瘀可出现月经过少或过多，经行先期，经色黯、有瘀块，崩漏，不孕，胎漏，胎动不安，堕胎，小产，痛经，下腹疼痛，产后恶露不绝等。治疗时，应该补气活血，常用代表方剂有八珍汤、十全大补汤等加桃仁、红花、香附、益母草等。常用药物是将补气药与活血化瘀药灵活配伍。

### （三）行气活血

行气活血法适用气滞血瘀证。

在妇科方面，气滞血瘀，瘀滞冲任，血行不畅，可致痛经、下腹疼痛；瘀滞冲任，血行阻隔，可致闭经；瘀滞冲任，胞脉不畅，孕卵受阻可致异位妊娠或不孕；瘀滞冲任，结于胞中，瘀血伤胎，可致鬼胎；瘀滞冲任，胞脉壅阻，不能运胎，可致过期不产、难产等。治疗时，应该气血同治，行气活血，常用代表方剂有膈下逐瘀汤等。

## 第三节 调理经络

此处所言调理经络主要是指调理冲任督带四脉。冲任督带四脉（尤其是冲任二脉）在女性生理病理中的作用早在《黄帝内经》就已言明，但在治疗中的作用没有引起应有的重视。对其在治疗上的作用，有人持否认态度，有人认为调理脏腑、气血就可以达到调理冲任督带脉的作用，作者认为这些观点或许偏颇。一般而言，脏腑、气血、组织等可因直接损伤和间接损伤而致病。直接损伤是指致病因素直接损伤本位脏腑、气血、组织而致病。间接损伤是指致病因素损伤他位脏腑、气血、组织，间接引起本位脏腑、气血、组织功能损伤而致病。因间接损伤引起者，调治他位脏腑、气血、组织可以达到治愈疾病目的；而因直接损伤引起者，尽管调治他位脏腑、气血、组织可能有一定的作用，但调治本位脏腑、器官、组织更有利于治愈疾病。就妇科疾病而言，因脏腑功能失常、气血失调间接影响冲任督带致病者，通过调治脏腑、气血可以达到调理冲任的目的，但直接损伤冲任督带或胞宫、胞脉、胞络，或病邪从阴部上行致病者，间接调治可能达不到或不能完全达到调治的目的。因此，调理冲任督带脉是调治妇科疾病的一个重要的治疗方法，可以补充调理脏腑、气血治法的不足，更好地调治冲任督带脉损伤引起的疾病。实践证明，调理冲任督带脉治疗妇科疾病，除具有药物对全身整体的调节作用外，还有一些善入胞脉的特异性药物，如鹿茸助肾阳而补督脉，龟版益肾阴而通任脉，等等。下面按照调理冲任、调理督脉和调理带脉分述。

## 一、调理冲任

冲任损伤是妇科疾病的重要发病机制。在“肾－天癸－冲任－胞宫轴”上，各关键要素直接或间接受损，包括冲任损伤，都会引起女性生理功能异常。冲任损伤有原发性损伤和继发性损伤。原发性损伤是指病理因素直接损伤冲任而引起者，继发性损伤是指病理因素损伤其他部位而引起的冲任病理变化。冲任损伤产生的病理变化不外寒、热、虚、实，主要有冲任虚弱、冲任郁滞、冲任血热、冲任血寒四个方面，治疗上分别采用调补冲任、调通冲任、清调冲任和温调冲任治法。

### （一）调补冲任

调补冲任法适用于冲任虚弱所致病证。

冲任虚弱属继发性损伤。引起冲任虚弱的原因有两个方面，一是气血津液产生不足，二是气血津液耗伤太过。正常时，脏腑化生的气血津液流注于十二正经，充盛时注入冲任，行使月经和生殖功能。因先天禀赋不足，气血津液亏乏，或房劳、多产和疾病等因素，耗伤气血津液太过，或脏腑损伤，化生气血津液减少，导致冲任空虚，就会出现月经迟发、月经后期、月经过少、闭经、早发绝经、崩漏、子宫发育不良、乳房发育不良、产后缺乳、不孕、经断前后诸证、性冷淡等病证。若冲任气虚不能固摄，可发生月经先期、月经过多、崩漏、胎漏、胎动不安、堕胎、小产、滑胎、产后恶露不绝、不孕等病证。治疗应调补冲任，益气养血，同时应积极治疗原发疾病或祛除耗损气血津液的因素。代表方剂有八珍汤、金匮温经汤、胶艾汤、乌鸡白凤丸、大补阴丸、补肾固冲汤、固冲汤、安冲汤、苁蓉菟丝子丸、左归丸、右归丸，等等。常用药物：调补冲脉药中，补冲脉之气药有枸杞、肉苁蓉、杜仲、巴戟天、紫河车、鹿茸、鹿胶、鹿角霜、紫石英、蛇床子、吴茱萸、鹿含草，补冲脉之血药有当归、川芎、丹参、熟地黄、阿胶、鳖甲，固冲脉药有白术、山药、莲子；调补任脉药中，补任脉之气药有鹿茸、鹿胶、鹿角霜、紫河车、覆盆子，补任脉之血药有丹参、熟地黄、阿胶、龟版、龟胶，固任脉药有白果、覆盆子，等等。

### （二）调通冲任

调通冲任法适用于冲任郁滞所致病证。

冲任郁滞可有原发性和继发性损伤。冲任以通调为顺。冲任郁滞不畅或不通可由以下因素引起：一是无形之气虚、气滞和寒凝，气虚则血液运行无力而瘀，气滞则血液运行不畅而瘀，寒邪直中冲任或脏腑阳虚则虚寒内生、血为寒凝而瘀；二是有形之痰、湿、瘀血直接阻滞冲任，引起冲任郁滞不畅或不通。冲任郁滞不畅或不通可引起月经后期、经期延长、月经过少、痛经、闭经、腹痛、癥瘕、不孕、输卵管不通等病证。治疗当调行气血，疏通冲任，同时根据具体病因辨证治疗。代表方剂有逍遥散、柴胡疏肝散、膈下逐瘀汤、少腹逐瘀汤、桃红四物汤、当归芍药散、桂枝茯苓丸等。常用药物有香附、益母草、木香、槟榔、柴胡、当归、川芎、三棱、莪术、丹参、贯众、炮山甲、地龙、小茴香、王不留行、蚤休、路路通等。

### （三）清调冲任

清调冲任法适用于冲任血热所致病证。

冲任血热可有原发性和继发性损伤。脏腑、气血之热可下扰冲任，或邪热直中冲任，导致热伏冲任，血海沸溢，迫血妄行，出现月经先期、月经过多、经行吐衄、崩漏、胎漏、胎动不安、堕胎、小产、产后恶露不绝、不孕等病证。治疗当清泻热邪，调理冲任。代表方剂有清经散、清热固经汤、清海丸、龙胆泻肝汤、保阴煎、两地汤等。常用药物有黄柏、黄芩、知母、天花粉、夏枯草、紫草根、丹参、丹皮、地榆、生地黄、玄参、桑叶、白薇、芦荟等。

### （四）温调冲任

温调冲任法适用于冲任血寒所致病证。

冲任血寒可有原发性和继发性损伤。冲任喜温和，恶寒凉。寒邪直中冲任，或脏腑阳虚，虚寒内生，均可导致冲任血为寒凝，出现月经后期、月经过少、痛经、闭经、妇人腹痛、带下增多、不孕等病证。治疗当温阳散寒，调理冲任，具体应用时应注意实寒与虚寒的区别。代表方剂有艾附暖宫丸、温冲汤等。常用药物有艾叶、小茴香、吴茱萸、肉桂、桂枝、细辛等。

## 二、调理督脉

督脉虚损是妇科疾病发病机制之一。督脉虚损主要是继发性损伤,也有原发性损伤。由于督脉为“阳脉之海”，得相火、命火、君火相助，总督阳气，与肾气相通，肾化生之天癸作用于督脉，肾脉通过冲任督带与胞宫相联，故脏腑阳气虚损，特别是肾阳命火虚损是督脉虚损、阳气不足的主要原因，而寒邪直入督脉也可损伤阳气，可见，督脉虚损主要是阳气不足，并与妇科功能密切相关，可表现为月经迟发、月经后期、月经过少、痛经、闭经、崩漏、子宫发育不良、早发绝经、带下病、宫寒、不孕、阴挺、更年期综合征等病证。治疗当温阳补督。代表方剂有金匮肾气丸、右归丸、鹿茸丸等。常用药物有鹿茸、鹿角胶、鹿角霜、鹿胎膏、肉苁蓉、仙灵脾、仙茅、川椒、川续断、石楠叶等。

## 三、调理带脉

带脉损伤，即带脉失约，是妇科疾病发病机制之一。带脉损伤有原发性和继发性损伤。由于带脉主要作用是约束诸经，如果脏腑功能受损，或病邪直中带脉而损伤带脉，带脉失约，使气血运行、水液转输或器官（如胞宫）位置等失于约束，就会出现月经过多、崩漏、胎漏、胎动不安、堕胎、小产、滑胎、带下病、阴挺等病证。治疗当调摄束带，增强带脉约束力，具体方法有益气束带摄血（用于妇科出血性病证）、运脾束带摄液（用于水液下注性病证）、益气束带升提（用于器官下坠性病证）。代表方剂有补气固经丸、泰山磐石散、完带汤、健固汤、补中益气汤等。常用药物根据情况选用，如益气束带摄血选择益气药与止血药配伍，运脾束带摄液选择健脾化湿药和固涩水液药配伍，益气束带升提选择益气药、固摄药和升提药配伍。

## 第四节 调 理 胞 宫

胞宫是女性行使生殖功能的终末器官，脏腑、气血和经络在生殖方面的功能体现，最后都要通过胞宫来实现。因此，对于女性而言，胞宫至关重要。在中医学中，过多强调调治脏腑、气血和经络在治疗胞宫病变中的作用，对胞宫本身调治重视不够。因此，根据胞宫的生理功能和病理变化，建立系统的调理胞宫方法，非常有意义。

胞宫病变有原发性和继发性病变。由内、外多种因素直接损伤胞宫而引起胞宫病变者，属原发性病变，调治应以胞宫自身为主。由脏腑、气血和经络等受损，间接影响胞宫功能而引起胞宫病变者，属继发性病变，调治应以胞宫之外为主。胞宫病变有先天性和后天性病变。先天性病变主要是发育障碍引起的胞宫形态异常（如胞宫发育不良、胞宫畸形等）。后天性病变范围较广，如疾病损伤胞宫（如子宫肌瘤、子宫腺肌病等）、手术损伤或操作失误导致胞宫损伤（如子宫内膜损伤、宫腔粘连、子宫破裂或穿孔等）、病邪侵袭胞宫（如感染细菌、病毒等），等等。胞宫病变主要有胞宫虚损、胞宫寒凝、胞宫蕴热、胞宫瘀阻等几类病证，分别采用调养胞宫、散寒暖胞、清热泻胞和化瘀荡胞等调治方法，分述如下。

### 一、调养胞宫

调补胞宫法适用于胞宫虚损病证。

胞宫虚损有原发性和继发性、先天性和后天性病变之别。先天禀赋不足，胞宫发育不良或发育畸形，导致先天胞宫虚损，或因多产、反复流产或人工流产、宫腔操作损伤胞宫，或因肾虚，性轴功能衰退，导致后天胞宫虚损，均可能出现月经后期、经期过短、月经过少、闭经、滑胎、不孕等病证；治疗当调养胞宫，具体应用时，可根据病证不同，或偏补肾填精育宫，或补肾养血育宫；代表方剂有左归丸、右归丸、苁蓉菟丝子丸、五子衍宗丸、鹿胎膏、滋肾育胎丸等；常用药物有鹿茸、肉苁蓉、菟丝子、覆盆子、枸杞子、桑椹子、巴戟天、紫石英、紫河车等。

对于先天胞宫发育不良显著（如幼稚子宫）者，药治效果一般不太理想。对于胞宫畸形者，有的手术可以矫治，有的手术不能改善功能，是否进行手术应根据个体而定。对于人工流产、宫腔操作或宫腔感染等引起胞宫损伤或胞宫腔粘连者，提倡中西医结合协同治疗，宫腔粘连明显者宜采用宫腔镜手术分解粘连（有生育意愿者，分解粘连一定要注意保护子宫内膜，宜用冷刀或进行钝性分离，不宜用电刀，以免进一步损伤内膜），再行中西药调治，尽可能修复胞宫功能。

### 二、散寒暖胞

散寒暖胞法适用于胞宫寒凝证。

宫寒有实寒和虚寒，以虚寒居多。胞宫实寒多属原发性和后天性。胞宫虚寒多属继发性，先天性和后天性都有。

胞宫实寒是指外感寒邪（或寒湿），直犯胞宫所致者。因贪凉饮冷，或冒雨涉水，或居寒凉（湿）之处，外寒（湿）内侵，凝滞胞宫，气血运行不畅，可出现畏寒肢冷，小腹冷痛、拒按、得热痛减，经闭不行或月经量少、色黯、有瘀块，痛经，白带多，舌黯，苔白或白滑或白腻，脉沉紧或沉迟。调治当温化寒（湿）凝，祛寒暖胞。代表方剂有良方温经汤、小温经汤、少腹逐瘀汤等。常将温经散寒药与活血化瘀药配伍。常用温经散寒药物有肉桂、熟附子、艾叶等。

胞宫虚寒是指阳气虚弱，虚寒内生所致者。因先天不足，或后天损伤，导致阳气虚弱，特别是肾阳虚弱，寒自内生，胞宫失煦，气血生化不足，运行不畅，可出现畏寒肢冷，腰膝酸冷，平时或妊娠小腹隐痛、喜温喜按，月经后期、量少、色淡或淡黯、质清稀，闭经，痛经，崩漏，胎漏，胎动不安，堕胎，小产，滑胎，胎萎不长，恶露不下，带下量多、色白、清稀，不孕，面白，小便清长，大便溏，舌淡，苔白，脉沉细无力或沉迟；调治当温肾扶阳，散寒暖胞。代表方剂有艾附暖宫丸、温胞饮、金匮温经汤、大温经汤等。常将温经散寒药、益气养血药、活血化瘀药配伍。常用温经散寒药物有肉桂、桂枝、熟附子、艾叶、蛇床子、仙灵脾、仙茅、小茴香、川椒、补骨脂、锁阳、鹿茸、紫石英等。

宫寒不论实寒和虚寒，都会引起血行不畅，治疗时应加入活血化瘀药，如当归、川芎、益母草等。虚寒一般病程较长，除伴有血行不畅外，还伴有脏腑功能虚损、气血虚弱，应配伍补益脏腑、益气养血药。

## 三、清热泻胞

清热泻胞法适用于胞宫蕴热证。

胞宫蕴热主要是原发性的，继发性的少见，属后天性病变。

热邪或热毒或湿热直犯胞宫，尤其是经期、产后血室正开，余血未净，调摄失宜或阴阳交合或胞宫手术不洁或异物入于胞宫等，感染热邪或热毒或湿热，导致胞宫蕴热或蕴毒或湿热内蕴，扰动胞宫，出现月经先期，月经过多，经期延长，经色红或紫红、质稠，崩漏，小腹疼痛（热痛，拒按），发热，口渴，小便黄赤，舌红，苔黄或黄腻，脉数或滑数。调治当清热泻胞。代表方剂有清海丸、清热调血汤、解毒活血汤、清经汤、五味消毒饮、清热固经汤、芩连四物汤等。常用药物主要是清热解毒药。

胞宫蕴热日久可夹湿夹瘀，常需佐以利湿或化瘀药调治。胞宫内有异物，必须行手术清除。上环后胞宫感染，经调治无效需取环。胞宫积脓者需要引流。在服用内服药进行治疗的同时，可以用清热解毒药或清热除湿药进行保留灌肠。

## 四、化瘀荡胞

化瘀荡胞法适用于胞宫瘀阻证。

胞宫瘀阻主要是原发性的，继发性的少见，属后天性病变。

胞宫中空，主月经和胎孕，藏精气，不藏瘀血恶物，经血一般 7 天内排净。若血不循经，胞内出血；或胞宫受损，血溢胞内；或人工流产和自然流产不全、孕后胎盘受损、产后胎盘残留等出血，血积胞中，瘀阻胞宫、胞络，影响胞宫功能，可出现阴道异常出血、月经过多、经期延长、崩漏或闭经、流产、堕胎、小产不全、异位妊娠、胎死不下、胎盘残留、葡萄胎，等等。调治当活血化瘀，荡除胞宫瘀血。代表方剂有少腹逐瘀汤、下瘀血汤、生化汤、脱花煎、宫外孕Ⅰ号方、宫外孕Ⅱ号方、桂枝茯苓丸等。常用药物有三棱、莪术、桃仁、红花、丹参、当归、川芎、赤芍、益母草、大黄、芒硝、川朴、水蛭、土鳖虫等。

对于先兆流产，宫内积血不多，胚胎存活，发育尚可者，可在保胎同时，适当配伍活血化瘀药，有利于瘀去胎安，但在用药时应注意活血化瘀药的种类、剂量和用药时间，一般以活血药为主，化瘀药慎用，破瘀药禁用；剂量以小剂量为宜；时间相对较长，缓图其功。对于胞内恶物或瘀血过多或死胎不下或胎盘残留，药物荡逐不去者，应予以手术清除。异位妊娠，应注意妊娠破裂出血，必要时进行手术。葡萄胎应高度关注和随访，必要时行手术治疗。

此外，尚有瘀阻胞壁，出现胞宫瘤病（如子宫肌瘤、子宫腺肌病）者，治疗以破瘀消癥为主，可选用化瘀消癥方（金志春方）、活络效灵丹、大黄䗪虫丸、化癥回生丹等方剂，对于较大的胞宫瘤病应根据具体情况确定是否行手术治疗。

## 第五节 调理周期

调理周期在女性指调理月经周期。中药调理月经周期法，或称中药人工周期疗法，简称中药调周法，是以太极阴阳变化理论为指导，结合人体月经周期各阶段的阴阳气血变化规律和病理变化特点，根据中药性味和药效，运用中药模拟人体月经周期中阴阳气血变化规律进行治疗，从而达到调理月经周期的一种方法。中药调周法主要用于月经不调者，内容详见第七章第四节“月经周期阴阳调理”。

## 第六节 调理性轴

性轴即性腺轴，是维持女性生理和生殖功能的关键轴。性轴失调是妇科疾病重要的发病机制。性轴上任何关键要素直接或间接受损，都会引起妇科疾病。调经、种子和安胎等妇科疾病调治关键内容之一，就是要调理好性轴功能，包括调补肾气、调养天癸、调理冲任和调理胞宫等。

### 一、调补肾气

肾主生殖，是性轴的起始点和生殖原动力。因此，调补肾气在调理性轴中具有重要的意义。在“肾－天癸－冲任－胞宫轴”中，虽言肾气，但并非只是肾气，还包括肾精、肾阴、肾阳等肾之整体功能，特别要注重肾精功能。因此，在调理性轴时，应根据身体状况，结合辨证，灵活应用补肾精、补肾气、补肾阴和补肾阳，并调理好与其他脏腑的关系，才能调理好肾气。具体详见本章第一节有关调肾内容。

## 二、调养天癸

天癸可调节和维持女性月经、生殖和带下功能，天癸异常必然导致妇科相关疾病。

天癸位于性轴结构第二级，依赖于肾气，肾气盛则天癸生，肾气衰则天癸竭。天癸异常有原发性和继发性。因天癸自身问题引发者为原发性，因肾气不足引发者为继发性。天癸异常有先天性和后天性，因先天异常所致者为先天性，因后天异常所致者为后天性。相对而言，先天难治，后天易调；先天少见，后天多见。

本书认为，天癸异常有天癸功能不调和天癸不足两类，包括天癸紊乱、天癸早至、天癸迟至或天癸不至、天癸早竭。天癸紊乱，是指由于肾气不足或天癸自身异常引起的天癸功能紊乱（涉及天癸生成量和生成节律失常），导致性轴功能紊乱，引起月经、生殖和带下异常，出现月经周期异常（月经先期或后期，或周期紊乱）、经期持续时间异常（经期过长或过短）、经量异常（经量过多或过少），甚至出现闭经、崩漏、孕育困难、带下量少等。天癸早至，是指二七之年前即已出现天癸至现象，生长、发育和生殖功能提前成熟，即性早熟，现代医学指女童在 8 岁前出现第二性征发育者。天癸迟至或天癸不至，是指二七之年后未出现天癸至现象，生长、发育和生殖功能成熟推迟或永不成熟，即性迟熟或性不熟（性发育不良），现代医学指女童至 19 岁时仍未出现第二性征发育者。年至 14 岁仍缺乏性征发育征象，就应该考虑是否为性迟熟，正常人从第二性征开始出现到具有成人特征，一般需要 4 年半的时间。如果从青春期躯体发育特征出现到生殖器官生长、发育完善，超过 5 年还没有完成，要考虑性迟熟；至 19 岁仍无性发育，应视为性不熟。天癸早竭，是指年龄未至六七之年天癸即竭，月事绝止者，现代医学谓之卵巢早衰（年龄规定为 40 岁前）。临床可见极少数妇人年近八七之年，天癸未竭，月事如期者，此种天癸迟竭属个体现象，但应注意与绝经后异常出血相鉴别。

本书涉及的天癸异常主要是天癸紊乱（天癸功能不调），其次是天癸迟至和天癸早竭（天癸不足）。对于天癸异常，天癸功能不调者当调理天癸，天癸不足者当调补天癸。但是，时至今日，中医学对天癸的认识不深，理解模糊，仅局限在概念上，未能将肾气和天癸实质性区分开来。由于天癸反应的是肾气－天癸的整体效应（从西医学角度看，反应的是生殖内分泌激素的整体效应），目前在中医理论上和临床实践中，主要从肾气产生天癸着手，通过调理肾气来实现调理和促进天癸功能，达到调养天癸的目的。调养天癸方法参见本章第一节有关调肾内容。

## 三、调理冲任

调理冲任在本章第三节“调理经络”中已有论述，详见相关内容。

## 四、调理胞宫

调理胞宫在本章第四节“调理胞宫”中已有论述，详见相关内容。

# 第七节 调除外邪

外邪包括风、寒、暑、湿、燥、火（热），引起妇科疾病的外邪主要是寒、热、湿邪三种，下面按调除寒邪、调除热邪和调除湿邪分述。

## 一、调除寒邪

外寒内侵，理应祛寒，寒者温之，治当温阳以散寒。就妇科而言，寒邪凝滞冲任胞宫所致病证，治当散寒邪、温冲任、暖胞宫，常用温阳散寒药有肉桂、制附子、艾叶、小茴香、吴茱萸等，代表方剂如良方温经汤、小温经汤，作者常用散寒温经方（金志春方）加减。

尚须注意，外寒内侵，寒者温之，温阳散寒是常法，但欲达到更好疗效，应根据寒邪致病引起的病理特点，综合考虑，重点关注“寒、瘀、痛”。在散寒时，一是要针对寒凝气血、冲任受阻，辅以活血化瘀，可酌加当归、川芎、桃仁、红花、益母草、三棱、莪术等药；二是要针对寒凝经脉、不通致痛，辅以散寒止痛，可酌加元胡、香附、吴茱萸、川牛膝等药；三是寒伤阳气，除温阳外，可少佐益气，酌加人参、党参、黄芪等药。

## 二、调除热邪

外热内侵，理当除热，热者寒之，治当寒凉以清热。就妇科而言，火热损伤冲任、扰动血海所致病证，治当清热凉血，固摄冲任，常用药有黄芩、黄柏、生地黄、玄参、丹皮、栀子、赤芍、地榆等，代表方剂如清热固经汤、保阴煎、丹栀逍遥散等。

火热内侵，损伤冲任，属实热病证，当治之以寒，但热入冲任血海，血分有热，不可过用苦寒，应注意保护阴液，可辅以甘寒滋阴清热药（如地骨皮、知母等），或兼有甘苦寒之药（如生地黄、玄参等）。

## 三、调除湿邪

外湿入侵，治当祛湿。就妇科而言，湿邪下注所致病证，治当渗利水湿，常用药有茯苓、猪苓、泽泻、冬瓜子、薏苡仁、车前子、滑石等，代表方剂有白术散、五苓散、猪苓汤等；湿热内侵或湿化湿热所致病证，治当清热利湿，常用清利湿热药有黄连、黄芩、黄柏、茵陈、龙胆草、栀子、车前子、木通、滑石、红藤、败酱草等，代表方剂有龙胆泻肝汤、止带方、易黄汤等，作者常用清热除湿方（金志春方）加减；寒湿内侵或湿化寒湿所致病证，治当温阳化湿，常用温化寒湿药有附子、桂枝、干姜、白豆蔻、草豆蔻、砂仁、苍术等温阳药与利水药配伍，代表方剂有苓桂术甘汤、真武汤、实脾饮或少腹逐瘀汤加苍术、茯苓等祛湿药，作者常用祛寒除湿方（金志春方）加减；湿毒浸淫者，在祛湿时配伍红藤、蛇舌草、败酱草、马鞭草、半枝莲、蒲公英、金银花、连翘等解毒之药，并可酌加黄芪、党参等益气药以增强解毒之力，代表方剂有除湿解毒汤，湿热毒可用清热除湿解毒方（金志春方），寒湿毒可用祛寒除湿解毒方（金志春方）。

此外，应注意“湿胜则阳微”，湿易损伤阳气，湿邪郁遏、阳气不伸者，当用化气利湿、通利小便之法，使气机通畅、水道通调，湿邪从小便而去，阳气自通。

## 第八节 调除内邪

内邪包括“内生五邪”、瘀血和湿浊，引起妇科功能异常的主要“内生五邪”是内寒、内热、内湿。内邪并非外邪，治当调理为主，兼以除邪。下面按照调理内寒、调理内热、调理内湿，以及调除瘀血和调除湿浊进行论述。

### 一、调理内寒

寒者温之，虚者补之。阳虚内寒，理当温补阳气以散寒，重点关注“虚、寒、痛”。就妇科病证而言，阳虚内寒，冲任不足，气血衰少所致病证，治当温肾（或脾肾）阳、益气血、补冲任、暖胞宫，以达到阳回寒散目的，常将温肾（或脾肾）药（如肉桂、艾叶、小茴香、仙灵脾、巴戟天、补骨脂等）和益气补血药（如人参、党参、黄芪、当归、川芎、阿胶、熟地黄等）联合配伍使用。同时要注意，阳虚内寒常兼阳虚寒凝、冲任虚滞和虚滞疼痛现象，在温阳补虚时可辅以活血化瘀药（如当归、川芎、红花等）和温阳止痛药（如香附、元胡、姜黄等），代表方剂有大营煎、金匮温经汤、大温经汤等。

### 二、调理内热

虚者补之，实者泻之，热者清之。内生热应根据热虚实和产生的原因而治。就妇科病证而言，实热者当清之泻之，采用清热凉血，固摄冲任，常用药有黄芩、黄柏、生地黄、玄参、丹皮、栀子、赤芍、地榆等，代表方剂有清热固经汤、保阴煎、丹栀逍遥散等；虚热者当补而清之，采用滋阴清热，固摄冲任，常用药有生地黄、麦冬、地骨皮、龟版、白芍、知母、青蒿、鳖甲、胡黄连等，代表方剂有左归丸、育阴汤、加味地骨皮饮、清血养阴汤、加减一阴煎等。

### 三、调理内湿

虚者补之，湿者利之，内生湿邪，虽应关注湿，但更应注重虚。虚者脾虚或肾虚，偶有肺虚。虚者当补，关键是补脾，健运脾胃，其次根据病因，如有肾或肺虚者，治当温肾或补肺。具体治疗时，就妇科病证而言，在参照本章第七节所述调除湿邪方法的同时，更应注意脾肾虚弱，特别是脾虚，在温肾健脾的基础上，渗利水湿。湿邪热化为湿热或寒化为寒湿者，当清热利湿或温化寒湿。参见本章第七节所述。

## 四、调除瘀血

调除瘀血方法可称为行血法，即常言之活血化瘀法。应用时，一是要注意瘀血的程度，二是要注意瘀血形成的病因病机。

根据瘀血程度，调治时，要注意方剂中行血药物的种类、药物味数和每味药量，这些都会影响调治的效果。行血药物的种类，根据药力轻重程度可分为活血药（针对血滞）、化瘀药（针对血凝）、破瘀药（针对血阻）和消癥药（针对血癥）。就妇科血瘀证而言，分别采用活血、化瘀、破瘀、消癥之法，通调冲任，畅行全身。常用药物有当归、川芎、益母草、桃仁、红花、赤芍、丹参、丹皮、川牛膝、王不留行、五灵脂、蒲黄、泽兰、山楂、延胡索、三棱、莪术、乳香、没药、血竭、土鳖虫、水蛭、虻虫等。代表方剂有化瘀汤、桃红四物汤、血府逐瘀汤、膈下逐瘀汤、少腹逐瘀汤、桂枝茯苓丸、大黄䗪虫丸等。具体使用时，除注意药物味数和每味药量外，使用药力不同的药物可参考如下：血滞者，可在辨证基础上，在相应方剂中加入当归、川芎、香附、益母草等活血作用较轻的药物，起到活血作用；血凝者，可在前述活血基础上加重药量或再加入其他化瘀药物，如桃仁、红花、赤芍、丹参等药，以增强药力，起到化瘀作用；血阻者，可进一步加重药量，或在前述化瘀基础上加入三棱、莪术、乳香、没药等药，以起到破瘀作用；血癥者，可在前述破瘀基础上，加入土鳖虫、水蛭、虻虫等作用更强的药物，以起到消癥作用。此外，血结成癥、久瘀重证、痰瘀互结者，常应兼以软坚、散结、化痰，可加入昆布、海藻、鳖甲、牡蛎、穿山甲、浙贝母、法半夏等药，并可重用虫类破瘀药；痰瘀毒互结之癥积重症者，可酌加紫草、蛇舌草、青黛、蚤休、苦参、蒲公英、连翘、半枝莲、山慈菇等解毒药。

根据瘀血形成的病因病机，调除瘀血应当根据具体情况，在辨证基础上，将行血法分别与补气、行气、温阳（散寒）、清热（滋阴）、除痰祛脂和除湿祛浊等法联合起来选药组方，分别采用相应的活血化瘀法。气虚致瘀治宜补气化瘀，代表方剂有补阳还五汤；气滞致瘀或损伤致瘀治宜行气化瘀，代表方剂分别有血府逐瘀汤、复元活血汤；血寒致瘀中，实寒（外寒）致瘀治宜散寒化瘀，代表方剂有良方温经汤、小温经汤，虚寒（内寒）致瘀治宜温阳化瘀，代表方剂有金匮温经汤、大温经汤；血热致瘀中，实热致瘀治宜清热凉血化瘀，可选用清热凉血化瘀汤（金志春方）；虚热致瘀治宜滋阴清热化瘀，代表方剂有滋阴清热化瘀汤（金志春方）；痰脂致瘀治宜除痰祛脂化瘀，可选用痰脂化瘀方（金志春方）；湿浊致瘀治宜除湿祛浊化瘀，可选用湿浊化瘀方（金志春方），等等。

## 五、调除湿浊

调除湿浊，排泄湿浊、个性除浊、调和脏腑是其基本治法。

排泄湿浊，必经二便、汗液、呼吸和其他排泄通道，故促进湿浊排泄是治疗湿浊的通用治法。具体而言，一是通腑泄浊，使湿浊从大便排出，常用药物有大黄、番泻叶、火麻仁、芒硝等；二是利尿泄浊，使湿浊从小便排出，常用药物有茯苓、猪苓、泽泻、土茯苓、薏苡仁、车前子、萆薢、荠菜等；三是芳香化浊，使湿浊从芳香中而化，常用药物有藿香、佩兰、草果、紫苏、陈皮、苍术、半夏、白豆蔻、石菖蒲、白芷等；四是开腠宣浊，使湿浊从汗液排出，常用药物有香薷、苍术、羌活、独活、蝉蜕、薄荷等。

根据湿浊不同类型，个性除浊，兼以治之。痰浊者兼以化痰，脂浊者兼以化脂，糖浊者兼以化糖，瘀浊者兼以化瘀，毒浊者兼以解毒。随证加减，灵活运用。

湿浊产生多因脏腑功能衰弱，转化精微或排泄糟粕不利而成，在用上述排浊法的同时，应调和脏腑功能，根据具体情况，分别采用健脾、补肾、补肺、调肝等方法。

就妇科湿浊病证而言，痰浊或脂浊或糖浊等壅塞冲任或胞宫者，当化痰或化脂或化糖祛浊，开启胞宫，常用药物有当归、川芎、白术、苍术、半夏、南星、神曲、山楂、决明子、香附、茯苓、橘红、荷叶等，代表方剂有消脂膜导痰汤、启宫丸加鹿角霜、当归，或用痰脂浊消方（金志春方）；瘀浊互结，壅塞冲任或胞宫者，当化瘀除浊，调畅冲任或胞宫，常用药物有当归、川芎、桃仁、红花、赤芍、半夏、南星、茯苓、苍术、香附、枳壳、桂枝、元胡、三棱、莪术等，代表方剂可用苍附导痰丸合桂枝茯苓丸加减；湿浊下流，损伤带脉者，当除湿化浊，常用药物有半夏、陈皮、茯苓、白术、苍术、山药、党参、车前子等，代表方剂可用完带汤合二陈汤加减；痰浊上扰者，当祛风化痰泄浊，常用药物有半夏、南星、白术、天麻、茯苓、白蒺藜、陈皮等，代表方剂有半夏白术天麻汤加减；湿浊停聚下焦者，当温化湿浊，常用药物有茯苓、猪苓、白术、芍药、泽泻、生姜、附子、桂枝等，代表方剂有五苓散、真武汤；痰浊阻滞乳络者，当化痰泄浊，开郁通络，常用药物有柴胡、当归、茯苓、白术、瓜蒌、浙贝母、半夏、南星、生牡蛎、山慈菇等，代表方剂有逍遥蒌贝散。

## 第九节 调理情志

心身相济，神形合一，是人体生命活动的基本保证。妇人易受情志影响，调治疾病要从心神（情志）和身形两方面着手，心身同调，神形同治，并以调心神（情志）为先。调理情志，可多法并用，心理调理与药物调理结合，以期获得更快、更好的调理效果。

### （一）心理调理

心理调理方式有自我调理和他人疏导两种。自我调理是通过自己调理心理以平衡心态。他人疏导是在他人（如亲友、心理医生等）的帮助和疏导下以恢复心态。心理调理方法主要有修炼心理法、节制情感法、疏导情绪法、转移情感法、情志制约法和心理暗示法等多种方法。对于妇科医务人员，要善于应用心理调理方法，为患者疏导。

#### 1. 修炼心理法

修炼心理，是指通过修身养性以提高修养水平，修炼心理以提高心理素质，从而建立起理性的心理环境。修身养性，谓修养身心，涵养德性，即通过自我反省、体察，培养、陶冶自己的道德品行，使身心达到较为完美的境界。修身养性的具体行为，表现为日常生活中择善而从，博学于文，约之以礼。修养，指人的行为和涵养，即人的综合素质表现。

一般而言，受禀赋（遗传）的影响，人的身体和心智相对稳定。但修炼心理，修身养性，可以塑造理智，改变心智，使人精神升华，超凡脱俗，提高修养水平和心理素质，从而影响心态和行为。通过修炼，具备高水平的修养和良好的心理素质，就会性格豁达，内心宁静，对待任何刺激就会泰然处之，情志就会平和，也就不会出现情志致病。

2. 节制情感法

节制情感，即控制情绪，防止情志过极。有效节制情感，必须遇事戒怒，宠辱不惊。遇事戒怒，遇可怒之事，要分析不良后果，以理性克服冲动，以理智控制情绪，防止情志过极，使情绪反应“发之于情”，“止之于理”；时刻提醒自己，遇事要“息怒”，即使发怒，也要怒后反省，吸取教训，以防再怒。荣辱不惊，人间沧桑，诸事纷繁，喜怒哀乐，难免此起彼伏，任何变故，无论好坏，都会过去，与健康相比，微不足道，维持平稳心态。

3. 疏导情绪法

疏导情绪，是把积聚、压抑在心中的不良情绪，通过适当的方式宣通发泄出来，尽快恢复心理平衡。一是自我发泄。自我采取方法，把心中不良情绪发泄出去。如遇不幸、悲痛万分之时，不妨大哭一场，以宣泄内心痛苦；遭遇挫折、心情压抑时，可以通过强烈、粗狂地喊叫，或找亲朋倾诉，以发泄心中郁闷，等等。发泄不良情绪，必须采取理智方法，避免非理智行为，否则，不仅无益，反增新烦恼，引起更严重的不良情绪，加重身心损伤。二是疏导宣泄。疏导宣泄，即心理开导，当出现不良情绪时，借助他人有益的疏通、开导、解释、劝解、安慰、鼓励、关心等，把心中的郁闷宣泄出去，获得力量与支持，抚慰精神创伤，平衡心态，恢复心理。心理疏导在消愁解忧、尽快消除不良情绪时，特别是在不良情绪高涨的关口时刻，对防止更严重的意外事件发生，是一种非常有用的方法。

4. 转移情感法

转移情感，是指采用一定的方法和措施，改变情感关注焦点或脱离周围环境，避开不良刺激因素，使情感从纠葛中解脱出来，或转移到其他事物上去。一是升华超脱。所谓升华，就是用意志战胜不良情绪的干扰，用理智战胜不幸的伤害，把理智和情感化为动力，投身于生活和事业中去，冲淡情感痛苦，寄托受伤情思，使精神得到升华。所谓超脱，就是超凡脱俗，越超常人之见，把事情看淡一些，主动从不良情绪和不良境遇中走出来，开阔视野，忘却烦恼，美化心灵。升华超脱是主动排除不良情绪，恢复心态的重要的方法。二是移情易性。移情，即转移情思，改变不良情绪的焦点。易性，即改易心性，改变不良习性，排除内心抑郁。通过改变注意力，转移思想焦点，或改变环境，不与不良因素直接接触，以消除不良因素的刺激。移情易性方法很多，如琴棋书画活动、体育健身、体力劳动、旅游消遣、脱离现场环境，等等，可以根据不同人的心理、条件、环境、能力和爱好，从事自己喜欢的活动，灵活采用。琴棋书画影响情感，陶冶情操，情绪不佳时，听听音乐、欣赏戏剧、观赏相声、棋牌对弈、练字书画等可以消除苦闷，转移心境，平静心情，振奋精神。运动和劳动，不仅可以增强生命活力，还可以改善不良情绪，愉悦精神，当苦闷、烦恼或情绪激动、与人争吵时，可以去锻炼，如打球、散步、爬山，或打太极拳、练瑜伽，放松心情，排除不良情绪干扰。“七情之病者，看书解闷，听曲消愁，有胜于服药者矣”（《理瀹骈文》）。

5. 情志制约法

情志制约，即以情制情，是根据情志与五脏之间存在的五行生克原理，用互相制约、互相克制的情志来转移和干扰对机体有害的情志，以达到协调情志的目的。情志制约法或称情胜疗法，即激发一种情绪，使其强度超过原有情志，从而克服前者的情志障碍。此法起源于《素问·阴阳应象大论》之“喜伤心，恐胜喜”“思伤脾，怒胜思”“忧伤肺，喜胜忧”“恐伤肾，思胜恐”“怒伤肝，悲胜怒”。喜伤心者，以恐胜之。心在志为喜，属火；肾在志为恐，属水。肾水制心火，故恐可制喜，又称惊恐疗法，以恐怖言语或情境来治疗大喜过度引起的情绪兴奋、狂躁等。思伤脾者，以怒胜之。脾在志为思，属土；肝在志为怒，属木。木克土，利用发怒时肝气升发作用来解除体内气机郁滞的一种疗法，适用于长期思虑不解、气结成疾或情绪异常低沉等。悲伤心者，以喜胜之。以喜悦之事、愉悦之言来治疗过分悲伤导致的情绪低沉、郁郁寡欢等。恐伤肾者，以思胜之。肾在志为恐，属水；脾在志为思，属土。土克水，思虑可制约恐惧。通过“思则气结”，以收敛涣散的神气，使人主动排解某些不良情绪。因恐惧而致疾病，可用深思方法，开启思绪，理智分析处境，以消除恐惧情绪。怒伤肝者，以悲胜之。肝在志为怒，属木；肺在志为悲，属金。金克木，悲可制约怒。“悲则气消”“悲胜喜”，故当大怒或大喜过度时，设法促使产生悲伤情绪，以消散内郁怒气或抑制兴奋情绪。在应用以情制情治疗情志所致病变时，要注意情志刺激的强度和患者对情志刺激的敏感程度。治疗的情志刺激要超过致病的情志因素，或采用突然的强大刺激，或采用持续不断的强化刺激，如果不及就达不到以情胜情的治疗目的，如果太过又会造成新的情志损伤。

6. 心理暗示法

心理暗示是指某个体无意中受到来自环境或他人或自我的、以不明显的方式发出的某种信息（如观念、愿望、情感、判断、态度等）的影响，并做出相应的心理和行为反应的一种心理现象。从心理机制上讲，心理暗示是面对某种被主观意愿肯定的假设（不一定有依据），由于主观上已经肯定了此假设的存在，心理上便竭力趋向于此假设。在本质上，暗示是人的情感和观念会不同程度地受到下意识的影响。暗示往往会使人不自觉地按照一定的方式行动，或不加批判地接受一定的意见或信念。望梅止渴即是典型例子。暗示分为自我暗示与他人暗示。自我暗示是指自己对自己施加的暗示。他人暗示是指暗示者对受暗示者施加的暗示。心理暗示对人可以产生很大作用，包括积极作用和消极作用。积极和良性的心理暗示，可对受暗示者产生积极作用，有利于调节机体功能，促进身心健康。消极和恶性的心理暗示，会对受暗示者产生消极作用，引起心理障碍，严重者会引起幻听、幻觉和幻视等。心理暗示可以辅助治疗疾病，甚至可以单独治疗疾病。心理咨询，即是咨询者采用言语或非言语手段（如手势、表情、动作以及设定某种情境等），含蓄、间接地对受咨询者的心理和行为施加影响，引导其顺从咨询者的意见，以达到咨询的目的。心理暗示对某些心因性疾病有一定的疗效，如口吃、厌食、高血压、心动过速、神经性头痛、自主神经功能紊乱和更年期综合征等。对于情志刺激，正确应用积极的心理暗示，有利于排除心理干扰，平衡心态，抚慰心灵创伤。

### （二）药物调理

情志致病，伤及内脏，先致气机失常，继致血瘀、湿滞或痰聚等病理变化。药物调治，应针对脏腑病位（主要是心、肝、脾）、基本病机（气机失常）和病理产物（瘀血、水湿、痰饮）等，辨证施治，合理用药。

调理脏腑，重在调心、调肝和调脾，具体方法详见本章第一节“调理脏腑”中有关调心、调肝和调脾等内容。

调畅气机，重在调理气机运行，具体方法详见本章第二节“调理气血”有关内容。

调除瘀血、水湿和痰饮，重在化瘀血、利水湿、除痰饮，具体方法详见本章第八节“调除内邪”有关内容。

# 第十节　调 节 行 为

行为因素影响身体素质，在一定程度上也是损害身体的重要原因，甚至影响女性生理功能，引发妇科疾病。合理调节行为，不仅防病，促进健康，增强身体素质，还可既病防变，有利于治疗，促进康复，不可小视。

## 一、调摄生活

正常规律的生活是健康的基础。要保持身体健康，必须注意起居调摄，妥善安排工作和生活，使其符合自然规律和自身生理特点。调摄生活包含的内容很多，诸如作息起居、苦乐劳逸、衣食住行、坐卧站立等。

### （一）作息有常

自然界存在着规律性的周期性变化，人居其中，息息相关。人之作息，与之适应，才能有益健康。一年之中，四时阴阳消长、自然气候变化，对人体会产生影响，应该根据季节变化和个人情况合理安排作息，起居有常，维持生理功能良好状态。春季，夜间缩短，白昼渐长，风和日暖，早起活动，沐浴阳光，以应春天生机，避免睡眠过多，使人困倦；夏季，晚些入睡，早点起床，以应自然阳盛阴衰之变；秋季，白昼渐短，夜晚延长，早些就寝，早点起床；冬季，昼短夜长，晚间早卧，早晨稍迟起床，日出外出活动，以避严寒。顺应自然，规律作息，定时睡眠，定时起床，定时用餐，定时工作学习，定时活动身体，如此等等，机体则会生机勃勃，精神饱满，健康长寿。

### （二）安卧有方

睡眠受人体昼夜节律调控。睡眠是一种生理需要，是消除疲劳、恢复精力的主要方式。高质量睡眠受睡眠时间和质量的影响。睡眠时间多长为宜，很难一概而论，每个人所需睡眠时间受性别、年龄、体质、性格、工作、学习、环境等多种因素影响，不尽一致。一般而言，成人睡眠时间为8小时左右，以醒后不觉疲倦为宜。评定睡眠质量，多从入睡快慢、睡眠深浅、有无梦惊、起床快慢和起床后精神形体感觉等多方面进行。为了保证高质量睡眠，应定时睡眠，注意睡前精神、形体调摄，如避免喜怒过激、思虑过度、活动过剧，温水泡脚，摩擦双足，不喝浓茶、咖啡，不过量吸烟、喝酒，保证寝具舒适，保持被褥和枕头清洁、松软，厚薄适中，高低适宜，维持环境宁静和适宜温湿度，讲究卧向、姿势，等等。

### （三）居处适宜

良好的居住环境对心身健康十分重要。室内空气污浊会使人精神不快，身体不适，甚至引发疾病。保证身体健康，需要维持室内通风良好，保障房间空气清新，保证室内光照充足，保持居处周边环境优良。

### （四）衣着适当

衣着除遮体、展现精神风貌外，最主要的作用是御寒、防暑，保护人体免受伤害。人类主要靠增减衣服来御寒、防暑，以适应季节气候变化。因此，在季节变换之时，或遇非常气候之际，能否结合个体的身体状态恰当增减衣服，对人体健康会有较大影响。注意衣料和式样，衣服质地柔软，透气性好，大小适中，美观大方，能让人感觉良好，心情舒畅；反之，衣服质地粗糙，透气性差，或为追求时髦穿着过紧、过大的衣服，对身心未必有益。

### （五）合理嗜好

生活嗜好对人体会产生一些影响。合理嗜好有利健康，反之则损害身体。少量饮酒可促进血液循环，过量饮酒，特别是酗酒则伤害身体，孕前、孕期酗酒可能伤胎，影响胎儿生长发育。长期吸烟可致癌，孕期大量吸烟影响胎儿发育，可能引起流产、死胎、畸胎、低体重儿和胎儿宫内窒息等。

## 二、调理饮食

饮食是人体获取营养素最主要的途径，是人体生长发育和生存的必要条件。饮食的质与量直接关系身体健康，甚至影响女性生殖系统功能。人体从五谷杂粮、鸡、鸭、肉、鱼等动植物中获取营养素。各种动植物所含营养素成分不同，营养会有差别。正常时，人体所需各种营养素是相对稳定的，从食物中获取各种营养素也就应该相对平衡，摄入过多或过少都不宜。

药食同源。食物与药物一样，具有寒热温凉四性，辛酸甘苦咸五味，补泄滑涩、润燥升降等特点，也有某些作用。不同的食物有不同的性味、特点和作用。根据人体状况，结合食物性味、特点和作用，取舍食物，是饮食调养的基本原则。体偏寒、易凉怕冷者，宜食温热之性食物，忌过食寒凉食物；体偏热、易生疮疖者，宜食寒凉滑润食物，忌食辛热燥涩食物；体胖者，宜粗、宜蔬、宜少，忌肥厚；体弱者，宜补、宜精；妇女经期、产褥之时，忌食大凉、大热、大腻食物，宜食平和食物。饮食不仅果腹，还可疗疾去病，如山楂消肉积、甲鱼助疗虚劳、蜂蜜可治便燥。用药期间要注意食药的相和与相反，不要因饮食而影响药效，如用发散药物时忌食收敛食物，服清热泻火药时忌食辛辣、油腻、火烤食物。

饮食可益人也可害人。食物的性味、特点和作用与人体所需相合者益人，如盛夏多汗而喜饮，绿豆能解暑毒；温热病初愈，津液耗伤，应选甘凉或甘平食物滋养津液；产后气血大虚，亟待恢复，食补益气血之食为佳。过食、少食、偏食、错食，可因食物的性味、特点和作用与人体不合而引起身体不适，甚至引起疾病。饮食不节、暴饮暴食、过食肥甘厚味、偏食嗜食、饮食寒温失宜等都可能损伤脾胃，引起脾（胃）气虚或脾（胃）阳虚，脾胃虚弱，运化失职，出现营养不足或营养偏颇的相应病证，在治疗上要健运脾胃，可参考前述调理脾胃诸法。过食辛辣食物，可助阳生火，引起热性病证，在妇科方面可引起月经先期、经量多、经行吐衄、胎动不安等，治疗上就要除热祛火，可参考前述清热降火诸法。过食寒凉生冷食物，可助寒伤阳，引起寒性病证，在妇科方面可出现月经后期、经量少、闭经、痛经、宫寒、不孕、带下病等，治疗上就要助阳祛寒，可参考前述温阳散寒诸法。

## 三、调摄房事

正常房事（性生活）是性成熟期男女最基本的生理功能之一，是维持身体健康、增强生活乐趣、维系夫妻感情和繁衍后代必须要做的事情。如果性生活做得好，对身体健康、享受生活、维系情感和生育后代无疑是有利的；如果做得不好，除对生活、情感不利外，还会影响身体状态和生育功能。

怎样才叫性生活做得好，尽管多种性医学相关书籍论述不少，但由于每个人的年龄、身体、生活、工作、环境，甚至受教育程度等不一样，不好一概而论。有人曾在首届国际性医学国际论坛提出“性爱频率公式”，即“性爱频率 = 年龄十位数 ×9”，所得积的十位数是一个性爱周期天数，个位数是性爱频率，适用于 20 岁以上人群。以 30 岁为例，性爱频率应该是 3×9=27，即 20 天 7 次性生活，以此类推。这种说法是结合年龄推算的，有一定的合理性，但此说法没有考虑其他因素以及每次性生活持续时间，未必完全合乎实际情况，仅供参考。尽管统一标准难定，但以下观点值得借鉴和遵循：一是性生活频率和持续时间不可过多、过长或过少、过短，每次性生活后双方感觉不会太累，一觉醒来就能很好恢复身体状态，不影响生活和工作；二是准备生育时，应该在排卵期性生活多几次（如隔日 1 次，连续 3～4 次），平时少几次，以利于受孕。

如果性生活后身体状态不能很好恢复，感觉疲劳和不适，影响生活和工作，就应该引起注意，不然性生活就会成为致病因素，日久就会生病，产生房事劳伤（房劳，性生活损伤）。房事不节，房劳过度，会损害身体，损伤肾气，耗气伤血，在妇科方面可能会引起月经病、带下病、胎动不安、堕胎、小产、不孕等。鉴于房劳会对人体造成损害，因此，应对措施，一是要注意调理性生活，合理房事；二是造成损害后，要及时调理身体，采取办法尽可能恢复身体状态。

## 四、合理孕产

孕产后代是女性的基本责任。合理孕产能尽可能减少对妇女的身心伤害，减少疾病发生。合理孕产包括结婚或开始性生活的年龄、开始孕产的年龄、孕产次数以及合理避孕等诸方面。

结婚和性生活是人生之必需，但只有当身体和心理发育成熟，特别是在生殖器官发育成熟后结婚、生育方为有利，年龄过小和过大都可能会对身体产生不利影响。从生理上看，青春期开始生殖器官逐渐发育，生殖功能逐渐建立；育龄期（或称生育期）从 18 ~ 42 岁，生殖器官一般在 20 岁后发育成熟，骨骼在 24 岁左右发育成熟，成熟的生育期从 21 岁开始更合适。35 岁后身体和生殖功能出现急剧下降，42 岁后生殖功能基本衰退。现代医学也认为，35 岁后卵巢储备卵泡急剧减少，卵细胞发生畸变的可能性增加，孕后胎儿畸形率也会上升，不利于优生优育，同时年龄过大，产道功能减退，不利于生产。因此，年龄过小结婚或开始性生活和生育活动及年龄过大生育，均容易损伤生殖器官，发生生产和产科并发症的风险加大，且对胎儿不利。合适的年龄，结婚或开始性生活以 20 岁为宜，生育以 21 ~ 35 岁为宜，25 ~ 30 岁最佳，最好不要超过 35 岁，特别不要超过 42 岁。

女性一生生育多少子女为宜，没有一个准确的评价标准，一般而言，以 2 个为宜，最好不要超过 3 个。生产间隔时间不宜过短，虽然没有一个十分科学的时间间隔标准，一般而言，最好不要少于 2 年，以确保身体有一段时间修复。

由于人工流产、药物流产和人工引产等终止妊娠措施的广泛实施，对于意外妊娠而又不欲生育者是可以选择的补救措施。但是，不欲生育的妊娠以及实施终止妊娠措施，对女性身心的摧残是巨大的，有时产生的心理和生殖器官损伤（如子宫内膜受损、宫腔粘连、盆腔炎症、输卵管阻塞，甚至子宫损伤切除等）无法弥补，严重影响女性心理和身体健康，甚至丧失生育功能。因此，对于不欲生育者，必须采取合理的避孕措施。

过早结婚或性生活、产多乳众，都可能耗伤气血，损伤肾精、肾气，引起气血不足，肾精亏虚，肾气虚弱，导致月经病、带下病、胎动不安、堕胎、小产、不孕等。应对措施，一是注意预防，戒早婚、早性生活、早生育，不要产多乳众，保持合适的孕育间隔，采用合适的避孕措施以避免意外妊娠；二是调理身体，注意性生活和生育保健，发现问题及时采取措施，尽可能恢复身体状态。

## 五、劳逸适度

劳和逸，相互对立，相互协调，辩证统一，是人体生理需要。人体在生命活动中，必须有劳有逸，不能过劳，也不能过逸。“养性之道，常欲小劳，但莫大疲，及强所不能堪耳”（《备急千金要方·道林养性》）。劳逸适度对身体健康有重要作用。劳逸适度，不仅指劳力（体力）适度，还包括劳心（脑力）适度。合理体力劳动（活动），有利于活动筋骨、通畅气血、强健体魄、增强体质、锻炼意志、增强毅力，从而保持生命活动的能力。适当休息，是消除疲劳、恢复体力精力、调节身心不可或缺的重要因素。用脑也要劳逸适度，既要勤于用脑，注重训练脑的功能，开发脑的潜能，又要注重对脑的保养，防止脑疲劳。合理用脑，不但不会加速衰老，反而能预防老化，增强智力。

过劳可致劳伤，内伤脏腑，成为致病原因。《素问·宣明五气》就有“五劳所伤，久视伤血，久卧伤气，久坐伤肉，久立伤骨，久行伤筋”之说。李东垣认为，劳役过度可内伤脾胃，百病由生。过度安逸同样可以致病。贪逸无度，气机郁滞，“久卧伤气”“久坐伤肉”即就过度安逸而言。缺乏劳动，易致气机不畅，升降出入失常。人体脏腑、经络、气血、阴阳的运动变化，无不依赖气机的升降出入。安逸过度，不适当活动，气机升降出入就会呆滞。气机失常可影响人体五脏六腑、表里内外、四肢九窍，导致种种病理变化。

妇女有多个特殊生理时期，月经期、妊娠期和产育期都是相对脆弱的时期，更应劳逸适度。劳则气耗，逸则气滞，劳倦伤脾，过力伤肾。经期过劳，可致经期延长或月经过多。孕期过劳，易致胎动不安、堕胎、小产。过度安逸，气血凝滞，易致滞产。产后持重，操劳过早，易致子宫脱垂。临证治疗时，劳伤者补虚，应调理脏腑、经络、气血、阴阳的功能状态，或补气血，或补阴阳，或补脏腑；逸滞者行滞，或行气，或活血，务使气机流畅。

### 六、谨防损伤

日常生活中，当小心谨慎，以防外力损伤。跌仆闪挫，猝然身受，轻者皮肉受损，重者筋骨、内脏受伤。外力所致，跌仆伤血，血伤气无以运；闪挫伤气，气伤血无以帅；气血俱伤，气滞血凝。至于斗殴打扑、舟车撞击，由外侵内，经络、脏腑俱伤，其气滞，其血凝，与跌仆闪挫无异。跌仆闪挫，常言内伤，言内伤而不言外伤者，是言伤在外而病及内。在妇女，跌仆闪挫、斗殴打扑、舟车撞击等均可使气血受损，冲任失调导致经孕胎产诸疾，如在经期、孕期，登高持重或跌仆闪挫或舟车撞击，易致月经过多、崩漏下血、胎动不安、堕胎、小产等。治之之法，必于脏腑、经络间求之，内外兼治，调理气血，或行气，或行血，或气血同行。若伤筋动骨者，还须接骨续筋。

## 第十一节　调理体质

人体体质参与疾病的防治过程，妇科疾病与体质亦有相关。因此，调理体质可以起到一定的防治疾病作用，妇科疾病防治亦然。调理体质内容详见第八章“女性体质学说”相关内容。

## 第十二节　其他治法

妇科疾病中医治疗，辨证施治使用中药是最主要的方法。此外，中医药适宜技术对某些疾病也有一定的疗效。中医药适宜技术，通常是指安全有效、成本低廉、使用方便、简便易学的中医药治疗技术，也称为中医药传统疗法、中医药特色疗法，是中医学的重要组成部分，经过历代医家的探索，现已发展为方法众多的一个大类技术，主要包括针法类、灸法类、手法类、外治类、内服类等多种类治疗技术。

## 一、针法类

针是指针刺，是利用各种针具刺激穴位来治疗疾病的一种方法。常用的针法，以治疗部位论有体针、头针、耳针、腹针、腕踝针、足针等，以治疗针具论有毫针、梅花针、三棱针、鍉针、皮内针（如揿针）、火针、水针（穴位药物注射）、电针、小针刀、针刺放血等。疑难病常采用针药并用、针罐齐施、内外同治等方法，以期获得更好的疗效。在妇科疾病治疗中，以上许多针法可以选用。其中，毫针具有调节脏腑功能、止痛止血等作用，治疗范围较广，可用于治疗妇科多种疾病，如月经不调、痛经、闭经、崩漏、带下病、月经前后诸证、产后缺乳、产后尿闭、绝经前后诸证、阴挺、不孕等；梅花针具有调节脏腑功能、疏通经络等作用，多用于经前头痛、胁痛、痛经、产后关节痛等；皮内针多用于痛证及某些慢性病治疗，如痛经、月经不调、不孕、产后关节痛等；耳针可广泛用于治疗多种妇科疾病。

## 二、灸法类

灸法，是以艾绒为主要材料或在艾绒中掺入少量药物（如辛温香燥药末）或用其他药物，点燃后直接或间接熏灼、温熨或熏蒸体表穴位的一种治疗方法，灸法主要以艾绒作为材料，故常言艾灸。灸法借助灸火的温热作用和药力，起到温经通络、行气活血、扶正祛邪、祛寒除湿、消肿散结、升阳举陷、回阳救逆等作用，对慢性虚弱性疾病和风、寒、湿邪所致疾病尤为适宜，并具有保健作用。在妇科疾病中，痛经、闭经、月经不调、崩漏、不孕、带下病、胎位不正、下腹疼痛、难产、产后缺乳、产后尿闭、产后腰腿痛、阴挺、绝经前后诸证等可以选用。因制作形式和运用方法不同，可分直接灸和间接灸、艾条灸和艾炷灸、温针灸和温灸器灸等数种。

直接灸是将大小适宜的艾炷直接放在皮肤上施灸。施灸时需将皮肤烧伤化脓，愈后留有瘢痕者，称为瘢痕灸。不使皮肤烧伤化脓，不留瘢痕者，称为无瘢痕灸。间接灸又称间隔灸、隔物灸，是用物品将艾炷与施灸腧穴部位皮肤隔开施灸，所隔物品常用生姜、大蒜、盐、附子片等。

灸法所用的艾绒是由艾叶加工而成的。将适量艾绒置于平底磁盘，用食、中、拇指将其捏成圆柱状即成艾炷，艾炷可制成拇指大小、蚕豆大小、麦粒大小，分别称为大、中、小艾炷。将适量艾绒用双手捏压成长条状，置于宽约 5.5 厘米、长约 25 厘米的桑皮纸或绵纸上，搓卷成圆柱状，用糨糊将纸边黏合，两端纸头压实，制成长约 20 厘米、直径约 1.5 厘米的艾卷，即艾条。

温针灸是将针刺与艾灸结合应用的一种方法，适用于既需要留针而又适宜用艾灸的病证。操作时，将针刺入腧穴得气后，给予适当补泻手法并留针，继将纯净细软的艾绒捏在针尾上，或用一段长约 2 厘米的艾条插在针柄上，点燃施灸。待艾绒或艾条烧完后，除去灰烬，出针。

温灸器灸使用特制的一种圆筒灸具进行灸治，又称温灸筒灸。筒底有尖有平，筒内套有小筒，小筒四周有孔。施灸时，将艾绒或加掺药物装入温灸器的小筒，点燃后将温灸器之盖扣好，即可置于腧穴或应灸部位进行熨灸，以所灸部位皮肤红润为度。

## 三、手法类

手法类主要指按摩疗法，包括头部按摩、足底按摩、按揉涌泉、点穴、拨筋、护肾、踩跷、脊疗（整脊、捏脊、背脊）等。按摩具有疏通经络、舒筋活血和保健作用。部分按摩疗法在妇科疾病治疗中有一定作用，如月经不调、痛经、闭经、崩漏、经前诸证、带下病、产后身痛、产后尿闭或尿失禁、不孕等可以选用。

## 四、外治类

外治疗法，包括刮痧、灌肠、火罐、竹灌、药摩、盐熨、盐熏、熏蒸、熏洗（如外阴熏洗）、冲洗（如阴道冲洗）、纳药（如阴道纳药）、热熨、穴位敷贴、外敷、涂药、湿敷、药浴、芳香药物吸入、脐疗、蜡疗、蜂针、腐蚀、手术以及物理疗法等，许多方法妇科临床使用历史悠久，如阴道纳药。物理疗法是利用声、光、电、磁、热和机械刺激等物理因子进行的治疗方法，常用的有红外线、紫外线、激光、海特光、超声波、超短波、微波、磁、电等，虽是现代科学发展的产物，但中医妇科引入物理疗法，有助于提高疗效。

## 五、内服类

内服疗法，此处是指除辨证施治应用中药外的其他内服药物疗法，包括中药雾化吸入、中药茶饮、中药药酒、饮食药膳和膏方等，这些方法在中医妇科疾病的治疗和保健中可以选用。

第六章

# 妇女保健概要

保健，指为保护身体、促进健康、预防疾病和延年益寿所采取的各种措施，如合理选用养精神、调饮食、练形体、慎房事、适寒温等措施。中医学十分重视人体正气和保健的作用，早在《黄帝内经》中就已强调“正气存内，邪不可干”“虚邪贼风，避之有时；恬淡虚无，真气从之；精神内守，病安从来。是以志闲而少欲，心安而不惧，形劳而不倦，气从以顺，各从其欲，皆得所愿”，并认为“圣人不治已病治未病，不治已乱治未乱，此之谓也”。这些都说明，做好保健，增强正气，防患于未然，意义重大。妇女由于经、孕、产、乳等特殊生理会对身体状态产生一些影响，容易招致病邪的侵袭，因此，注重青春期、月经期、妊娠期、分娩期、产褥期、哺乳期和更年期等特殊时期保健，意义更加重大。做好妇女保健，要根据不同特殊生理时期的身体和心理特点，分别采取相应的保健措施。

## 第一节　青春期保健

青春期是从幼儿发育至成年的过渡期。此期肾气初盛，天癸始至，任通冲盛，胞宫发育逐渐成熟，第二性征逐渐明显，月经初潮，这些都会对女孩身心产生一些影响。因此，应注意青春期卫生和心理调适，促进身心发育和成长。

1. 生理教育

了解女性生殖器官基本知识，认识青春期生理变化特点，懂得第二性征的变化和月经常识。根据青春期特点，合理安排生活和劳逸，保证充足的睡眠，注意站坐等正确姿势，防止龋齿和近视发生。

2. 心理教育

青少年好奇心强，要加强教育、引导和心理辅导，使其了解人生的意义和人际关系，树立正确的世界观、人生观、价值观和道德观，避免形成过度独立、过度自我和情绪化性格，塑造良好的心理状态和社会行为以及开明的思维模式。

3. 性教育

青春期是性生理和性心理逐渐发育成熟的时期，须加强性教育，包括性生理、性心理和性道德教育。性生理教育要使其了解生殖系统结构和功能，以及性发育、月经和对异性感兴趣等生理现象；性心理教育要使其对性发育、月经等生理现象有心理准备，懂得与异性相处的正确方式和态度等。性道德教育，包括性伦理和性法制教育，树立正确的性道德观念，防范性犯罪的发生。通过性教育，避免不良干扰，有利于健康成长。

4. 营养和锻炼

青少年是身体生长发育的关键时期，必须要有足够的营养支持。营养要丰富和足够，不宜节食和偏食。积极参加适当体力活动和体育锻炼，有助于促进新陈代谢，增强全身各脏器功能，强健体魄。

5. 个人卫生

青春期生殖道处于逐渐发育过程，防御外邪能力相对较弱，易受外邪侵袭，引起阴道疾病。青春期要注意保持阴部卫生，要穿柔软、透气性好的棉质内裤。注重乳房发育，预防乳疾发生。

## 第二节　月经期保健

古人早已认识到月经期保健的重要性，“若遇经行，最宜谨慎，苟能调摄得宜，则经应以时矣”（《妇人大全良方》）。月经期间，生殖器局部和全身都有变化。行经之时，血海由满而溢，血室正开，机体抵抗力下降，调摄不当，邪气易侵，可致妇科疾病。因此，经期应该注意保健。

1. 保持清洁

用温水清洗阴部，保持外阴清洁。卫生巾和内裤要洁净、柔软、透气、吸水，勤换勤洗。内裤、洗浴毛巾尽可能在阳光下晾晒。适宜淋浴，避免盆浴、性生活、妇科检查、阴道冲洗和游泳。

2. 劳逸适度

经期要劳逸适度，不可过劳和过逸。可以从事日常工作、学习和劳动，避免重体力劳动和剧烈身体活动。一般性体力劳动和身体活动可促进盆腔血液循环，有利于经血流出，减轻腰酸和下腹不适感。过度的体力劳动和身体活动可耗气动血，使盆腔过度充血，导致月经过多、经期延长，腰酸腹痛，甚至崩漏。

3. 寒温适度

经期机体抵抗力下降，“若寒温乖适，经脉则虚，有风冷乘之，邪搏于血，或寒或温，寒则血结，温则血消，故月水乍多乍少，为不调也”（《诸病源候论》）。感受寒凉可凝滞气血，如接触冷水、淋雨和居住寒湿之地，可导致月经后期、月经过少、痛经等。高温环境可生热助火，导致月经先期、月经过多或崩漏等。因此，经期要避免当风感寒、冒雨涉水、冷水洗浴，环境要寒温适宜。

4. 饮食有节

经期饮食不节，若嗜食辛辣温燥助阳之品或过度饮酒，可生热助火，热迫血行，导致月经先期、月经过多或崩漏等；若过食生冷寒凉之品，可寒凝血滞，血行不畅，导致月经后期、月经过少、痛经等。因此，经期要注意饮食调摄，宜食清淡而富有营养的食物，不可过食辛辣温燥助阳和生冷寒凉之物。

5. 调畅情志

经期阴血下注，气有偏余，情绪容易波动，易受外界不良情志刺激，若受情志伤害可出现月经过多、痛经、闭经等。经期要防止情志损伤，注意化解矛盾，疏通思想，保持心情舒畅。

6. 避免房事

经期血室开张，不宜交合。强行交合，毒邪易侵胞宫，可引起出血过多、经期延长、腰骶酸痛，甚或感染、发热，引起盆腔炎症。

## 第三节　妊娠期保健

妊娠后，气血注于冲任以养胎，胚胎不断生长发育，母体要产生适应性变化，这些生理上的特殊变化会对母胎产生影响。胚胎初结时，根基浅薄，易于胎落；妊娠后，血聚养胎，气易偏盛，机体易出现阴阳平衡失调；孕期抵抗力下降，易感外邪。凡此种种，调理失宜，便可导致妊娠疾病的发生。因此，了解妊娠基本知识，注意妊娠期保健，有助于胚胎发育和母体健康。

1. 定期检查

定期进行产前检查是孕期保健的重要措施。及时发现并确定早孕，确定妊娠后定期进行产前检查，发现异常情况及时纠正，并对孕期进行保健指导。

2. 起居有节

起居有常，作息规律。睡眠要充分，但不宜贪睡。劳逸要适度，劳则气耗，逸则气滞，适当的劳作有利于气血流畅，可以进行一些力所能及的劳作，以无劳累感为度。不宜过劳、持重、攀高、涉险，以免伤胎。饮食要适宜，孕后胚胎发育全赖母体供应营养，孕妇更需要富有营养的食物，饮食宜清淡平和，易于消化，食物种类要全，不要偏食。勿令过饥、过饱，勿食过寒、过热，以免损伤脾胃。营养不足可致胎儿生长发育不良。饮食过量，易致胎儿过大、滞产。妊娠后期，不宜过咸，以防子肿、子满。“饮食宜淡泊，不宜肥浓；宜轻清，不宜重浊；宜甘平，不宜辛热”（《达生篇》）。孕期要保持脾胃调和，大便通畅。“凡妊娠，起居饮食，惟以平和为上，不可太逸，逸则气滞，不可太劳，劳则气衰”（《产孕集》）。衣着要宽松、柔软、舒适，内衣宜穿棉织物。胸腹和乳房不宜紧束，不要佩戴过紧乳罩，以免影响气血运行和乳房发育。

3. 调畅情志

孕妇精神状况会影响气血运行和胎儿生长发育，甚至会引起自然流产。社会和家庭要关注孕妇的情绪，孕妇本人要注意保持心情平和，避免悲伤、抑郁等不良情绪的影响。“胎前静养乃是第一妙法。不较是非，则气不伤矣。不争得失，则神不劳矣。心不嫉妒，则血自充矣。情无淫荡，则精自足矣”（《叶氏妇科证治》）。因此，孕妇要调节情志，舒畅心情，端正言行，以促进胎儿发育。

4. 用药宜慎

妊娠后“不可乱服汤药，亦不可妄行针灸”（《妇人大全良方》），禁用剧毒、破气、破血、通利之药。妊娠禁忌歌所列中药尽可能不用，虽有“有故无殒，亦无殒也”之说，确需使用必须充分评估身体状态后谨慎用之，并注意用药时间和剂量。很多药物（包括西药）有致畸作用，特别是在孕早期（10 周内）要禁用有毒药物（包括致畸西药），以防影响胎儿发育。

5. 谨防损胎

多种因素可影响胚胎生长发育，要谨防损胎。吸烟和饮酒对胎儿生长发育不利。孕 16 周前尽量避免被 X 线直接照射，以免诱发基因突变、染色体异常或畸胎和流产等。高热可能诱发胎儿畸形，要注意预防呼吸道、生殖道和泌尿道等多种病原微生物感染，特别是病毒（如感冒病毒、风疹病毒、麻疹病毒、疱疹病毒、巨细胞病毒、人类免疫缺陷病毒等）以及梅毒等病原微生物感染。

6. 注意胎教

我国古代即有较完善的胎教思想，“古者妇人妊子，寝不侧，坐不边，立不跸，不食邪味，割不正不食，席不正不坐，目不视于邪色，耳不听于淫声。夜则令瞽诵诗，道正事。如此，则生子形容端正，才德必过人矣”（《列女传》）。恰当的胎教可能会刺激胎儿的听觉、触觉、味觉、大脑和神经系统等功能发育，不恰当的胎教可能会给胎儿带来不利的影响。因此，孕妇应注意生活中的方方面面。

7. 慎戒房事

“妇人觉有妊，男即不宜与接，若不忌，主半产”（《妇科经纶》）。“保胎以绝欲为第一义，其次亦宜节欲。盖寡欲则心清，心清则胎气宁谧，不特安胎，助易生育，少病而多寿”（《达生篇》）。房劳伤肾，耗损元气，损及胎元，易致堕胎、小产。孕期必须慎房事，尤其是在孕早期 3 个月和孕晚期 2 个月应戒房事，以防导致胎漏、胎动不安、堕胎、早产及感染邪毒。

8. 保持卫生

妊娠期代谢旺盛，排泄物增多，要保持皮肤、口腔和外阴清洁。经常洗澡，以淋浴为宜。

9. 乳房护理

保持乳房卫生，妊娠 7 个月后常用温水擦洗乳头。乳头内陷者，应经常用手牵引或吸引乳头，纠正内陷。

## 第四节　分娩期保健

分娩期即指产时。十月怀胎，一朝分娩。分娩过程虽短，但是一个阵痛的过程，认识不到，处理不好，直接关系母子安全。

1. 了解分娩

妊娠足月时，孕妇本人和家属要做好临产准备，了解分娩过程。分娩是一种自然的生理现象，孕妇必须消除恐惧和惊疑心理，树立顺利分娩的信心。确实存在难产因素的，要平稳心态，与医护做好配合。

2. 养息精力

分娩时保持安静，以利孕妇平静心情。有临产征兆时，忍痛勿慌，养息精力，不宜用力过早，以防难产。《达生篇》提出的“睡、忍痛、慢临盆”具有重要指导意义。

3. 正确助产

产时宫缩频作，腹痛剧烈，产妇精神紧张，要注意监护与指导。观察产程进展，了解宫缩情况，监听胎心，记录破膜时间，测量血压。切忌产门尚未开全，临盆过早。产门开全，胎头着冠时，指导产妇正确运用腹压，配合接生操作。胎儿娩出后，立即清理新生儿呼吸道，促其啼哭并建立呼吸，然后处理脐带。胎盘完全娩出时，应检查胎盘、胎膜完整情况，查看有无胎盘残留。“儿出讫，一切人及母皆忌问是男是女”（《千金要方》），以免影响产妇情绪，导致不良反应。

4. 减少出血

胎盘娩出后，可肌注催产素，检查产伤，及时缝合以减少出血，继续观察流血情况。

## 第五节 产褥期保健

产妇从分娩结束到全身器官（乳房除外）恢复至孕前状态的一段时间称为产褥期，需 6 ~ 8 周，一般为 6 周。产后，由于产时用力汗出和产伤出血，阴血骤虚，卫表不固，抵抗力下降，同时血室已开，恶露排出，胞脉空虚，此时若护理不当，将息失宜，每易引起疾病。因此，产褥期保健要注意以下几方面。

1. 寒温适宜

居室要空气清新，冷热适宜。产后卫表不固，不可当风坐卧，以免外邪侵袭。室温过低，感受风寒，则易引起遍身疼痛。室温过高或过加衣被，特别是夏日暑天，则易出现高温损伤和中暑。

2. 劳逸适度

充分休息，保证睡眠时间，劳动不宜过早、过累，以免导致恶露不绝、子宫脱垂。

3. 调节饮食

产后耗伤气血，又需哺乳，须加强营养。宜食营养丰富、容易消化的食物，忌食生冷、辛辣、肥腻的食物，不要偏食，不宜饮酒。

4. 调和情志

精神要愉快，切忌暴怒、忧思、抑郁，以免气滞血结、忧郁伤心，引起腹痛、缺乳和精神抑郁等。

5. 保持清洁

会阴部产创伤要注意消毒和护理，产创已愈可用温开水擦洗外阴。产褥期恶露排出，血室开张，注意卫生，采用淋浴，禁止性生活，以防邪毒感染。内裤要经常换洗和日光消毒，卫生巾应经常更换。

## 第六节　哺乳期保健

产妇分娩后30分钟即可开始哺乳，哺乳期限一般为12～24个月。婴儿至6个月时即应适量增加辅助食物。母乳是婴儿最佳的营养品，不仅含有易于消化的各种营养素，还含有抵御病邪的抗体。因此，应当尽量坚持母乳喂养。为了保证哺乳顺利进行，应注意以下几个问题。

1. 清洁乳房

每次哺乳前要用温开水清洗乳头和乳晕，特别是第一次哺乳更要彻底清洗，以免不洁之物带入婴儿口内。洗手以免污染乳头。按摩乳房，避免乳汁壅积成痈。乳头皲裂应及时处理。

2. 正确哺乳

哺乳姿势可采用侧卧式或坐式，要注意乳房不能堵住婴儿鼻孔。提倡按需哺乳，不规定哺乳时间和次数。建议每次哺乳10～15分钟，时间过长会增加乳头的浸软程度，易发生皲裂。每次哺乳最好吸空，有利于增加下次泌乳量。

3. 保持乳量

保持乳汁的质和量，首要的是要调节饮食、加强营养；其次，调畅心情，保证充足的睡眠，避免过劳；同时做好按需哺乳。

4. 注意避孕

哺乳期一般不行月经，但是部分人可以有卵泡发育并排卵，不能把哺乳作为避孕措施。因类固醇激素可影响泌乳，哺乳时不宜口服避孕药，最好采用工具避孕或产后3～6个月放置不含孕激素类的宫内避孕器。

## 第七节　更年期保健

更年期肾气渐衰，天癸将竭，冲任二脉虚损，失去生殖功能。此时人体阴阳失调则可出现一系列不适的自觉症状，如头晕耳鸣、心悸失眠、烦躁易怒、烘热汗出等，严重影响工作和生活。为了使妇女顺利度过这一时期，应注意以下几个方面。

1. 普及知识

广泛宣传更年期生理卫生知识，消除更年期妇女不必要的思想顾虑。关心她们的工作和生活。绝经期前后是生殖器肿瘤的好发年龄，应定期进行防癌普查。发生特殊腹痛、异常阴道流血、异常带下增多等情况，要及时检查，确定性质，以便早诊早治。

2. 适度劳逸

劳逸结合，适当参加劳动和活动，不可过度安逸。宜做适当运动，如打太极拳、练气功等，可以锻炼身体，分散注意力，顺利度过更年期。节制房事，颐养精神。

3. 谨慎起居

适寒温，慎起居，生活有规律，避免外邪侵袭。饮食全面，不宜偏食，忌食辛燥耗散之物。

4. 调和情志

日常生活要轻松愉快，勿使大怒，勿令忧思。

## 第八节　老年期保健

年老后，随着年龄增长，体形、步态改变，甚至生理功能、内部器官都逐渐衰老，整个机体均发生衰退性改变。此时，日常生活要适应衰老变化过程，加强自我保健，防病治病，延缓衰老过程，减少、减轻疾病。

1. 起居有常

生活要有规律，保持适当的活动，应选择轻、慢、稳的活动方式。老年人骨骼坚硬、脆性大、弹性差，走路、活动等都要避免碰撞以免引起骨折。饮食要全面，进食容易消化的食物，注意营养均衡，加强营养，增强正气，以利抵御外邪侵袭。可以根据身体功能状态、体质状态和气候特点，适当吃一些有利身体功能的补品。

2. 平静性情

老年阶段，人生已大半，经历了各种风雨，积累了生活经验，应平静、乐观地看待社会和家庭，保持平常心和平静心，力所能及地做一点对社会和家庭有益的事情，有利于自我身心健康。

3. 预防疾病

保持外阴清洁卫生，勤换内裤，预防阴道和尿路感染。年老后生殖器韧带和盆底等组织容易松弛，易发生子宫脱垂和尿失禁，应避免过重的体力劳动和不适的体位（如过久蹲位），加强自我锻炼（如收缩肛门运动），定时排便，保持大小便通畅，防止便秘。定期进行全身检查。

# 第七章

# 月经周期阴阳调节学说

## 第一节　月经周期分期

月经一月一行为一个月经周期，可分为几个时期，有几种分期。一般分为 3 期，即行经期、经后期和经前期，相当于西医学之月经期、卵泡期和黄体期。两次月经之间的中间时期（排卵前后几天时间）称为经间期，或称氤氲期，相当于西医学排卵期，故月经周期又有 4 期说，即行经期（月经期）、经后期（卵泡期）、经间期（排卵期）和经前期（黄体期）。经间期与经后期末期和经前期初期时间重叠。以月经周期 28 天为例，一般而言，行经期为月经周期第 1 ~ 5 天，经后期为第 6 ~ 14 天，经前期为第 15 ~ 28 天，经间期则是经后期与经前期相交的 3 ~ 5 天。月经短于或长于 28 天者，各期天数有异。行经期因行经较好判定，经后期和经前期以排卵期为界区分。如果月经周期在正常范围内提前或推后，经前期（黄体期）持续时间相对固定，一般 12 ~ 16 天，平均 14 天，经后期（卵泡期）持续时间变数相对较大。

除以上分期外，也有人将经后期分为经后期前半期和后半期，将经前期分为经前期前半期和后半期，月经周期就分为六期；另有人将经后期和经前期均细分为初期、中期、末期，月经周期就分为八期；还有人将经后期分为初期、中期、末期，将经前期分为前半期和后半期，月经周期就分为七期。

## 第二节　月经周期阴阳特点

### 一、月经周期阴阳运动

中医学月经周期分期受太极阴阳学说影响。太极图代表一个事物的阴阳运动（类似于矛盾论所言事物的矛盾运动，系统论所言系统），可用以说明月经周期中阴阳变化的规律、特点和秩序。从图形看，太极图由黑白两条阴阳鱼图案构成，黑白鱼形首尾相连并相互环绕，组成一个完整的圆形图，黑白分别代表阴阳，表示阴阳相互对立，相互依存，相互转化，共同构成一个有机整体（即一个系统）；阴阳分界不是直线型（说明阴阳不是简单的一分为二），而是曲线形（说明阴阳是一个变化系统中的两个方面），且有鱼眼（黑鱼中的白点或白鱼中的黑点），表示阴中有阳，阳中有阴，阴阳相互依存，不可分割，独阴不生，孤阳不长；由鱼尾至鱼头旋转运动，表示阴或阳由弱小至壮大的过程；鱼头衔鱼尾呈旋转对称图形，表示阴阳可以相互转化（即阳盛极而转阴，阴盛极而转阳）。月经周期中阴阳消长变化与太极阴阳鱼图所示阴阳变化十分吻合，具有相似的阴阳存在、阴阳消长和阴阳相互转化的规律性特征。月经周期中阴阳消长示意图见图 7–1。在整个月经周期中，有两个消长期（阳消阴长、阴消阳长）和两个转化期（重阳转阴、重阴转阳）。月经周期中，所谓阳消阴长或阴消阳长都是相对的，即阴阳相对地长，相对地消，消中有长，长中有消，消长互根，只不过有时以消为主，有时以长为主，即使重阴（阴盛极）也是阴中有阳，重阳（阳盛极）也是阳中有阴。所以，明白月经周期中阴阳变化的规律和特性，对认识女性生理特点、病理变化以及月经疾病调治具有重要的指导作用。

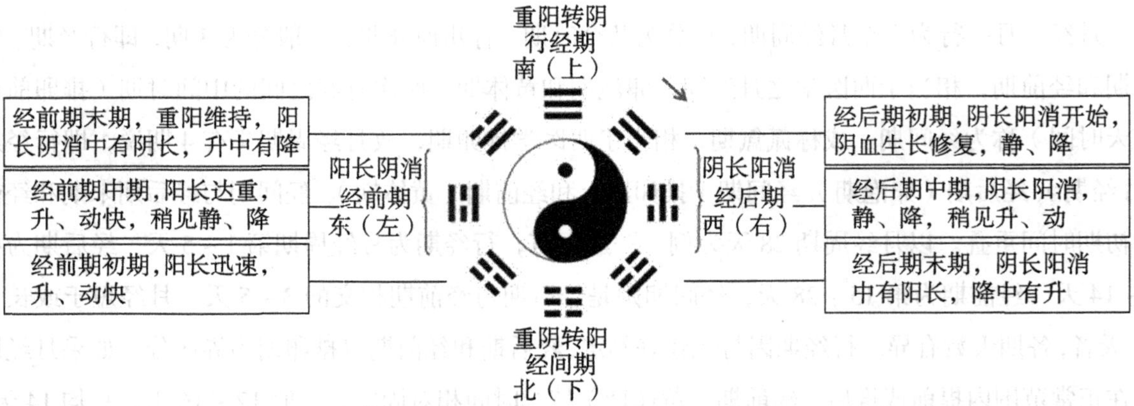


**图 7–1　月经周期中阴阳消长示意图**

注：太极图中，黑色表示阴，白色表示阳，黑中白点表示阴中有阳，白中黑点表示阳中有阴。太极图和月经周期中，阴阳互根，相互依赖，阴消阳长，阳消阴长，动态变化，只是不同时期，阴长（阳消）或阳长（阴消）相对明显一些，阴阳消长处在有序变化之中，循环往复。八卦图中，—表示阳，-- 表示阴。

## （一）消长期阴阳运动

消长期有两个，即经后期阳消阴长期和经前期阳长阴消期。两个消长期时间均较长，阴阳运动形式和特性不同。经后期阴长阳消，阴长较缓慢，以静为主，呈下降运动；经前期阳长阴消，阳长快速、刚强，以动为主，呈上升运动，很快就能达到“重”的水平。

经后期：总体趋势是阳消阴长，中期开始阳长。此期主要是阴长运动，呈下降态，较缓慢。初期，阳消阴长开始，阴长运动不显著，相对处于静、降状态（这也是阴气的特征），阳消较快，而阴血开始生长，但较缓慢，阴道泌液不明显。中期，阴长逐渐明显，阳消已很明显，但阴长需要消耗阳气，为了保证阴长，必须补充阳气（阴得阳生则泉源不竭），故在阴长阳消中开始阳长，于静、降中有升、动的迹象，阴血蓄积逐渐明显，阴道泌液开始出现。末期，阴长显著，阳长渐强，运动增剧，降中有升，向阴阳俱盛、降后上升变化，此时血海渐满，阴道泌液显著增多。

经前期：总体趋势是阳长阴消，中期开始阴长。初期，阳长迅猛、刚强，升、动快，上升迅速（这也是阳气的特征），阳长有赖阴消，阴消保证阳长（阴消为阳长提供物质基础）。中期，阳长达重，阴消已较明显（物质基础已明显消耗），必须阴长（为阳长提供物质基础），否则阳长难续，故此时阳长阴消中开始阴长，稍见静、降。末期，阳长运动趋缓，阳长阴消中阴长，维持重阳状态，阳长运动上升，阴长运动下降，升降似达平衡，但仍以升为主，升中有降，阴阳在高平台水平相对平衡，此期呈阴阳俱长、阴阳俱盛状态，但仍以阳长、阳盛为主。此期阳盛显著时易出现心肝气火偏旺反应。也有将经前期分为前半期和后半期两期，此种分期与西医学排卵后一周是黄体成熟、胚胎着床时期有一定关联。前半期，阳长迅速，阳长达重，并伴阴消，以升为主。后半期，阳长阴消中有阴长，维持重阳，阴阳在俱盛高平台水平相对平衡，升中有降。

### （二）转化期阴阳运动

转化期有两个，即行经期和经间期，阴阳气血活动均很显著。两个转化期运动形式和特性不同。行经期，由于未受孕，生殖系统必须重阳转阴，主要任务是泻阳气、排阴血，外表形式是排出经血，目的是除旧，以利周期复反，此期阴阳气血活动极为显著，运动呈下降状态。经间期，重阴转阳，阴阳气血活动亦很明显，运动呈上升状态，由于阳气上升活跃，鼓动排卵。排卵是一个水到渠成的自然过程，即是在前期阴气长养至重，阳气升发旺盛，阴阳交蒸，气血氤氲萌动而爆发的结果。

## 二、月经周期各期阴阳运动特点

### （一）行经期阴阳运动特点

行经期是月经排出时期。月经来潮时，阴道排出血性物，初时较少，色淡红，质较稀或黏腻；紧接着经色转红，经量增多，质稍黏；末期经量转少，色转淡红，质较稀。月经，眼见为血，实为经水，是血海中阳气阴血的下泄物，除血外还含有非血之水液浊物，故月经实为余血浊液混合物。将月经称为余血浊液，是因此血液本为孕育胚胎准备，但未受孕，此血液则为多余之物，必须排出。余血浊液，除旧务尽，留得一分污浊，便碍一分生新。从阴阳变化规律看，行经期是重阳转阴的枢纽时期。月经来潮，虽依赖冲任充盛、血海满溢，但需重阳转阴（物极必反）的转化。重阳至极，阳气运动剧烈，阳主动，推动经血下行，使阳气阴血下泄，基础体温（BBT）从高温相锐降，纠正重阳状态，经前期的胸闷、烦躁、乳房或乳头胀或胀痛等阳盛现象消失。行经期，重阳转阴，以静、降为顺，排出经血，除旧迎新，本周期结束，开始新周期。

重阳转阴，有个体差异。阳气极，阴气盛，转化快顺，高温相降低快，排经顺畅。阳气盛而未极，阴气略逊，转化会略有不顺，高温相下降较缓，行经略有不畅。阳气盛而不著，阴气不足，转化会有不顺，经行不利。受内、外因素干扰，转化可能稍有不顺，如高温相下降后又有所上升、行经欠畅等，如无明显不适，可不作病论。

### （二）经后期阴阳运动特点

月经期由阳转阴后，进入阴长阳消的经后期。经后期以阴长为主，阴长一段时间后，在阴长为主的同时，阳气生长，特别是末期阳气生长加速。若阳气不足而阴长受限，不利重阴转阳。经后随着阴气渐盛，冲任血海逐渐蓄积阴血。总体而论，经后期以阴、静、降为主要特征，阳、动、升为次要，阴、静、降中寓有阳、动、升。

### （三）经间期阴阳运动特点

经间期实际是经后期末期和经前期初期之间的重叠转换期。经后期末期，阴长至重，物极必反，重阴转阳，进入经间期，向经前期转化。在转化时，阴阳气血运动剧烈（前人称为氤氲状），产生较多阴液（较多蛋清状排出物是其外象，由阳气催化阴精而生）以利受孕，排出卵子，精卵相合则孕育新生。氤氲状是一种阴阳气血流通旺盛态，典型特点为一种朦胧求偶意念，此意念因人而异，有人明显，有人不著。经间期重阴转阳，以升、动为顺。此期阴阳气血运动显著，有人可能出现排卵痛或少许阴道出血等表现。

经间期西医学称排卵期。中医无排卵期之说，但有“氤氲之候”“的候”之论。《证治准绳·女科》引袁了凡“天地生物必有氤氲之时，万物化生必有乐育之时……世人种子，有云：三十时辰两日半，二十八九君须算，此特言其大概耳，非的论也。丹经云：一月止有一日，一日止有一时，凡妇人一月经行一度，必有一日氤氲之候，于一时辰间，气蒸而热，昏而闷，有欲交接不可忍之状，此的候也。于此时逆而取之则成丹，顺而施之则成胎矣”，此处“氤氲之候”“的候”是言受孕良机，氤氲即指排卵期特有的现象。“是以行经三日后，即有胞水……乃种子之的候，无病之月信也”（《血证论》），相当于排卵期。中医所言之氤氲状，气蒸而热，正说明此期是重阴转阳，阳气萌动，阴阳交蒸，与此期促性腺激素和性激素水平急骤增高有相似之处。

### （四）经前期阴阳运动特点

转阳之后（卵子排出后）即进入经前期。经前期是阳长阴消时期，以阳长为主，阳长需要消耗阴血，表现出阴消。此期阳长十分显著，典型表现是 BBT 增高，呈高温相。阳长是为了温煦子宫，聚阴阳气血，渗利重阴带来的水湿津液，为受孕胚胎准备温床。阳长一段时期后，在阳长为主的同时，也有阴气生长，否则会因阴不足导致阳长受限。总体而论，经前期以阳、动、升为主要特征，阴、静、降是次要的，阳、动、升中寓有阴、静、降。经前期虽是阳长阴消，但实际是在前期阴盛基础上，阳气迅速生发，阴阳在更高平台呈现阴阳俱盛、以阳为主的状态，为受孕准备条件。经前期阳、动、升明显，阳气偏盛者，可能会出现胸闷、烦躁、乳胀或痛等表现。随后，如未受孕，阳长至重，重阳转阴，物极必反，进入行经期，开始新一轮阴阳消长周期性变化。如已受孕，在胎元产生的元气诱导下，阴阳气血继续维持在高平台，以支持胚胎的生长发育。

## 三、月经周期形成的阴阳调控机制

青春期和生育期女性，生殖轴呈现周期性变化与肾阴、肾阳和冲任胞宫气血呈现周期性消长极反以及女性特有的生殖器官密切相关。在月经周期中，肾精化生肾气，肾气化为肾阴、肾阳，肾阴、肾阳逐渐生长积蓄，气血随之长养化生，渐至盈极；女性胞宫与外界相通，肾阴、肾阳和气血蓄极后从胞宫外泄，物极必反，由盈而虚，之后重新开始化生和积蓄，从而形成周期性变化。月经将至前，肾阴、肾阳盛极，冲任胞宫气血满盈，当盛极、满盈超过特定阈值则从胞宫外泄，形成月经，阴阳气血由盈及虚，开始新的月经周期。月经期后，肾阴开始滋生，精血开始蓄积，随后肾阳随着肾阴滋生而化生，同时，肾阳的化生又促进肾阴的长养，肾阴、肾阳同步生长，气血同步长养，只是此期肾阴长养明显，为肾阳功能活动准备物质基础。至月经周期中期，肾阴开始充盈，肾阳也随之旺盛，渐渐阴阳两气交蒸，形成氤氲期并排卵，此时阴生阳长，气血充盛，开始准备为胚胎温床。随后，在充盛的肾阴支持下，肾阳的功能活动开始强盛，气血更加充盈，形成胚胎生长的温床，有利于胚胎着床生长。此期若未受孕，则阴阳调控阈值相对低一些，随之冲任胞宫气血蓄极阈值相对也就低一些，超过蓄极阈值即出现极反而亏，气血下泄，形成月经，生殖轴出现新的周期性变化；此期若受孕，元阴（卵子）、元阳（精子）在胞宫中聚合成胎元并产生元气，元气调升阴阳调控阈值，冲任胞宫气血蓄极阈值显著升高，阴阳气血不外泄而需进一步蓄积，聚集更多阴阳气血以满足胞胎生长发育，至胞胎成熟分娩时才出现蓄极阈值，随之分娩，气血下泄，极而复反。因此，在生殖周期性变化过程中，肾阴、肾阳的消长和在特定阈值范围出现盛极复反是生殖轴周期性调控的内动力；胎元产生元气，诱导调控阈值上升，从而使胎孕持续进行。

## 四、月经周期阴阳变化与现代月经调节

中医关于月经周期中阴阳变化规律与现代月经周期理论具有相通之处。现代医学对月经周期中促性腺激素、性激素、卵泡发育、子宫内膜发育、基础体温变化等进行了比较详细的研究，这些因素均随着月经周期变化而发生规律性周期性变化，共同维持月经周期的正常运行。它们的变化规律以及所引起的整体效应，与中医阴阳变化规律以及整体效应几乎相应。月经周期中相关因素与阴阳变化趋势示意图见图 7–2。“促卵泡激素—雌激素—子宫内膜—卵泡（黄体）”显示的情况更符合阴血的变化趋势，“黄体生成素—孕激素—基础体温—（卵泡）黄体”显示的情况更符合阳气的变化趋势，体现了月经周期中阴阳之间的相互作用、相互依存和相互转化，共同维持月经周期的正常运行。中医对月经周期中变化因素的认识，主要是从宏观上认识阴阳气血的变化规律，反映的是月经周期中整体变化趋势，与现代医学对月经周期复杂的调节机制所起的整体调控效果一致。如果月经周期中，阴或阳出现太过或不及或不协调，也就是“促卵泡激素—雌激素—子宫内膜—卵泡（黄体）”和“黄体生成素—孕激素—基础体温—（卵泡）黄体”两个方面（或某个因素）出现太过或不及或不协调，都会引起月经异常，从而干扰生殖系统功能。因此，中医月经周期阴阳控制理论具有科学的理论基础。

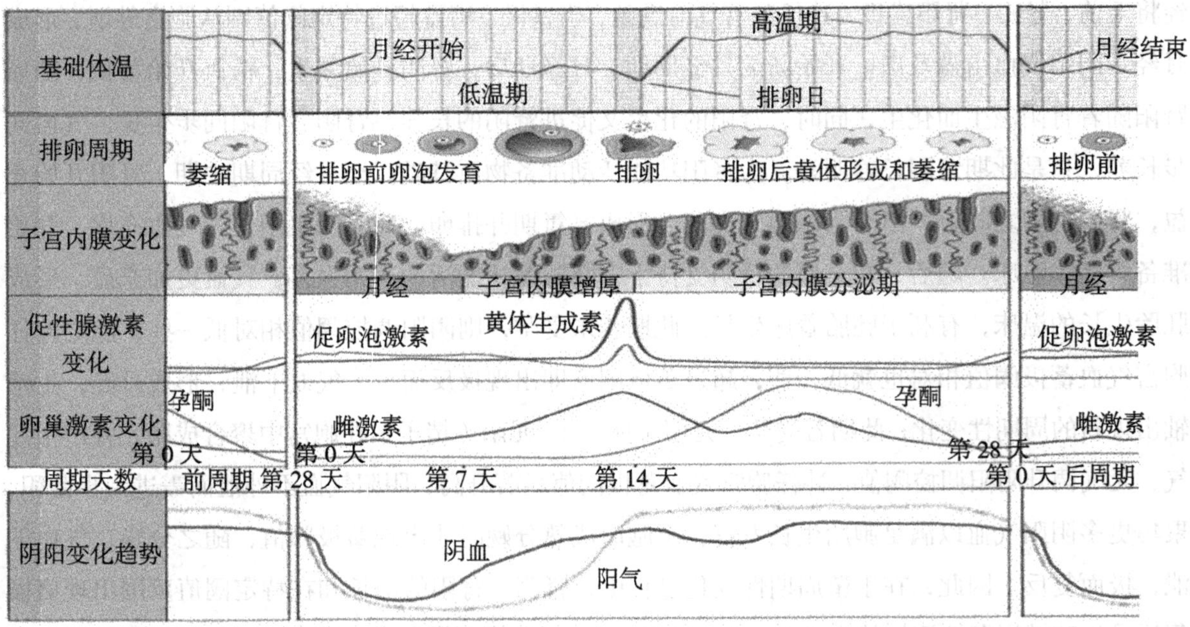


**图 7-2 月经周期中相关因素与阴阳变化趋势示意图**

# 第三节 月经周期阴阳失调

## 一、行经期病理特点

行经期属阴阳转化时期，此期特点是重阳转阴。行经前未受孕，阴阳无须高位运行，阴阳达到阈值，生殖轴就会重阳转阴，开始行经期。行经的表现是排出经血，任务是泻阳气、排阴血，目的是周期复反，除旧始新。病理特点主要是重阳转阴不利，导致排经异常。重阳转阴不利可出现重阳不足、重阳太过和重阳不协调三种情况，相应排经异常可出现排经不及、排经太过和排经不协调三类病证。

重阳不足。阳气不足，未达重阳（阳气盛极）的高水平。阴阳互生，重阳不足常伴阴气不足。重阳不足难以转阴，或虽转但转化不利，表现排经不及（排经太慢、延迟或不畅），出现月经后期、经期延长、月经量少、经行不畅和痛经等，甚者出现闭经等。

重阳太过。阳气太过，达到过重（阳气过极）的超高水平。重阳太过，阳极生火，火迫血行，表现排经太过（排经太快、提前或太甚），出现月经先期、月经量多和经期延长等，甚或崩漏等；或阳气过余而壅遏，重阳转阴阻滞，表现出 BBT 高温相延长、下降缓慢，经行量少、时长（类似于黄体萎缩不全）。

重阳不协调。有时重阳不足，有时重阳太过，出现排经不及与排经太过并现或交替出现等排经不协调现象，表现出月经先后无定期、月经先期量少、月经后期量多等复杂或矛盾的情况，或经量排出初期即多，中期反少，末期再多，或初期、中期经量少，末期反多，等等。

## 二、经后期病理特点

经后期属阴长阳消时期，此期特点是阴长阳消（阴长为主，阳消为次，但消中有长），任务是长养阴精、化生阴血、蓄积血海，目的是为妊养做前期物质准备。病理特点主要是阴血化生不足而血海蓄积不及，偶有阴血化生过速而血海蓄积加快，阴长阳消失常，可出现阴长不利和阳消不利两种情况。阴长不利和阳消不利常相互影响，互为因果，常难区分。

阴长不利。阴长不利可导致阴长不及、阴长太过和阴长不协调三类病证，阴长不及是主要的。①阴长不及，经后阴血化生不足，血海蓄积不及，出现阴虚或阴虚火旺表现，并可影响末期阳长而出现阳长不及。肾主生殖，阴血不足主要是肾阴不足、精血亏虚，经后血海蓄积不足，可表现出带下（阴道分泌物）量少、时间延长，或带下量本应渐增而不增，或带下量少、时有时无，月经周期过长（因经后期过长所致），经期短，月经量少，甚或闭经等现象。阴阳互根，阴愈虚而不涵阳，则火（虚火、虚阳）愈旺；相反，火愈旺而灼阴液，则阴愈虚。因此，肾阴不足除肾自身阴虚外，还可出现阴虚火旺（虚火）反应，而心火、肝火和肾火是主要的虚火表现。心火：肾阴虚易致心火亢。正常时肾与心水火相济，即肾水上济于心以涵心火而使心火不亢，心火下交于肾以暖肾水而使肾水不寒，肾为阴中之阴脏，心为阴中之阳脏，肾水易亏，心火易亢，易出现水火不济而致心肾不交，临床除出现上述肾阴不足表现外，还可出现心烦不寐、口舌生疮、面赤口渴等症状。肝火：肾阴虚易致肝阳亢、肝火旺。肝为风木之脏，性善动，易现风火；肝为阴中之阳脏，体阴而用阳，易致用阳有余而现肝火；肾与肝水涵木，肾水潜纳肝阳，不致肝阳浮越而现风火（肝火）。若肾阴虚，水不涵木，可表现出肝火偏亢，临床除出现上述肾阴不足表现外，还可出现急躁易怒、头晕头痛、耳鸣耳聋、口苦口干、面红目赤、胁痛、失眠等症状。肝火旺，亦易耗肾水，影响经后期肾阴恢复，加重肾阴不足之月经异常。肾火：常称为相火，多属阴虚火旺。肾阴不足，阴虚火旺，易致血海空虚，影响月经，临床除出现月经迟滞或量少或不行等月经异常外，还可伴见潮热盗汗、腰膝酸软等症状，有的可因阴虚火旺、热迫血行而出现经期延长或经后期少量出血的现象。阴长不及，除出现前述阴虚或阴虚生火外，还可出现末期因阴生不足而出现阳长不及的现象，不利于重阴转阳和氤氲排卵，表现出排卵延迟或排卵障碍等。②阴长太过，阴气生长太过或太快，表现可见带下量较多、质黏稠但不呈蛋清状，经后期缩短，月经先期。③阴长不协调，阴气忽不足、忽有余，不足与有余交替间断出现，表现出带下忽多忽少、时断时续，或一个周期经后期缩短，月经先期，而另一个周期经后期延长，月经后期。

阳消不利。阳消不利可导致阳消太过、阳消不及和阳消不协调三类病证。①阳消太过，出现阳气不足（阳虚），阳虚则缺乏化生阴气的动力而致阴生不足，特别是月经后期的末期如无阳长或阳长不足，则会因阳气不足而出现阴长不及的表现。②阳消不及，仍居高位（阳旺），虽阳促阴生，但阳气过旺则化火灼阴，可出现阴虚火旺的表现，如黄体萎缩不全。③阳消不协调，出现阳消不及和阳消太过并存，可见一个周期表现为阳消太过，出现月经后期、经量偏少，而另一周期表现为阳消不及，阳旺化火，出现月经先期、经量偏多；或在一个周期中，忽而带下量多、质黏稠，忽而带下量少或无、经后期延长，等等。

## 三、经间期病理特点

经间期属重阴转阳时期，此期特点是重阴转阳，任务是从以长养阴精为主过渡到以化生阳气为主，目的是氤氲阳生，形成的候（排卵）。病理特点主要是重阴转阳不利、的候形成异常（排卵异常），可出现重阴不足、重阴太过和重阴不协调三种情况，分别表现出氤氲的候不及、氤氲的候太过和氤氲的候不协调三类病证。

重阴不足，阳生不及。一方面阴气生成不足，难成经后期末期重阴，另一方面重阴不足影响经后期末期生阳，阳气不及，由阴转阳不利，可表现为氤氲的候不及。重阴不足程度轻者，或可勉强进入经间期（排卵期），但易出现卵泡发育缓慢或发育不良，表现出氤氲的候延迟，经后期延长；重阴不足程度重者，难以进入经间期，卵泡发育不成熟，表现出氤氲的候不出现（不排卵），经间期显著延长或闭经。

重阴太过，反抑阳气。一是阴气太过，反抑阳气，阳气不足，阴难转阳，卵泡发育缓慢或不发育，难成氤氲之候（不排卵）；二是前期阴气生长太过或太快，阳消不及而居高位，阴气盛而阳气旺，卵泡发育加快，氤氲的候提前。

重阴不协调。有时出现重阴不足，有时又出现重阴太过，或交替出现，表现出复杂与矛盾的情况。

某些排卵障碍，如因卵巢周围粘连、卵巢包膜过厚等病变引起者，不能以此理论来解释。

## 四、经前期病理特点

经前期属阳长阴消时期，此期特点是阳长阴消（阳长为主，阴消为次，但消中有长），任务是在前期阴精长养基础上化生阳气，形成阴阳俱盛、气血充盈、血海满盈状态（即形成妊养温床），目的是妊养胞胎。病理特点主要是阳气化生不足而血海不能满盈，偶有阳气化生过速而血海蓄积加快，阳长阴消不利，可出现阳长不利和阴消不利两种情况。阳长不利和阴消不利常相互影响，互为因果，常难区分。

阳长不利。阳长不利可表现出阳长不及、阳长太过和阳长不协调三类病证。①阳长不及，阳气化生不足。正常时经过经后期阴长，血海已近充盈，排卵后阳气迅速生发，阴气亦在缓慢长养，逐渐达到阴阳俱盛、气血充盈、血海满盈状态。阳长不及，主要是肾阳亏虚，偶见脾肾阳气偏虚，典型表现为 BBT 高温相偏低（体温上升＜ 0.3℃）或偏短（持续时间＜ 12 天），或高温相缓慢上升，或上升后又见下降，或呈马鞍状，或呈起伏较大的波浪状，呈现黄体功能不全现象。②阳长太过，阳气偏旺，重阳太过，气火偏旺，由于心主血，肝藏血，气血运行和血海调蓄与心肝相关密切，故常表现心肝气郁或心肝郁火，BBT 高温相偏高（体温上升＞ 0.5℃）或偏长（持续时间＞ 16 天），或出现经前少量出血、胸闷烦躁、乳胀或痛、便结溲赤、口苦生疮、失眠头痛等症状。③阳长不协调，阳长不及与阳长太过相兼出现，或阳长不及或又阳长太过，如 BBT 升后又降，降后又升，交叉出现，起伏明显，或一个或几个周期阳长不及，接着出现一个或几个周期阳长太过。

阴消不利。阴消不利可表现出阴消太过、阴消不及和阴消不协调三类病证。①阴消太过，出现阴虚。此期阴消是相对阳长较剧而言，但仍有缓慢阴长，如只消不长，阴必不足，反致阳长不及（阳无阴助，缺乏化源），因而在阳长不及病变中部分是阴消太过，由阴虚所致。阴虚过极，可致阴虚火旺，可出现BBT高温相偏高、偏短，呈齿形状，起伏大，出现月经先期或有经前阴道少量出血、便结溲赤、口干口苦等表现。②阴消不及，出现阴盛。此期阴消谓阴长相对较慢而已，若阴长显著则致阴盛，阴盛则干扰阳长而致阳长不及，阳气不足。此期阳长可蒸化阴水，分利之前因阴长而致较多之水湿。若阴消不及且又阳气不足，可出现BBT高温相偏低或时间偏短，或高温相缓慢上升后即缓缓下降，呈现黄体功能不全现象，经前可出现水肿、乳胀不适、泄泻、白带量多如水等表现。③阴消不协调，可出现阴消太过和阴消不及并存，或一个或几个周期表现为阴消太过，而另一个或几个周期表现为阴消不及。

## 第四节　月经周期阴阳调理

月经周期阴阳调理是以月经周期阴阳调节学说为指导，结合人体月经周期各阶段的阴阳气血变化规律和病理变化特点，根据中药性味药效和中医治法特点，模拟人体月经周期中阴阳气血变化规律进行治疗，从而达到调理月经周期的一种方法，称为中医人工周期疗法（由于是采用的中药调理，亦有称为中药人工周期疗法），简称中医调周法（或中药调周法）。中医调周法主要用于调理月经不调，一般分为行经期调理、经后期调理、经间期调理和经前期调理四个阶段。中医调周法要结合辨证施治才会发挥较好效果。

### 一、行经期调理

行经期，经血下泄，重阳转阴，排除余血浊液，常用温经活血祛浊法，以顺应重阳转阴、排出经血的生理特点。行经时，月经正常与否除了与行经期全身阴阳转化状态有关外，还受血海、胞宫等局部因素影响。临床应用时，既要注意全身的阴阳转化，也要注意不同个体的全身和局部情况，根据个体身体状态，采用不同的治法，灵活用药。经期常用方法有温经活血祛浊法、化瘀祛浊法、破瘀祛浊法。具体应用时尚须辨证加减。

#### （一）温经活血祛浊法

血海之蓄血，虽非瘀血，但经行排出时容易成瘀。蓄血排出时，以温为顺，以活为通，以降为宜，故行经时温、通、降是其治疗特点。气血同行，活血时应行气。温、通、降中参之以利，经水之浊液则易化。一般情况下，行经期应采用温经活血祛浊法，即温经暖宫、活血行气、除浊排液。本书作者常用六味行经方（金志春方），方中艾叶温经暖宫，当归、川芎、益母草、川牛膝、泽兰均有活血作用，川芎、益母草兼活血行气，川牛膝活血通经、引血下行，泽兰、益母草活血并兼利湿以利湿浊下行，六味药虽不多，但有温阳、行气、活血、利湿、行气之功，具温、通、降、利之性，可起到温经暖宫、行气活血、除浊排液作用。本方药性平和，行经期一般情况下均可使用，但因血热或气虚导致月经过多或经期延长者，应慎重使用，或辨证加减为宜。

重阳转阴不利导致排经异常时，当根据具体情况调节阴阳转化。经前重阳不足而致排经不及时，可温经助阳，治疗时加重温阳，可酌加肉桂或桂枝、仙灵脾、仙茅等。经前重阳太过而致排经太过时，当清热抑阳，可酌加清热凉血之药，如丹皮、赤芍、丹参、黄芩等。重阳不协调而致排经不协调时，当视阴阳不协调的具体情况分而治之，协助阴阳转化。

临床用药时，还应根据个体身体状况适当加减，如兼气虚者，酌加黄芪、党参；兼血虚者，酌加丹参、阿胶；兼肾虚者，酌加川续断、桑寄生、杜仲；兼湿重者，酌加茯苓、泽泻；兼寒甚者，酌加吴茱萸、桂枝或肉桂、制附片；兼湿热者，酌加黄柏、薏苡仁，去艾叶；兼气火偏盛者，酌加丹皮、栀子、赤芍，去艾叶，等等。

### （二）化瘀祛浊法

化瘀祛浊法是在温经活血祛浊法的基础上加重活血化瘀作用，适用于血瘀经行不利者，临床可见经行不畅、有瘀块、经量少、痛经明显、舌瘀黯等表现，代表方剂可用血府逐瘀汤或通瘀煎。本书作者常用八味行经方（金志春方），此方在六味行经方基础上加桃仁、红花，以增强化瘀之力，加减用药可参照前述温经活血祛浊法。此外，兼气滞明显者，酌加香附、郁金；兼血瘀痛经明显者，酌加元胡、香附；大便燥结者，酌加大黄，去艾叶。

### （三）破瘀祛浊法

破瘀祛浊法是在化瘀祛浊法的基础上加重活血化瘀作用，是祛瘀除旧之力最大者，为通瘀行经峻剂，主要用于瘀结较甚、经行不畅所致之月经量少、痛经剧烈、合并癥瘕（子宫内膜异位症、子宫腺肌病、子宫肌瘤等），可用良方温经汤、血府逐瘀汤和脱花煎三方联合化裁。本书作者常用十味行经方（金志春方），此方在八味行经方中加三棱、莪术以增强祛瘀之力。加减用药可参照前述温经活血祛浊法和化瘀祛浊法。

### （四）行经期调治应注意的问题

行经期调治应注意三个方面的问题，即用药时间、阴阳转化特点和个体差异。

一是注意用药时间。行经期用药一般以 5 天为宜。行经时间长于或短于 5 天者，可适当增减用药时间，短则 3 天，长则 7 天，一般以经净即停。长于 7 天者，一般不宜继续服用行经药，而应根据具体情况辨证选药。

二是注意阴阳转化特点。行经期是经前期末期重阳转阴的转折时期，行经用药必须顺应这一特点，做到温、通、降、利。

温者，温阳、温经。血得温则行，得寒则凝；浊液，湿也，得温则利。行经期重阳转阴之始，生理状态是阳盛，用药宜温，不宜寒凉。因此，如无明显热象表现，即可适量使用温性药，如艾叶、桂枝、乌药、吴茱萸等，有助于顺利排经。使用温药，应温而不热，温而不燥。一般不宜使用热药，如确实要用，须从轻剂开始，以防热而生火。如因个体差异，有火热表现者，不宜使用温燥之品，当辨证而治。

通者，疏通、通畅。排泄月经，除旧祛浊，以通为顺。气为血之帅，血为气之母，行经用药，通畅血分，也要通畅气分。故用药时，既要用通利血分之药（如当归、泽兰等），也要用通畅气分之品（如香附、乌药等），兼有通畅血分和气分之药（如川芎、益母草）则更适宜。如此，方可气血流畅，湿浊得化，经行顺畅。

降者，下降、下行。行经期重阳转阴，由升转降。此期子宫开张，余血浊液下行，行经用药应顺应下降之势，以降为顺，降气，降血，降浊，降液。用药如川牛膝、茺蔚子、丹参、桃仁、枳壳等，务使经血顺利下行，排除余血浊液。

利者，利湿、利浊。月经实为余血浊液之混合物，余血包括从血海排出之蓄血（此血孕则养胎，未孕则为污血，应排除）和从血海外溢之经脉血（此血为正常之血，血海蓄血排除时难免丢失，但控制在适当范围）。浊液为生殖道非血物质，包括血海（或说子宫内膜）和生殖道的脱落物、残留物、污浊物、水液，以及盆腔器官在月经周期中蓄积的浊液（如盆腔内的积液和积血、卵巢内未排出卵子的卵泡液等），这些浊液需要借助行经期重阳转阴之机排除或消散。血海中物，孕则养胎，未孕则为败物，在败卵（未孕之卵）作用下，化为余血浊液。余血浊液，以排除为顺，以排净为宜。如排除不尽，将遗留为患，故利湿祛浊极为重要。但要注意，行经必须泻中有藏，藏泻有度，既要排尽余血浊液，也不能利湿降浊太过，太过则耗伤阴津，排出不应排出的物质（特别是肾阴、肾精），损伤正气。因此，必要时可根据身体状况，适当选用川续断、怀牛膝、狗脊、熟地黄、杜仲、补骨脂等药固护正气，封藏肾精，以防过利伤正。

三是注意个体差异。中药调周法主要指月经周期用药的一般规律，但人体体质状态有多种，病理状态各不同，且人体难免合并其他疾病，这些个体差异都可能影响月经。因此，在临床用药时，当全面考虑，综合分析，通过辨证，灵活处理，不能死板套用，不知变通。

## 二、经后期调理

经后期滋阴养血，重在充蓄血海，但应兼顾阳气（阴得阳助，泉源不竭）。治疗时，应根据此期以阴为主、阴长阳消、阴中有阳、期末重阴向阳转化的特点，初期以滋阴养血为主，重在修复；中期滋阴养血，稍佐助阳；末期滋阴养血，佐以助阳。这些是经后期治疗的一般规律，临床应用时要注意不同个体的身体状态，以及肾肝脾心多脏功能的变化，结合辨证进行调理。

### （一）初期

初期，经血刚刚排出，血海空虚，阴血不足，临床表现可无白带出现（血海空虚，白带无以化生）。此期长养阴血，重在修复。此期若有行经期阴血泄之太过或阴血长养不及者，调治当滋阴养血，促进修复。有人因阴虚较甚、不能涵阳而出现阴虚火旺，可滋阴降火。经后阴虚亦有脾弱阴虚者，应健脾滋阴。

滋阴养血。主要是滋养肾阴，化生精血，适用于经后期初期阴长缓慢者，可选用六味地黄丸、左归丸、归芍地黄汤、二至地黄汤（二至丸合六味地黄丸）等加减。本书作者主要应用滋养调周方（金志春方）加减。服此方后有人（如素体脾虚者）可能出现脾胃不和、腹胀、便溏易泄，可酌加砂仁、白术。临床应用时，可根据身体状况，适当加减，如阴虚明显者，酌加炙龟版（或龟版胶）、炙鳖甲、知母；血虚明显者，酌加丹参、阿胶；兼气虚者，酌加黄芪、党参；兼肾虚腰酸者，酌加杜仲、怀牛膝；兼湿浊者，酌加白术、泽泻；兼湿热者，酌加黄柏、薏苡仁；兼寒者，酌加吴茱萸、桂枝或肉桂；失眠、多梦者，酌加远志、酸枣仁。

滋阴降火。阴虚火旺时应用。在滋阴的同时，兼祛除虚火。虚火有肾火、心火和肝火之别，分别施以滋肾降火、滋心降火和滋肝降火。滋肾降火者，可选用知柏地黄汤、大补阴丸、清经散、两地汤等加减，本书作者常用滋肾降火方（金志春方）加减。滋心降火者，主要为阴虚心火偏旺，临床可见心烦、失眠等，可选用清心莲子饮、清心汤、导赤散等加减，本书作者常用滋心降火方（金志春方）加减。滋肝降火者，主要为阴虚肝火偏旺，临床见烦躁、头痛、胸胁不舒等，可选用丹栀逍遥散、滋水清肝饮、杞菊地黄丸等加减，本书作者常用滋肝降火方（金志春方）加减。虚火降解后改用滋养调周方。

健脾滋阴。经后期，阴虚血弱，可能与脾有关。脾弱之人，运化失职，水谷不能化生阴血，出现阴虚血弱。脾弱阴虚，滋阴可碍脾，燥湿又可伤阴，燥湿、滋阴相互矛盾。采用滋阴与健脾相结合，以健脾滋阴方（金志春方）健运脾气，运化水湿，增长阴液，可较好地解决此种矛盾。应用时应根据身体状况，灵活加减，如肠鸣便溏、腹中凉者，可加炮姜、肉桂；口干喜饮者，党参换太子参，加炙乌梅、麦冬。

## （二）中期

进入中期，阴血明显修复，阳消也已明显，阴阳间差距扩大，此时阳气开始生长，以助阴生。如阳气不长，则阴无阳生动力而乏化源。治宜滋阴养血，继续充蓄血海，同时稍佐助阳，使阳生以助阴长。此法是经后期中期常规处理方法，适用于阴长缓慢、阴血不足且无阳生者，临床可用六味地黄丸、左归丸、归芍地黄汤、二至地黄汤等稍佐助阳药（如仙灵脾、仙茅、补骨脂等），本书作者常用滋养助阳调周方（金志春方）加减。其他加减参考前述初期用药。

阴虚火旺者，进入中期并出现带下，在加强滋阴、促进阴长的同时，加入适量的助阳药有助于阴长以消虚火。可用前述初期滋阴降火所列方剂加减并稍加助阳药，本书作者常用滋肾降火方加菟丝子、补骨脂等药。阴虚肝火旺，出现头痛、目赤者，滋肝降火方酌加菟丝子、补骨脂等药。阴虚心火旺，出现心烦、失眠者，滋心降火方酌加炒枣仁、白蒺藜、菟丝子、补骨脂等药。此时阴虚火旺者稍佐助阳，不会加重虚火，反而有助阴长以消虚阳（虚火），由于阴虚日久必有阳虚，故助阳不会助虚火。但要注意，所用助阳药应是温和之品，且助阳不能太过，稍佐即可，过则可劫阴以助虚火。

脾虚阴弱者，进入经后中期，在健脾滋阴的同时稍佐助阳，更有利于脾气恢复，作者常用健脾滋阴助阳方（金志春方）。其他加减参考前述初期用药。

## （三）末期

经后末期，阴长已近高水平，雌激素水平较高，带下量多，开始出现锦丝状带下，同时阳长已渐明显，为重阴转阳、形成氤氲的候做准备。此时如阴长不利（阴长缓慢、稍弱、动态较差），阳长不及，治疗当滋阴养血，佐以助阳。与中期相比，滋阴养血应当继续，助阳之力应当增强，可采用补天五子种玉丹加减，或用前述中期所列方剂加重或加味助阳药，作者常用滋养助阳调周方加重助阳药或同时加入肉苁蓉、鹿角胶等药。加减用药参考前述中期用药。

在经后末期，有时可出现阴虚火旺兼肾阳偏虚现象，不注意辨识可被阴虚火旺症状掩盖。治疗时，既要滋阴降火，又要顺应月经周期阴阳变化特点佐以助阳，可用前述中期阴虚火旺者所列方药适当加重助阳药或同时加入肉苁蓉、鹿角胶等药。其他加减用药和加用助阳药注意要点参考前述。

脾虚阴弱者，进入经后期末期，在健脾滋阴的同时，佐以助阳，本书作者常用健脾滋阴助阳方加重助阳药或同时加入肉苁蓉、鹿角胶等药。其他加减用药参考前述。

## （四）经后期调治应注意的问题

经后期调治应注意三个方面问题，即阴阳转化特点、脏腑功能特点和个体差异。

一是注意阴阳转化特点。经后期是从行经期阳转阴后进入阴长阳消的时期，此期以阴长为主，阳消为次，且在阴长一段时期或阳消一段时期后，在阴长为主的同时也有阳长，特别是在经后期末期，否则，阳长不足则阴长受限，不利于排卵期重阴转阳。因此，应注意经后期阴长为主、初期阳消或末期阳长为辅的阴阳变化特点，既要注重阴血生长，也要注重末期阳气变化，更要注意阴阳变化的循序渐进规律。在治疗上，经后期滋养阴血是主线，末期逐渐加用长阳之品。长阳只是辅助，不能太过，过则劫阴。

二是注意脏腑功能特点。由于行经后的经后期血海空虚，长养阴血、充蓄血海是此期主要任务。阴血生长与多脏有关,同时还要注意“心之大主”的调控作用。注意这些脏器的功能状态并加以调整。调肾：肾主生殖，藏精，肾精化生肾气，肾气化生肾阴、肾阳，肾阴为人身元阴，精又生血，故行经后血海充蓄阴血的关键是肾，治疗时补肾滋养阴血是关键。调肝：肝藏血，主疏泄，助气血运行。肝肾精血同源，肝血不足可影响血海充蓄，故血海充蓄不盈时，除肾外，亦可能关乎肝，故在补肾滋养阴血时常肝肾同治，补益肝阴肝血。肝脏失调时易出现疏泄功能失常，疏泄不及则肝气肝血郁滞，疏泄太过则损气损血，影响血海充蓄和气血畅通，故要注意调肝。调脾：脾统血，主运化水谷精微，是后天阴血生成之本，脾虚者会因运化失调而出现营养不足、阴血虚乏，故在补养阴血时，应注重脾脏功能，健运脾气是补阴养血的重要环节和重要手段。调心：心藏神，主神志，为五脏六腑之大主，总控诸脏腑功能。充蓄血海，补养阴血，调行气血运行，心不调不可行，故经后期调理要注意调心，心失调者应及时调理，或清心火，或补心气，或养心血，或安心神，根据病之所在而调之。

三是注意个体差异。前面所述之“初期以滋阴养血为主，重在修复；中期滋阴养血，稍佐助阳；末期滋阴养血，佐以助阳”只是一般治疗法则，行经后的生理病理变化会因个体不同而有差异，治疗上在遵循一般规律的同时，应结合个体差异，辨证为宜，灵活用药。

## 三、经间期调理

经间期，阴阳变化重在重阴转阳。重阴转阳是基础，形成的候是目的。氤氲阳生，形成的候，不只是在经间期需去做的事情，应该认识到，一日氤氲之候，一时辰间气蒸而热，是水到渠成的自然过程，即在前期的阴气滋生、阳气长养的基础上，阴长至极，阳气升发，气血流畅，自会氤氲阳生，卵子排出。没有氤氲阳升状态，的候不可行成，卵子不会排出。因此，经间期调理，有利氤氲阳生、排出卵子，一是要注重全身阴阳转化，二是要局部配合（络破卵出）。

### （一）滋阴温阳（或抑阴温阳），佐以行气活血

正常状态时，排卵前人体已达重阴状态，阳气生发已较显著，已近重阴转阳前奏，随之而来的是氤氲阳生，络破卵出。此时，若重阴不足，阳生不及，从阴转阳就可能不利（多见于卵泡生长较慢者），氤氲的候难成（排卵不利），治当滋阴温阳（以助阴重阳生，形成氤氲）并佐行气活血（以助络破卵出），方用氤氲排卵一号（金志春方）加减；若重阴太过，阳气受抑，从阴转阳就可能不利（多见于卵泡生长较快或快大者），难成氤氲的候（排卵不利），治当抑阴温阳（以助阴重阳生，形成氤氲）并佐行气活血（以助络破卵出），方用氤氲排卵二号（金志春方）加减。重阴不协调者，根据不协调情况用前方化裁。经间促排卵一般用药 3～5 天。

临床应用时，应根据个体状态适当加减，如兼心气郁者酌加石菖蒲、丹参、远志，兼肝气郁者酌加郁金、玫瑰花，兼气虚者酌加黄芪、党参，兼血虚者酌加丹参、阿胶，兼湿重者酌加茯苓、泽泻，兼寒甚者酌加吴茱萸、制附片，兼湿热者酌加黄柏、薏苡仁，兼气火偏盛者酌加丹皮、栀子、赤芍。

### （二）经间期调治应注意的问题

经间期调理应注意三个方面问题，即阴阳转化条件、影响排卵的其他因素和个体差异。

一是注意是否具备阴阳转化条件。一日氤氲之候，一时辰间气蒸而热，排出卵子，是在前期阴气滋生、阳气长养的基础上，阴长至极，阳气蒸发，水到渠成的自然过程。在经间期调理促排卵时，应注意是否具备重阴转阳的条件，条件不到难以转成。很多人只注重在经间期温肾活血，特别擅用大量活血化瘀药，不注重重阴转阳、顺势而为，如此难以达到促排卵目的。经间期促排卵，只是创造条件，顺势而为。

二是注意影响排卵的其他因素。卵巢局部因素，如卵巢包膜过厚（如多囊卵巢综合征）、卵巢周围粘连（如慢性盆腔炎后遗症）等病变可引起不排卵，药物多难奏效。这些与全身阴阳气血转化无关。

三是注意个体差异。滋阴温阳（或抑阴温阳）佐以行气活血，只是经间期调理常法，临床应用时会有个体差异，治疗时应注意个体差异并辨证施治。

## 四、经前期调理

经前期补肾助阳，重在温补阳气，但应兼以滋阴养血（阳得阴助则生化无穷）。治疗时，应根据此期以阳长为主、阴消为次、消中有长、末期重阳转阴（若孕则重阳持续）特点，前半期（排卵后至7～8天）重在温补阳气，兼以滋阴养血，以促进阴阳俱盛、重阳形成；后半期（排卵后8～14天），总体以温阳与滋阴养血并重，促进阴阳俱盛，根据有无孕愿而有所选择，欲孕则维持重阳，为胎元提供温床；不欲孕则兼以行气活血，为血海满溢下行创造条件。这些是经前期调理的一般规律，临床应用时要注意个体身体状态，以及其他多个脏器功能变化，结合辨证进行调理。

### （一）前半期

从经间期重阴转阳而来，阳长迅猛，在阳长迅速的前提下，向重阳转化，突出表现为排卵后BBT迅速升高。此期若阳长不及或阴消不及（此期阴消不及则下一步阳长受限），或将出现重阳不足、阴阳不盛（常表现为黄体功能不健），治疗重在扶阳益阴，温补阳气，兼顾滋阴养血，以促进阴阳俱盛、形成重阳。此期若阳长太过或阴消太过（阴消太过下一步或可致阳长过多），或将出现重阳太过，气火偏亢，表现出心肝火旺；或将出现阴血不足，阴不制阳，阴虚火旺。治疗重在抑阳扶阴，平衡阴阳，采用清泻心肝或滋阴降火。

扶阳益阴。温补阳气，兼以滋阴养血。温补阳气以温补肾阳为主，偶见脾肾阳虚者则温补脾肾。温补肾阳者，可用右归丸、桂附地黄丸、毓麟珠、温肾丸等加减，本书作者常用补肾温阳方（金志春方）加减，上述诸方对黄体功能不全者常有良效。对于脾肾阳虚者，本书作者常用温补脾肾方（金志春方）加减；若脾虚明显，可用健固汤、温土毓麟汤等暖中健脾方剂酌加温补肾阳药（如菟丝子、仙灵脾、肉苁蓉、补骨脂等）；若肾阳虚明显，可在温肾助阳基础上加入暖土健脾之品，如用右归丸加肉蔻、砂仁、白术、干姜等药。阳气不足，阴消不利，出现经前乳胀不适、经前水肿、经前泄泻、白带量多如水等表现，则应温肾行水，可用真武汤、济生肾气丸等方加减。

抑阳扶阴。阳长太过，气火偏亢，表现心肝火旺者，治宜清气降火，以清泻心肝郁火为主，方用清心泻肝方（金志春方）。阴消太过，阴虚过极，可致阴虚火旺，治宜滋阴降火，可选用滋水清肝饮、滋肾生肝饮等方加减，本书作者常用滋肝降火方（金志春方）加减。

### （二）后半期

排卵后向以阳为主、阴阳俱盛状态转化，主要是为妊养胚胎准备温床。一般在排卵后6～8天，若有胚胎着床，则在胎元产生的元气诱导下，阴阳气血继续维持高平台，以支持胚胎生长发育对阴阳气血的需要。此期易出现阳长不足、阴阳俱盛不良，影响着床后胚胎发育。此期若欲孕，就应维持重阳状态（即以阳为主、阴阳俱盛状态），治疗以补阳为主、滋肾温肾，可用滋肾温肾方（金志春方）加减。此期若不欲孕，由于阴阳气血已达重阳、阴阳俱盛高点状态，随之而来将逐渐开始向重阳转阴过渡，治疗在补阳为主、滋肾温肾基础上兼以行气活血，以利转化，为血海满溢下行创造条件，可用滋养助阳调周方（金志春方）。但因个体差异，后半期治疗亦当辨证施治。

### （三）经前期调治应注意的问题

经前期调治应注意三个方面问题，即阴阳转化特点、生育要求和个体差异。

一是注意阴阳转化特点。经前期是经间期重阴转阳后进入以阳为主、阴阳俱盛的时期，此期以阳长为主，阴消为次，且在阴消一段时期后，在阳长的同时也有阴长，以维持阴阳俱盛时期，为妊养创造条件。

二是注意生育要求。此期会面临两个抉择，即欲孕和不欲孕。如不欲孕，应在后半期维持以阳为主、阴阳俱盛状态时兼以行气活血，为重阳转阴、血海满溢下行创造条件。如欲孕则应继续维持以阳为主、阴阳俱盛状态。

三是注意个体差异。前述所言扶阳益阴和扶阴抑阳等治疗方法只是常法，临床应用时会有个体差异，治疗时应注意个体差异并辨证施治。

第八章

# 女性体质学说

## 第一节 体质学说与亚健康

### 一、体质学说概念

芸芸众生，体质各异。形态，有的高大威猛，五大三粗，形体肥胖，有的娇小玲珑，短小精悍，形体燕瘦；皮肤，有的肤如凝脂，四季光泽，有的皮肤干燥，非护即皱，有的油光满面，好生痤疮；头发，有的浓黑茂密，有的稀疏黄软；性格心理，有的心胸宽广，开朗外向，反应敏捷，有的心眼窄小，沉静内秀，反应迟钝；疾病，如高血压、糖尿病、精神病、支气管哮喘等常有明显家族史，有的则无遗传；治疗效果，同样的药物治疗同样的疾病，有的效好，有的效差，有的无效，甚至出现过敏反应，毒副作用也不尽相同。事实上，人体之间外在表现的不同，生理、心理和性格的差异，对药物疗效与反应的差别，等等，与人体体质有一定关系。

人体不同个体的体质有差异，但体质差异有一定的规律可循。对人体的体质进行分析和总结，探索人体体质的规律性和差异性，用于指导卫生保健和疾病防治，就是体质学说。中医体质学说是以中医理论为指导，以人体个体体质为研究对象，研究不同人体体质的特点、影响因素、演变规律、分类标准、辨识方法和病理适应，从而指导养生保健和疾病预防、诊治和康复的学说。中医体质学说充分体现出中医学的“形神合一”的生命观和“天人合一”的整体观。

### 二、体质学说基本观点

中医体质学说的基本观点：个体为本，形神构成，体质可分，体病相关，可变可调。个体为本，体质受个人身体因素、心理状态和外在因素影响而形成，个体之间体质有差异，其差异受个人身体因素和心理状态影响，由先天遗传特性决定，所谓“内因是根本”，因此，个体身体差异是形成个体体质的根本。形神构成，体质由特定的躯体素质（即“形”）与一定的心理素质（即“神”）相互结合而形成综合体，形神合一，相互作用，共同形成。体质可分，每个人的体质是有差异的，不可能完全相同，但可以按照一定的规律对体质进行分类。体病相关，体质和疾病有一定的相关性，体质类型影响疾病的发病倾向和传变。可变可调，可变是指体质具有可变性，即体质虽具有相对稳定性，但也不是不能变化的，如果条件发生变化，体质也可能发生变化；可调是指基于体质的可变性，通过人为干预，调整偏颇，使体质发生变化，向平和体质转变。

## 三、体质学说意义

体质的特异性、多样性和可变性导致个体对疾病易感倾向、病变性质、疾病过程和治疗反应等方面的差异。因此，中医学强调“因人制宜”，并把体质学说与病因学、病机学、诊断学、治疗学和养生学等密切地结合起来，以指导临床实践。

### （一）体质与病因

体质决定对某种致病因素和某些疾病的易感性。不同体质对某些病因和疾病有其特殊的易感性。中医病因学针对某种体质容易感受相应淫邪的特点，有“同气相求”之说，如阳虚体质，易感寒邪，寒邪入里常伤脾肾阳气；阴虚体质，不耐暑热而易感温邪，说明体质的偏颇是造成机体易于感受某病的重要原因。

### （二）体质与发病

体质决定发病。正气虚弱是发病的内在因素，感受邪气是发病的外在条件。感受邪气后，机体是否发病，往往决定于体质。正气取决于体质，体质强弱决定着正气虚实。感受邪气，体质健壮，正气旺盛，卫外力强，邪难以侵入，故难以致病。体质衰弱，正气内虚，卫外力弱，邪易乘虚而入，易于发病。因此，发生疾病的内在因素，在很大程度上是人的体质因素。体质不同，即使感受病邪，其疾病传变也有很大差别。“六气之邪，有阴阳不同，其伤人也，又随人身之阴阳强弱变化而为病”（《医门棒喝》）。“六气之邪，感人虽同，人受之而生病各异者，何也？盖以人之形有厚薄，气有盛衰，脏有寒热，所受之邪，每从其人之脏气而化，故生病各异也。是以或从虚化，或从实化，或从寒化，或从热化”（《医宗金鉴》）。

### （三）体质与病机

体质决定病机，体现在从化与传变。病情从体质而变化，称为从化。人体感受邪气后，由于体质不同，病理性质往往发生不同的变化，如同为感受风寒，阳热体质者常从阳化热，而阴寒体质者易从阴化寒；同为感受湿邪，阳热体质常从阳化热而为湿热，阴寒体质易从阴化寒而为寒湿。因此，由于体质的差异，感受病邪后机体常常顺从体质而发生化寒、化热、化湿、化燥等变化。传变是指疾病的变化和发展趋势。传变不是一成不变的，一切因人而异。体质不同，病变过程迥然有异。体质强壮者或感受邪气轻微者，正能敌邪而病自愈。邪气盛而身体又具有传变条件者，疾病可迅速传变。疾病的传变虽与邪气盛衰、治疗是否得当有关，但主要还是取决于体质。无论是从化，还是传变，感受邪气后，由于体质差异，机体发病情况不尽相同，临床类型、病情程度、发病经过等会因人而异。疾病的发生、发展过程主要取决于体质（与病邪的质和量也密切相关）。“人感受邪气虽一，因其形藏不同，或从寒化，或从热化，或从虚化，或从实化，故多端不齐也”（《医宗金鉴》）。

### （四）体质与辨证

体质决定临床证候类型，是辨证的基础。一方面，病因相同或疾病相同，由于患者体质不同，会出现不同的证候类型，即“同病异证”与体质相关。如同样感受寒邪，有人出现发热恶寒、头身疼痛、苔薄白、脉浮等风寒表证，有人一发病就出现畏寒肢冷、纳呆食减、腹痛泄泻、脉象缓弱等脾阳不足证。前者平素体质尚强，正气御邪于肌表；后者阳气素虚，正不胜邪，以致寒邪直中太阴。另一方面，不同的病因或不同的疾病，由于患者体质在某些方面有共同点，常会出现相同或类似的临床证候类型，即“异病同证”亦与体质有关。如泄泻和水肿都可以表现出脾肾阳虚之证。可见，体质是形成“证”的基础之一，“证”常以体质为转变，辨体质是辨证的重要根据。疾病的“证”在整个病程中具有时相性特征，不是固定不变的，而是随着病情变化而发生变化。所谓“异病同证”和“同病异证”，在一定程度上是以体质学说为依据的。所以，在观察疾病的发生、发展过程中，必须掌握患者的体质特点，注意在致病因素作用下患者体内阴阳矛盾的运动变化情况，分清寒热虚实、阴阳表里，指导临床辨证。

### （五）体质与治疗

体质是治疗的重要依据，决定着治疗效果。在疾病防治过程中，按体质论治既是因人制宜的重要内容，又是中医治疗学的特色。临床所见同一种疾病，同一治法对此人有效，对他人可能无效，甚至可能有害，其原因在于病同人异，体质不同，疗效不一。

1. 因人论治

体质有强弱之分、偏寒偏热之别，因此，必须结合体质而辨证论治。如面白体胖，属阳虚体质者，本系寒湿之体，若感受寒湿之邪，非用姜附参苓之类大热方药则邪不能去；若感受湿热之邪，则必缠绵难愈，尚须通阳以化湿，药性过凉则湿邪愈加闭阻于内而阳气更加虚乏。反之，如面白形瘦，属阴虚体质者，内火易动，湿从热化，反伤津液，故其治与阳虚之体必定迥然不同。故阳虚、阴虚之体，虽同感受湿热之邪，治法却大不相同。阳盛或阴虚之体，慎用温热伤阴之剂；阳虚或阴盛之体，慎用寒凉伤阳之药。

此外，还应重视年龄、性别、生活条件、地理环境等因素造成的体质差异。年龄：人体气血和脏腑盛衰以及生理活动都随着年龄增长而发生变化，从而影响机体对致病因素的反应，所以，年龄长幼与治疗关系密切。小儿属“稚阴稚阳”之体，不论用温热剂还是苦寒剂，均应中病即止，因苦寒之品易伐小儿生生之气，辛热之属易损真阴。老年人大多肾气已衰，中气虚乏，易受邪致病，病后多见虚证或虚中夹实，治病用药尤须审慎。正如清代医家叶天士所论，治疗老年病应审体质、保真气、慎劫夺。性别：女子在生理特点上有别于男子，女子易受情绪影响，且因经、孕、产、乳的影响易出现血常不足，治疗应特别注意女性患者是否有肝郁、血虚之证。生活条件：生活习惯、营养状况对体质的影响很大。一般来说，膏粱厚味酿积既久，多为痰湿或湿热之质；纵欲恣情，多损真阴真阳；饥饱劳役每多脾胃致虚，治疗上须区别对待。地理环境：地区不同，生活习惯不一，体质也有差异，因此，中医治病讲究因地制宜。

2. 同病异治，异病同治

一方面，由于体质的差异，即使同一疾病也可出现不同的证候，故其治则异。另一方面，即使病因或疾病不同，由于患者的体质在某些方面有共同点，往往可出现相似或相同的证候，故其治则同。

3. 用药宜忌

由于体质有阴阳偏颇的差异，临证应视体质而用药。一是要注意药物性味。一般来说，阴虚体质者宜甘寒、酸寒、咸寒、清润，忌辛热温散、苦寒沉降；阳虚体质者宜益火温补，忌苦寒泻火；气虚体质者宜补气培元，忌耗散克伐，等等。二是要注意用药剂量。一般说来，体壮实者剂量宜大，体瘦弱者剂量宜小，急躁者宜大剂取其速效，性多疑者宜平妥之剂缓求。

4. 善后调理

疾病初愈或趋向恢复时，中医学很重视善后调理，以促其康复，此亦属于治疗范畴。此时常需多方面配合措施，包括药物、食饵、精神心理和生活习惯等。这些措施的选择和应用，须视患者的体质特征而异。如阴虚体质者热病初愈，慎食狗肉、羊肉、桂圆等辛温食物或辛辣之味；痰湿体质者大病初愈，慎食龟鳖等滋腻之物及五味子、乌梅等酸涩收敛之品。

## 四、亚健康

世界卫生组织将健康定义为一种身体、心理和社会适应的完满状态，不仅仅是没有疾病和身体虚弱。诸多学者通过研究后发现，人体除了健康状态（第一状态）和疾病状态（第二状态）之外，还存在着一种非健康、非疾病的中间状态，称为第三状态，我国学者称之为“亚健康状态”。因此，亚健康状态是指人体介于健康与疾病之间，非疾病、非健康的一种身体状态。有研究认为，真正健康者只占 5%，被诊断患病者不足 20%，75% 的人处于亚健康状态。一般来说，亚健康状态表现形式有四种，一是排除疾病原因的疲劳和虚弱状态，二是介于健康与疾病之间的中间状态或疾病前状态，三是在生理、心理、社会适应能力和道德上的欠完美状态，四是与年龄不相称的组织结构和生理功能的衰退状态。

亚健康状态表现多种多样，主要表现有躯体、心理、社会交往三个方面的不适。躯体表现可有疲乏无力、肌肉和关节酸痛、睡眠紊乱、头昏头痛、心悸胸闷、食欲不振、脘腹不适、便溏便秘、性功能减退、怕冷怕热、易感冒、眼部干涩等；心理表现可有情绪低落、心烦意乱、焦躁不安、急躁易怒、恐惧胆怯、记忆力下降、注意力不能集中、反应迟钝等；社会交往表现在难以进行正常的社会交往，社会适应能力下降，如不能较好地承担相应的社会角色，工作、学习困难，不能正常地处理好人际关系、家庭关系，人际关系紧张，等等。2006 年中华中医药学会发布《亚健康中医临床指南》，该指南在亚健康的综合评定流程中认为“如果存在目前医学上不能解释的症状表现且持续 3 个月或以上者可判定为亚健康”。上述三条（躯体、心理、社会交往）中任何一条持续发作 3 个月以上，并且经系统检查排除可能导致上述表现的疾病者，可分别判断为躯体亚健康、心理亚健康、社会交往亚健康状态。但应注意，临床上上述三种亚健康表现常常相兼出现。

## 五、异常体质与亚健康关系

关于异常体质与亚健康状态之间的关系，目前有多种说法，但都认为两者不是一回事。本书作者认为，中医体质学说所言异常体质与西医学所言亚健康状态尽管概念不同，说法不一，但只是由于理论体系不同而表述各异，两者实质内容基本类似，即都是指机体状态偏离平衡，功能状态已不正常，虽未形成疾病，但已处于生理和病理之间的状态，或是已处于病理状态的前奏。

异常体质和亚健康状态与疾病相关，如果能及时发现和纠正异常体质或亚健康状态，就可能将异常状态转化为正常状态，反之则可能转化为疾病。调理异常体质实质上就是纠正亚健康状态。从妇科学角度而言，某些异常体质或说亚健康状态是否影响女性生理功能，值得探究，我们可以推测，某些异常体质或说亚健康状态可能会影响女性生理功能，如果将异常体质调理正常，使亚健康状态得到纠正，就可能有利于改善女性生理功能。

# 第二节　体质形成因素

体质的形成受多种因素的影响，概括起来，体质形成因素有先天因素、后天因素和环境因素三大类。但应注意，一个个体体质的形成会受到多种因素的综合影响，会存在影响因素种类的差异和影响程度的差异，亦即有的个体受到的影响可能以某种因素为主或几种因素同时存在，或一种为主而另一些为次，等等。

## 一、先天因素

先天因素，中医学称为禀赋，是指人体在形成和出生前所禀受的一切，包括父母双方所赋予的遗传特性，以及子代在母体内发育过程中所受到的各种影响。父母的年龄、元气盛衰、身体状态、营养状况、生活方式、精神因素等都可能影响父母生殖之精的质量和胚胎的发育，从而影响子代的先天禀赋状况。

### （一）遗传因素

现代遗传学认为，遗传是生物体按照亲代所经过的发育途径和方式，产生与亲代相似后代的过程，是遗传物质从上代传给下代的现象。人类是通过生殖细胞的物质与信息的传递，将亲代的个体体质特征传给子代的。在遗传过程中，由于内、外环境的影响造成结构和功能上的差异，即生物个体之间的差异称为变异。遗传中有变异，变异中有遗传，这是遗传过程中的基本特性。遗传性对体质的影响受种族和家族的遗传性影响。种族又称人种，是体质形态上具有某些共同遗传特征的人群。家族是以婚姻和血缘关系结成的社会单位。种族和家族对体质的作用体现在遗传性对体质的形成起决定性作用，决定来自遗传的体质差异，因此，不同种族或家族的个体虽然有其个体体质特点，但也会有一些共性特征。

先天因素是体质形成的基础和前提条件,对体质的形成起着决定性的作用。在生命形成的过程中，男女媾精，胎孕乃成，子代形体始于父母，父母体质是子代体质的基础，父母体质的强弱影响子代禀赋的厚薄，表现出体质的差异，诸如身体强弱、肥瘦、刚柔、长短、肤色，乃至先天性缺陷和遗传性疾病，等等。故父母生殖之精的盛衰，决定子代禀赋的强弱，从而影响子代的体质。

### （二）母体影响

胚胎在母体内孕育过程中会受到来自母体的多种因素的影响，如母体的年龄、身体状态、营养状况、精神状态、生活方式、疾病或病原体感染以及药物治疗、胚胎养护，等等。这些都可能影响胎儿的生长发育和体质的形成。譬如，母体35岁以后，年龄越大，染色体质量相对越差，发生胚胎发育异常的风险越大；孕期母体缺乏叶酸，可引起胎儿神经管发育畸形；孕期母体应用某些药物，有可能影响胚胎发育，干扰先天禀赋，有的药物甚至可以引发流产、先天畸形和先天疾病。

## 二、后天因素和环境因素

后天是指人体从出生到死亡之前的生命历程。后天因素是指人体出生后对人体体质形成有影响的各种因素。后天因素分为人体内在因素和外界因素两个方面。外界因素实际上就是环境因素。先天因素是体质形成的基础，决定体质的相对稳定性和特异性，但后天因素对体质的形成也会有一些影响，使体质产生一些变化。

### （一）人体内在因素

人体内在因素包括性别、年龄、饮食营养、生活嗜好、起居劳欲、心理状态、疾病与药物，等等。

性别。人类最基本的体质类型就是男性体质与女性体质两大类。男女在体形、脏器结构和生理功能上均有所不同，体质存在性别差异。除躯体形态和生理功能等方面显而易见的差异外，男女差异主要有“男子以肾为先天”(《孟河先生医案》),“男子以精为本”(《医述》),“男子以气为主”(《血证论·男女异同论》);“妇之生，有余于气，不足于血”(《灵枢·五音五味》),“女子以肝为先天”(《临证指南医案》),“女子以血为主”(《景岳全书》)。此外，女性体质随年龄变化较为显著，并有月经期、妊娠期、产褥期、哺乳期、绝经和绝经后期的体质改变。

年龄。中医学对人体结构和功能随着年龄变化的规律有深刻的认识。《灵枢·天年》以十岁为阶段描述从十岁直至百岁随着年龄递增而出现的脏腑气血等形质变化过程，说明了人体气血和内脏功能盛衰与年龄之间的关系，在生长、发育、壮盛至衰老、死亡的过程中，五脏精气由盛及衰影响着人体的生理活动，决定着人体的体质。随着年龄的变化，男女体质的形成和演变，大致可划分为五个阶段：①从出生到青春期，是体质渐趋成熟、定型的阶段，体质基本定型于青春期末；②青春期到35岁左右，女性体质常会发生较明显的变化，且多半是转向病理性体质，出现一些病态，相对而言，男性在这一时期的变化不很显著；③35岁至更年期以前的男女均处于壮年阶段，体质变化大多数较为平缓；④50岁左右的女性和55～60岁的男性进入了更年期，因精血骤减，体质发生显著变化；⑤更年期以后的老年阶段，男女体质日渐虚化，常以虚为主，兼夹痰瘀。概而言之，小儿的体质特点，一是机体阴阳均未充足成熟，称为“稚阴稚阳”，机体处于蓬勃生长状态，以阳生为主要趋势，称为“纯阳之体”；成年人一般气血充盛，脏腑功能强健，体质类型已基本定型，一般而言比较稳定；老年人的体质改变常表现出阴阳失调、气血渐衰、脏腑功能衰退、形体亏损、宿疾交加等特点。

饮食营养。饮食结构和营养状况直接关乎体质的形成。良好的饮食习惯、合理的饮食结构、全面而足够的饮食营养，可使人体质强壮、功能状态良好，从而减少疾病的发生，甚至可以使某些偏颇体质向平和体质转化。饮食失宜，会影响脾胃功能，造成气血阴阳失调，引起营养不合理和某些营养物质缺乏，从而改变人体体质。由于食物各有不同成分或性味特点，因此，长期的饮食习惯和固定的膳食品种质量久而久之可因体内某些成分的变化而影响体质。如饮食不足，影响气血化生，可使体质虚弱；饮食偏嗜，使体内某种物质缺乏或过甚，可影响脏腑功能活动和精、气、血、津液的代谢，甚则成为致病因素。如嗜食肥甘厚味可助湿生痰，形成肥胖湿腻体质；嗜食辛辣易化火伤阴，形成阴虚火旺体质；过食生冷寒凉会损伤脾胃阳气，可能形成阳虚体质。

生活嗜好。不良生活嗜好会对体质产生一定影响。酒是辛热之品，长期饮用易生热，损伤心脑、精卵和胎儿。嗜烟损伤呼吸道、心血管、神经系统和胃部，增加癌症发生率。茶是一种对人体有益的饮品，但长期不合理饮用也会影响人体，如绿茶性凉，阳虚体质长期饮用绿茶会使体质更寒；红茶性温，热性体质长期饮用红茶会使体质更热。咖啡可提神，消除疲劳，促进代谢，但长期过饮会加剧高血压，使人神经过敏，引发骨质疏松等。

起居劳欲。包括生活起居和劳逸性欲等。生活起居（即作息时间安排）、劳作强度与种类、性生活状态等日常生活和劳作是人类生存和保持健康的必要条件。生活起居是否规律会影响脏腑气血阴阳盛衰和功能状态。劳作强度和种类与身体状态直接相关。适度的劳作或形体锻炼可使气机通畅，气血调和，脏腑功能活动旺盛，体质健壮。劳作过度容易损伤筋骨，消耗气血，使脏腑精气不足，功能减弱，形成虚性体质。过于安逸可使气血流行不畅，肌肉松弛，脾胃功能减退，体质下降或形成痰瘀体质。房事主要依赖肾气、肾精，性生活关乎身心健康，房事过劳则伤肾，导致肾中精气亏乏。这些生活起居和劳逸性欲因素日积月累会影响体质的形成和身体状态。

心理状态。心理状态对体质的形成会产生一些影响。人的心理状态受情志因素的影响，情志活动与脏腑气血阴阳关系密切。脏腑化生的气血阴阳是情志活动的物质基础，而人的心理状态和情志变化也时刻影响脏腑气血阴阳的功能活动，从而影响人体体质的形成。

疾病与药物。疾病直接影响人体体质的形成与变化，特别是一些重大疾病和慢性疾病，直接干扰脏腑功能，影响气血运行和阴阳变化，从而改变体质状态。大病久病之后，体质常虚弱；某些慢性疾病（如肾炎、肺结核等）迁延日久，体质易表现出一定的特异性；感染某些邪气或罹患某些疾病（如麻疹）之后，可使患者终身不再罹患此病。药物使用不当或毒副作用可以干扰人体功能或损伤人体，从而影响体质状态。此外，疾病常与体质状态互为因果，疾病可能改变体质状态，体质状态又可能影响疾病的发生和传变。

### （二）外界因素

即环境因素。环境是人类生存和发展的物质条件，包括自然环境和社会环境。人体从胚胎形成到生命终结之前，始终生活在一定的自然环境和社会环境之中，因此，环境对体质的形成和变化无疑会产生重要的影响。环境因素可以影响先天，也可以影响后天。环境因素可影响人体形体结构、生理功能、心理状态和病理变化等诸方面。

自然环境。自然环境涉及生活环境、生产环境、食物链环境、气候环境、生态环境等一切自然客观环境。人生活在自然环境中，与天地相应，人体所处自然环境无疑会影响体质状态的形成和变化。譬如环境污染，一方面干扰人体禀赋，产生先天影响；另一方面影响日常生活和生长发育，产生后天影响，从而改变体质状态，甚至产生不应有的疾病。

社会环境。社会环境涉及政治、经济、文化等诸多社会要素，如社会制度、经济状况、劳动保护、卫生条件、医疗保障、教育水平、社会习俗，等等。现代社会中，社会环境在变化，人所在处所不同，社会环境会有差异，这些无疑会影响生活和工作的方方面面，产生不同的生理、心理和病理反应，直接或间接影响人体体质的形成与变化。

## 第三节　体 质 特 性

人体体质具有多种特性，诸如差异性、遗传性、稳定性、趋同性、可变性和可调性。

差异性，指个体差异性。不同体质者表现出来的特征、对事物的感受和反应、对自然环境和社会环境状态的适应能力等诸方面是有差异的，这就是体质的差异性，或称多样性。严格说来，世间不可能存在两个完全一模一样的体质的人。

遗传性，指先天遗传性。如前所述，人体体质受遗传因素的影响，遗传是形成人体体质的决定因素。

稳定性，指相对稳定性。人体体质的形成，是先天和后天多种因素长期影响的结果，在很长一段时间内是相对稳定的，不是说今天如此，明天就发生改变，可称为相对稳定性或阶段稳定性。

趋同性，指群类趋同性。人体体质虽然有个体差异，但影响人体体质的因素会有相同之处，人体产生的适应性变化会有相似性，这样就会形成相对的群类趋同性，借此特点，就可以对人体体质进行分析和分类，找出不同类型体质的共同规律性和特征，用来指导人体体质的调理。

可变性，指动态可变性。人体体质不是一成不变的，只是相对稳定的，如果某些影响因素发生改变，身体就会发生适应性变化，体质就会发生改变，形成新的体质状态。而且，人体随着年龄的增长，体质也会发生自然变化。如将人的一生分为小儿期、青年期、中年期、更年期、老年期，就是根据人体不同年龄阶段的体质特点的自然变化规律进行分类的。

可调性，指人为可调性。由于人体体质具有相对稳定性和动态可变性，受某些影响因素的作用可以发生改变，那么就可以根据健康需要，采取某些方法，对某些体质进行人为调整，产生好的体质状态，以利于疾病的防治和康复，有益于身体健康。事实上，中医防治疾病，在某种程度上就是根据人体的体质，合理使用药食等的四气五味、升降浮沉等性能，调整人体偏颇的病理体质，同时改变生活习惯和生活方式，逐渐调整和改善体质，达到防病治病的目的。

## 第四节 体质分类

体质的分类方法有多种，难以详述。希波克拉底提出体液说体质分类，将人体分为胆汁质（性情急躁，动作迅速）、多血质（性情活跃，动作灵敏）、黏液质（性情沉稳，动作迟缓）和抑郁质（性情脆弱，动作迟钝）。巴甫洛夫依据神经过程的强度、平衡性、灵活性，把人分为兴奋型、灵活型、安定型和抑制型。中医学对人体体质的分类方法有多种，如阴阳分类法、五行分类法、脏腑分类法、气血津液分类法、体形肥瘦分类法，等等。从不同角度对人体体质进行分类，以便指导临床诊治。应当指出，体质分类所言之阴虚、阳虚、痰湿、湿热等名词术语，与辨证论治中所言之证候名称是不同的概念，体质分类所反映的是在非疾病状态下就已存在的个体特异性。

体质的生理和病理学基础是人体脏腑经络、阴阳气血、精津液等因素盛衰偏颇的结果。现代中医体质分类是在总结大量临床实际情况基础上提出的中国人的人体体质分类，主要有王琦的九分法、匡调元的六分法、母国光的九分法、何裕民的六分法、田代华的十二分法、胡文俊的四分法，等等。本书在参考前人关于中国人体质分类的基础上，结合女性人体体质特点，将女性人体体质分为 11 种。11 种体质总体分为正常体质（平和体质）和异常体质两大类。异常体质分为虚性体质、实性体质和复合性体质三类。虚性体质指以脏腑亏虚、气血不足、阴阳偏衰为主要特征的体质状态，主要有气虚体质、血虚体质、阴虚体质和阳虚体质四种。邪气有余为实，实性体质指因体内阴阳偏盛或痰瘀等邪气内结而形成的体质状态，主要有阳盛体质、湿热体质、痰湿体质、气郁体质和血瘀体质五种。复合性体质是指兼有两种以上异常体质的体质（如气虚与血瘀体质同见），但不是一种独立的体质，不予详述。此外，还有一种特禀体质。以上虚性体质四种，实性体质五种，特禀体质一种，加上正常体质，共计 11 种体质。下面分述 11 种体质的特征。

### 一、平和体质

总体特征：健康型。气血阴阳调和，形神和谐，以体态适中、面色红润、精力充沛等为主要特征，即正常体质。

形体特征：形体匀称健壮。

常见表现：面色、肤色润泽，头发稠密有光泽，目光有神，鼻色明润，嗅觉通利，唇色红润，不易疲劳，精力充沛，耐受寒热，睡眠良好，胃纳食佳，二便正常，舌淡红，苔薄白，脉和缓有力。

心理特征：性格随和、开朗。

发病倾向：平素患病较少。

适应能力：对自然环境和社会环境适应能力较强。

## 二、气虚体质

总体特征：气短型。元气不足，脾肺功能偏弱，以易疲乏、气短、自汗等气虚表现为主要特征。

形体特征：肌肉松软不实。

常见表现：平素语音低弱，气短懒言，容易疲乏，精神不振，容易出汗，舌淡红，舌边或有齿痕，脉弱。

心理特征：性格内向，不喜冒险。

发病倾向：易患感冒、内脏下垂、慢性盆腔炎等病，病后康复缓慢。

适应能力：不耐受自然环境之风、寒、暑、湿诸邪。由于体弱，不愿进行过多的社会交往。

## 三、血虚体质

总体特征：无力型。血液不足，以面色苍白或萎黄，唇甲淡白，精神不振，疲乏少力，心悸健忘，月经量少或闭经等血虚表现为主要特征。

形体特征：体形偏瘦。

常见表现：面色萎黄或苍白，唇甲淡白，精神不振，疲乏少力，心悸健忘，肌肤枯涩，毛发枯，两目干涩，视物不清，月经量少、色淡或闭经，舌淡，苔薄白，脉细弱。

心理特征：性格内向，注意力不集中。

发病倾向：易患感冒、头昏、心悸、不寐、贫血和出血性疾病等病。

适应能力：不耐风、寒、暑、燥邪。

## 四、阴虚体质

总体特征：缺水型。缺少阴液，以口燥咽干、手足心热等阴虚或虚热表现为主要特征。

形体特征：体形偏瘦。

常见表现：平素口燥咽干，鼻微干，手足心热，喜冷饮，大便干燥，舌红津少，脉细数。

心理特征：性情急躁，外向好动，活泼。

发病倾向：易患虚劳（结核病）、失精、不寐等病，感邪易从热化。

适应能力：耐冬不耐夏，不耐受暑、热、燥邪。

## 五、阳虚体质

总体特征：怕冷型。阳气不足，以畏寒、怕冷、肢体凉等虚寒表现为主要特征。

形体特征：肌肉松软不实。

常见表现：平素畏寒，怕冷，手足不温，腰腹肢凉，喜热饮食，冷食易泻，精神不振，舌淡胖嫩，脉沉迟。

心理特征：性格多沉静、内向。

发病倾向：易患痰饮、肿胀、泄泻等病，感邪易从寒化。

适应能力：耐夏不耐冬，耐热不耐寒，易感风、寒、湿邪。

## 六、阳盛体质

总体特征：怕热型。阳气过盛，以形体壮实、精神饱满、喜凉怕热、口渴喜冷饮等阳热表现为主要特征。

形体特征：形体壮实。

常见表现：形体壮实，精神饱满，声高气粗，好动时烦，常觉闷热，面红目赤，喜凉怕热，口渴喜冷饮，易口臭、出汗，小便热赤，大便熏臭，易便秘，女性经期易提前，舌红，苔黄，脉数有力。

心理特征：个性较执拗，脾气暴，易发飙，遇事易烦躁、失眠。

发病倾向：易长疮疖痘疹，易腹胀，易患中风（高血压），病后易从阳化热。

适应能力：耐寒不耐热，不耐受炎热天气，寒冷天气穿衣单薄。

## 七、湿热体质

总体特征：长痘型。湿热内蕴，易长痘疖，以面垢油光、口苦、苔黄腻等湿热表现为主要特征。

形体特征：形体中等或偏瘦。

常见表现：面垢油光，易生痤疮，口苦口干，身重困倦，大便黏滞不畅或燥结，小便短黄，男性易阴囊潮湿，女性易带下增多，舌偏红，苔黄腻，脉滑数。

心理特征：容易心烦、急躁。

发病倾向：易患疮疖、黄疸、热淋等病。

适应能力：对夏末秋初湿热气候、湿重或气温偏高环境较难适应。

## 八、痰湿体质

总体特征：体胖型。痰湿内聚，以形体肥胖、腹部肥满、口黏、苔腻等痰湿表现为主要特征。

形体特征：体形肥胖，腹部肥满松软。

常见表现：面部皮肤油脂较多，多汗黏腻，胸闷，痰多，口黏腻或甜，喜食肥甘，苔腻，脉滑。

心理特征：性格偏温和、稳重，多善于忍耐。

发病倾向：易患消渴（糖尿病）、中风（高血压）、胸痹（冠心病）、脂肪肝、月经不调等病。

适应能力：对梅雨季节和湿重环境适应能力差。

## 九、气郁体质

总体特征：郁闷型。气机郁滞，以神情抑郁、忧虑脆弱等气郁表现为主要特征。

形体特征：形体瘦者为多。

常见表现：少言寡语，神情抑郁，情感脆弱，烦闷不乐，遇事善于思虑，难以忘却，多愁善感，叹息嗳气，胸胁胀满，脘腹胀闷，多怒易急躁，舌淡红，苔薄白，脉弦。

心理特征：性格内向，不稳定，敏感多虑。

发病倾向：易患郁证、脏躁、梅核气、偏头痛、百合病、乳腺病、月经不调等病。

适应能力：对精神刺激适应能力较差，不适应阴雨天气。

## 十、血瘀体质

总体特征：暗斑型。血行不畅，以肤色晦暗、舌紫黯等血瘀表现为主要特征。

形体特征：胖瘦均见。

常见表现：肤色晦暗，色素沉着，容易出现瘀斑，口唇黯淡，舌黯或有瘀点，舌下络脉紫黯或增粗，脉涩。

心理特征：易烦，健忘。

发病倾向：易患癥瘕、痛证、血证、月经不调、抑郁等病。

适应能力：不耐受寒邪。

## 十一、特禀体质

总体特征：过敏型。先天禀赋异常，以过敏反应、先天生理缺陷等为主要特征。

形体特征：过敏体质者一般无特殊形体特征；先天禀赋异常者或有畸形，或有生理缺陷。

常见表现：过敏体质者，常见哮喘、风团、咽痒、鼻塞、喷嚏等表现；患遗传性疾病者，有垂直遗传、先天性和家族性特征；患胎传性疾病者，具有母体影响胎儿生长发育及相关疾病（如身体缺陷）特征。

心理特征：随禀质不同情况各异。

发病倾向：过敏体质者，易患哮喘、荨麻疹、花粉症和药物过敏等；遗传性疾病，如血友病、先天愚型等；胎传性疾病，如五迟（立迟、行迟、发迟、齿迟和语迟）、五软（头软、项软、手足软、肌肉软、口软）、解颅、胎惊等病。

适应能力：适应能力差，如过敏体质者对易致过敏季节、环境和物质的适应能力差，易引发宿疾。

# 第五节　体 质 调 理

异常体质，虽非疾病，但处于病态边缘。调理异常体质是非常重要的保健措施。理论上虽将体质分为十一种，但实际上世上没有体质完全相同的两个人。在体质调理时，要遵循体质分类规律，更要注重个体差异，因人而异，采取个性化调理方法。调理体质，有病治病，无病防病。

## 一、平和体质

1. 调理原则

不伤不扰，顺其自然。

2. 调理方法

精神调摄：恬淡虚无，开朗乐观，心理平衡。

起居调适：起居顺应四时阴阳，劳逸结合，如夏季日长夜短，睡眠时间不宜过长，适宜早起；冬季夜长日短，睡眠时间宜长，不宜起床过早。

饮食调理：食物多样化，如粮食类、肉蛋类、奶制品、豆制品、蔬菜水果类，避免食物品种单调或重复搭配，不偏食，不过饥过饱，不偏寒偏热。

身体锻炼：适度运动，循序渐进，持之以恒，适可而止。

中药调理：一般不需要。

## 二、气虚体质

1. 调理原则

益气健脾。脾为后天之本、气血生化之源，气虚体质者重在补脾益气，兼顾肺肾。

2. 调理方法

精神调摄：思伤脾，气虚体质者应精神内守，清心寡欲，祛除杂念，少思虑，不躁动。

起居调适：平时注意保暖，夏当避暑，冬当避寒，以防感冒。避免熬夜或过劳损伤正气。夏季中午应适当休息，保持充足睡眠。

饮食调理：常食益气健脾食物，如山药、粳米、黄豆、白扁豆、鸡肉、香菇、大枣、樱桃、葡萄、花生、蜂蜜等；少吃耗气食物，如生萝卜、空心菜等。

身体锻炼：不宜剧烈运动，以防耗气，可做一些柔缓运动，如散步、打太极拳、做操等，持之以恒，逐渐加量。

药膳推荐：①黄芪童子鸡。童子鸡 1 只洗净，生黄芪 30 克用纱布袋包好，放入锅中，锅中加入姜、葱和适量水煮汤，待鸡煮熟后，拿出黄芪包，加入盐、黄酒调味，即可食用，可益气补虚。②山药粥。将山药 30 克和粳米 180 克一起入锅，加清水适量煮粥，煮熟即成，可在每晚吃饭时食用，可补中益气，益肺固精，强身健体。

中药调理：气虚者当补气，补气以补脾为要。声音低微，经常感冒、出汗，偏于肺气虚者，可用玉屏风散或补肺汤加减。肛门下坠或内脏下垂者，可用补中益气汤加减。消化不良，容易腹胀，吃得不少，形体不胖，营养不良，属脾气虚者，可用四君子汤、六君子丸或参苓白术散加减。经常用脑过度，耗伤气血者，可用归脾汤化裁。肾气虚者可用肾气丸加减。

## 三、血虚体质

1. 调理原则

健脾养肝，养血生血。

2. 调理方法

精神调摄：过度劳神则伤血，血虚者不宜过思劳神。

起居调适：血汗同源，血虚者夏季注意防暑，避免大汗伤津损血。久视伤血，要注意合理用眼，避免劳累。

饮食调理：平时常吃补血养血的食物，如桑椹、葡萄、荔枝、松子、红枣、桂圆、菠菜、花生、莲藕、胡萝卜、黑木耳、鸡肉、猪肉、猪肝、羊肉、甲鱼、海参等。

身体锻炼：不宜剧烈运动，可做柔缓运动，如散步、打太极拳、练气功、做操等，持之以恒，逐渐加量。

药膳推荐：①红枣粥。红枣 50 克、大米 100 克、水适量。红枣、大米洗净，放入锅内，加水煮熬成粥即可，常服食。②当归火锅。当归 100 克，鱼肉 400 克切片，冻豆腐或豆腐 3 块切成小块，白菜酌量，香菇 5 朵泡软后切成丝。先将鸡汤 4 ~ 5 碗放入大锅内，再将切好的当归放入汤内，旺火煮开后改普通火煮约 20 分钟（汤煮少了可以添汤），然后加酱油等调味，再将鱼肉片、豆腐及香菇等下锅，稍煮再将白菜放入，锅开即吃，鲜美爽口。

中药调理：可用补血中药，如当归、熟地黄、川芎、白芍、阿胶、何首乌等，常用方剂可选当归补血汤、四物汤、归脾汤等。血虚之人常合并气虚，出现气血两虚表现，可气血同补，选用八珍汤、十全大补汤、人参养荣汤等。

## 四、阴虚体质

1. 调理原则

滋阴补液或滋阴降火，重点是滋养肝肾。

2. 调理方法

精神调摄：阴虚体质者，阴虚火旺，火扰神明，性情较易急躁，常心烦易怒，故调摄精神应恬淡虚无，精神内守，心态平和，切忌急躁。

起居调适：保持充足的睡眠和休息，运动勿太过，避免出汗多，及时补充水分。

环境调适：瘦人多火，常口咽干燥，手足心热，怕热喜凉，冬寒易过，夏热难受，在炎热夏季应注意避暑。

饮食调理：饮食清淡，多食水果，少食辛辣，近滋阴、潜阳食物，远肥腻厚味、燥烈之品。可适当吃些鸭肉、鹅肉、猪蹄、龟、鳖、鱼类，多吃香菇、银耳、燕窝、芝麻、糯米、蜂蜜、豆腐、西瓜、大白菜等，少吃或不吃葱、姜、蒜、韭、薤、椒、桂圆、荔枝、羊肉等辛温之品。夏宜清凉，秋要保肺。

药膳推荐：①莲子百合煲瘦肉。莲子 20 克，百合 20 克，猪瘦肉 100 克，加水适量同煲，肉熟烂后用盐调味食用，每日 1 次，可清心润肺、益气安神，适用于阴虚体质见干咳、失眠、心烦、心悸等症者。②蜂蜜蒸百合。百合 120 克，蜂蜜 30 克，拌匀，蒸至熟软，时含数片，咽津，嚼食，能补肺、润燥、清热，适用于肺热烦闷或燥热咳嗽、咽喉干痛等症。

中药调理：阴虚当补阴或补阴降火。偏肺阴虚者，经常咳嗽，干咳少痰或痰少而黏，可用百合固金汤。偏心阴虚者，心悸健忘、失眠多梦，可用天王补心丹。偏肾阴虚者，腰酸背痛、眩晕耳鸣、男子遗精、女子月经量少，可用六味地黄丸。偏肝阴虚者，眼睛干涩、视物昏花，可用明目地黄丸或杞菊地黄丸。手足心和心胸热，伴心烦不宁、体温升高、小便黄、大便干结，偏阴虚火旺者，可用知柏地黄丸。

## 五、阳虚体质

1. *调理原则*

阳虚者补阳，温阳祛寒，温补脾肾，以温补肾阳为主、温补脾阳为次。

2. *调理方法*

精神调摄：阳虚是气虚的发展，阳气不足者常情绪低落，易悲哀，因此，阳虚体质者应该加强精神调养，调节情感，去忧悲，防惊恐，和喜怒，消除不良情绪影响。

起居调适：注意保暖、避寒，以防感寒，天寒时节注意加衣加被，夏季注意使用空调时温度不宜设置过低。

环境调适：重视环境调适，日光浴可强壮卫阳，不要在阴暗、潮湿、寒冷环境中长期工作和生活。不宜露宿、风扇直吹、阴凉处久留。

身体锻炼：动则生阳，加强身体锻炼，每天锻炼 1 ~ 2 次。春夏养阳，运动时间以春夏、阳光充足的上午为好。运动项目不拘一格，因人而异。运动量以微微出汗、不感劳累为度，避免运动强度过大，以防大汗伤阳。

饮食调理：适当多吃一些温阳食物，如羊肉、狗肉、鸡肉、鹿肉、韭菜、茴香等，可饮红茶。不宜吃生冷黏腻食物，即使盛夏也不宜吃太多寒凉生冷食物，如田螺、螃蟹、西瓜、梨、苦瓜、绿豆、海带、蚕豆、绿茶等。

药膳推荐：①当归生姜羊肉汤。当归 20 克，生姜 30 克，冲洗干净，用清水浸软，切片备用。羊肉 500 克，剔去筋膜，入开水锅中略烫，除去血水后捞出，切片备用。当归、生姜、羊肉放入砂锅，加清水、料酒、食盐，旺火烧沸后撇去浮沫，小火炖至羊肉熟烂即成。可温中补血、祛寒止痛，特别适合冬季食用。②韭菜炒胡桃仁。胡桃仁 50 克，开水浸泡去皮，沥干备用。韭菜 200 克，洗净，切成寸段备用。麻油倒入炒锅，烧至七成热时加入胡桃仁，炸至焦黄，再加入韭菜、食盐，翻炒至熟。可补肾助阳、温暖腰膝。

中药调理：阳虚者当温阳，温补肾阳可用金匮肾气丸、右归丸，温补脾阳可用理中汤、附子理中汤，温补心阳可用桂枝加附子汤。

## 六、阳盛体质

1. 调理原则

清热泻阳，发散阳气，降低代谢。

2. 调理方法

精神调摄：阳盛之人好动易怒，要加强修养和意志锻炼，培养自控能力，遇可怒之事，用理性克服情感冲动。

起居调适：天气炎热季节，减少户外活动。不要熬夜或过于劳累，保持充足而有规律的睡眠。

饮食调理：忌辛辣燥烈食物，如辣椒、姜、葱等，少食牛肉、狗肉、鸡肉、鹿肉等温阳食物。可多食水果、蔬菜，如香蕉、西瓜、柿子、苦瓜、番茄、莲藕等偏凉性食物。戒酒。

身体锻炼：积极参加体育活动，让多余的阳气散发出去。游泳锻炼是首选项目，跑步、武术、球类等可根据爱好选择。

药膳推荐：①凉拌鱼腥草。鱼腥草150克，生姜3片，大蒜3瓣，葱白3茎，调味品适量。将鱼腥草放入盘中，纳入姜丝、蒜末、香油、食醋、酱油适量拌匀即成，每日1剂。②凉拌椿芽（或薄荷）：香椿芽（或薄荷）100克，生姜3片，大蒜3瓣，葱白3茎，调味品适量。将椿芽（或薄荷）放入盘中，纳入姜丝、蒜末、香油、食醋、酱油、鸡精适量拌匀即成，每日1剂。

中药调理：可选用苦寒清热药，如金银花、野菊花、黄芩等，可常以菊花、苦丁茶沸水泡服。大便干燥者，用麻子仁丸或润肠丸；心烦易怒者，宜服丹栀逍遥散。

## 七、湿热体质

1. 调理原则

清热利湿。

2. 调理方法

精神调摄：多参加轻松、愉快的活动，放松身心，静养心神。

起居调适：盛夏暑湿较重季节，减少户外活动，避免感热受湿。不要熬夜或过于劳累，保持充足而有规律的睡眠。

环境调适：避暑湿，不要居住在低洼潮湿的地方，环境宜通风、干燥。

饮食调理：多吃西红柿、草莓、黄瓜、绿豆、芹菜、薏苡仁、苦瓜、藕等清热除湿食物。忌食辛辣燥烈食物，如椒、姜、葱等，少食牛肉、羊肉、狗肉、鸡肉、鹿肉等温阳食物以及火锅、烹炸物、烧烤类等。戒烟戒酒，少辣少甜。

身体锻炼：适合高强度、大运动量的锻炼，如中长跑、游泳、爬山、各种球类等，以达到散热、排泄体内多余水分的目的。锻炼时应避开暑湿环境，选择凉爽时间锻炼为宜。

药膳推荐：①泥鳅炖豆腐。泥鳅500克，去鳃及内脏，冲洗干净，放入锅中，加清水，煮至半熟，再加豆腐250克、食盐适量，炖至熟烂即可食用，可清利湿热。②绿豆藕。藕去皮，洗净备用。绿豆50克，清水浸泡后取出，装入藕孔内，放入锅中，加清水炖至熟透，调以食盐进食，可明目止渴。

中药调理：可选用苦寒、甘淡的清热利湿药，如黄芩、黄连、龙胆草、虎杖、栀子等。三焦湿热者，可用三仁汤加减。肝胆湿热者，可用龙胆泻肝汤或茵陈蒿汤加减。下焦湿热者，可用八正散或龙胆泻肝汤化裁。

## 八、痰湿体质

1. 调理原则

健脾利湿，宣肺化痰，益肾利湿。脾为生痰之源，肺为贮痰之器，肾为生痰之本，痰湿与肺脾肾三脏关系密切，重点在调补肺脾肾。

2. 调理方法

精神调摄：积极乐观，减少思虑，放松心情。

环境调适：居室宜干燥，不宜居住在潮湿的环境中，阴雨季节或湿冷气候减少户外活动，避免受寒湿侵袭。

饮食调理：饮食宜清淡，少食肥甘厚腻，多吃蔬菜、水果，尤其吃些有健脾利湿、祛湿化痰作用的食物，如白萝卜、荸荠、紫菜、海蜇、枇杷、大枣、扁豆、薏苡仁、赤小豆、蚕豆、包菜等。荷叶和薏苡仁是两种好的祛湿药食，可用荷叶泡茶，薏苡仁煮粥。夏多食姜，冬少进补。

身体锻炼：平素多进行户外活动，以舒展阳气，通达气机，促进体内津液代谢和水湿输布。尽量选择低强度、长时间、不间断、有规律的有氧运动项目，如散步、慢跑、游泳、划船、乒乓球、羽毛球、骑自行车等，以及适合自己的各种舞蹈。

药膳推荐：①山药冬瓜汤。山药50克，冬瓜150克，放锅中慢火煲30分钟，调味后即可饮用，可健脾、益气、利湿。②赤豆鲤鱼汤。活鲤鱼1条（约1000克）去鳞、鳃、内脏，将赤小豆30克、陈皮15克、辣椒10克、草果10克填入鱼腹，放入盆内，加适量料酒、生姜、葱段、胡椒和少许食盐，上笼蒸熟即可食用，可健脾除湿化痰。

中药调理：因脾不健运，湿聚成痰者，当健脾除湿化痰，可用平胃散、香砂平胃散、香砂六君子汤、参苓白术散加减，兼脘腹痞闷、食少腹泻者加枳壳、藿香、炒麦芽；因肺失宣降，液聚生痰者，当宣肺化痰，可用二陈汤，兼胸闷气喘、咳嗽痰多者加苏子、杏仁、天南星；因肾虚不能制水，水泛为痰者，当温阳化痰，可用金匮肾气丸，兼头身困重、关节重痛、肌肤不仁者加羌活、独活、苍术、威灵仙，兼腰痛、白带过多者加苍术、白果，等等。

## 九、气郁体质

1. 调理原则

疏肝解郁，理气行滞，补益肝血。

2. 调理方法

精神调摄：气郁体质者性格较内向，神情常处于抑郁、紧张或焦虑状态，应多参加社交和集体文娱活动，从群体活动中寻求快乐；游历山水名胜，放松心情；学会发泄情绪，避免不良情绪郁积；多听轻松、明快的音乐，以提高情志；多读鼓舞士气、振奋人心的书籍，以培养开朗、豁达的胸襟。

饮食调理：多食一些能疏肝行气、顺气的食物，如黄花菜、海带、山楂等。可以适当吃佛手、橙子、柑皮、荞麦、韭菜、茴香菜、大蒜、火腿、高粱皮、刀豆、香橼等。可少量饮酒，以促进血脉活动，改善情绪。

身体锻炼：锻炼能调理气机、流通气血、畅通情志、缓解抑郁，可多参加下棋、打牌、跳舞等群团活动，亦可进行气功、瑜伽、打坐等入静的放松训练，多参加旅游活动，放松心情。

药膳推荐：①橘皮粥。橘皮 50 克，研细末备用。粳米 100 克，淘净，入锅，加清水，煮至粥将成时加入橘皮，煮 10 分钟即成。②菊花鸡肝汤。银耳 15 克，洗净撕成小片，清水浸泡。菊花 10 克、茉莉花 24 朵，温水洗净。鸡肝 100 克，洗净切薄片备用。将水烧沸，加料酒、姜汁、食盐，入银耳及鸡肝，烧沸，撇去浮沫，待鸡肝熟后，调味，再入菊花、茉莉花至水稍沸即可。

中药调理：可选柴胡疏肝散加减，常用中成药可选越鞠丸、逍遥丸、丹栀逍遥丸、柴胡疏肝丸等。

## 十、血瘀体质

1. 调理原则

活血化瘀，通经活络。

2. 调理方法

精神调摄：喜则气缓，精神愉悦则气机通畅。气行则血行，气血和畅，营卫流通，有利于血瘀体质的改善。忧则气郁，气郁则血瘀，苦闷、忧郁可加重血瘀倾向。因此，血瘀体质者应敞开心扉，保持乐观情绪。

饮食调理：可常食山楂、桃仁、油菜、番木瓜、黑豆等有活血作用的食物。行气食物有助化瘀，如玉米、粳米、白萝卜、胡萝卜、海藻、海带、紫菜、香菜、洋葱、韭菜、油菜、大蒜、生姜、茴香、桂皮、丁香、米醋、桃仁、黑大豆、生藕、银杏、柑橘、柠檬、柚子、金橘、黄酒、红葡萄酒、红糖、茉莉花茶等。可常少量饮酒，醋可多吃，可用玫瑰花代茶饮用。血瘀体质多由气滞、气虚、阳气不足引起，注意不食寒凉食物。

身体锻炼：经常做小强度、舒缓的运动，如保健功、导引、按摩、太极拳、太极剑、五禽戏及各种舞蹈等，促进气血运行。

药膳推荐：①山楂红糖汤。山楂 10 枚，洗净，去核打碎，放入锅中，加清水煮约 20 分钟，以红糖调食，可活血散瘀。②黑豆川芎粥。川芎 10 克，纱布包裹，与黑豆 25 克、粳米 50 克一起熬粥，加红糖适量，分次温服，可活血化瘀、行气止痛。

中药调理：可用桃红四物汤为基础方化裁，行气活血化瘀药如桃仁、红花、赤芍、当归、川芎、丹参、茜草、山楂等可选用。瘀血阻滞，偏于上焦者，可用血府逐瘀汤加减；偏于肢体或下焦者，可用复元活血汤加减。中成药复方丹参片、三七片、益母草颗粒（膏）、桂枝茯苓丸（胶囊）可选用。

## 十一、特禀体质

1. 调理原则

益气固表，养血祛风。通过益气养血可改善体质，增强抗病能力，使内风不得生、外风不能袭，从而抗御外邪。

2. 调理方法

精神调摄：培养乐观情绪，保持精神愉悦。

饮食调理：饮食宜清淡，可适当多吃一些益气固表养血的食物，如糯米、燕麦、燕窝、红枣、泥鳅等，少食辛辣、腥膻发物和各种致敏食物，如鲤鱼、虾、蟹、辣椒、蚕豆、茄子、荞麦、浓茶、咖啡等。

环境调适：避免接触过敏原，如尘螨、花粉、棉絮、花粉、油漆、冷空气等，不要在空气嘈杂、不洁或寒冷环境久留，平时注意防寒保暖。

身体锻炼：积极参加体育锻炼，增强体质。

药膳推荐：①固表粥。乌梅 15 克、黄芪 20 克、当归 12 克，入砂锅，加水煮开，小火慢煮成浓汁，取汁后再加水煮开后取汁，用汁煮粳米 100 克成粥，加冰糖趁热食用。②葱白红枣鸡肉粥。粳米 100 克、红枣 10 枚（去核）、连骨鸡肉 100 克，分别洗净。姜切片，香菜、葱切末。锅内加水适量，放入鸡肉、姜片，大火煮开，然后放入粳米、红枣熬 45 分钟左右，最后加入葱白、香菜，调味。

中药调理：可选用玉屏风散、消风散、防风通圣散等加减，常用药物有黄芪、白术、荆芥、防风、蝉蜕、乌梅、当归、生地黄、黄芩、丹皮等。

# 第九章

# 月经病

月经的周期、经期和经量等发生异常，并伴随出现周期性显著不适症状者，称为月经病。

月经病的临床表现，包括月经的周期、经期、经量、经色和经质的改变，以及伴随月经来潮而周期性出现的不适症状等，临床可分为月经不调、经间期各证、经行期各证和绝经期各证四个方面。月经病的临床表现，应以连续多个月经周期出现进行判断（一般连续出现3个周期以上者方可诊断），偶见1～2个周期者不宜诊断。经行前后或经行时，出现轻微的小腹胀满、腰酸体倦、胃纳欠佳、乳房稍胀、性情急躁等症状，经行过后自行缓解，且无进行性加剧者，一般无须治疗。月经初潮后1～2年，部分人可出现月经周期不太规律或停经数月，如无其他特殊不适，多数可转向正常，确实不能转向正常者应予治疗。

月经病的病因，外感以寒、热、湿为主，内伤以情志损伤、房劳多产、饮食不节、劳逸失度居多，体质因素亦可影响。月经病发病的主要病机是致病因素引起脏腑功能失常、气血失和、胞脉胞宫损伤，从而引发疾病。

月经病的诊断，应着重了解月经的周期、经期、经量、经色和经质以及伴随月经周期而出现的症状，结合全身表现，运用四诊八纲综合分析，辨证进行。月经病要注意辨别是器质性的还是功能性的，有必要进行相关的检查，如妇科检查、超声检查、性激素检查、宫腹腔镜检查、凝血功能检查等，并注意恶性疾病。

月经病的治疗，要遵循标本缓急、经病他病和注重周期等原则。标本缓急要注意急则治标、缓则治本，如暴崩下血当止血为先，血止之后再调经善后。要分清是月经病还是其他病，因月经病而致其他病者当先调经，经调病可愈；因其他病而致月经病者当治其他病，病愈经可调。要注重周期，根据月经周期不同阶段的生理特点进行调治。经前血海充盛，宜疏导，勿妄补；经期血室正开，经血下行，宜通利，勿壅补，大寒大热剂宜慎；经后血海空虚，宜补养，勿强攻。要注意月经周期不同阶段阴阳气血的盛衰和变化规律。经行期，气血下泄，治疗当行气活血，引血下行；经后血海空虚，以阴长为主，渐至阳生，治疗当以滋养阴血为主，兼助阳气；排卵期是阴盛转阳过渡阶段，从阴长为主过渡至阳长为主，治疗当滋养阴血、温补阳气并兼行气活血以促排卵；排卵后至经行前，阳长为主，兼以阴生，治疗当温补阳气兼滋养阴血。具体应用时当注意辨别个体的阴阳气血状态，根据实际状态而调。月经病的治疗大法，主要在于补肾、健脾、疏肝、宁心和调和气血。“经水出诸肾”，调经之本在肾，补肾在于益先天真气，以填精补血为主，佐以助阳益气，使阳生阴长，精血俱旺，即或有邪亦当去邪补肾。健脾在于益气血之源，以健脾升阳为主，不宜过用甘润或辛温之物，以免损阳或伤阴。疏肝在于通调气机，以开郁行气为主，佐以养肝，使肝气得疏，气血调畅。宁心在于安定心神。心为五脏六腑之大主，精神之所舍，统领神志，心性通明，则脏腑协调。调和气血当辨气病、血病和气血同病，病在气者以治气为主，治血为辅；病在血者以治血为主，治气为辅；气血同病者，当兼而治之。在众多治法中，补肾、健脾尤为重要，“故调经之要，贵在补脾胃以资血之源，养肾气以安血之室，知斯二者，则尽善矣”（《景岳全书》）。此外，还要兼顾不同年龄妇女的生理病理特点进行调治。

## 第一节　月经不调

月经的周期、经期、经量和伴随而出现的经色和经质等发生异常者称为月经不调，又称月经失调、月经紊乱。本节所述内容包括月经先期、月经后期、月经不定期、月经过多、月经过少、经期过长、经期过短、月经错杂、崩漏、经闭。由于经色和经质在月经周期、经期、经量改变中兼夹出现，不再单述。对于月经失调，应做妇科检查和必要的辅助检查，排除器质性疾病、妊娠并发疾病和其他疾病引起的月经失调，以明确诊断。偶有一两次月经失调，并无其他明显不适者，不宜作为病论。月经失调应尽早治疗，以防耗气损血，变生他病。

### 一、月经先期

月经连续3个以上周期提前7天以上者称为月经先期，亦称经行先期、经早。

#### （一）病因病机

月经先期的病因病机主要有血热和气虚两个方面。血热迫血妄行，血海不宁。气虚失于统摄，血海不固。

血热：有虚实之分，主要有阳盛血热（实热）、肝郁血热（郁热、实热）和阴虚血热（虚热）。阳盛血热者，素体阳盛，内热蕴蓄，或外感热邪，内入血分，或过食辛辣温燥食物或过服温热药物，阳盛生热；肝郁血热者，平素抑郁，或情志过激，肝气郁滞化热；阴虚血热者，素体阴虚，或失血伤阴，或产多乳众，耗伤阴血，或思虑过度，阴血暗耗，阴虚不能制阳而阳亢化热，虚热内生。多种因素生热，热伏冲任，热迫血行，扰动血海，月经前期重阳与血热交加，阳热更盛，以致重阳先至，血海不宁，血海先溢，出现月经先期。

气虚：主要有脾气虚和肾气虚。脾气虚者，素体虚弱，或劳力过度，或忧思太过，或饮食不节，损伤脾气，脾气虚则冲任不固，血海未满即无力统摄，血海早溢而致月经先期。肾气虚者，房劳多产，或久病伤肾，肾气不足，封藏失职，冲任不固，血海未满而早溢，出现月经先期。

月经先期要注意黄体功能不全、盆腔炎症和早发性卵巢功能不全等疾病。

（二）辨证施治

1. 阳盛血热

主要证候：月经先期，量多，色深红或紫红，质稠，伴有心烦口渴，喜冷饮，面色红，便干溲黄，舌红，苔黄，脉滑数有力。

证候分析：内热炽盛，热入血海，重阳先至，迫血妄行，血海不宁，月经先期，量多；血为热灼，经色深红或紫红，质稠；血热扰心则心烦；热盛伤津则口渴、便干、溲黄；舌红，苔黄，脉滑数有力，实热之象。

治疗法则：清热凉血。

选方用药：清热凉血调经方（金志春方）。生地黄15克，玄参、丹皮、黄芩、黄柏、白芍、当归各10克，益母草5克，每日1剂，水煎分服。方中生地黄、玄参清热凉血，滋阴降火；丹皮清热凉血，活血化瘀；黄芩、黄柏苦寒清热泻火；白芍、当归养血敛阴；热盛灼血者可伴血稠行滞，当归、益母草活血行滞。全方清热凉血，可使热除血凉。月经过多者，酌加地榆、茜草各10克以凉血止血；经行腹痛、瘀块较多者，酌加香附、元胡各10克以化瘀止痛；口渴便燥甚者，酌加麦冬、知母各10克以增液生津。

本证型可用清经汤或先期汤加减治疗。

2. 肝郁血热

主要证候：月经先期，量或多或少，色红或紫，质稠或夹瘀块，伴有经前乳房、胸胁和少腹胀痛，烦躁易怒，口苦咽干，舌红，苔黄，脉弦数。

证候分析：肝郁化火，热迫血行，重阳先至，扰动血海，血海不宁，月经先期；肝经郁滞，气机不畅，经血或行或滞，经量或多或少；血为热灼，经色或红或紫，质稠或夹瘀块；肝经气滞不畅，经前乳房、胸胁和少腹胀痛；肝郁气滞，郁热内扰，烦躁易怒，口苦咽干；舌红，苔黄，脉弦数，肝郁化热之象。

治疗法则：疏肝解郁，清热凉血。

选方用药：疏肝凉血调经方（金志春方）。柴胡、香附、当归、丹皮、白术各10克，白芍、炒栀子各15克，甘草5克，每日1剂，水煎分服。方中柴胡、香附疏肝行气解郁；当归、白芍养血柔肝；丹皮、炒栀子清肝泻火凉血；白术、甘草健脾和中，防木旺克土。全方疏肝解郁，清热凉血。经量过多者，经行时去当归，酌加地榆、茜草各10克，可凉血止血；经行不畅，夹血块多者，酌加益母草、泽兰各10克，可活血化瘀；经行乳房、胸胁和少腹胀痛难忍者，酌加郁金、元胡各10克，可行气止痛。

本证型可用丹栀逍遥散加减治疗。

3. 阴虚血热

主要证候：月经先期，量少，色红，质稠，伴有两颧潮红，手足心热，午后发热，盗汗，咽干口燥且多不欲饮，舌红，苔少，脉细数。

证候分析：阴血不足，虚热内生，重阳先至，血热扰动血海，月经先期而量少，色红，质稠；阴虚不能恋阳，阳浮于外，两颧潮红；热伏阴分，午后阴盛抗邪，手足心热，午后发热；阴分热动，迫津外出则盗汗；阴伤津少，咽干口燥；阴分伏热非实热灼津之甚，少烦渴，多不欲饮；舌红，苔少，脉细数，阴虚内热之象。

治疗法则：滋阴清热凉血。

选方用药：滋阴凉血调经方（金志春方）。生地黄、玄参各30克，白芍、麦冬各15克，地骨皮、丹皮各10克，益母草5克，每日1剂，水煎分服。方中生地黄、玄参、麦冬滋阴降火，清热凉血；丹皮凉血活血；地骨皮凉血以清虚热；白芍和血敛阴以收浮阳；少佐益母草活血，以防过寒而凉滞。全方滋阴清热凉血。月经量少显著者，酌加枸杞子15克，阿胶、山药、山茱萸各10克，以生精血；阴虚热甚者，酌加银柴胡10克、生龟版15克，育阴潜阳以清虚热。

本证型可用两地汤加减治疗。

4. 脾气虚

主要证候：月经先期，量多，色淡，质稀，伴有头昏神疲，体倦乏力，气短懒言，口淡纳减，舌淡，苔白或白腻，脉沉弱无力。

证候分析：脾气虚弱，统摄无力，血海未满即无力统摄，血海早溢，月经先期而量多；气虚血失温煦，则经色淡而质稀；气虚无力摄血而损血，清窍神明、肢体失荣，头昏神疲，体倦乏力，气短懒言；脾虚失运，口淡纳减；舌淡，苔白或白腻，脉沉弱无力，脾气虚弱之象。

治疗法则：健脾补气。

选方用药：补脾调经方（金志春方）。黄芪、党参各15克，白术、茯苓、砂仁、当归各10克，炙甘草、木香各5克，每日1剂，水煎分服。方中党参、白术、茯苓、炙甘草健脾益气，加黄芪以增强行血摄血之力；当归养血活血，以补气虚血伤；砂仁、木香行气醒脾，以防补而气滞。全方健脾补气，兼以养血，使气回血生，血海按时满溢。经量过多者，去当归，重用黄芪、党参各30克以加强益气摄血，加阿胶10克、海螵蛸15克以固摄止血；便溏者，酌加神曲、山药各10克以扶脾止泻；失血较多、心脾两虚、失眠多梦者，酌加桂圆肉15克，远志、炒枣仁各10克。

本证型可用补气固经丸合当归补血汤加减治疗。心脾两虚者可用归脾汤加减治疗。

5. 肾气虚

主要证候：月经先期，量少，色淡黯，质清稀，伴有腰酸腿软，头晕耳鸣，面色晦暗或有暗斑，形寒肢冷，小便频数，性欲淡漠，舌淡黯，苔薄白，脉沉弱。

证候分析：肾气不足，血海失固，未满即溢，月经先期；肾虚，精气不足，经量少，色淡黯，质清稀；腰为肾府，肾主骨，肾不足则腰酸腿软；肾虚，精气不足，髓海失养，头晕耳鸣；肾虚，肾水之色上泛于面，面色晦暗或有暗斑；肾气失温，则形寒肢冷；肾气不足，气化不利，小便频数；肾之阳气虚衰，不能温暖宗筋，性欲淡漠；舌淡黯，苔薄白，脉沉弱，肾气虚之象。

治疗法则：补肾益气。

选方用药：补肾调经方（金志春方）。熟地黄20克，菟丝子、仙灵脾、枸杞子、山茱萸各15克，杜仲、当归、山药、人参各10克（或人参改用党参15克），每日1剂，水煎分服。方中熟地黄滋阴补血，生精益髓；菟丝子补肾，益精气；仙灵脾补肾壮阳，强筋健骨；枸杞子滋补肝肾；山茱萸滋肾益精；杜仲补肝肾，强筋骨；山药健脾胃，益肾气；人参补益元气；当归养血活血。全方补肾精，益肾气，温肾阳，充固血海。夜尿频数者，可酌加益智仁、金樱子各10克以固肾缩泉。

本证型可用固阴煎加减治疗。

### （三）其他施治

1. 针灸

针刺关元、气海、血海、三阴交，实热加曲池或行间，虚热加太溪，肝热加行间，脾气虚加脾俞、足三里，肾气虚加肾俞，月经过多加隐白，腰骶疼痛加肾俞、次髎。三阴交、关元用平补平泻法，气海用补法，血海用泻法，其他用虚补实泻法。气虚者可针后加灸或用温针灸。血瘀取中极、血海、地机，用泻法。脾虚灸隐白，每日2次，每次20分钟。

2. 耳针

皮质下、子宫、卵巢、内分泌、肝、脾、肾，毫针刺，或耳穴埋豆。

3. 穴位注射

关元、三阴交、气海、血海、肝俞、脾俞、肾俞，每次选2～3穴，5%当归注射液或10%丹参注射液每穴注入0.5毫升，隔日注射。

一般从月经前5～7天开始治疗至月经停止，连续3～5个周期。

## 二、月经后期

连续3个月经周期延后7天以上者称为月经后期，亦称经期错后、经迟。

### （一）病因病机

月经后期病因病机主要有气血不足和气血阻滞两方面。气血不足则血海缓溢。气血阻滞则血海血溢受阻。

气血不足：常见有肾虚和血虚两个证型。肾虚者，先天肾精、肾气不足，或房劳多产，或五脏之伤，穷必及肾，均可损伤肾精、肾气，肾虚血海不足，不能按时满溢而经行错后。血虚者，数伤于血，或产多乳众，或病后体虚，或脾虚食少，或阴虚血少，均可导致气血不足，血海延迟满溢，经行错后。

气血阻滞：常见有血寒、气滞、血瘀和痰湿四个证型。血寒者，有虚实之分，虚寒者，素体阳虚，或久病伤阳，阳虚内寒，脏腑功能减弱，化生气血功能减退，血海不能按时满溢，经行错后；实寒者，经产之际感受寒邪，或过服寒凉药食，血为寒凝，胞脉不畅，血行迟滞，血海不能按时满溢，经行错后。气滞者，素性抑郁，情志不遂，气机不畅，气血运行迟滞，血海延迟满溢，经行错后。血瘀者，多种因素可导致胞脉滞行，血海满溢迟滞，经行后期。痰湿者，素体肥胖，痰湿内盛，或脾失健运，痰湿内生，气血生成减少，痰湿阻滞胞脉，气血运行缓慢，血海不能按时满溢，经行错后。

### （二）辨证施治

1. 肾虚

主要证候：月经后期，量少，色淡黯，质清稀，伴有腰酸腿软，头晕耳鸣，面色晦暗或有暗斑，带下清稀，舌淡黯，苔薄白，脉沉细弱。

证候分析：肾虚精血不足，血海不能按时满溢，经行错后，量少，色淡黯，质清稀；肾主骨生髓，脑为髓海，腰为肾府，肾虚则腰酸腿软，头晕耳鸣；肾气虚，水失气化，湿浊下注，带脉失约，带下清稀；肾虚，肾水之色上泛，面色晦暗或有暗斑；舌淡黯，苔薄白，脉沉细弱，肾虚之象。

治疗法则：补益肾精，调养肾气。

选方用药：补肾调经方。

本证型可选用大补元煎：熟地黄20克，山药、枸杞子、山茱萸各15克，人参、杜仲、当归、炙甘草各10克，每日1剂，水煎分服。方中杜仲、山药、人参补肾气以固命门；山茱萸、枸杞子补肾填精而生血；熟地黄、当归养血益阴；炙甘草调和诸药。全方补肾填精，益气养血，使血海气血满溢而月事如期。肾阳不足、形寒肢冷者，酌加制附子5克、肉桂10克以温阳散寒；血滞明显、经行腹痛并有血块者，加川芎、香附各10克以行气活血止痛；月经量少者，酌加丹参、肉苁蓉各10克以补养精血；带下量多者，酌加鹿角霜、金樱子、芡实各10克以固涩止带；月经错后过久者，酌加肉桂5克、川牛膝10克以温经活血，引血下行。

2. 血虚

主要证候：月经后期，量少，色淡，质稀，伴有头昏眼花，心悸失眠，面色苍白或萎黄，舌淡，苔薄，脉细无力。

证候分析：营血虚弱，血海不能如期满溢，月经错后，量少，色淡，质稀；血虚清窍失荣，头昏眼花；血虚心神失养，心悸失眠；血虚外不荣面，面色苍白或萎黄；舌淡，苔薄，脉细无力，血虚之象。

治疗法则：益气养血。

选方用药：人参养荣汤（《太平惠民和剂局方》）。黄芪、白术、熟地黄、当归、白芍各15克，人参、茯苓、肉桂、五味子、远志、陈皮、炙甘草各10克，生姜2片，大枣3枚，每日1剂，水煎分服。本方由八珍汤去川芎，加五味子、陈皮、远志、生姜、大枣而成，全方脾、肺、心并补，气、血、神同调，益气养血，宁心安神。经量过少者，去五味子，酌加丹参、鸡血藤15克以养血活血；经行小腹隐隐作痛者，重用白芍25克，酌加阿胶、香附各10克以养血缓急，行气止痛；脾虚湿甚，大便稀溏者，可去熟地黄，酌加砂仁、白豆蔻各10克以醒脾化湿。

3. 血虚寒

主要证候：月经后期，量少，色淡或淡黯，质稀，伴有小腹隐痛，喜热喜按，腰酸乏力，小便清长，面色㿠白或萎黄，四肢厥冷，舌淡，苔薄，脉沉迟无力。

证候分析：阳气不足，脏腑虚寒，代谢减退，生化不足，气血虚弱，血海不能按时满溢，月经后期，量少，色淡或淡黯，质稀；阳虚胞脉失于温养，胞宫虚寒，小腹隐隐作痛，喜热喜按；肾阳不足，外府失养，腰酸乏力；肾阳失煦，膀胱虚寒，小便清长；阳气虚弱不能布达头面则面色㿠白，阳虚血弱则面色萎黄；阳气虚弱不能达于四肢，四肢厥冷；舌淡，苔薄，脉沉迟无力，虚寒之象。

治疗法则：温经扶阳，益气养血。

选方用药：大营煎。熟地黄20克，枸杞子、当归各15克，肉桂、杜仲、炙甘草各10克，牛膝5克，方外可另加人参、川芎、香附各10克，每日1剂，水煎分服。方中肉桂温经扶阳，通行血脉；枸杞子、杜仲补肾填精；熟地黄填精养血；当归养血活血；牛膝活血通经，引血下行；炙甘草调和诸药。原方另加人参补气，川芎、香附行气活血，以增强补气活血之力。全方温经扶阳，益气养血。经行小腹痛者，可酌加巴戟天、小茴香各10克以温阳散寒止痛。

本证型可用金匮温经汤、大温经汤加减治疗。

4. 血实寒

主要证候：月经后期，量少，色紫黯，有块，伴有小腹冷痛拒按、得热痛减，面色苍白，畏寒肢冷，舌黯，苔白，脉沉紧或沉迟。

证候分析：寒邪内侵，客于胞脉，寒凝血滞，运行不畅，血海不能按期满溢，月经后期，量少，色紫黯，有块；寒客胞脉胞宫，气血运行不畅则小腹冷痛，得热稍通则痛减；寒伤阳气，阳伤阳气不布达于面则面色苍白，不外达四肢则畏寒肢冷；舌黯，苔白，脉沉紧或沉迟，实寒之象。

治疗法则：温经散寒。

选方用药：良方温经汤。肉桂、当归、川芎、白芍、莪术、丹皮各10克，人参、甘草、牛膝各15克，每日1剂，水煎分服。方中肉桂温经散寒，通行经脉；当归、川芎养血活血；人参甘温补气；莪术、丹皮、牛膝活血祛瘀；白芍、甘草缓急止痛。全方温经散寒，活血化瘀，通经止痛，使寒去阳回，经行如期。经行腹痛剧烈者，酌加小茴香、香附、元胡各10克以行气散寒止痛；月经过少者，酌加丹参、鸡血藤各10克以养血活血。

本证型可选用小温经汤加减治疗。

5. 气滞

主要证候：月经后期，量少，色黯红，或有血块，伴有小腹胀痛，精神抑郁，胸闷不舒，乳胀胁痛，舌淡红或黯，脉弦或涩。

证候分析：忧思伤肝，肝郁气滞，胞脉运行不畅，血海不能按期满溢，月经后期，量少，色黯红，或有血块；肝郁气滞，气机不畅，经脉壅滞，小腹胀痛，精神抑郁，胸闷不舒，乳胀胁痛；舌淡红或黯，脉弦或涩，气滞之象。

治疗法则：疏肝解郁，行气活血。

选方用药：疏肝行气方（金志春方）。柴胡、香附、郁金、当归、川芎、白芍、白术、枳壳各10克，陈皮、炙甘草各5克，每日1剂，水煎分服。方中柴胡、香附、郁金疏肝行气解郁；当归、川芎养血活血；白芍和血柔肝；枳壳宽胸行气；白术、陈皮、炙甘草健脾和中。全方疏肝解郁，行气活血，可使郁解气行，血海按期满溢，经行如期。

本证型可用逍遥散加香附、乌药、郁金等药治疗。

6. 血瘀

主要证候：月经后期，量少，色紫黑，有血块，伴有小腹胀痛，按之更甚，块下痛减，舌紫黯，脉细涩。

证候分析：脉中血瘀，胞脉滞行，血海满溢迟滞，月经后期，量少，色紫黑，有血块；气行不畅，胞脉瘀滞，小腹胀痛，按之更甚，块下瘀滞减轻则痛减；舌紫黯，脉细涩，血瘀之象。

治疗法则：活血祛瘀。

选方用药：化瘀调经方（金志春方）。熟地黄、黄芪、桂枝各15克，当归、川芎、赤芍、丹参、香附、益母草各10克，每日1剂，水煎分服。方中熟地黄、当归、川芎、赤芍为四物汤，合丹参，养血活血化瘀；香附、益母草，行气活血化瘀；黄芪益气；桂枝温通血脉。全方活血化瘀，通行血脉，血行通畅，月事如期。

本证型可用过期饮去木通治疗。

7. 痰湿

主要证候：月经后期，甚或数月一行，量少，色淡，质黏，伴有体胖，头晕，胸闷，心悸，气短，带下量多，舌淡胖，苔白腻，脉滑。

证候分析：痰湿内盛，滞于胞脉，塞于胞宫，气血运行不畅，血海不能如期满溢，月经后期，甚或数月一行，量少，色淡，质黏；痰湿体脂壅滞体内则体胖；痰湿停滞，阻碍气机升降，阳气布达滞碍，头晕，胸闷，心悸，气短：痰湿流注下焦，带脉失束，带下量多；舌淡胖，苔白腻，脉滑，痰湿之象。

治疗法则：燥湿化痰，行滞消脂。

选方用药：化痰祛脂方（金志春方）。浙贝母15克，半夏、白术、茯苓、苍术、橘红、当归、川芎、香附、神曲、山楂、枳壳各10克，每日1剂，水煎分服。方中半夏、浙贝母、橘红，燥湿化痰；白术、苍术、茯苓，健脾化湿；当归、川芎，养血活血；神曲、山楂，健脾和胃，消食降脂；枳壳，理气宽中，行滞消胀；香附，疏肝行气解郁。全方燥湿化痰，行滞消脂。

本证型可用启宫丸或芎归二陈汤加减治疗。

### （三）其他施治

1. 针灸

毫针刺气海、血海、三阴交（用补法）、归来（用泻法），血实寒加神阙、子宫（用泻法），血虚寒加命门、腰阳关（用补法），气滞加内关、行间（用泻法），血瘀加中极、地机（用泻法），可加艾灸。

2. 耳针

皮质下、卵巢、子宫、内分泌、肾、肝、脾，每次取2～3穴，毫针刺，中等刺激，或耳穴压豆。

3. 穴位注射

关元、三阴交、气海、血海、肝俞、脾俞、肾俞，每次选2～3穴，5%当归注射液或10%丹参注射液每穴注入 0.5 毫升，隔日注射。

一般从月经前 5 ~ 7 天开始治疗至月经停止，连续 3 ~ 5 个周期。

## 三、月经不定期

月经连续 3 次以上不按周期来潮，或先或后 7 天以上者称为月经不定期，亦称月经先后不定期、月经愆期、经乱。

### （一）病因病机

月经不定期病因病机主要有虚和滞两方面。虚者脾虚和肾虚，滞者肝郁和血瘀，均可致胞脉运行失度、血海蓄溢失常而月经不定期。

脾虚：素体脾虚，或饮食不节，或思虑过度，损伤脾气，脾虚统摄无权则经血先至，或生化不足则经血后行，胞脉气血运行失调，血海蓄溢失常，经行先后不定。

肾虚：少年肾气未充，或更年肾气渐衰，或平素肾气不足，或房劳多产，或久病大病，损伤肾气，肾气不充、固摄无力则经血先至，肾精虚衰、冲任失充则经血后行，肾虚开阖失度，胞脉气血运行失调，血海蓄溢失常，经行先后不定。

肝郁：肝主疏泄，司血海，素性抑郁，或情志过激，肝气受损，疏泄失常，疏泄太过则经早，疏泄不及则经迟，以致血海蓄溢无常，经行先后不定。

血瘀：瘀血阻滞，气血运行不畅，血海满溢缓慢，则月经后期；瘀血停滞，新血不能归经而外溢，经乱超前而来，则经行或先或后不定。

### （二）辨证施治

1. 脾虚

主要证候：经行或先或后，量多，色淡，质稀，伴有神疲乏力，脘腹胀满，纳呆食少，舌淡，苔薄，脉迟缓无力。

证候分析：脾虚统摄无权或生化不足，胞脉气血失调，血海蓄溢失常，经行或先或后；脾虚生化气血不足，经色淡而质稀；脾主四肢和肌肉，脾虚则神疲乏力；脾虚运化失职，脘腹胀满，纳呆食少；舌淡，苔薄，脉迟缓无力，脾虚之象。

治疗法则：健脾和胃，益气养血。

选方用药：归脾汤。黄芪、龙眼肉各 15 克，人参、当归、白术、茯苓、远志、酸枣仁、木香各 10 克，炙甘草 5 克，生姜 2 片，大枣 3 枚，每日 1 剂，水煎分服。方中黄芪补气，人参、白术、茯苓、炙甘草健脾益气；当归、龙眼肉，补血养心；酸枣仁、茯苓、远志，宁心安神；木香理气醒脾；生姜、大枣和胃。全方健脾和胃，心脾兼顾，气血同补。食少腹胀者，酌加麦芽、砂仁、陈皮各 10 克健脾理气；月经量多者，去生姜、当归，酌加乌贼骨、陈棕炭各 15 克止血。

2. 肾虚

主要证候：经行或先或后，量少，色淡，质稀，伴有头晕耳鸣，面色晦暗，腰酸腿软，小便频数，舌淡，苔薄，脉沉细。

证候分析：肾虚，肾气不充、固摄无力则经血先至，肾精虚衰、冲任失充则经血后行；肾脏封藏失职，开阖不利，胞脉失调，血海蓄溢失常，则经行先后无定期、量少、色淡、质稀；精生髓，肾虚，髓海不足，清窍失养，头晕耳鸣；肾虚，精气不能上荣于面，面色晦暗；腰为肾外府，肾主骨，肾虚则腰酸腿软；肾虚不能化气行水，小便频数；舌淡，苔薄，脉沉细，肾虚之象。

治疗法则：补肾生精，益气养血。

选方用药：补肾调经方。

本证型可选用固阴煎：熟地黄 20 克，山药、山茱萸、菟丝子各 15 克，人参、五味子、远志、炙甘草各 10 克，每日 1 剂，水煎分服。腰骶酸痛者，酌加杜仲、巴戟天各 10 克温肾壮腰，强壮筋骨；带下量多者，酌加鹿角霜、沙苑子、金樱子各 10 克温肾涩液。

肝肾同病，肝郁肾虚者，月经先后无定期，经量或多或少，伴有腰膝酸痛，经前乳房胀痛，心烦易怒，舌黯红，苔白，脉弦细，治宜补肾疏肝，方用定经汤：熟地黄、菟丝子各 15 克，当归、白芍、柴胡、山药、茯苓、炒荆芥各 10 克。方中熟地黄、菟丝子、山药生精血，补肾气；柴胡、炒荆芥疏肝解郁；当归、白芍养血柔肝；茯苓、山药健脾生血。全方疏肝肾郁气，补肝肾精血，肝气舒，肾精旺，气血疏泄有度，血海蓄溢有常。

3. 肝郁

主要证候：月经或先或后，经量或多或少，色黯红，有血块，经行不畅，伴有胸胁、乳房、少腹胀痛，精神郁闷，时欲太息，嗳气食少，舌淡红，苔薄白，脉弦。

证候分析：肝郁气结，肝气受损，疏泄失常，疏泄太过则经早，疏泄不及则经迟，血海蓄溢失常，经行或先或后，经血或多或少；肝郁气滞，经脉涩滞，经行不畅，色黯红，有血块，并伴胸胁、乳房、少腹胀痛；肝郁气滞，精神郁闷，时欲太息；肝强侮脾，脾气不舒，嗳气食少；舌淡红，苔薄白，脉弦，肝郁之象。

治疗法则：疏肝解郁，调畅气机。

选方用药：疏肝行气方。

本证型可用逍遥散加减。经来腹痛者，酌加香附、元胡各 10 克行气止痛；经行夹血块者，酌加泽兰、益母草各 10 克活血化瘀；肝郁化热者，酌加丹皮、栀子各 10 克清泄肝热；脘闷纳呆者，酌加枳壳、厚朴、陈皮各 10 克理气健脾。

4. 血瘀

主要证候：月经或先或后，经量或多或少，色紫黯，有血块，伴有少腹疼痛、拒按，块下痛减，舌黯红或有瘀点，脉弦或涩。

证候分析：瘀血阻滞，胞脉气血不畅，血海满溢缓慢，月经后期；瘀血停滞，新血不能归经，经乱超前，经行或先或后，经量或多或少，色紫黯，有血块；瘀血阻滞，不通则少腹疼痛、拒按，块下瘀滞减轻则痛减；舌黯红或有瘀点，脉弦或涩，血瘀之象。

治疗法则：活血祛瘀。

选方用药：过期饮去木通。

### （三）其他施治

1. 针灸

针刺关元、肝俞、三阴交、交信，肝俞用泻法，余穴用补法，肝郁配期门、太冲，肾虚配肾俞、太溪，胸胁胀痛配膻中、内关，按虚补实泻法操作。

2. 耳针

取子宫、卵巢、内分泌、肾、肝、脾，每次 2 ~ 3 穴，用毫针刺或贴压法。

3. 穴位注射

选关元、三阴交、气海、血海、肝俞、脾俞、肾俞，每次选 2 ~ 3 穴，5% 当归注射液或 10% 丹参注射液每穴注入 0.5 毫升，隔日注射。

一般从月经前 5 ~ 7 天开始治疗至月经停止，连续 3 ~ 5 个周期。

## 四、月经过多

月经周期正常，经量显著多于正常者称为月经过多。经量显著多于正常以月经过多引起不适为度，如出现贫血现象。

### （一）病因病机

月经过多病因病机主要有气虚、血热、血瘀三个方面。气虚统摄无力，血热迫血妄行，血瘀血不循经。

气虚：素体虚弱，或饮食失节，或劳倦过度，或大病久病，损伤脾气，中气不足，经行之际，气血下泄，其气更虚，胞脉不固，血失统摄，经行量多。

血热：素体阳盛，或恣食辛燥，或感受热邪，或七情过极化热，热伏冲任，重阳助热，经行之际，热迫血行，经行量多。

血瘀：素性抑郁，或愤怒过度，气机郁滞，或经行产后，血与邪结，瘀阻血海，经行之际，血不循经，经行量多。

月经过多要注意子宫肌瘤和子宫腺肌瘤、子宫内膜炎等疾病。

### （二）辨证施治

1. 气虚

主要证候：月经过多，色淡红，质清稀，伴有神疲乏力，气短懒言，小腹空坠，面色㿠白，舌淡，苔薄，脉缓弱。

证候分析：气虚，胞脉失固，血失统摄，经行量多；气虚不能化血为赤，经色淡红、质清稀；气虚中阳不振，神疲乏力，气短懒言；气虚中气下陷，小腹空坠；气虚阳气不达于面，面色㿠白；舌淡，苔薄，脉缓弱，气虚之象。

治疗法则：补气升提，固冲摄血。

选方用药：安冲汤。黄芪、生地黄、海螵蛸、生龙骨、生牡蛎各 15 克，白术、白芍、茜草根、川续断各 10 克，方外另加升麻 10 克，每日 1 剂，水煎分服。方中黄芪、白术、升麻，补气升提，固冲摄血；海螵蛸、生龙骨、生牡蛎、川续断，固冲收敛止血；生地黄、白芍，凉血敛阴；茜草根，行血止血而不留瘀。全方补气升提，固冲摄血。经行有瘀块或伴腹痛者，酌加泽兰、益母草各 10 克活血化瘀；腰骶酸痛者，酌加鹿角霜、补骨脂、桑寄生各 15 克温肾强腰；头晕心悸者，加熟地黄、制何首乌、五味子养血生精。

本证型可用举元煎：黄芪 15 克，人参、白术、升麻、炙甘草各 10 克，方外另加海螵蛸 15 克，阿胶、艾炭各 10 克。经量过多者，酌加仙鹤草、益母草各 10 克以增强止血之力。

2. 血热

主要证候：月经过多，色鲜红或深红，质黏稠，伴有口渴饮冷，心烦多梦，面红唇赤，便结溲黄，舌红，苔黄，脉滑数。

证候分析：阳热内盛，伏于血海，重阳助热，经行之际，热迫血行，经行量多；血为热灼，经色鲜红而质黏稠；热邪伤津，口渴饮冷，便结溲黄；热扰心神，心烦多梦；舌红，苔黄，脉滑数，血热之象。

治疗法则：清热凉血止血。

选方用药：清热凉血调经方。

本证型可用保阴煎加味：生地黄、熟地黄各 15 克，黄芩、黄柏、白芍、山药、川续断各 10 克，生甘草 5 克，方外另加炒地榆、槐花各 10 克，每日 1 剂，水煎分服。方中生地黄、黄芩、黄柏清热凉血；熟地黄、白芍养血敛阴；山药、川续断补肾固胞；炒地榆、槐花凉血止血；生甘草调和诸药。全方清热凉血止血。经血黏稠、有腐臭味，或平时黄带淋漓，下腹坠痛者，重用黄芩、黄柏，酌加马齿苋、败酱草、薏苡仁各 15 克清热解毒；热甚伤津、口干而渴者，酌加天花粉、玄参、麦冬各 10 克生津止渴。

本证型可用先期汤加减。

3. 血瘀

主要证候：月经过多，色紫黯，质稠，有血块，伴有经行腹痛，平时小腹胀痛，舌紫黯或有瘀点，脉涩有力。

证候分析：瘀血阻于胞脉，新血难安，经行量多；瘀血内结，经色紫黯，有血块；瘀阻胞脉，不通则腹痛；舌紫黯或有瘀点，脉涩有力，血瘀之象。

治疗法则：化瘀止血。

选方用药：化瘀调经方加三七粉 3 克、茜草 15 克化瘀止血。

本证型可用桃红四物汤加三七、茜草等药。

### （三）其他施治

1. 针灸

针刺中脘、关元、内关、气海、血海、三阴交、归来、太冲、太溪、阴陵泉，每次选 3～4 穴，按虚补实泻法。气虚针刺脾俞、足三里、气海、内关、三阴交，用补法，可灸。血热针刺曲池、行间、血海、中极，用泻法。血瘀针刺血海、太冲、合谷、三阴交，用泻法，可灸。

2. 耳针

取子宫、内分泌、卵巢、肾，每次取 2 ~ 3 穴针刺或埋针。

3. 敷药

益母草、夏枯草以 2 : 1 比例鲜药捣烂或药粉用姜汁或白酒调敷脐部。大黄、黄柏、地榆、侧柏叶等量研成细粉，调敷脐部，用于血热。乳香、没药等量细粉调敷脐部，用于血瘀。

一般从月经前 5 ~ 7 天开始治疗至月经停止，连续 3 ~ 5 个周期。

## 五、月经过少

月经周期正常，经量显著减少或点滴即净者，称为月经过少。月经过少常与经期过短相兼互见。

### （一）病因病机

月经过少病因病机主要有虚和滞两方面。虚者肾虚和血虚，滞者血寒和血瘀。

肾虚：禀赋不足，或大病久病，或房劳多产，屡次堕胎，伤精耗气，精血亏损，肾气不足，血海满溢不多，经行量少。

血虚：数伤于血，或大病久病，营血亏虚，或饮食劳倦，思虑过度，损伤脾气，气血化生不足，血海满溢不多，经行量少。

血寒：经期产后，感受寒邪，或过食生冷，寒客胞脉，血为寒凝，运行不畅，血海满溢不多，经行量少。

血瘀：经期产后，情志内伤，或感受邪气，邪与血结，瘀滞胞脉，运行不畅，血海满溢不多，经行量少。

月经过少要注意子宫内膜受损、粘连和炎性病变等。

### （二）辨证施治

1. 肾虚

主要证候：经行量少或点滴即止，色淡黯，质稀，伴有头晕耳鸣，腰酸腿软，小便频数，舌淡，苔薄，脉沉细弱。

证候分析：精血亏虚，肾气不足，胞脉气血衰少，血海满溢不多，经行量少或点滴即止，色淡黯，质稀；精血衰少，脑髓不充，头晕耳鸣；肾虚腰腿失养，腰酸腿软；肾虚膀胱气化不利，小便频数；舌淡，苔薄，脉沉细弱，肾虚之象。

治疗法则：补肾生精养血。

选方用药：补肾调经方。全方补肾精，养肾血，益肾气，温肾阳，可使精血充盈，血海满溢，经量增多。

本证型可用当归地黄饮：当归、熟地黄各 15 克，山茱萸、杜仲、山药、牛膝各 10 克，甘草 5 克，方外另加丹参 15 克，每日 1 剂，水煎分服。方中熟地黄、山茱萸、当归补肾生精养血；当归、丹参养血活血；杜仲、牛膝补肾强腰膝；山药补脾生化源；甘草调和诸药。全方补肾生精养血。形寒肢冷者，酌加肉桂、仙灵脾各10克温补肾阳；夜尿频数者，酌加益智仁、桑螵蛸各10克温肾缩尿。

本证型还可用大补元煎加减。

2. 血虚

主要证候：经行量少或点滴即止，色淡红，质稀，伴有头晕眼花，心悸失眠，面色萎黄，皮肤不润，舌淡，苔薄，脉细无力。

证候分析：营血虚少，血海满溢不多，经行量少或点滴即止，色淡红，质稀；血虚清窍失养，头晕眼花；血虚心失所养，心悸失眠；血虚肌肤失荣，面色萎黄，皮肤不润；舌淡，苔薄，脉细无力，血虚之象。

治疗法则：健脾益气养血。

方药举例：滋血汤。黄芪、熟地黄各15克，人参、山药、茯苓、当归、川芎、白芍各10克，每日1剂，水煎分服。方中熟地黄、当归、白芍、川芎补血；人参、黄芪、山药、茯苓益气健脾，补气血生化之源。全方益气补血。心悸失眠者，酌加炒枣仁、五味子各10克养心安神；脾虚食少者，加鸡内金、砂仁各10克健脾益胃。

3. 血寒

主要证候：经行量少，色紫黯，有血块，伴有小腹冷痛拒按、得热痛减，畏寒肢冷，面色青白，舌紫黯，脉沉紧。

证候分析：寒邪内侵，血为寒凝，胞脉阻滞，血行不畅，经行量少，色紫黯，有血块；寒凝胞脉，血行不畅，小腹冷痛、得热痛减；寒伤阳气，畏寒肢冷，面色青白；舌紫黯，脉沉紧，寒邪凝滞之象。

治疗法则：温经散寒，活血化瘀。

选方用药：良方温经汤。

4. 血瘀

主要证候：经行量少，色紫黑，有血块，伴有小腹疼痛拒按，血块下后痛减，舌紫黯或有瘀点，脉涩有力。

证候分析：瘀血内停，胞脉阻滞，经行量少，色紫黑，有血块；瘀血阻滞胞脉，不通则小腹疼痛拒按，血块下后瘀滞稍通则痛减；舌紫黯或有瘀点，脉涩有力，血瘀之象。

治疗法则：活血化瘀，行气通脉。

选方用药：通瘀煎。当归尾、香附、红花、山楂各15克，乌药、青皮、泽泻各10克，木香5克，每日1剂，水煎分服。方中当归尾、山楂、红花活血通瘀；香附理气解郁调经；乌药、青皮、木香行气止痛；泽泻利水行滞。全方活血化瘀，行气解郁。少腹冷痛者，酌加肉桂、吴茱萸各10克温阳止痛；平时少腹疼痛，或伴低热不退、舌紫黯、苔黄干、脉数者，酌加丹皮、栀子、泽兰各10克清热化瘀。

### （三）其他施治

1. 针灸

肾虚取关元、气海、太溪、肾俞、命门、三阴交，针刺补法并灸。血虚取气海、足三里、三阴交、脾俞、心俞，针刺补法并灸。血瘀取三阴交、合谷、血海、太冲，针刺泻法可灸。

2. 敷药

血瘀或血寒，取乳香、没药、川牛膝、丹参、元胡、香附等量细粉，白酒调敷脐部。

一般从月经前 5 ~ 7 天开始至月经停止，连用 3 ~ 5 个周期。

## 六、经期延长

月经周期正常，经期超过 7 天者称为经期延长。

### （一）病因病机

经期延长病因病机主要有虚、瘀、热三个方面。虚者，气虚失摄，血海不固；瘀者，瘀血阻胞，血不归经；热者，血海伏热，迫血妄行。

气虚：素体虚弱，或劳倦过度，损伤脾气，或多产房劳、久病伤肾，损伤肾气，经行气血下行，其气更虚，气虚失摄，血海不固，经期延长。

血瘀：素体抑郁，或大怒伤肝，肝郁气结，气滞血瘀，或外邪客胞，邪与血结，瘀阻胞脉，血不归经，经期延长。

血热：阴虚血热者，素体阴虚，或病久伤阴，或产多乳众，或忧思积念，耗伤阴血，阴虚内热，热扰血海，迫血妄行，经期延长；阳盛血热者，素体阳盛，或恣食温燥，或感受热邪，或七情过极化热，热扰冲任，迫血妄行，经期延长。

经期延长要注意剖宫产后子宫切口憩室、子宫内膜息肉、子宫肌瘤和腺肌瘤、子宫内膜异位症、盆腔炎以及生殖道恶性病变等疾病。

### （二）辨证施治

1. 气虚

主要证候：经期延长，量多，色淡红，质稀，伴神疲乏力，气短懒言，面色㿠白，腰膝酸软，头昏乏力，舌淡，苔薄，脉缓弱。

证候分析：气虚血海不固，经期延长，量多；气虚火衰，不能化赤为血，色淡红而质稀；脾气虚，神疲乏力，气短懒言，面色㿠白；肾气虚，腰腑失充，腰膝酸软；精亏血少，头昏乏力；舌淡，苔薄，脉缓弱，气虚之象。

治疗法则：脾气虚，健脾补气摄血；肾气虚，补肾固冲摄血。

方药举例：脾气虚选用举元煎加味。黄芪 15 克，人参、白术、升麻、炙甘草各 10 克，方外另加海螵蛸 15 克，阿胶、艾炭各 10 克。方中人参、黄芪、白术、炙甘草补气健脾摄血；升麻升举中气；阿胶养血止血；艾炭暖宫止血；海螵蛸固摄止血。全方补气升提，固摄血海。经量多者，酌加生牡蛎、五味子、棕榈炭各10克涩血；经行腹痛、经血有块者，酌加三七粉3克，茜草、炒蒲黄各10克化瘀止血；血虚明显者，症见头晕心悸、失眠多梦，酌加制何首乌10克、龙眼肉和熟地黄各15克增强养血之力。

肾气虚选用补肾固冲汤：仙灵脾、仙茅、山茱萸、菟丝子、沙苑子、杜仲炭、当归、白芍、阿胶珠、茜草各10克，艾叶、甘草各5克。方中仙灵脾、仙茅、山茱萸、菟丝子、沙苑子温补肾气；当归养血止血；白芍养血敛阴；阿胶珠养血止血；茜草化瘀止血；艾叶温经止血；杜仲炭兼备温肾固冲之效；甘草调和诸药。全方补肾固冲摄血。

2. 血瘀

主要证候：经期延长，量或多或少，色紫黯，有血块，伴有小腹疼痛拒按，舌紫黯或有瘀点，脉涩有力。

证候分析：瘀血阻滞胞脉，血不循经而外溢，经期延长，量或多或少，色紫黯，有血块；瘀血阻滞，胞脉不通，小腹疼痛拒按；舌紫黯或有瘀点，脉涩有力，为血瘀之象。

治疗法则：活血祛瘀，固冲止血。

方药举例：化瘀调经方加炒蒲黄、棕榈炭各10克。

本证型可用棕蒲散：棕榈炭、蒲黄炭、炭归身、生地黄、炒白芍、杜仲各15克，川芎、丹皮、秦艽、泽兰各10克。方中炭归身、川芎、泽兰活血祛瘀；生地黄、丹皮、炒白芍凉血和阴，清血分热；杜仲、秦艽补肾壮腰，固摄胞脉；蒲黄炭、棕榈炭、炭归身活血止血。全方活血祛瘀，固冲止血。

3. 血热

主要证候：阴虚血热者，经期延长，量少，色鲜红，质稠，伴有咽干口燥，颧红潮热，手足心热，大便燥结，舌红，苔少，脉细数。阳盛血热者，经期延长，量多，色鲜红或深红，质稠，伴有面红唇赤，心烦多梦，口渴饮冷，便结溲黄，舌红，苔黄，脉滑数。

证候分析：阴虚内热，热扰冲任，冲任不固，经血失约，故经期延长；阴血不足，血为热灼，故量少，色鲜红而质稠；阴虚内热，阴不潜阳，阳气外浮，故颧红潮热，手足心热；阴血不足，热灼津亏，故咽干口燥；舌红，苔少，脉细数，虚热之象。阳热内盛，伏于血海，经行之际，热迫血行，经行量多；血为热灼，色鲜红或深红，质稠；热邪伤津，口渴饮冷，便结溲黄；热扰心神，心烦多梦；舌红，苔黄，脉滑数，血热之象。

治疗法则：阴虚血热者，养阴清热，凉血止血；阳盛血热者，清热凉血止血。

选方用药：阴虚血热者，可用滋阴凉血调经方。也可选用清血养阴汤：生地黄15克，丹皮、白芍、玄参、黄柏、女贞子、旱莲草各10克。方中生地黄、玄参、旱莲草滋阴凉血止血；黄柏、丹皮清热凉血；女贞子滋养肾阴；白芍柔肝养阴。全方滋阴清热，凉血调经。阳盛血热者，可用清热凉血调经方或保阴煎加减治疗。

## （三）其他施治

针灸：针刺三阴交、关元、气海、公孙、隐白，气虚配足三里、脾俞，血瘀配血海、膈俞，血热配三阴交、然谷，按虚补实泻法。

一般从月经前 5 ~ 7 天开始治疗至月经停止，连用 3 ~ 5 个周期。

## 七、经期过短

月经周期正常，经期不足 2 日或点滴即净者，称为经期过短，经期过短伴随月经过少。

经期过短的病因病机和辨证施治与月经过少基本相同，参见“月经过少”。

## 八、月经错杂

月经周期、经期、经量、经质发生异常并见似乎矛盾性错杂出现的病变，称为月经错杂，如月经不定期、先期量少、后期量多、色淡、质稀、夹血块，等等。月经错杂看似矛盾、复杂，仔细辨证就可以认清病机，化繁为简，指导正确诊治。

### （一）病因病机

按照常理，月经周期，阳有余则先期而至，阴不足则后期而来，血热则月经先至，血寒则月经后行；同理，月经量，阳有余或血热则量多，阴不足或血寒则量少。但月经错杂相对复杂，似乎超乎常理。月经错杂的致病因素与发病机制，常涉及两重性和量变质变过程。比如，肝郁可致气滞，气滞则气血运行不畅而致月经后期，但肝郁至一定程度则可化火，火迫血行则月经先期而来；肾阴虚则阴血不足，冲任空虚，月经来迟而量少，但阴虚至一定程度不能制阳，则阳亢化生虚火，火迫血行又可致月经先期而量少，等等。

月经错杂常是多个证型的夹杂，一般有两个证型兼夹在一起，有的可有多个证型兼夹。月经错杂病证比较复杂，本书仅以月经不定期（如前述）、先期量少、后期量多为例说明，以示启迪。

1. 月经先期量少

月经先期量少总体与热、虚和郁（瘀）有关，主要有郁热、虚热、瘀热、脾虚和肾虚几个证型。

郁热：郁怒伤肝，肝气郁结，郁久化火，火热迫血妄行，但有气郁滞，月经先期而量少。

虚热：肾阴不足，虚热内生，重阳先至，虚热扰动血海，但有阴血虚，月经先期而量少。

瘀热：瘀血内停，瘀滞化热，热迫血行，扰动冲任血海，但瘀血阻滞，月经先期而量少。

肾虚：肾气虚弱，封藏失职，冲任不固，月经先期而来，但因肾虚，精血不足而血量少。

脾虚：脾气虚弱，化生气血不足，气虚失于统摄，月经先期而行，但血虚不足而血量少。

月经先期量少可见于子宫发育不良、早发卵巢功能不全、子宫内膜炎性疾病、黄体功能不全等。

2. 月经后期量多

月经后期量多总体与虚、瘀、寒有关，主要有肾气失固、脾虚失摄、寒凝血瘀、气滞血瘀几个证型。

肾气失固：先天肾气不足，或少女肾气稚弱，或更年肾气渐衰，或多产房劳，耗伤精血肾气，精血伤则冲任血海延期满溢而月经后期，经行则再损肾气，肾气虚甚引起封藏失职而血海不固，经量多而色淡。

脾虚失摄：素体脾虚，或忧思过度，或饮食劳倦，损伤脾土，脾虚化生气血不足，血不足则冲任血海延期满溢而月经后期，经行气血下泄则再损脾气，脾气虚甚则中气下陷，血失统摄，血海不固，经量多而色淡。

寒凝血瘀：经期产后，余血内留，阳虚生寒，寒凝血瘀，瘀血阻滞胞脉，血行受阻而滞行，月经后期而至，瘀血阻络则血不能归经运行而出血量多、时长。

气滞血瘀：郁怒伤肝，肝气郁滞，气滞不能帅血而血瘀，胞脉瘀阻不畅，血行受阻而滞行，月经后期而至，瘀血阻络则血不能归经运行而出血量多、时长。

月经后期量多可见于多囊卵巢综合征、月经初潮或绝经前后月经失调、功能失调性子宫出血等。

## （二）辨证施治

1. 月经先期量少

1）郁热

主要证候：月经先期量少，色紫红，有小血块，经行不畅，胸闷烦躁，乳房胀痛，小腹胀痛，口苦咽干，舌红，苔薄黄，脉弦数。

证候分析：郁怒伤肝，肝气郁结，郁久化火，火热迫血妄行，月经先期；肝气郁滞，血行不畅，则又量少；肝气郁结而又化火，色紫红，有小血块，经行不畅，胸闷烦躁，乳房胀痛，小腹胀痛，口苦咽干；舌红，苔薄黄，脉弦数，肝郁化火之象。

治疗法则：疏肝行气，清热调经。

选方用药：丹栀逍遥散，疏肝解郁、清泻肝火；加郁金、香附增强疏肝解郁、行气活血之力。

2）虚热

主要证候：月经先期量少，色红，质稠，头晕腰酸，心烦口渴，手足心热，舌红，苔少，脉细数。

证候分析：肾阴不足，虚热内生，重阳先至，虚热扰动血海，月经先期；阴虚血少，冲任不足，故量少；虚热内灼，色红；肾阴不足，虚火内扰，头晕腰酸，心烦口渴，手足心热；舌红，苔少，脉细数，阴虚血热之象。

治疗法则：滋阴清热，养血调经。

选方用药：滋阴凉血调经方。

3）瘀热

主要证候：月经先期量少，经行不畅，经色紫黯夹血块，或发热、乍寒乍热，小腹疼痛拒按，舌紫黯或有瘀点，脉沉涩而数。

证候分析：胞脉瘀阻，经行前气血下注，壅阻更甚，气血营卫瘀阻发热而形成瘀热，热迫血行而月经先期，或出现发热、乍寒乍热；胞脉瘀滞不通，小腹疼痛拒按，经色紫黯夹血块；舌紫黯或有瘀点，脉沉涩而数，瘀热之象。

治疗法则：化瘀清热。

选方用药：血府逐瘀汤加味。生地黄 15 克，当归、川芎、桃仁、红花、赤芍、枳壳、柴胡、桔梗、牛膝、甘草各 10 克，方外另加丹皮 10 克、栀子 15 克，每日 1 剂，水煎分服。方中当归、川芎养血活血；桃仁、红花活血祛瘀；赤芍、丹皮凉血活血；生地黄、栀子清热凉血；柴胡疏肝解郁清热，去血中郁热；桔梗、枳壳一升一降，疏理气机；牛膝引血下行，甘草调和诸药。全方活血化瘀，凉血清热。

4）肾虚

见“月经先期”之“肾气虚”。

5）脾虚

主要证候：月经先期，量少，色淡，质稀，伴头昏神疲，体倦乏力，气短懒言，口淡纳减，舌淡，苔白或白腻，脉沉弱。

证候分析：脾气虚弱，化生气血不足，气虚失于统摄，冲任不固，月经先期而行；但又血虚，冲任不足而血量减少，色淡，质稀；气血虚弱，头昏神疲，体倦乏力，气短懒言；脾虚，口淡纳减；舌淡，苔白或白腻，脉沉弱，气血虚弱之象。

治疗法则：益气摄血，健脾养血。

选方用药：补气固经丸合四物汤。“经水来而不止者，气虚不能摄血也，宜补气固经丸”，《妇科玉尺》用补气固经丸治气虚冲任失固而经血不止，本书所言月经先期与其理相同，亦是因气虚失摄所致，故可用补气固经丸治之。补气固经丸由人参、黄芪、茯苓、白术、砂仁、炙甘草组成，健脾益气以摄血；四物汤养血，以补血虚之不足。两方相合，益气摄血，健脾养血。

2. 月经后期量多

1）肾气失固

主要证候：月经后期量多或淋漓不断，色淡，质稀，伴有头晕耳鸣，腰膝酸软，气短自汗，倦怠乏力，四肢不温，溲频色清，舌淡，苔薄白，脉沉细弱。

证候分析：先天肾气不足，或少女肾气稚弱，或更年肾气渐衰，或多产房劳，耗伤精血肾气，精血伤则冲任血海延期满溢而月经后期，经行则再损肾气，肾气虚甚引起封藏失职而血海不固，经量多而色淡，质稀；肾气不足，精血衰少，上不能充养头目，下不能充养肾府，亦不能温养全身、化气行水，可出现头晕耳鸣，腰膝酸软，气短自汗，倦怠乏力，四肢不温，溲频色清；舌淡，苔薄白，脉沉细弱，肾气虚弱之象。

治疗法则：补益精血，助养肾气。

选方用药：补肾调经方。出血多时可酌加海螵蛸 15 克、艾叶炭 10 克。

本证型可用大补元煎加减，出血多时可酌加海螵蛸、艾叶炭。

2）脾虚失摄

主要证候：月经后期量多或淋漓不断，色淡，质稀，伴有神疲乏力，气短懒言，不思饮食，腹胀便溏，四肢不温，面浮肢肿，面色淡黄，舌淡胖，苔薄白或腻，脉沉缓弱。

证候分析：素体脾虚，或忧思过度，或饮食劳倦，损伤脾土，脾虚化生气血不足，血不足则冲任血海延期满溢而月经后期，经行气血下泄则再损脾气，脾气虚甚则中气下陷，血失统摄，血海不固，经量多而色淡；脾虚化源不足，质稀；脾虚气弱，神疲乏力，气短懒言；脾虚四肢失于温养，四肢不温；脾虚中阳不振，运化失职，不思饮食；脾失运化，水湿泛溢肌肤，可见面浮肢肿，面色淡黄；舌淡胖，苔薄白或腻，脉沉缓弱，脾虚之象。

治疗法则：健脾生血，益气固摄。

选方用药：固冲汤合四物汤。固冲汤：白术 30 克，煅龙骨、煅牡蛎、山茱萸各 24 克，生黄芪 18 克，白芍、海螵蛸各 12 克，茜草 9 克，棕炭 6 克，五倍子 1.5 克（药汁送服）。方中生黄芪、白术健脾益气以摄血；煅龙骨、煅牡蛎、海螵蛸固摄止血；山茱萸、白芍益肾养血，酸涩止血；五倍子、棕炭涩血止血；茜草活血止血，血止而不留瘀。全方健脾益气，固摄冲任。四物汤养血生血。

3）寒凝血瘀

主要证候：月经后期量多，或淋漓不断，或夹血块，伴有小腹冷痛、得热痛缓，形寒肢冷，面色青白，舌紫黯，苔白，脉沉紧。

证候分析：经期产后，余血内留，阳虚生寒，寒凝血瘀，瘀血阻滞胞脉，血行受阻而滞行，月经后期而至，瘀血阻络则血不能归经运行而出血量多，时长，或淋漓不断，或夹血块；寒凝血瘀，胞脉阻滞，不通而痛，得热则痛缓；阳虚寒凝，形寒肢冷，面色青白；舌紫黯，苔白，脉沉紧，寒凝血瘀之象。

治疗法则：温经散寒，化瘀通络。

选方用药：温经散寒方。本证型可选用金匮温经汤，小腹冷痛较剧者，酌加艾叶、小茴香、姜黄；四肢冰冷者，酌加制附子、仙灵脾。

4）气滞血瘀

主要证候：月经后期量多，或淋漓不断，或夹血块，伴有精神抑郁，烦躁易怒，胸胁胀满，嗳气叹息，小腹胀痛，舌紫黯或有瘀点，脉沉弦或涩而有力。

证候分析：郁怒伤肝，肝气郁滞，气滞不能帅血而血瘀，胞脉瘀阻不畅，血行受阻而滞行，月经后期而至，瘀血阻络则血不能归经运行而出血量多，时长，或淋漓不断，或夹血块；肝气郁结不畅，精神抑郁，烦躁易怒，胸胁胀满，嗳气叹息；胞脉瘀阻，小腹胀痛；舌紫黯或有瘀点，脉沉弦或涩而有力，气滞血瘀之象。

治疗法则：疏肝行气，化瘀通络。

选方用药：行气活血方。本证型可选用膈下逐瘀汤。

## （三）其他施治

针灸：主穴取气海、血海、关元、三阴交、隐白，实热配太冲、曲池，虚热配然谷、太溪，瘀热配行间、地机，气虚配足三里、脾俞，气滞配膻中、内关，阳虚配命门、肾俞，主穴平补平泻，配穴虚补实泻，阳虚加灸。

一般多从月经前 5 ~ 7 天开始治疗至月经停止，连用 3 ~ 5 个周期。

## 九、崩漏

非经期阴道大量出血或下血淋漓不断者称为崩漏（经崩经漏简称），前者称为崩中（经崩），后者称为漏下（经漏）。出血来势急，血量多者为崩；出血来势缓，淋漓量少者为漏。崩漏虽异，但病机相同，可相互转化，崩久可成漏，久漏不止可成崩，有的可经崩和经漏相兼出现，常崩漏合称。崩漏属现代医学不规则性阴道出血。不规则性阴道出血就其原因分类可分为子宫功能性和器质性出血两类。古人无现代医学诊断方法，无法分清阴道出血是功能性还是器质性，故崩漏实际上包括功能性和器质性两类异常出血。

### （一）病因病机

崩漏病因病机主要是胞脉胞宫受损，血海蓄溢失常，与肾虚、脾虚、肝郁、血瘀、血热和湿热等有关。

肾虚：先天肾气不足，或少女肾气稚弱，或更年肾气渐衰，或早婚多产，或房劳损伤，耗伤精血肾气。若肾阴虚损，阴虚内热，虚火妄动，扰动血海，经血非经期而下；若命门火衰，肾阳虚损，封藏失职，血海不固，经血非时而下。

脾虚：素体脾虚，或忧思过度，或饮食劳倦，损伤脾气，脾虚气陷，血失统摄，血海不固，经血非时而下。

肝郁：素体抑郁，或大怒伤肝，情志过激，肝气郁滞，疏泄紊乱，经血非时而下血。

血瘀：经期产后，余血内留，或外感寒热，寒凝血瘀或热灼致瘀，瘀阻胞脉，血不循经，非时而下。

血热：素体阳盛，或外感热邪，或过食辛辣助阳药食生热，或情志过激，肝郁化火，或素体阴虚，或大病久病失血伤阴，阴虚水亏，虚火内炽，以致火扰血海，迫血妄行，经血非时而下。

湿热：外感湿热，或湿热内生，湿热蕴于下焦，内扰血海，血海不宁，经血非时而下。

### （二）辨证施治

崩漏应根据病情轻重缓急、出血久暂，谨遵“急则治其标，缓则治其本”原则，灵活运用塞流、澄源、复旧三法。

塞流即止血。崩漏失血是治疗急务。止血要注意崩与漏的不同。治崩宜升提固摄，不宜辛温行血，以免失血过多；治漏宜养血行气，不可偏于固涩，以免血止成瘀。塞流可酌用十灰散、云南白药等药。澄源即求因治本。崩漏有多因，要针对原因，分别采用补肾、健脾、清热、理气、化瘀和清热除湿等法，从本而治。塞流、澄源两法常同步进行。复旧即调理善后。血止后，崩漏治疗应理脾益肾以善其后。肾气盛，月事才能以时下，补益肾气，重建月经周期，才是治本。对青春期、育龄期虚证患者，补肾调经更为重要。复旧也需兼顾澄源。

处理危候。阴道大量出血，并见汗出肢冷、昏不知人、脉微细欲绝者，气随血脱危候，急用独参汤补气固脱，人参 25 克水煎取浓汁顿服，余药再煎顿服；或用生脉散益气生津，敛阴止汗以固脱。四肢厥逆，冷汗淋漓，亡阳之候，急用参附汤回阳固脱：人参 30 克、附子 10 克，可加大枣

10 枚、生姜 5 片，同煎 1 小时，汤成，顿服，或分两次服。危急之候，宜采用中西医结合救治。

1. 肾虚

1）肾阴虚

主要证候：经血非时而下，量或多或少，或淋漓不断，血色鲜红，质稠，伴有头晕耳鸣，腰酸膝软，手足心热，颧赤唇红，舌红，苔少，脉细数。

证候分析：肾阴不足，虚火内炽，热伏冲任，迫血妄行，经血非时而下，量或多或少，或淋漓不断；阴虚内热，血色鲜红，质稠；肾阴不足，精血衰少，不能上荣于头，头晕耳鸣；精亏血少，不能濡养外府，腰腿酸软；阴虚内热，手足心热；虚热上浮，颧赤唇红；舌红，苔少，脉细数，阴虚内热之象。

治疗法则：滋肾养阴，凉血止血。

选方用药：左归丸加减。左归丸：熟地黄 24 克，山药、枸杞子、山茱萸、菟丝子、鹿角胶、龟版胶各 12 克，川牛膝 9 克。去川牛膝，方外另加旱莲草、炒地榆各 15 克，炼蜜为丸，如梧桐子大，每服百余丸，或水煎服。方中熟地黄、枸杞子、山茱萸、山药滋肾阴而填精血；菟丝子、鹿角胶补肾阳而益精气，阳生以助阴长；龟版胶、旱莲草、炒地榆滋阴凉血止血。全方滋肾养阴，凉血止血。阴虚热盛明显者，酌加生地黄 15 克，麦冬、地骨皮各 10 克，增强滋阴清热之力。

本证型可选用育阴汤加减。

2）肾阳虚

主要证候：经血非时而下，量或多或少，或淋漓不尽，色淡，质稀，伴有腰腹冷痛，畏寒肢冷，小便清长，大便溏薄，面色晦暗，舌淡黯，苔薄白，脉沉弱。

证候分析：肾阳虚弱，命门火衰，封藏失施，血海不固，经乱无期，量或多或少，或淋漓不尽；肾阳不足，经血失煦，色淡，质稀；肾阳虚衰，命门失暖，腰腹冷痛，畏寒肢冷；肾阳不足，膀胱失于温化，气化不利，小便清长；肾阳虚不能温暖脾土，大便溏薄；肾阳虚衰，不能上暖头面，面色晦暗；舌淡黯，苔薄白，脉沉弱，肾阳不足之象。

治疗法则：温肾助阳，固涩止血。

选方用药：补肾调经方，出血多时可酌加海螵蛸 15 克、艾叶炭 10 克。

本证型可用右归丸或大补元煎加减，出血多时可酌加海螵蛸、艾叶炭。

崩漏病急危重时，可由阴损及阳或阳损及阴而出现阴虚阳虚并见的病理现象，应根据病情，综合分析，灵活应用上述两法。

2. 脾虚

主要证候：经血非时而下，量多如崩，或淋漓不断，色淡，质稀，伴有神疲乏力，气短懒言，不思饮食，腹胀便溏，四肢不温，面浮肢肿，面色淡黄，舌淡胖，苔薄白或腻，脉沉缓弱。

证候分析：脾虚气陷，胞脉血失统摄，血海不固，经血非时而下，量多如崩，或淋漓不断；脾虚化源不足，色淡，质稀；脾虚气弱，神疲乏力，气短懒言；脾虚四肢失于温养，四肢不温；脾虚中阳不振，运化失职，不思饮食；脾失运化，水湿泛溢肌肤，面浮肢肿，面色淡黄；舌淡胖，苔薄白或腻，脉沉缓弱，脾虚之象。

治疗法则：健脾益气，固涩止血。

选方用药：固冲汤。出血量多者，酌加人参、升麻各10克益气升陷以止血；久漏不止者，酌加藕节、炒蒲黄增强止血之力。

3. 肝郁

主要证候：经血非时而下，量或多或少，或淋漓不断，色黯红或挟血块，伴有胸闷胁痛，乳房、少腹胀痛，胃纳不佳，呕哕吞酸，舌黯红，苔薄白或薄黄，脉弦。

证候分析：情志过激，郁怒伤肝，肝气郁滞，疏泄紊乱，血海非时满溢而下，量或多或少，或淋漓不断，色黯红或挟血块；肝经气滞，气血运行不畅，胸闷胁痛，乳房、少腹胀痛；肝郁化火犯胃，胃失和降，胃纳不佳，呕哕吞酸；舌黯红，苔薄白或薄黄，脉弦，肝郁或化火之象。

治疗法则：疏肝理气，开郁止血。

选方用药：平肝开郁止血汤。当归、白芍、白术各15克，生地黄、丹皮各10克，柴胡、黑芥穗、甘草各6克，三七3克，方外另加香附、贯众炭、棕榈炭各10克。方中柴胡、香附疏肝理气开郁；当归、白芍养血柔肝；白术、甘草健脾和中；生地黄凉血止血；丹皮、三七化瘀止血；黑芥穗、贯众炭、棕榈炭涩血不留瘀。全方疏肝理气，开郁止血。肝郁化火者，伴有胸胁、乳房胀痛，心烦易怒，时欲叹息，脉弦数，治宜疏肝清肝止血，方用丹栀逍遥散酌加醋炒香附、蒲黄炭、血余炭各10克行气止血。

4. 血瘀

主要证候：经血非时而下，量多，或淋漓不净，色紫黯挟瘀块，伴有小腹疼痛拒按，瘀块排除痛减，舌紫黯或有瘀点，脉涩或弦涩。

证候分析：瘀阻胞脉，血不循经，经血非时而下，量多，或淋漓不断，色紫黯挟瘀块；胞脉瘀阻不通，小腹疼痛拒按，瘀块排除痛减；舌紫黯或有瘀点，脉涩或弦涩，血瘀之象。

治疗法则：活血祛瘀，固经止血。

选方用药：逐瘀止崩汤。当归、川芎、丹皮、没药、五灵脂、艾叶、阿胶、茜草各10克，煅龙骨、煅牡蛎、乌贼骨各20克，三七3克。方中当归、川芎养血活血；没药、五灵脂祛瘀止痛；三七、丹皮化瘀止血；阿胶养血止血；煅龙骨、煅牡蛎、乌贼骨、艾叶固涩止血。全方活血祛瘀，固经止血。

5. 血热

1）虚热

主要证候：经血非时而下，量多势急或量少淋漓，色鲜红，质稠，心烦失眠，潮热盗汗，小便黄少，大便秘结，舌红，苔薄黄，脉细数。

证候分析：阴虚水亏，虚火内炽，火扰血海，迫血妄行，经血非时而下，量多势急或量少淋漓，色鲜红，质稠；虚火内扰心神，心烦失眠；阴虚内热，虚阳外浮，迫液外泄，潮热盗汗；阴虚火灼，津液损伤，小便黄少，大便秘结；舌红，苔薄黄，脉细数，阴虚火热之象。

治疗法则：滋阴清热，凉血止血。

选方用药：滋阴凉血调经方，血出多者酌加地榆炭、炒蒲黄、棕榈炭各10克以涩血。

本证型亦可选用清血养阴汤加减治疗。

2）实热

主要证候：经血非时而下，量多如崩或淋漓不断，色深红，质稠，伴有心烦少寐，头晕面赤，口渴饮冷，舌红，苔黄，脉滑数。

证候分析：火热内盛，血海不宁，迫血妄行，经血非时而下，量多如崩或淋漓不断；血为热灼，色深红，质稠；热扰心神，心烦少寐；邪热上扰，头晕面赤；火热内炽，耗损津液，口渴饮冷；舌红，苔黄，脉滑数，血热之象。

治疗法则：清热凉血，固经止血。

选方用药：清热固经汤。炙龟版 24 克，生地黄、地骨皮、阿胶、牡蛎粉、地榆、生藕节各 15 克，黄芩、焦山栀、陈棕炭各 10 克，甘草 5 克。方中生地黄、黄芩、地骨皮清热凉血养阴；阿胶养血止血；炙龟版、牡蛎粉育阴潜阳，固摄胞脉；焦山栀、地榆清热凉血止血；生藕节、陈棕炭涩血止血；甘草调和诸药。全方清热凉血，固经止血。

3）肝热

主要证候：经血非时而下，或量多如注，或淋漓不净，色鲜红，质稠或有小血块，胸胁、乳房胀痛，烦躁易怒，时欲叹息，溲黄便结，舌红，苔薄黄，脉弦数。

证候分析：性情抑郁，肝郁化火，火扰冲任，迫血妄行，经血非时而下，或量多如注，或淋漓不净，色鲜红，质稠或有小血块；肝经循行两胁及双乳，肝郁气滞，疏泄失常，胸胁、乳房胀痛，烦躁易怒，时欲叹息；火热内灼伤津，溲黄便结；舌红，苔薄黄，脉弦数，肝热之象。

治疗法则：疏肝解郁，清肝止血。

选方用药：丹栀逍遥散酌加蒲黄炭、地榆炭各 10 克止血。

6. 湿热

1）湿重于热

主要证候：经血非时而下，量多，或淋漓不净，挟黏腻水浆，伴有带黏量多，面色垢黄，面目浮肿，头眩胀重，腰重或痛，胸脘痞闷，口中黏腻，食纳减少，腹胀或胀痛，困倦乏力，小便不利，大便溏薄，苔白腻，脉濡滑。

证候分析：湿热下迫，内扰血海，血海不宁，经血非时而下，量多，或淋漓不净，挟黏腻水浆，带黏量多；湿浊不泽，浸渍肌肤，面色垢黄，面目浮肿，头眩胀重，腰重或痛；湿困脾阳，阳气不宣，胸脘痞闷，口中黏腻，食纳减少，腹胀或胀痛；湿浊内困，阳气不振，困倦乏力；湿滞膀胱，气化不畅，小便不利；脾困失运，大便溏薄；苔白腻，脉濡滑，湿浊之象。

治疗法则：化湿祛浊，清热止血。

选方用药：调经升阳除湿汤。黄芪、苍术、羌活各 15 克，防风、藁本、蔓荆子、柴胡、升麻各 10 克，当归、独活、炙甘草各 5 克。方中苍术辛香苦温，燥湿运脾；黄芪健脾补中，益气升阳；升麻、柴胡助清阳上行，柴胡还可解热；羌活、独活、防风、藁本、蔓荆子祛风胜湿；少佐当归润以和血，使湿祛热清，血可归经；炙甘草调和诸药。诸药合用，升阳除湿散热，使脾运得复，湿邪得去，热邪得散，诸症可除。

2）热重于湿

主要证候：经血非时而下，量多，或淋漓不净，色紫红，腥秽黏稠，伴有面色垢腻挟红，身热自汗，口苦黏腻，渴不欲饮，心烦少寐，少腹热痛，按之痛甚，大便秘结或溏泄不畅，溲黄不爽，舌红绛，苔黄腻，脉滑数。

证候分析：湿热蕴结，秽浊不清，内扰血海，经血非时而下，量多，或淋漓不净，色紫红，腥秽黏稠，面色垢腻挟红；湿热蕴蒸，身热自汗；热伤津液，湿热交织，口苦黏腻，渴不欲饮；湿热扰心，心烦少寐；湿热流注，蕴滞不去，少腹热痛，按之痛甚；热盛伤津，津不润肠，大便秘结，或湿盛迫肠，溏泄不畅；湿热滞留膀胱，溲黄不爽；舌红绛，苔黄腻，脉滑数，湿热蕴结之象。

治疗法则：清热除湿，化浊止血。

选方用药：黄连解毒汤加味。黄连解毒汤：黄连、栀子各9克，黄芩、黄柏各6克。方外另加蒲黄、地榆炭、生地黄各10克，金刚藤20克。方中黄连、栀子、黄芩、黄柏苦寒清热燥湿，解除热毒；金刚藤清热解毒，化湿消肿；生地黄甘寒凉血，防苦寒燥药伤阴；蒲黄化瘀止血；地榆炭凉血止血。全方清热除湿，化浊止血。

### （三）其他施治

1. 针灸

虚证取关元、三阴交、肾俞、交信，气虚配气海、脾俞、膏肓、足三里，阳虚配气海、命门、复溜，阴虚配然谷、阴谷，针刺用补法，可酌情用灸。实证取气海、三阴交、隐白，血热配血海、水泉，湿热配中极、阴陵泉，气郁配太冲、支沟、大敦，血瘀配地机、气冲、冲门，针刺用泻法。针灸止血，取断红穴（手背第二、三掌骨之间，指端下1寸），先针后灸，留针20分钟。可艾灸隐白、大敦、中极、气海、百会、神阙、隐白、关元。

2. 耳针

子宫、卵巢、内分泌、肝、肾、神门，两耳交替选3～4穴，针刺每日或隔日1次，留针20～30分钟，或耳穴埋针或压豆，用于各证型崩漏。

3. 穴位注射

取血海、气海、足三里、然谷、三阴交，5%当归注射液封闭，每次2～3穴，每日1次。

## 十、闭经

年逾18岁月经未来潮，或月经来潮后中断6个月以上者，称为闭经，前者称原发性闭经，后者称继发性闭经，古称女子不月、月事不来、经水不通、经闭等。但应注意，对于原发性闭经，如果超过14岁月经未初潮，第二性征未发育，要引起关注，并行必要的检查与治疗；对于继发性闭经，要结合平时月经周期，如平时月经周期规律，超过3个月经周期未行经，在排除其他原因后，可诊断继发性闭经，并进行相应诊治。妊娠、哺乳和更年期停经属生理现象。服用避孕药停经属药物作用。少女初潮2年内偶有闭经可不用治疗，可行观察。发育异常所致器质性闭经非本节所论。胞宫损伤粘连引起的闭经属器质性闭经，在宫腔镜处理后辨证施治。

## （一）病因病机

闭经的病因病机复杂，但主要病机是冲任气血失调，涉及虚实两方面（即所谓“血枯”和“血隔”）。虚者气血亏虚，经源断流（即血枯）；实者邪气阻隔，胞脉不通（即血隔）。主要有肾脏虚损（肾虚）、气血虚弱、气滞血瘀、寒凝血瘀和痰浊阻滞等证型。

肾脏虚损：禀赋薄弱，或少女肾精、肾气未盛，或年老肾精、肾气虚衰，或房劳多产，大病久病伤肾，以致肾精虚衰，肾气不足，肾阴或肾阳受损，精血不足，血海空虚而经闭。肾虚闭经，根据程度不同而有肾精虚、肾气虚、肾阴虚和肾阳虚之别。在肾虚四种证型中，先天肾精禀赋薄弱，或先天肾精虚损，是肾虚闭经中损伤最严重的。先天肾精禀受于父母，一旦虚衰，后天将无法再生，随之而来的将是肾气、肾阴和肾阳的无以为继。故先天肾精虚衰，类似于先天卵巢发育不良或后天卵巢早衰之类损害。但若仅是后天肾精虚弱，通过后天补充，可以恢复和维持后天之精功能。

气血虚弱：素体脾虚，或忧思过度，饮食劳倦，损伤脾气，脾虚气血生化不足，或数伤于血，或大病久病，耗伤气血，气血虚衰，血海空虚而经闭。

气滞血瘀：素性抑郁，或情志过激伤肝，肝气郁结，疏泄失司，气滞血瘀，胞脉瘀阻，血海不能满溢而经闭。

寒凝血瘀：经产之时，感受寒邪，或过食生冷，寒邪侵入胞脉胞宫，寒凝血瘀，血海不能满溢而经闭。

痰浊阻滞：素体肥胖，痰湿脂浊内蕴，或脾失健运，痰湿脂浊内生，壅塞胞脉胞宫，血海不能满溢而经闭。

## （二）辨证施治

1. 肾脏虚损

1）肾精虚

主要证候：逾年月经未行，或月经后期量少，渐至闭经，或有初潮来迟，伴有体羸早衰，面容憔悴，精神恍惚，神疲健忘，头晕耳鸣，发枯易脱，齿松早落，腰膝酸软，行动迟缓，性功能低下，舌淡红，苔薄白，脉沉细。

证候分析：肾精禀赋薄弱，或肾精亏损，肾气不足，精血衰少，血海不足而不能满溢，逾年月经未行，或有初潮来迟，月经后期量少，渐至闭经；肾精亏损，精血不足，躯体失养，体羸早衰，面容憔悴；肾精亏虚，脑髓失充，精神恍惚，神疲健忘，头晕耳鸣；肾之华在发，齿为骨之余，肾精亏虚较剧，发枯易脱，齿松早落；肾精不养腰府，精亏骨失充养，腰膝酸软；两足痿软，行动迟缓；肾精亏虚，肾气不足，性功能低下；舌淡红，苔薄白，脉沉细，肾精亏虚之象。

治疗法则：补肾养血生精。

选方用药：补肾生精方（金志春方）。熟地黄、枸杞子、菟丝子各15克，肉苁蓉、杜仲、山药、山茱萸、当归、川芎、丹皮、龟胶、鹿胶各10克。方中熟地黄生精血，滋肾阴，填骨髓；枸杞子补肾精，养肝肾；菟丝子平补肝肾，补益精髓；肉苁蓉温肾阳，益精血；鹿胶益精血，生精髓，补肝肾，壮元阳；龟胶滋补肝肾，滋阴补血；杜仲补肝肾，强筋骨；山药健脾补肺，固肾益精；山茱萸补益肝肾，涩精固脱；当归补血活血，川芎行气活血，丹皮凉血活血，使补而不滞，温而不燥。全方补肾精，养阴血，益肝肾，具有良好的补益肾精作用，故名补肾生精方。

本证型可选用归肾丸加龟胶、鹿胶。

2）肾气虚

主要证候：逾年月经未行，或月经后期量少，渐至闭经，或有初潮来迟，伴有神疲乏力，少气懒言，腰酸腿软，性欲低下，小便频数清长或夜尿频多，带下清稀量多，舌淡红，苔薄白，脉沉弱。

证候分析：肾气虚，化生精血衰少，血海空虚，逾年月经未行，初潮来迟，月经后期量少，渐至停闭；肾气虚，精血衰少，髓海腰府失养，头晕耳鸣，腰酸腿软；肾气虚阳气不足，性欲低下；肾气虚不能化气行水，小便频数；舌淡红，苔薄白，脉沉细，肾气虚之象。

治疗法则：补益肾气，养血调经。

选方用药：补肾益气方（金志春方）。在补肾生精方中加白术、黄芪、党参各 10 克，冀在补益肾精基础上以化气。

本证型可选用大补元煎加丹参、牛膝各 10 克。闭经日久、畏寒肢冷甚者，酌加肉桂、紫河车；夜尿频数者，酌加金樱子、覆盆子。

3）肾阴虚

主要证候：逾年月经未行，或月经后期量少，渐至闭经，或有初潮来迟，伴有头晕耳鸣，腰膝酸软，皮肤干燥，大便干结，心烦失眠多梦，手足心热，潮热盗汗，口咽干燥，颧红唇赤，舌淡红或红，苔少或无，脉细或细数。

证候分析：肾阴不足，阴血亏虚，血海不能满溢，逾年月经未行，或月经后期量少，渐至闭经，或有初潮来迟；腰为肾之府，肾主骨生髓，脑为髓海，肾阴虚，阴血衰少，腰府髓海失养，头晕耳鸣，腰膝酸软；肾阴虚，津液不足，皮肤干燥，大便干结；肾阴虚，虚热内生，虚阳外浮，迫液外泄，潮热盗汗；虚热内扰心神，心烦失眠多梦；虚热上浮，颧红唇赤；舌淡红或红，苔少或无，脉细或细数，阴虚或虚热之象。

治疗法则：滋养肾阴，养血调经。

选方用药：补肾滋阴方（金志春方）。补肾生精方去龟胶、鹿胶，加桑椹子、女贞子、旱莲草各 10 克，在补肾基础上以增强养肾阴之力。阴虚火旺者再加知母、黄柏、玄参各 10 克，以滋阴降火，名为补肾降火方（金志春方，或名滋肾降火方）。

本证型可选用左归丸加减。潮热盗汗者，酌加青蒿、鳖甲、地骨皮；心烦不寐者，酌加柏子仁、丹参、珍珠母；阴虚肺燥、咳嗽咯血者，酌加白及、仙鹤草。

4）肾阳虚

主要证候：逾年月经未行，或月经后期量少，渐至闭经，或有初潮来迟，伴有头晕耳鸣，神疲乏力，面色晦暗，腰膝冷痛，畏寒肢冷，四肢发凉，小便清长，夜尿频多，大便溏薄，性欲减退，宫寒不孕，舌淡，苔白，脉沉弱。

证候分析：肾阳虚衰，脏腑失于温养，精血化生不足，气血不足，血海不能满溢，逾年月经未行，或月经后期量少，渐至停闭，或有初潮来迟；肾阳虚衰，阳气不布，畏寒肢冷，四肢发凉；腰为肾之府，肾主骨生髓，脑为髓海，肾阳虚，腰府髓海失养，头晕耳鸣，腰酸冷痛；肾阳虚膀胱气化失常，小便清长，夜尿频多；肾阳虚不能温运脾阳，运化失司，大便溏薄；肾在色为黑，肾阳虚，面色晦暗；舌淡，苔白，脉沉弱，肾阳虚之象。

治疗法则：温肾助阳，生精养血。

选方用药：补肾温阳方（金志春方）。补肾生精方去龟胶、鹿胶，加仙灵脾10克、肉桂和制附子各5克温补肾阳。

本型可选用十补丸加减。方中鹿茸补肾阳，益精血，强筋骨；炮附子、肉桂温肾壮阳；熟地黄、山茱萸补肾益精血，助山药以资生化源；少佐以泽泻、茯苓渗利水湿，丹皮清泄虚火，与温肾药配伍，使其补而不滞，温而不燥；五味子助肉桂引火归原，纳气归肾。全方温肾助阳，滋养精血，使肾中阳气旺盛，月事以时下。

2. 气血虚弱

主要证候：月经数月不行，伴有神疲乏力，头昏眼花，少寐多梦，心悸怔忡，食欲不振，脘腹胀闷，大便溏薄，面色淡黄，舌淡胖有齿痕，苔白腻，脉缓弱。

证候分析：脾虚生化之源不足，气血虚弱，血海空虚，月经数月不行；气血虚弱，心脑失养，神疲乏力，头昏眼花，少寐多梦，心悸怔忡；脾虚运化失职，湿浊内盛，食欲不振，脘腹胀闷，大便溏薄；舌淡胖有齿痕，苔白腻，脉缓弱，脾虚之象。

治疗法则：健脾益气养血。

选方用药：补气生血方（金志春方）。黄芪、党参、熟地黄各15克，当归、川芎、白芍、白术、茯苓、丹参、砂仁、香附、木香、炙甘草10克，每日1剂，水煎分服。本方由八珍汤加黄芪、丹参、砂仁、香附、木香而成。八珍汤益气养血活血，加黄芪补气，丹参养血活血，砂仁健脾，香附行气，木香理气醒脾，使补而不滞。全方既健脾益气养血，又补而不滞，活血止痛。

本证型可选用参苓白术散合当归补血汤加减。

3. 气滞血瘀

主要证候：月经停闭数月，伴有精神抑郁，烦躁易怒，胸胁胀满，嗳气叹息，小腹胀痛拒按，舌紫黯或有瘀点，脉沉弦或涩而有力。

证候分析：肝气郁结，气滞血瘀，瘀阻胞脉，血海不能满溢，月经停闭；肝气郁结不畅，精神抑郁，烦躁易怒，胸胁胀满，嗳气叹息；胞脉瘀阻，小腹胀痛拒按；舌紫黯或有瘀点，脉沉弦或涩而有力，气滞血瘀之象。

治疗法则：疏肝行气，化瘀通脉。

选方用药：行气活血方（金志春方）。

本证型可选用膈下逐瘀汤。方中枳壳、乌药、香附、延胡索行气活血止痛；赤芍、桃仁、丹皮、五灵脂活血祛瘀止痛；当归、川芎养血活血调经；甘草调和诸药。全方行气活血，祛瘀通络。烦躁胁痛者，酌加柴胡、郁金、栀子；挟热而口干、便结、脉数者，酌加黄柏、知母、大黄。

4. 寒凝血瘀

主要证候：月经停闭数月，伴有小腹冷痛拒按，得热则痛缓，形寒肢冷，面色青白，舌紫黯，苔白，脉沉紧。

证候分析：寒客胞脉胞宫，血为寒凝，瘀阻不通，血海不能满溢，经闭不行；寒凝血阻，胞宫胞脉不通，小腹冷痛拒按，得热稍通，腹痛暂缓；寒伤阳气，阳气受损，形寒肢冷，面色青白；舌紫黯，苔白，脉沉紧，寒凝血瘀之象。

治疗法则：温经散寒，活血通络。

选方用药：温经散寒方（金志春方）。

本证型可选用良方温经汤，小腹冷痛较剧者，酌加艾叶、小茴香、姜黄；四肢冰冷者，酌加制附子、仙灵脾。

5. 痰浊阻滞

主要证候：经期常愆，停经数月，伴有形体肥胖，头晕目眩，神疲肢倦，胸脘满闷，心悸气短，面浮肢肿，带多色白，舌淡胖，苔白腻，脉濡滑。

证候分析：肥胖之人，多痰湿脂浊，痰湿阻滞胞脉，脂浊壅塞胞宫，经血不能满溢，经期常愆，数月不行；痰湿内困，清阳不升，头晕目眩，神疲肢倦；痰湿困阻心胸，心悸气短，胸脘满闷；痰湿困脾，脾阳不运，水湿泛溢肌肤，面浮肢肿；痰湿下注，带多色白；舌淡胖，苔白腻，脉滑，痰湿脂浊之象。

治疗法则：化痰除湿，消脂祛浊。

选方用药：化痰祛脂方（金志春方）。

本证型可选用丹溪治湿痰方加减，方中苍术、半夏燥湿化痰，消脂祛浊；白术、茯苓健脾祛湿；滑石渗利水湿；当归、川芎、香附行气活血。全方化痰除湿消脂。胸脘满闷显著者，酌加瓜蒌、枳壳；肢体浮肿明显者，酌加泽泻、泽兰、益母草。

## （三）其他施治

1. 针灸

三阴交、关元、子宫，虚证配足三里、血海、肾俞，针刺用补法；实证配太冲、中极，针刺用泻法。可灸关元、中极、足三里、三阴交、肾俞、归来、气海、血海，虚证配肝俞、脾俞、膈俞、足三里，实证配太冲、合谷、丰隆、内关、阴陵泉，每次取 4 ~ 5 穴。

2. 耳针

卵巢、子宫、内分泌、皮质下、交感、神门、肾上腺，每次 3 ~ 5 穴，毫针刺或埋针。

3. 敷药

可用益母草细粉调糊敷脐。

## 第二节　经间期各证

在两次月经中间，即氤氲期（西医所言排卵期）出现周期性阴道出血、少腹明显胀痛、乳房胀痛和情志异常等表现者，称为经间期各证。有多症同时出现，也有单症独立出现。单症独立出现者，以各自症状命名，分别称为经间期出血、经间期少腹痛、经间期乳房疼痛和经间期情志异常等。多症同时出现时可称为经间期诸症。出现经间期各证有其特殊的生理病理基础。经血下泄，血海空虚，阴血不足，月经过后，阴血渐长，阴长需要阳气温养，阳气为阴长而消耗，经过近半月阴长，阴气达重阴水平，阴极阳耗减少，阳气生长明显，阴气转化为阳气，即所谓重阴转阳。阴气转化阳气会引起体内气血显著变化，萌发氤氲之状，排出生生之卵。经间期如阴血有所不足，或有虚热内伏，氤氲状可形成，但氤氲阳气可以助热；或此期阳气略有不足，本应阳气内盛，反却阳气略虚，统摄乏力；或此期肝郁气滞、湿热内蕴、瘀血阻滞，干扰阴阳转化和胞脉血海气血流行，影响心、肾、肝、脾，就可能出现出血、腹痛、乳痛、情志异常等表现。经间期各证的治疗，止血、止痛只是治标，必须针对病因病机而治。止血并不提倡，除非出血过多，因止血多收敛，有碍阳气生发以形成氤氲，不利排卵。要关注伏邪，祛除伏邪则血可止、痛可消，故应除尽伏邪，病证方可不再复现。

### 一、经间期出血

月经周期正常，在两次月经之间氤氲期，发生周期性出血者称为经间期出血。此期出血，一般几天自止，量很少，有的仅为白带夹赤。

#### （一）病因病机

经间氤氲期重阴转阳，如某些因素干扰阴阳转化，可致血海不宁或血海不固而出现出血，常见因素有阴虚热扰、气虚失摄、湿热内扰和瘀血阻遏等。

阴虚热扰：素体阴虚，或房劳多产，或大病久病，肾中阴血亏损，阴虚生热，热伏血海，氤氲之时，阳气内动，阳气助热，迫血妄行而血溢，血出阳热外泄，热迫消退而出血停止，如阴虚伏热未除，下次周期又再复现。

气虚失摄：忧思劳倦，或饮食不节，损伤脾气，脾虚气弱，氤氲之时，本应阳气内动以摄血，反却阳气不足，统摄无力而血溢，重阴转阳后阳气渐长，统摄力增而血止，如脾气虚弱未复，下次周期又再复现。

湿热内扰：外感湿热，或内生水湿蕴热，伏于胞脉血海，氤氲之时，阳气内动，阳气助热，迫血妄行而血溢，部分湿热外泄后血止，如湿热不除，下次周期又再复现。

瘀血阻遏：经期产后，余血内留，或情志内伤，气郁血结，瘀血留滞，氤氲之时，阳气内动，引动瘀血，血不循经遂致出血，瘀随血泄，血海暂宁血止，如瘀血未除，下次周期又再复现。

## （二）辨证施治

1. 阴虚热扰

主要证候：经间期出血，量少，色鲜红，质稠，伴有头晕耳鸣，腰腿酸软，手足心热，心烦不寐，舌红，苔少，脉细数。

证候分析：肾阴不足，热伏冲任，氤氲期阳气内动，阳气助热，迫血妄行而血溢；阴虚内热，出血量少，色鲜红，质稠；肾主骨生髓，肾阴虚，脑髓失养，头晕耳鸣；肾虚外府失养，腰腿酸软；阴虚内热，手足心热；肾水不足，不能上济于心，心烦不寐；舌红，苔少，脉细数，肾阴虚之象。

治疗法则：滋补肾阴，凉血止血。

选方用药：加减一贯煎。生地黄、熟地黄各15克，白芍、麦冬、知母、地骨皮各10克，甘草5克，水煎分服，每日1剂。方中生地黄、熟地黄、知母滋养肾阴；地骨皮滋阴泻火；白芍和血敛阴；麦冬养阴清心；甘草调和诸药。全方滋补肾阴，凉血泻火。头晕耳鸣者，酌加珍珠母、生牡蛎各15克；夜寐不宁者，酌加远志、夜交藤各10克；出血期间，酌加炒地榆、旱莲草各15克。

本证型可选用知柏地黄丸加减，酌加炒地榆、旱莲草各15克。

2. 气虚失摄

主要证候：经间期出血，量少，色淡，质稀，伴神疲乏力，气短懒言，食少腹胀，舌淡，苔薄，脉缓弱。

证候分析：脾气虚弱，血海不固，氤氲期阳气不足，不能统摄气血而血溢；脾虚化源不足，出血量少，色淡，质稀；脾气虚弱，神疲乏力，气短懒言；脾虚运化失职，食少腹胀；舌淡，苔薄，脉缓弱，脾气虚之象。

治疗法则：健脾益气摄血。

选方用药：举元煎加味。黄芪15克，人参、白术、升麻、炙甘草各10克，方外另加当归、地榆炭各10克，水煎分服，每日1剂。方中黄芪、人参、白术、炙甘草益气健脾，脾健气血自生，气旺则能统血；升麻升提阳气，以助止血；地榆炭止血；当归养血活血，补血止血不留瘀。全方健脾益气以摄血。

本证可选用归脾汤加减。

3. 湿热内扰

主要证候：经间期出血，色深红，质稠，伴带下量多、色黄，小腹作痛，心烦口渴，口苦咽干，舌红，苔黄腻，脉滑数。

证候分析：湿热内蕴，氤氲期阳气内动，阳气助热，迫血妄行而血溢；湿热与血搏结，血色深红，质稠；湿热搏结，瘀滞不通，小腹作痛；湿热流注下焦，带下量多、色黄；湿热熏蒸，口苦咽干，心烦口渴；舌红，苔黄腻，脉滑数，湿热之象。

治疗法则：清热除湿止血。

选方用药：清肝止淋汤加减。清肝止淋汤：生地黄15克，黄柏、白芍、当归、阿胶、丹皮、牛膝、香附、红枣、小黑豆各10克。方外另加茯苓、炒地榆各15克，去阿胶、红枣，水煎分服，每日 1 剂。方中黄柏清热解毒燥湿；小黑豆、茯苓利水除湿；香附、牛膝理气活血止痛；当归、白芍养血柔肝，缓急止痛；生地黄、炒地榆凉血止血；丹皮凉血活血。全方清热除湿，凉血止血。出血期间，酌加茜草根 10 克、乌贼骨 15 克；带下量多者，酌加马齿苋、土茯苓各 10 克；纳差腹胀者，去生地黄、白芍，酌加厚朴、神曲各 10 克；大便不爽者，去当归、生地黄，酌加薏苡仁、白扁豆各 10 克。

4. 瘀血阻遏

主要证候：经间期出血，血色紫黯，夹血块，伴有小腹疼痛拒按，情志抑郁，舌紫黯或有瘀点，脉涩有力。

证候分析：瘀血阻滞，氤氲期阳气内动，引动瘀血，血不循经而血溢，血色紫黯，夹血块；瘀阻胞脉，小腹疼痛拒按；瘀血内阻，气机不畅，情志抑郁；舌紫黯或有瘀点，脉涩有力，血瘀之象。

治疗法则：化瘀止血。

选方用药：化瘀调经方（金志春方）酌加炒蒲黄 10 克。

本证型可用逐瘀止血汤：生地黄、龟版各 15 克，大黄、桃仁、当归尾、赤芍、丹皮、枳壳各 10 克，水煎分服，每日 1 剂。方中大黄、桃仁、赤芍、丹皮、当归尾活血化瘀，引血归经；枳壳理气行滞，以助化瘀；生地黄、龟版养阴益肾止血。全方化瘀止血，“此方之妙，妙在活血之中佐以下滞之品，故逐瘀如扫而止血如神”。出血期间酌加三七粉 3 克、炒蒲黄 10 克；腹痛较剧者，酌加延胡索、香附各 10 克。

## （三）其他施治

针灸：艾灸关元、三阴交、隐白，偏阴虚者加内关、太溪，偏气虚者加足三里、肝俞。

# 二、经间期少腹痛

月经周期正常，在两次月经之间氤氲期，出现周期性两侧或一侧少腹疼痛者称为经间期少腹痛。

## （一）病因病机

经间氤氲期，重阴转阳，某些因素干扰阴阳转化，引起胞脉胞络失养或不畅或损伤而致少腹疼痛。常见有肾虚血瘀、瘀血留滞和湿热内蕴等类型。

肾虚血瘀：肾阴稍弱，阴长不及，经间期重阴转阳不顺，阴阳虽转，但阳气亦不及，胞脉胞络气血不利，虚滞而痛。

瘀血留滞：经行产后，余血未净，留滞胞脉胞络，经间阳气内动，推动血行，触及瘀滞，不畅而痛。

湿热内蕴：经行产后，湿热内侵或湿邪内蕴化热，湿热滞于胞脉胞络，经间阳气内动助热，湿热更盛，蕴结热灼而痛。

## （二）辨证施治

### 1. 肾虚血瘀

主要证候：经间期两侧或一侧少腹疼痛或痛坠，或有出血，腰酸膝软，头昏耳鸣，神疲乏力，经量减少，舌紫黯，脉细弱或细弦。

证候分析：肾阴稍弱，阴长不及，经间期重阴转阳不顺，阴阳虽转，但阳气亦有不及，胞脉胞络气血不利，虚滞而痛，或有出血；肾虚外府失养，腰酸膝软；肾虚髓海不充，头昏耳鸣，神疲乏力；肾虚精血不足，经量减少；舌紫黯，脉细弱或细弦，肾虚血瘀之象。

治疗法则：补肾养血，化瘀通络。

选方用药：补肾化瘀止痛方（金志春方）。熟地黄、菟丝子、仙灵脾各15克，当归、川芎、白芍、丹皮、茯苓、山药、山茱萸、泽泻、元胡、香附各10克，每日1剂，水煎分服。方中六味地黄，滋补肝肾，养阴气以助重阴；菟丝子、仙灵脾，温补肾阳，补阳气以助阳生；四物汤、元胡、香附，养血行气活血，以助排卵，并可通络止痛。全方补肾养血，助阴生阳，化瘀通络，本病证经间用之有利排卵。

### 2. 瘀血留滞

主要证候：经间期两侧或一侧少腹疼痛，或平时隐痛经间加剧，或有少量出血，色黑夹瘀块，胸闷烦躁，舌紫黯，脉细弦。

证候分析：瘀血留阻胞脉胞络，经间阳气内动，推动血行，触及瘀滞，不畅而痛，或有少量出血，色黑夹瘀块；平时瘀血内滞可有隐痛，经间阳气内动触痛加剧；瘀阻气滞，可见胸闷烦躁；舌紫黯，脉细弦，瘀滞之象。

治疗法则：行气活血，化瘀通络。

选方用药：膈下逐瘀汤。当归、川芎、桃仁、红花、五灵脂、丹皮、赤芍、元胡各10克，乌药、香附、枳壳、甘草各5克，每日1剂，水煎分服。方中当归、川芎、赤芍养血活血，祛瘀血而不伤阴血；丹皮清热凉血，活血化瘀；桃仁、红花、五灵脂破血逐瘀；配香附、乌药、枳壳、元胡行气止痛；尤其川芎养血活血，行血中之气，增逐瘀之力；甘草调和诸药。全方以活血逐瘀和行气药物居多，使气行血活，发挥活血逐瘀、破膈下瘀结作用，本病证经间用之，行气活血，化瘀止痛，并有助排卵。

### 3. 湿热内蕴

主要证候：经间期两侧或一侧少腹疼痛，或平时隐痛经间加剧，或伴出血或赤白带下，平时带下黄白量多，神疲，纳差腹胀，便溏，舌红，苔黄腻，脉细濡。

证候分析：湿热滞于胞脉胞络，经间阳气内动助热，湿热更盛，蕴结热灼而痛，或伴出血或赤白带下；平时湿热内蕴，可稍有不适，经间阳气内动，加剧湿热内蕴而痛甚；平时湿热下注则带下黄白量多；脾虚生湿，内蕴化热者，可出现神疲，纳差腹胀，便溏；舌红，苔黄腻，脉细濡，湿热内蕴之象。

治疗法则：清热除湿，活络消痛。

选方用药：清热除湿止痛方（金志春方）。当归、川芎、赤芍、白术、苍术、茯苓、元胡、香附、木香各10克，金刚藤、红藤、蛇舌草、薏苡仁各20克，黄芪15克，每日1剂，水煎分服。方中金刚藤、红藤清热解毒，除湿化瘀，通络止痛；蛇舌草清热解毒，利湿化瘀；白术、苍术、茯苓健脾除湿；当归养血活血；川芎、香附、元胡行气活血止痛；赤芍凉血活血；薏苡仁利水渗湿，解毒散结；木香行气消腹胀；黄芪补气托毒。全方清热解毒，除湿化瘀，通络止痛，本病证经间用之，行气活血有利排卵。

### （三）其他施治

针灸：毫针刺肾俞、气海、中极、三阴交、次髎，用于肾虚血瘀。

## 三、经间期乳房疼痛

月经周期正常，在两次月经之间氤氲期，出现周期性乳房胀痛或乳头触痛难忍者，称为经间期乳房疼痛。

### （一）病因病机

经间氤氲期，重阴转阳，某些因素干扰阴阳转化，可致肝经郁滞而痛。常见有肝气郁结、肾虚肝郁两个类型。

肝气郁结：素性忧郁，肝郁气滞，经间期阳气内动而助郁滞，肝郁气结而痛，郁重化火则灼扰乳络而痛甚。

肾虚肝郁：素体忧郁且肝肾阴虚，重阴不盛，经间期阳气内动不及，虚滞兼有，转化不顺，肝经虚滞而痛。

### （二）辨证施治

1. 肝气郁结

主要证候：经间期周期性乳房胀痛或乳头触痛，伴性情忧郁或恚怒，胸闷烦躁，舌红，脉弦数。

证候分析：肝郁气滞，经间期阳气内动而助肝郁，肝气郁结不通而通，郁重化火灼扰乳络而痛甚；肝郁者性情忧郁，化火者易恚怒，胸闷烦躁；舌红，脉弦数，肝郁化火之象。

治疗法则：肝郁者疏肝解郁，肝郁化火者兼以行气降火。

选方用药：肝郁者用逍遥散加味。当归、白芍、柴胡、白术、茯苓各10克，薄荷、炙甘草各5克，方外另加香附、郁金、元胡各10克，每日1剂，水煎分服。方中柴胡疏肝解郁；当归、白芍养血柔肝；白术、茯苓健脾祛湿；炙甘草益气补中，缓急止痛；薄荷助疏肝散热；另加香附、郁金、元胡疏肝行气止痛。全方疏肝解郁，行气止痛。肝郁化火者用丹栀逍遥散，方中加丹皮、栀子各10克清肝泻火，并可将白芍改赤芍以增泻火之力，疼痛剧者加香附、郁金、元胡各10克以疏肝行气止痛。

2. 肾虚肝郁

主要证候：经间期周期性乳房胀痛或乳头触痛，伴头晕耳鸣，腰酸腿软，神疲乏力，情志抑郁，胸闷心烦，舌淡红，脉细弦。

证候分析：忧郁且肝肾阴虚，重阴不盛，经间期阳气内动不及，虚滞兼有，转化不顺，肝经虚滞而痛；肾虚，则腰酸腿软，神疲乏力；肝郁气滞，则情志抑郁，胸闷心烦；舌淡红，脉细弦，肾虚肝郁之象。

治疗法则：滋肾疏肝，行气解郁。

选方用药：滋肾生肝饮加味。熟地黄 15 克，山药、山茱萸、茯苓、泽泻、丹皮、五味子、柴胡、白术、当归各 10 克，甘草 5 克，方外另加仙灵脾、菟丝子、香附各 10 克，每日 1 剂，水煎分服。方取六味地黄丸滋阴补肾，逍遥散疏肝解郁，加仙灵脾、菟丝子温补肾气，香附行气止痛，有利重阴转阳。

### （三）其他施治

外用：乳香、没药、香附、元胡、郁金等细粉适量，柔软布袋封装后置乳罩内佩戴。

## 四、经间期情志异常

经间期出现周期性情志异常，如烦躁易怒、心悸失眠、情志抑郁、悲伤欲哭、坐卧不宁，甚或狂言乱语者，称为经间期情志异常。

### （一）病因病机

经间期情志异常总因火扰心神，主要有肝火扰心、痰火扰心两个证型。

肝火扰心：素性抑郁，或大怒伤肝，肝气郁结，郁而化火，经间期由阴转阳，阳气升发，引动肝火上扰心神而致情志异常。

痰火扰心：素体痰盛，或痰湿内生，积久化火，痰火内蕴，经间期由阴转阳，阳气升发，引动痰火上扰心神而致情志异常。

### （二）辨证施治

1. 肝火扰心

主要证候：经间期烦躁易怒，抑郁不乐，头晕目眩，口苦咽干，胸胁胀满，不思饮食，月经量多，色深红，舌红，苔黄，脉弦数。

证候分析：肝失疏泄，郁而化热，经间期阳气升发助火，引动肝火上扰心神，心神不安则烦躁易怒，抑郁不乐，头晕目眩，口苦咽干；肝郁气滞，则胸胁胀满；肝强克伐脾土，则不思饮食；热扰血海，迫血妄行，则月经量多，色深红；舌红，苔黄，脉弦数，肝经郁火之象。

治疗法则：清肝解郁，清心安神。

选方用药：丹栀逍遥散。

2. 痰火扰心

主要证候：经间期心胸烦闷，夜卧不宁，甚或精神狂躁，语无伦次，头痛失眠，不思饮食，舌红，苔黄腻，脉滑数。

证候分析：痰火内蕴，经间期阳升助火，挟痰火上逆，蒙闭清窍，扰动心神，则精神狂躁，语无伦次，头痛失眠；痰火内扰心肝，则心胸烦闷，夜卧不宁；痰滞中焦，不思饮食；舌红，苔黄腻，脉滑数，痰火内蕴之象。

治疗法则：豁痰开窍，清心安神。

选方用药：黄连温胆汤。

## 第三节 经行期各证

经行期各证是指伴随月经来潮而周期性出现的各种症状，如头痛、眩晕、烦躁、失眠、乳房胀痛、腹痛、发热、泄泻、浮肿等，这些症状的出现和消失与月经来潮和停止有关，在月经期或前后数日规律性出现和消失。少数患者在月经周期中均有某些不适，并随经行加剧，经后减轻。如果伴随经行稍有不适，如轻度烦躁、乳胀等，一般不作病论。经行期各证，同时出现多个症状者有很大的个体差异，有的人出现多个症状，有的人则以单个症状较为突出，故本书采用全列和分列方式介绍，全列者称为经行期诸证或经行前后诸证，分列者以突出症状命名，包括经前出血、经行腹痛、经行头痛、经行身痛、经行发热、经行眩晕、经行目暗、经行口糜、经行音哑、经行吐衄、经行泄泻、经行便血、经行浮肿、经行风疹、经行乳房疼痛、经行情志异常等。本书所言“诸证”类似于西医所言“综合征”。

### 一、经行期诸证

伴随月经来潮而周期性出现一系列症状，如出现头痛、眩晕、烦躁、失眠、乳房胀痛、腹痛等，多个症状同时出现者称为经行期诸证，或称经行前后诸证。经前期出现者，类似于西医所言经前期综合征。

#### （一）病因病机

经行期诸证病因病机较为复杂，但主要有以下几种证型。

心肝气郁：素性郁怒，情志不畅，肝气郁结，经行阳气更盛，助热生火，扰动心神。

气血虚弱：脾虚化源不足或数伤气血，气血虚弱，经行后气血更虚，脏腑经脉失养。

瘀血阻滞：经行产后，余血内留，或寒凝血瘀，或气滞血瘀，经行气血旺盛，经脉更加壅滞。

脾肾虚弱：素体肾虚脾弱，肾阳不能暖脾，经行气血下泄，脾肾愈虚，脏腑经脉失于温养。

痰湿内停：素体脾虚，健运失施，经行气血下泄，脾气愈虚，聚湿成痰，痰湿内扰。

湿热内蕴：素体脾虚，水湿内停化热，或感受湿热，经行阳气更盛，助热生火，湿热内扰。

血热内扰：素体阴虚生热，或过食生热药食，或外感邪热，或五志化火，热入血分内扰。

## （二）辨证施治

1. 心肝气郁

主要证候：经前、经期胸闷胁胀，乳房、少腹胀痛，或经行头痛、眩晕、发热、目暗、口糜、音哑、吐衄，或口苦咽干，心神不宁，烦躁易怒，失眠多梦，月经紊乱，经期先后不一，经行量多或少，或经前出血，舌黯，苔薄白或薄黄，脉弦或弦数。

证候分析：平素性情郁怒，肝郁气滞，经行阳气更盛，肝气更郁，出现胸闷胁胀，乳房、少腹胀痛；经行阳气助热生火，肝火内扰，出现头痛、眩晕、发热、目暗、口糜、音哑、吐衄，或口苦咽干；肝郁化火，扰动心神，以致心肝郁火，出现心神不宁，烦躁易怒，失眠多梦；肝疏泄失常，月经紊乱，经期先后不一，肝郁则经行后期、量少，肝郁化火则经行提前、量多或经前出血；舌黯，苔薄白或薄黄，脉弦或弦数，肝郁或肝郁化火之象。

治疗法则：肝气郁滞者疏肝解郁，肝郁化火者兼以清肝泻火，心肝郁火者兼以清心泻肝。

选方用药：肝气郁滞者选用逍遥散加味。柴胡、当归、白术、茯苓各 10 克，白芍 15 克，甘草、生姜、薄荷各 5 克，加郁金、香附各 10 克，每日 1 剂，水煎分服。方中柴胡疏肝解郁，当归、白芍养血柔肝；白术、茯苓健脾补中；郁金、香附疏肝行气活血；薄荷助柴胡疏肝；生姜和胃；甘草调和诸药，全方疏肝解郁，调和肝脾。肝郁化火者，疏肝解郁，清肝泻火，可用丹栀逍遥散。心肝郁火、失眠多梦显著者，疏肝解郁，清心泻肝，可用丹栀逍遥散加黄连 5 ~ 10 克、酸枣仁 10 ~ 15 克。

2. 气血虚弱

主要证候：经期或经后小腹隐痛喜按，或经行后期，或月经量少、色淡、质稀，伴有神疲乏力，头晕头痛，心悸怔忡，失眠多梦，视物昏花，肢体疼痛麻木，面色苍白，舌淡，苔薄白，脉细弱。

证候分析：气血本虚，经血下泄，气血更虚，胞宫胞脉失养，经期或经后小腹隐痛喜按；气血虚弱，冲任血海充盈延迟则经行后期，满溢不多则月经量少、色淡、质稀；气虚血少，心神失养则神疲乏力、头晕头痛、心悸怔忡、失眠多梦；目失所养则视物昏花；肢体失养则肢体疼痛麻木；不荣于面则面色苍白；舌淡，苔薄白，脉细弱，气血虚弱之象。

治疗法则：益气养血。

选方用药：补气生血方（金志春方）。

本证型亦可用十全大补汤加减。

3. 瘀血阻滞

主要证候：经行或经行前后出现头痛，腹痛，腰膝、肢体、关节疼痛和酸楚不适，得热则减，遇寒加重，或伴形寒肢冷，四肢不温，腰腹寒凉，或伴胸闷烦躁，乳胁胀满疼痛，嗳气叹息，抑郁或易怒，并出现经期错后，量少，色黯，有血块，舌紫黯或有瘀点，脉沉涩或弦紧。

证候分析：经行产后，余血内留，或寒凝血瘀，或气滞血瘀，经行气血旺盛，经脉更加壅滞，因瘀阻部位不同而有头痛，腹痛，腰膝、肢体、关节疼痛和酸楚不适等表现；寒客损阳或阳虚寒生，血为寒凝，疼痛则得热则减，遇寒加重，并伴有形寒肢冷，四肢不温，腰腹寒凉；郁怒伤肝，肝郁气滞，血行不畅，出现胸闷烦躁，乳胁胀满疼痛，嗳气叹息，抑郁或易怒；冲任不畅，血海不能按时满溢，出现经期错后，量少，色黯，有血块；舌紫黯或有瘀点，脉沉涩或弦紧，瘀血阻滞之象。

治疗法则：寒凝血瘀者，温经散寒，活血通络；气滞血瘀者，疏肝行气，化瘀通脉。

选方用药：寒凝血瘀者，可选温经散寒方，亦可选用良方温经汤；小腹冷痛较剧者，酌加艾叶、小茴香、姜黄；四肢冰冷者，酌加制附子、仙灵脾。气滞血瘀者，可选用行气活血方，亦可选用膈下逐瘀汤；烦躁胁痛者，酌加柴胡、郁金、栀子；挟热而口干、便结、脉数者，酌加黄柏、知母、大黄。

4. 脾肾虚弱

主要证候：经行泄泻，腹胀纳减，面浮肢肿，或经前阴道少量下血，伴有腰膝酸软，神疲乏力，形寒肢冷，小便清长，月经推迟，经行量少、色淡、质稀，舌淡，苔白腻，脉沉缓或沉弱。

证候分析：脾肾阳虚，经行阳气下泄，阳气更虚，命火不温脾土，脾失运化，水湿并走大肠而泄泻，腹胀纳减；肾阳虚弱不能化气行水，脾阳虚衰不能运化水液，水湿泛溢则面浮肢肿；脾肾阳气不足，经前期则重阳不及，阳气虚弱统摄无力，血海封藏不固则经前阴道少量出血；肾阳虚弱，肾府失充，腰酸腿软；肾气虚衰，则神疲乏力，形寒肢冷，小便清长；阳气不足，血失温化，月经量少、色淡、质稀；舌淡，苔白腻，脉沉缓或沉弱，脾肾阳虚之象。

治疗法则：温肾暖脾，扶阳益气。

选方用药：经行泄泻者选用温土毓麟汤加味。经行水肿者选用真武汤合苓桂术甘汤加减。经前出血者选用温阳止血汤加减。

5. 痰湿内停

主要证候：经前或经期，头痛，头晕目眩，两目昏暗，形体肥胖，胸闷泛恶，带下量多、黏稠，月经量少、色淡，舌淡胖，苔白腻，脉滑。

证候分析：痰湿内停，经行冲脉气盛，挟痰湿上逆，阻滞脑络则头痛，两目昏暗；清阳不升、蒙扰清窍则头晕目眩；痰湿内滞，形体肥胖；痰湿困脾，胸闷泛恶；痰湿留滞血海，经量少、色淡；痰湿下注，带下量多、黏稠；舌淡胖，苔白腻，脉滑，痰湿之象。

治疗法则：燥湿化痰。

选方用药：半夏白术天麻汤加味。

6. 湿热内蕴

主要证候：经前或经期，小腹灼痛拒按或痛引腰骶，或平时小腹疼痛，经前疼痛加剧，或大便下血，肛门坠胀，或经前阴道少量出血，伴有胸脘痞满，烦躁，口苦口腻，小便黄少，经量多或经期长（便血或经前下血者经量可少）、经色紫红、质稠或有血块，平素带下量多、黄稠臭秽，或伴低热，舌红，苔黄腻，脉滑数或濡数。

证候分析：湿热蕴结，气血运行不畅，经行气血下注，胞脉壅滞更甚，小腹灼痛拒按，或平时小腹痛，经前疼痛加剧；胞脉系于肾，湿热瘀结胞脉，可痛引腰骶；湿热下注，蕴结大肠，经行冲气偏盛助热，火热愈炽，灼伤肠络，出现经前或经期大便下血；湿热内伏下焦，经前重阳助热，热盛迫血则经前阴道出血；湿热内蕴，热灼则口苦，湿重则口腻；湿热黏滞蕴结，气机不畅，胸脘痞满，烦躁，肛门坠胀；湿热耗阴伤津，小便黄少；湿热内扰，热迫血行，经量多或经期长，经前阴道出血或血从肠分出，胞宫溢血减少，经来量少，经色紫红、质稠或有血块；湿热下注，带脉不固，平素带下量多、黄稠臭秽；湿热内蕴，营卫失和，或有发热；舌红，苔黄腻，脉滑数或濡数，湿热内蕴之象。

治疗法则：清热利湿。

选方用药：经行腹痛者选用清热调血汤加味。经行大便下血者选用分利五苓散加味。经前阴道少量出血者选用清肝止淋汤加减。

7. 血热内扰

主要证候：经前、经期头晕目眩，心烦失眠，发热，面赤唇红，渴喜冷饮，经行量多、色鲜红或紫，舌红，苔黄，脉洪数或滑数。

证候分析：热伏于内，经前、经期气血充盈，下注冲任血海，阳气亢盛则热，热入血分，血热上扰清窍则头晕目眩，血热上扰心神则心烦失眠，血热上行头面则面赤唇红；热盛灼阴，阴伤则渴喜冷饮；舌红，苔黄，脉洪数或滑数，血热之象。

治疗法则：凉血清热。

选方用药：加味地骨皮饮加减。

### （三）其他施治

针灸：肝气郁结，针刺内关、膻中、太冲、中脘、足临泣，用泻法；脾肾虚弱，针刺三阴交、太冲、乳根等穴，用补法。

## 二、经前出血

经行前周期性出现阴道点滴出血者，称为经前出血，或称经前漏红。一般经前3～5天，甚或7～10天少量阴道出血。

### （一）病因病机

经前出血病因病机主要是虚和热。虚者阳虚失固，主要是脾肾阳虚。热者火热内扰，主要是心肝郁火、阴虚火扰或湿热内扰。

脾肾阳虚：禀赋不足，或多产房劳，或素体脾虚，劳倦伤脾，以致脾肾阳虚，经前期重阳不及，统摄无力则血海不固而出血。

心肝郁火：素有情志不畅，心肝气郁，经前重阳，阳气旺盛加重气郁，过郁化火，火扰血海而经前出血。

阴虚火扰：素体阴虚，肾阴不足，经前期阴长不及，阴虚太过则虚火内生，扰动血海，迫血妄行而血溢。

湿热内扰：外感湿热，或内生湿邪，壅滞化热，湿热内伏下焦，经前重阳助热，热盛迫血而妄行血溢。

## （二）辨证施治

### 1. 脾肾阳虚

主要证候：经前阴道少量出血，色淡红，无血块，神疲乏力，腰酸腿软，大便溏，舌淡红，苔薄白，脉沉弱。

证候分析：脾肾阳气不足，重阳不及，阳气相对不足，统摄无力，血海封藏不固而经前出血，色淡红，无血块；脾肾气虚，则神疲乏力，腰酸腿软，大便溏；舌淡红，苔薄白，脉沉弱，脾肾阳虚之象。

治疗法则：温肾暖脾，益气止血。

选方用药：温阳止血汤（蔡小荪方）。黄芪 20 克，党参 12 克，当归、熟附片、牛角腮各 9 克，生地黄炭 20 克，炮姜炭 3 克，白芍 12 克，煅牡蛎、仙鹤草各 30 克，蒲黄、炒阿胶各 9 克，每日 1 剂，水煎服。方中党参、黄芪益气摄血；熟附片、炮姜炭温阳以助益气摄血；当归养血活血，可免留瘀之弊；牛角腮苦温，止血化瘀；仙鹤草止血补虚；生地黄与炮姜同用，互制偏胜，炒炭止血；牡蛎、白芍敛阴固涩，与温阳药互相制约；蒲黄化瘀止血，配炒阿胶养血止血。全方温阳益气止血。失血之体多用温燥恐非所宜，血止后当减炮姜炭、熟附片。失血多者，可增党参、黄芪、生地黄炭各至 30 克；背寒者加鹿角霜 15 克；腰酸者加杜仲、川续断各 15 克；大便溏薄者加菟丝子 15 克。

本证型亦可先用温土毓麟汤加味：巴戟天、覆盆子、人参、白术、山药、炒神曲各 10 克，方外另加菟丝子、鹿角霜各 10 克，生地黄炭 20 克，炮姜炭 3 克，每日 1 剂，水煎分服。方中巴戟天、覆盆子、菟丝子、鹿角霜温肾暖胞；人参、白术、山药健脾益气；生地黄炭、炮姜炭止血；炒神曲健脾和胃化食。全方温肾暖脾，益气止血。

### 2. 心肝郁火

主要证候：经前阴道少量出血，色红，头昏目眩，胸闷心烦，失眠多梦，乳房胀痛，口苦口渴，小便色黄，舌红，苔黄，脉弦数。

证候分析：心肝气郁，经前重阳，阳气旺盛而助生郁火，下扰血海，血海不宁而经前出血，色红；心肝郁火，上扰清窍，头昏目眩；过郁化火，扰动心神，胸闷心烦，失眠多梦，乳房胀痛，口苦口渴，小便色黄；舌红，苔黄，脉弦数，肝经郁火之象。

治疗法则：疏肝泻火，清心凉血。

选方用药：清心泻肝方（金志春方）。黄连、丹皮、栀子、柴胡、当归、白芍、白术、茯苓、酸枣仁、竹叶各 10 克，甘草、生姜、薄荷各 5 克，每日 1 剂，水煎分服。该方由丹栀逍遥散加黄连、竹叶、酸枣仁组成。丹栀逍遥散疏肝解郁、清肝泻火，加黄连、竹叶清泻心火，酸枣仁宁心安神。全方疏肝泻火，清心凉血，清解心肝郁火。

### 3. 阴虚火扰

主要证候：经前阴道少量出血，色红，质稠，伴有头晕耳鸣，腰腿酸软，手足心热，心烦不寐，舌红，苔少，脉细数。

证候分析：肾阴不足，经前期阴长不及，阴虚太过则虚火内生，扰动血海而血溢，色红，质稠；主骨生髓，肾阴虚，脑髓失养，头晕耳鸣；肾虚外府失养，腰腿酸软；阴虚内热，手足心热；肾水不足，不能上济于心，心烦不寐；舌红，苔少，脉细数，肾阴虚之象。

治疗法则：滋补肾阴，凉血止血。

选方用药：加减一贯煎。

本证型可选用知柏地黄丸加减，可酌加炒地榆、旱莲草各 15 克。

4. 湿热内扰

主要证候：经前阴道少量出血，色红，质黏腻，胸闷烦躁，口苦口腻，少腹隐隐作痛，纳食欠佳，小便黄少，舌红，苔黄腻，脉弦数。

证候分析：湿热内伏下焦，经前重阳助热，热盛迫血而出血，色红，质黏腻；肝经湿热内扰，胸闷烦躁，口苦口腻，少腹隐隐作痛，小便黄少；肝木克脾，纳食欠佳；舌红，苔黄腻，脉弦数，肝经湿热之象。

治疗法则：清肝利湿，凉血止血。

选方用药：清肝止淋汤加减。当归、白芍、丹皮、黄柏、生地黄、小黑豆各 10 克，香附 5 克，大枣 10 个，去阿胶、牛膝，方外另加柴胡 10 克、薏苡仁和地榆各 15 克，每日 1 剂，水煎分服。方中当归、白芍养血柔肝；柴胡疏肝解郁清热；香附疏肝行气解郁；生地黄养血凉血清热；丹皮清热凉血；薏苡仁健脾利水渗湿；黄柏清利湿热；小黑豆清热利湿解毒；地榆清热凉血止血；大枣补脾益气。全方清肝利湿，清热凉血止血。脾胃虚弱、食少便溏者，去生地黄，加白术、砂仁各 10 克，健脾化湿；少腹疼痛明显者，加金刚藤 20 克、元胡 10 克，清热解毒，化湿止痛。

### （三）其他施治

1. 针灸

针刺关元、血海、气海，用泻法。

2. 耳针

内分泌、子宫、肝、脾、肾，针刺或压豆。

## 三、经行腹痛

经期经行前后周期性出现小腹疼痛难以忍受，或痛引腰骶者，称为经行腹痛，习惯称为痛经。痛经分为原发性痛经和继发性痛经。原发性痛经又称功能性痛经，指无明显生殖器官器质性病变者；继发性痛经多继发于生殖器官器质性病变，可称为器质性痛经。本节所述痛经，包括原发性痛经和继发性痛经。功能性痛经相对易治。器质性痛经病程较长，特别是子宫腺肌病和子宫内膜异位症引起的痛经，缠绵难愈，疗效不尽人意。

## （一）病因病机

痛经病因病机主要是虚和瘀，即所谓“不荣则痛”和“不通则痛”，主要有肾脏虚损（肾虚）、气血虚弱、气滞血瘀、寒凝血瘀和湿热蕴结几个证型。

肾脏虚损：禀赋不足，阴血虚弱，或房劳多产，大病久病，损伤肾精、肾气，阴血不足或阳气虚衰，经行血泄，阴血阳气更虚，胞脉胞宫失养，不荣则痛。

气血虚弱：素体虚弱，气血不足，或产多乳众，大病久病，耗伤气血，或脾胃虚弱，化源不足，气血虚弱，经行血泄，气血更虚，胞脉胞宫失养，不荣则痛。

气滞血瘀：素性抑郁，或愤怒伤肝，肝气郁滞，气滞血瘀，或经期产后，余血留滞成瘀，经行气血下注，胞脉胞宫更加壅滞，不通则痛。

寒凝血瘀：素体阳虚，虚寒内生，或经期产后，感受寒邪或寒湿，或过食寒凉，寒客胞脉胞宫，寒凝血瘀，经行气血下注，胞脉胞宫更加壅滞，不通则痛。

湿热蕴结：湿热素蕴，或经期产后，感受湿热，邪与血结，阻滞胞脉胞宫，经前经时气血下注，胞脉胞宫更加壅滞，不通则痛。

## （二）辨证施治

### 1. 肾脏虚损

主要证候：经期或经后小腹隐痛喜按，月经量少，色淡，质稀，伴有头晕耳鸣，面色晦暗，腰酸腿软，畏寒肢冷，腰骶冷痛，面色淡白，小便清长，舌淡，苔白，脉沉细迟弱。

证候分析：肾虚，阴血不足或阳气虚衰，经期经后气血下泄，阴血和阳气更虚，胞脉胞宫失养，小便隐痛喜按；肾虚阴血不足，血海满溢不多，月经量少，色淡，质稀；气血不足，不能上荣清窍头面，头晕耳鸣，面色晦暗；肾虚腰腿失养，腰酸腿软；肾阳虚衰，虚寒内生，畏寒肢冷，腰骶冷痛，面色淡白；肾阳虚膀胱气化不利，小便清长；舌淡，苔白，脉沉细迟弱，肾虚之象。

治疗法则：阴血虚弱痛经者，补养肾阴，养血止痛；阳气虚寒痛经者，温补肾阳，散寒止痛。

选方用药：阴血虚弱痛经者可用调肝汤。当归、白芍、山茱萸、巴戟天、山药、阿胶各 10 克，甘草 5 克，每日 1 剂，水煎分服。方中山茱萸补益肝肾；巴戟天温补肾阳；当归、白芍、阿胶养血调肝，缓急止痛；山药补脾肾，生精血；甘草健脾益气。全方补益肝肾，生精养血，缓急止痛。经量少者，酌加鹿角胶 10 克、熟地黄和枸杞子各 15 克，补肾养血；腰骶酸痛剧者，酌加桑寄生、杜仲、狗脊各 10 克，补肾脏，强腰膝。

阳气虚寒痛经者可用大营煎加味：当归、熟地黄、枸杞子、杜仲、牛膝各 10 克、肉桂、炙甘草各 5 克，方外另加小茴香 5 克、补骨脂 10 克，每日 1 剂，水煎分服。方中补骨脂补肾助阳，温脾纳气；肉桂补火助阳，温通经脉，散寒止痛；杜仲补肝肾，强筋骨；熟地黄生精血，补肝肾；枸杞子补益肝肾；小茴香温肾散寒止痛；当归养血活血；牛膝补肝肾，强筋骨，逐瘀通经；炙甘草补中健脾。全方温补肾阳，生精养血，散寒止痛。寒滞在经、筋骨疼痛甚者，加制附子 5 克，温阳散寒止痛。

2. 气血虚弱

主要证候：经期或经后小腹隐痛或坠痛喜按，月经量少，色淡，质稀，伴有神疲乏力，头晕心悸，失眠多梦，面色苍白，舌淡，苔薄，脉细弱。

证候分析：气血本虚，经血外泄，气血更虚，胞宫胞脉失养，经期或经后小腹隐痛或坠痛喜按；血海满溢不多，月经量少，色淡，质稀；气虚血少，心神失养，神疲乏力，头晕心悸，失眠多梦；气血虚弱不荣于面，面色苍白；舌淡，苔薄，脉细弱，气血虚弱之象。

治疗法则：补气养血止痛。

选方用药：补气生血方（金志春方）。

本证型可用十全大补汤加减：黄芪、党参、熟地黄15克，当归、川芎、白芍、白术、茯苓、炙甘草各10克，肉桂5克，方外另加元胡10克，每日1剂，水煎分服。本方中八珍汤补气养血活血，黄芪补气，肉桂温经散寒，元胡行气止痛。全方补气养血，温阳活血止痛，阳气虚者更宜。

3. 气滞血瘀

主要证候：经前或经期小腹胀痛拒按，经行不畅，经色紫黯，有块，块下痛减，胸胁、乳房胀痛，胸闷烦躁，舌紫黯或有瘀点，脉弦或弦涩有力。

证候分析：肝郁气滞，气滞血瘀，胞脉瘀滞不畅，经前经时气血下注，更加壅滞，小腹胀痛拒按，经行不畅，经色紫黯、有块，血块排出后稍畅，腹痛减轻；肝气郁滞，胸胁、乳房胀痛，胸闷烦躁；舌紫黯或有瘀点，脉弦或弦涩有力，气滞血瘀之象。

治疗法则：行气活血，祛瘀止痛。

选方用药：行气活血方（金志春方）。当归、川芎、桃仁、红花、柴胡、香附、益母草、郁金、元胡、赤芍、丹皮各10克，枳壳、甘草各5克，每日1剂，水煎分服。方中当归养血活血；川芎化瘀行气；桃仁、红花活血化瘀；柴胡、香附、郁金疏肝行气解郁，活血止痛；益母草活血调经，利尿消肿；元胡行气活血止痛；赤芍、丹皮凉血活血；枳壳理气宽中，行滞消胀；甘草健脾和中。全方行气活血，祛瘀止痛。

本证型可用血府逐瘀汤：当归、川芎、桃仁、红花、柴胡、生地黄、牛膝、桔梗、赤芍各10克，枳壳、甘草各5克，每日1剂，水煎分服。方中当归、川芎养血活血；桃仁、红花活血化瘀；柴胡疏肝行气解郁；赤芍凉血活血；枳壳理气宽中，行滞消胀；牛膝逐瘀通经；桔梗宣肺利咽；甘草健脾和中。全方行气活血，祛瘀止痛。痛经剧烈伴有恶心呕吐者，酌加莪术、吴茱萸各10克，姜半夏5克，温经化瘀，降逆止呕，散结止痛；小腹胀坠或痛连肛门者，酌加姜黄、川楝子各5克，疏肝破血，行气止痛；小腹冷痛，酌加艾叶、小茴香各5克，温经散寒止痛；挟热者，酌加栀子、连翘、黄柏各10克，清热解毒。

4. 寒凝血瘀

主要证候：经前或经期小腹冷痛拒按，得热痛减，经血量少，色黯，有块，畏寒肢冷，面色青白，舌黯，苔白或白腻，脉沉紧。

证候分析：寒或寒湿客于胞脉，寒凝血瘀，气血运行不畅，经前经时气血下注，胞脉更加壅滞不通，痛经发作，经血量少，色黯，有块，得热寒凝稍缓，腹痛减轻；寒伤阳气，畏寒肢冷，面色青白；舌黯，苔白或白腻，脉沉紧，寒或寒湿凝滞血瘀之象。

治疗法则：温经散寒，祛瘀止痛，寒湿者兼以温经化湿。

选方用药：温经散寒方（金志春方）。肉桂5克，吴茱萸、当归、川芎、香附、益母草、莪术、川牛膝、炙甘草各10克，党参15克，每日1剂，水煎分服。方中肉桂补火助阳，温通经脉，散寒止痛；吴茱萸散寒止痛，降逆止呕；当归、川芎养血活血；香附行气解郁止痛；益母草活血调经，利尿消肿；莪术行气破血，消积止痛；川牛膝逐瘀通经，通利关节；党参健脾益气；炙甘草健脾和中。全方温经散寒，祛瘀止痛。寒湿凝滞者，酌加苍术、茯苓、独活各10克，健脾祛湿，通痹止痛；痛经较剧者，酌加延胡10克、小茴香5克，温经化瘀，行气止痛；小腹冷凉、四肢不温者，酌加熟附子5克、巴戟天10克，温肾散寒止痛。

本证型可用少腹逐瘀汤：当归、川芎、赤芍、元胡、没药、生蒲黄、五灵脂各10克，肉桂、小茴香、干姜各5克。方中肉桂、小茴香、干姜温经散寒止痛；当归、川芎、赤芍养血活血；元胡、没药、生蒲黄、五灵脂化瘀止痛。全方温经散寒，祛瘀止痛。寒湿凝滞者，酌加苍术、茯苓、独活各10克，健脾祛湿，通痹止痛。

5. 湿热蕴结

主要证候：经前或经期小腹灼痛拒按，痛引腰骶，或平时小腹痛，经前疼痛加剧，经量多或经期长，经色紫红，质稠或有血块，平素带下量多，黄稠臭秽，伴低热，小便黄赤，舌红，苔黄腻，脉滑数或濡数。

证候分析：湿热蕴结胞脉，气血运行不畅，经行气血下注，胞脉气血壅滞更甚，痛经发作；胞脉系于肾，湿热瘀结胞脉，腰骶坠痛，或平时小腹痛，经前疼痛加剧；湿热迫血妄行，经量多或经期长；血为热灼，经色紫红，质稠或有血块；湿热下注，带下量多，黄稠臭秽；湿热蕴蒸，低热，小便黄赤；舌红，苔黄腻，脉滑数或濡数，湿热蕴结之象。

治疗法则：清热除湿，化瘀止痛。

选方用药：清热调血汤加味。生地黄15克，黄连、丹皮、当归、川芎、桃仁、红花、白芍、莪术、香附、元胡各10克，方外另加红藤、败酱草、薏苡仁各15克，每日1剂，水煎分服。方中黄连、薏苡仁清热除湿；红藤清热解毒，活血止痛；败酱草清热解毒；当归、川芎、桃仁、红花、丹皮活血祛瘀通经；莪术、香附、元胡行气活血止痛；生地黄、白芍凉血清热，缓急止痛。全方清热除湿，化瘀止痛。月经过多或经期延长者，酌加地榆15克、马齿苋10克，清热解毒，凉血止血；带下量多者，酌加黄柏、樗根白皮各10克，清热除湿止带。

## （三）其他施治

1. 针灸

针刺中极、关元、足三里、三阴交、合谷，夹瘀块者配血海，湿重者配阴陵泉、太冲、行间，肝郁者配太冲、气海、内关，气血虚弱者配脾俞、血海，肝肾不足者配肝俞、肾俞，虚补实泻法。灸关元、气海、曲骨、至阴、足三里、三阴交、上髎，每次取2～3穴。

2. 耳针

取子宫、内分泌、卵巢、皮质下、交感，针刺或埋针或压豆。

3. 电针

取中极、关元、血海、三阴交，配穴取足三里、地机、太冲、商丘、合谷，电针治疗。

4. 穴位注射

双侧三阴交，气滞配太冲，寒湿配内关，气血虚弱配足三里，肝肾虚配关元，5% 当归注射液每穴注射 1 毫升。

5. 敷药

当归、川芎、吴茱萸等量细粉调糊敷脐。

## 四、经行头痛

经期经行前后周期性出现头痛者，称为经行头痛。

### （一）病因病机

经行头痛病因病机主要是清窍失养或清窍阻滞。气血虚弱、阴精不足，经行后气血阴精更虚，清窍失养。痰瘀之邪，经期随冲气上逆，阻滞清窍。常见证型有气血虚弱、阴虚阳亢、瘀血阻滞和痰湿阻滞。

气血虚弱：气血素虚，或大病久病，耗伤气血，或劳倦伤脾，气血化源不足，经行气血下泄，气血更虚，清窍失养而痛。

阴虚阳亢：素体阴虚，或房劳多产，耗伤阴血，经行阴血下泄，肾阴更虚，肝阳偏亢，阴血失养且肝阳上扰清窍而痛。

瘀血阻滞：情志不畅，气滞血瘀，或经期产后，余血留滞，经行冲气偏盛，挟瘀上逆，瘀滞脑络，血行不畅而痛。

痰湿阻滞：肥胖之人，痰湿内盛，或饮食劳倦伤脾，痰湿内滞经脉，经前冲气偏盛，挟痰湿上逆，阻滞脑络，不畅而痛。

### （二）辨证施治

1. 气血虚弱

主要证候：经期或经后头痛，呈绵绵头痛或昏痛，伴心悸气短，神疲乏力，月经量少，色淡，质稀，面色苍白，舌淡，苔薄，脉细弱。

证候分析：气血素虚，经期或经后气血更虚，清窍失养而头痛，呈绵绵头痛或昏痛；气血两虚，心神失养则心悸气短、神疲乏力；面部失充则面色苍白；血虚血海不足，月经量少，色淡，质稀；舌淡，苔薄，脉细弱，气血虚弱之象。

治疗法则：补气养血，通络止痛。

选方用药：八珍汤加味。熟地黄 15 克，当归、川芎、白芍、人参、白术、茯苓、炙甘草各 10 克，方外另加蔓荆子、鸡血藤各 10 克，每日 1 剂，水煎分服。方中参术苓草四君子补气；地芍归芎四物补血活血；蔓荆子疏散风热，清利头目，“佐补中药以治头痛最效”（《本草新编》）；鸡血藤补血活血，通络止痛。全方补气养血，通络止痛。

本证型可用八珍胡附汤（金志春方）加减。

2. 阴虚阳亢

主要证候：经期或经后头痛或巅顶痛，伴头晕目眩，口苦咽干，烦躁易怒，腰酸腿软，手足心热，经量少，色鲜红，舌红，苔少，脉细数。

证候分析：素体阴虚，精血耗伤，经行血泄，肾阴更虚，肝阳偏亢，阴血失养且肝阳上扰清窍，肝脉过巅，经期或经后头痛或巅顶痛，头晕目眩；肝阳亢盛，烦躁易怒；肾阴虚损，腰酸腿软，月经量少；阴虚内热，口苦咽干，手足心热，经色鲜红；舌红，苔少，脉细数，阴虚阳亢之象。

治疗法则：滋阴潜阳，疏风止痛。

选方用药：杞菊地黄丸加味。熟地黄、枸杞子各 20 克，山药、山茱萸、泽泻、茯苓、丹皮、菊花各 10 克，方外另加钩藤、石决明各 15 克，每日 1 剂，水煎分服。方中熟地黄滋阴补肾，填精益髓；山药补益脾肾，亦能固精；山茱萸补养肝肾，并能涩精；熟地黄、山药、山茱萸三药三补，滋养肝脾肾三阴，以补肾阴为主；茯苓淡渗利湿，助山药健运；泽泻利湿化浊，防熟地黄滋腻恋邪；丹皮泻相火，制山茱萸之温涩；茯苓、泽泻、丹皮三药三泻，以制腻、湿、火，以防补而壅滞；枸杞子益肾阳，养精髓；菊花清肝明目；钩藤清热平肝息风；石决明平肝潜阳，清肝明目。全方滋补肝肾，平肝潜阳，疏风止痛。肾虚腰痛者，酌加川续断、桑寄生各 10 克。

3. 瘀血阻滞

主要证候：经前或经期头痛，小腹疼痛拒按，胸闷不舒，经色紫黯，有块，舌紫黯或有瘀点，脉沉弦或涩而有力。

证候分析：瘀血内停，经期冲气挟瘀上逆，阻滞脑络，经前或经期头痛；瘀血阻滞，胞脉胞络血行不畅，小腹疼痛拒按，经色紫黯，有块；血瘀而气滞，气机不利，胸闷不舒；舌紫黯或有瘀点，脉弦或涩而有力，瘀血阻滞之象。

治疗法则：活血化瘀，通窍止痛。

选方用药：通窍活血汤加味。赤芍、川芎、桃仁、红花、生姜各 10 克，老葱 3 根，大枣 7 枚，麝香 0.15 克（现多缺药），方外另加蔓荆子、鸡血藤各 10 克，每日 1 剂，黄酒 250 毫升煎服。方中赤芍凉血活血；川芎养血活血；桃仁、红花活血祛瘀；麝香芳香走上，开窍醒神；老葱辛温通阳；生姜、大枣温中和胃；蔓荆子疏散风热；鸡血藤补血活血，通络止痛；用黄酒煎药，以增通阳活血之力。全方养血活血、化瘀通络止痛。

4. 痰湿阻滞

主要证候：经前或经期头痛，头晕目眩，形体肥胖，胸闷泛恶，带下量多质稠，月经量少色淡，面色㿠白，舌淡胖，苔白腻，脉滑。

证候分析：痰湿内滞，经行冲脉气盛，挟痰湿上逆，阻滞脑络则经前或经期头痛；痰湿内阻，清阳不升，蒙扰清窍，头晕目眩，面色㿠白；痰湿困脾，胸闷泛恶，形体肥胖；痰湿留滞血海，月经量少色淡；痰湿下注，带下量多质稠；舌淡胖，苔白腻，脉滑，痰湿之象。

治疗法则：燥湿化痰，通络止痛。

选方用药：半夏白术天麻汤加味。半夏 12 克，白术 15 克，天麻、茯苓、橘红各 10 克，甘草 5 克，煎时加生姜 3 片、大枣 5 枚，方外另加蔓荆子、丹参各 10 克，每日 1 剂，水煎分服。方中半夏燥湿化痰、降逆止呕，天麻平肝熄风，两者合用，为治风痰眩晕头痛要药；白术、茯苓健脾祛湿，治生痰之源；橘红理气化痰，气顺则痰消；甘草和中调药；蔓荆子疏散风热；丹参活血祛瘀，通络止痛；姜枣和胃，生姜兼制半夏毒。全方燥湿化痰，通络止痛。

### （三）其他施治

1. 针灸

气血虚弱者，毫针刺风池、足三里、三阴交、百会、血海、肝俞，用补法；血瘀者，毫针刺太阳、风池、合谷、太冲、三阴交、阿是，用泻法；肝火者，毫针刺风池、百会、太冲、合谷、太阳，用泻法。

2. 耳针

额、枕、皮质下、神门、子宫、肝、脾、肾，每次取 3 ~ 4 穴，毫针刺或压豆。

3. 推拿

揉拿颈项部风池、风府、天柱和两侧膀胱经，按风池、天柱，头面部由印堂推揉至头维、太阳，按印堂、鱼腰、太阳、百会。

## 五、经行身痛

经期经行前后周期性出现遍身或肢体关节疼痛者，称为经行身痛。

### （一）病因病机

经行身痛病因病机主要有气血虚弱和瘀血阻滞两个方面。

气血虚弱：素体气血虚弱，或大病久病，或劳倦伤脾，气血不足，经行下泄，气血更虚，肢体、经络、筋肉等失养而痛。

瘀血阻滞：情志不畅，气滞血瘀，或经期产后，余血留滞，或寒湿内侵，寒凝血瘀，经行气血更盛，气血运行不畅而痛。

### （二）辨证施治

1. 气血虚弱

主要证候：经行肢体疼痛麻木，肢软乏力，面色无华，头昏眼花，心悸失眠，月经量少色淡，舌淡红，脉细弱。

证候分析：气血虚弱，经行气血下泄，肢体、经脉、肌肉等缺乏气血温养，不荣而痛或麻木；气血虚弱，不能上荣头面，面色无华，头昏眼花；气血不足，心神失养，心悸失眠；气血虚弱，月经量少色淡；舌淡红，脉细弱，气血虚弱之象。

治疗法则：益气养血，和络止痛。

选方用药：人参养荣汤（《三因极一病证方论》）。人参、黄芪、熟地黄、当归、白芍、白术、茯苓、远志各10克，桂心、陈皮、五味子、炙甘草各5克，生姜3片，大枣3枚，每日1剂，水煎分服。方中人参、熟地黄、当归、白芍、白术、茯苓、炙甘草益气养血；黄芪益气和营；桂心温经活络；五味子、远志养心安神；陈皮健脾理气；生姜、大枣调和营卫。全方益气养血，调和营卫，和络止痛。周身骨节酸痛明显者，去肉桂，酌加桂枝、鸡血藤各15克。

2. 瘀血阻滞

主要证候：经行腰膝、肢体、关节疼痛，酸楚不适，得热则减，遇寒加重，或腹痛，胸闷烦躁，口渴不欲饮，或经期错后，量少色黯有血块，舌紫黯或有瘀点，脉沉涩或弦紧。

证候分析：平素情志不畅，或经期产后余血留滞，或寒湿内侵凝滞血瘀，经行气血更盛，阻滞更甚，气血不畅而腰膝、肢体、关节疼痛，酸楚不适，得热则减，遇寒加重，或腹痛；瘀阻胞脉胞宫，可出现腹痛，或经期错后，量少色黯有血块；气机不畅，肝郁气滞，胸闷烦躁；舌紫黯或有瘀点，脉沉涩或弦紧，脉血阻滞之象。

治疗法则：活血化瘀，通络止痛。

选方用药：身痛逐瘀汤。当归、川芎、桃仁、红花、秦艽、羌活、没药、五灵脂、香附、牛膝、地龙各10克，炙甘草5克，每日1剂，水煎分服。方中当归、川芎养血活血；桃仁、红花活血化瘀；香附行气活血；没药、五灵脂化瘀止痛；牛膝逐瘀通经，强筋骨；地龙通经活络；秦艽、羌活祛风除湿；炙甘草调和诸药。全方活血化瘀，祛风除湿，通络止痛。形寒肢冷、关节酸楚明显者，酌加桂枝15克，温经通脉；形体肢冷、疼痛较剧者，酌加制附片5克，散寒止痛。

### （三）其他施治

1. 针灸

气血虚弱，针刺足三里、关元、三阴交、脾俞、肝俞、肾俞、阳陵泉，每次取3～4穴，用补法；血瘀，针刺血海、中极、命门、足三里、行间，每次取3～4穴，或配艾灸。

2. 耳针

取脾、肾、肝、子宫、内分泌、神门，每次取3～4穴，毫针刺或埋针。

## 六、经行发热

经期经行前后周期性出现发热者，称经行发热，又称经来发热。

### （一）病因病机

经行发热病因病机主要是因平时气血失常，经期气血下注，诱发营卫不调而发热，主要有阴虚、气虚、血热、肝郁、血瘀五个证型。

阴虚：素体阴虚，或久病热病，耗损阴血，或思虑过度，营阴暗损，经行阴血更虚，阳气外浮，营卫失调而发热。

气虚：素体虚弱，或大病之后，元气亏虚，经血泄后更虚，卫阳不固，营卫不和，气不归元，阳气浮越于外而发热。

血热：素体阳盛，热伏于内，经前、经期气血下注，胞脉血海气血壅盛，冲气助阳，阳气亢盛，营卫不和而生热。

肝郁：素性抑郁，或情志所伤，肝气郁结，经行气血下注，气血更加郁滞，营卫不和，郁而化热。

血瘀：宿有湿热内蕴，与血结瘀，或经期产后，瘀血内留，经行气血下注，冲任更壅，瘀结内盛，营卫失调而发热。

### （二）辨证施治

1. 阴虚

主要证候：经期或经后午后发热，五心烦热，咽干口燥，两颧潮红，经量少、色鲜红，舌红，苔少，脉细数。

证候分析：素体阴虚，经期或经后经血外泄，阴血愈虚，阴不敛阳，虚阳外越，营卫失调，经行午后发热，两颧潮红，五心烦热；阴虚津亏，咽干口燥；阴虚内热，血被热灼，经量少、色鲜红；舌红，苔少，脉细数，阴虚之象。

治疗法则：滋阴凉血清热。

选方用药：蒿芩地丹四物汤加味。生地黄 15 克，青蒿、黄芩、地骨皮、丹皮、当归、川芎、白芍各 10 克，方外另加银柴胡、白薇各 10 克，每日 1 剂，水煎分服。方中黄芩清热；生地黄、丹皮凉血清热；青蒿、地骨皮、银柴胡、白芍、白薇养阴退热；当归、川芎养血行滞。全方滋阴凉血清热。

本证型可用加味地骨皮饮治疗。

2. 气虚

主要证候：经后发热，神疲乏力，少气懒言，头晕心悸，自汗，小便清或频，舌淡，苔白，脉虚弱或虚大。

证候分析：元气亏虚，经血泄后更虚，卫阳不固，营卫不和，气不归元，阳气浮越于外而发热；气虚心脑失于温养，神疲乏力，头晕心悸，少气懒言；气虚失摄，自汗，小便清或频；舌淡，苔白，脉虚弱或虚大，气虚之象。

治疗法则：补中益气，甘温除热。

选方用药：补中益气汤。黄芪 20 克，人参、白术、柴胡、升麻、当归各 10 克，陈皮、炙甘草各 5 克，每日 1 剂，水煎分服。方中重用黄芪补气益肺以固表；人参、白术、炙甘草健脾和中；柴胡、升麻助参芪升举清阳，火郁发之，柴胡轻轻疏散以达表除热；当归生血以和气；陈皮理气以防滞。全方补益中气，升阳举陷，甘温除热。

经期经后身体发热，面色苍白，形体消瘦，肌肤萎黄，精神困倦，食欲不振，属气血两虚，宜补气养血，可用八珍汤加减。

3. 血热

主要证候：经前、经期发热，经行量多，经色鲜红或紫，头晕目眩，面赤唇红，心烦失眠，渴喜冷饮，舌红，苔黄，脉洪数或滑数。

证候分析：阳盛热伏，经前、经期气血下注，胞脉血海气血充盛，阳气亢盛而生热；血热上扰心神头面，头晕目眩，面赤唇红，心烦失眠；血盛灼阴，渴喜冷饮；舌红，苔黄，脉洪数或滑数，血热之象。

治疗法则：凉血清热。

选方用药：加味地骨皮饮。生地黄、地骨皮各 15 克，当归、川芎、白芍、丹皮、胡黄连各 10 克，方外另加黄芩 10 克，每日 1 剂，水煎分服。方中生地黄、丹皮凉血清热；黄芩苦寒清热；白芍、地骨皮、胡黄连养阴退热；当归、川芎养血行滞。全方凉血滋阴清热。

4. 肝郁

主要证候：经前、经期发热，头晕目眩，口苦咽干，烦躁易怒，乳房、胸胁、少腹胀痛，经量或多或少、色深红，舌红，苔黄，脉弦数。

证候分析：肝郁气滞，经前、经期气血下注更加郁滞，郁而化热，营卫失调，经行发热；肝郁化热，随冲气上逆，扰动清窍，头晕目眩，口苦咽干，烦躁易怒；肝经气滞，经行乳房、胸胁、少腹胀痛；肝郁疏泄失调，血海蓄溢失常，经量或多或少、色深红；舌红，苔黄，脉弦数，肝郁发热之象。

治疗法则：疏肝解郁清热。

选方用药：丹栀逍遥散加味。栀子 15 克，丹皮、柴胡、当归、白芍（或用赤芍）、白术、茯苓各 10 克，甘草、生姜、薄荷各 5 克，方外另加郁金、香附各 10 克，每日 1 剂，水煎分服。丹栀逍遥散全方疏肝解郁，调和肝脾，清泻肝火，加入郁金、香附以增强疏肝行气活血作用。

5. 血瘀

主要证候：经前或经期发热，乍寒乍热，小腹疼痛拒按，经色紫黯夹血块，舌紫黯或有瘀点，脉沉弦或沉涩有力。

证候分析：胞脉瘀阻，经行之际气血下注，壅阻更甚，气血营卫失调，经行发热，乍寒乍热；胞脉瘀滞不通，小腹疼痛拒按，经色紫黯夹血块；舌紫黯或有瘀点，脉沉弦或沉涩有力，血瘀之象。

治疗法则：化瘀清热。

选方用药：血府逐瘀汤加味。生地黄 15 克，当归、川芎、桃仁、红花、赤芍、枳壳、柴胡、桔梗、牛膝、甘草各 10 克，方外另加丹皮 10 克、栀子 15 克，每日 1 剂，水煎分服。全方活血化瘀，凉血清热。

### （三）其他施治

1. 针灸

曲池、大椎、涌泉、三阴交、阴陵泉、关元、血海、列缺、太溪、太冲，每次选 3～4 穴，毫针刺，虚补实泻法。

2. 耳针

肺、心、膈、子宫、卵巢、肾、内分泌，每次 2～3 穴，毫针刺或埋针，适用于各型发热。

## 七、经行眩晕

经期经行前后周期性出现头晕目眩、视物昏花者，称为经行眩晕。

### （一）病因病机

经行眩晕总因于虚和痰。虚者多因气血虚弱或阴虚阳亢。痰者多因脾虚痰扰。

气血虚弱：气血素虚，或大病久病，耗伤气血，或脾虚气血化生不足，经行气血下泄，气血更虚，不能上荣清窍而眩晕。

阴虚阳亢：素体肝肾阴虚，或多产房劳，损伤阴血，经行阴血更虚，阴不敛阳，肝阳偏亢，虚阳上浮生风化热，扰动清窍而眩晕。

脾虚痰扰：素体肥胖，痰浊内盛，或脾虚失运，痰浊内生，痰浊伏于体内，经行冲气偏盛，挟痰浊上行，蒙扰清窍而眩晕。

### （二）辨证施治

1. 气血虚弱

主要证候：经行或经后头晕目眩，伴心悸气短，神疲乏力，经行错后，月经量少，色淡质稀，面色苍白，舌淡，苔薄，脉细弱。

证候分析：气血虚弱，经期或经后气血更虚，清窍失养而头晕目眩；气血两虚，心神失养，心悸气短，神疲乏力；血虚血海不足，月经量少，色淡质稀；气血虚弱，不荣于面，面色苍白；舌淡，苔薄，脉细弱，气血虚弱之象。

治疗法则：益气养血，补养心脑。

选方用药：八珍汤加味。熟地黄 15 克，当归、川芎、白芍、人参、白术、茯苓、炙甘草各 10 克，方外另加夜交藤 10 克。方中参术苓草四君子补气；地芍归芎四物补血；夜交藤养心安神，祛风通络。全方益气养血，补养心脑。

2. 阴虚阳亢

主要证候：经行头晕目眩，或伴头昏痛，经量少或多，色红质黏，口干咽燥，烦躁易怒，舌红，苔黄，脉弦细数。

证候分析：肝肾阴虚，经行阴血更虚，阴不敛阳，肝阳偏亢，虚阳上浮，生风化热，扰动清窍而眩晕，或伴头昏痛；阴血虚则经行量少，阴虚生火扰动血海可致经量增多；肝肾阴虚，肝阳偏亢，口干咽燥，烦躁易怒；舌红，苔黄，脉弦细数，肝肾阴虚、肝阳化火之象。

治疗法则：滋阴降火，潜阳熄风。

选方用药：天麻钩藤饮加味。石决明 20 克，钩藤、川牛膝各 15 克，天麻、山栀子、杜仲、黄芩、益母草、桑寄生、夜交藤、朱茯神各 10 克，方外另加生地黄、枸杞子各 15 克，何首乌 10 克。

方中天麻、钩藤平肝熄风；石决明平肝潜阳，清热明目；川牛膝活血利水，引血下行；杜仲、桑寄生补益肝肾；山栀子、黄芩清肝降火；益母草合川牛膝活血利水，有利平降肝阳；夜交藤、朱茯神宁心安神；生地黄、枸杞子、何首乌滋补肝肾。全方滋阴降火，潜阳熄风，引血下行。眩晕头痛剧者，可酌加煅龙骨、煅牡蛎各15克，平肝潜阳熄风；肝火盛、口苦面赤、心烦易怒者，酌加龙胆草、夏枯草各10克，清肝泻火。

3. 脾虚痰扰

主要证候：经行前后头晕沉重目眩，胸闷泛恶，神疲嗜睡，纳少便溏，带下量多、色白、质腻，苔白腻，脉濡滑。

证候分析：痰湿内盛，伏于体内，经行冲气偏盛，挟痰浊上行，蒙扰清窍而头晕沉重目眩；痰阻气滞，升降失司，胸闷泛恶；脾虚失运，纳少便溏；痰湿下注，带下量多、色白、质腻；苔白腻，脉濡滑，痰湿内盛之象。

治疗法则：健脾升阳，化痰除湿。

选方用药：半夏白术天麻汤。半夏12克，白术15克，天麻、茯苓、橘红各10克，甘草5克，煎时加生姜3片、大枣5枚，每日1剂，水煎分服。方中半夏燥湿化痰，降逆止呕；天麻平肝熄风，与半夏合用，为治风痰眩晕头痛要药；白术、茯苓健脾祛湿；橘红理气化痰；甘草和中调药；姜枣调和脾胃，生姜制半夏毒。全方健脾升阳，化痰除湿。痰郁化火、头目胀痛、心烦口苦者，加黄连5克、炒竹茹10克、钩藤15克，清热化痰，平肝熄风；大便溏泄次多者，加神曲10克，砂仁、蔻仁各5克，健脾除湿止泻。

### （三）其他施治

针灸：毫针刺百会、足三里、脾俞、肾俞，气血虚弱配血海、关元，阴虚阳亢配风池、太冲，脾虚痰扰配内关、丰隆，或配艾灸。

## 八、经行目暗

经期经行前后周期性出现两目昏花、视物不清，经后逐渐自然恢复者，称经行目暗。

### （一）病因病机

目受五脏六腑之精气而能视，目为肝之窍，故凡影响精气上升于目者均可引起目暗。经行目暗主要是因精血失养或肝火上炎，主要证型有肝血不足、肝肾虚弱，其次是肝火上炎和痰浊滞络。

肝血不足：平素脾虚，气血生化不足，或数伤于血，肝藏血不足，经行下血，气血更虚，目失所养而目暗。

肝肾虚弱：平素肝阴不足，或肾阴虚衰，水不涵木，肝肾阴虚，经行下血，阴血更虚，目失所养而目暗。

肝火上炎：郁怒伤肝，肝郁化火，经前冲任脉气旺盛，冲气上逆，携肝火上冲于目，目受火灼，视物不清。

痰浊滞络：痰浊内蕴，经行冲脉气盛，挟痰浊上逆阻滞肝络，精血不能上行于目，经前或经期视物不清。

## （二）辨证施治

### 1. 肝血不足

主要证候：月经来潮后视物不清，两目昏花，伴有面色苍白，神疲乏力，或有筋脉不利，肌肤麻木，经血量少色淡，舌淡，苔白，脉细弱。

证候分析：平素气血不足，经行下血则气血更虚，目失濡养，两目昏花，视物不清；血虚不能上荣于面，面色苍白；气血不足，神疲乏力；肝血不足，筋脉肌肤失养，筋脉不利，肌肤麻木；气血不足，血海不充，经血量少色淡；舌淡，苔白，脉细弱，气血不足之象。

治疗法则：健脾益气，补养肝血。

选方用药：补肝汤加味。熟地黄、当归、白芍各 10 克，川芎、木瓜、酸枣仁、炙甘草各 6 克，方外另加黄芪、党参、白术各 10 克，每日 1 剂，水煎分服。熟地黄、当归、白芍、川芎补血调血，以补肝固本；木瓜酸温可舒筋活络养肝；酸枣仁甘平以养心安神；炙甘草调中益气，调和诸药，全方有补肝养筋明目之效。黄芪、党参、白术健脾益气，与补肝汤一起，肝脾同补，气血同生，增强疗效。血虚明显，可酌加阿胶、枸杞子各 10 克以增补血养肝之力。

### 2. 肝肾虚弱

主要证候：经期或经后视物不清，两目干涩不适，腰膝酸软，头晕目眩，五心烦热，舌红津少，苔少或无，脉沉细数。

证候分析：肝肾不足，阴血衰少，经行失血，阴血更虚，目失所养，视物不清，两目干涩不适；肝肾阴血不足，不能上荣于脑则头晕目眩；肾虚腰腑不充则腰膝酸软；肝肾阴血不足，水不济火，阴虚则五心烦热；舌红津少，苔少或无，脉沉细数，阴虚生火之象。

治疗法则：滋肾养肝。

选方用药：杞菊地黄丸加减。

### 3. 肝火上炎

主要证候：每于经前两目昏花，干涩红赤，视物不清，经色紫红或挟有血块，胸胁满闷，口苦咽干，心烦不宁，小便黄，大便燥结，舌红，苔黄，脉弦数。

证候分析：肝郁化火，经前冲气旺盛，携肝火上冲于目，目受火灼，视物不清，两目干涩红赤；肝郁化火，郁火内扰，胸胁满闷，口苦咽干，心烦不宁，小便黄，大便燥结；舌红，苔黄，脉弦数，肝火内盛之象。

治疗法则：清泻肝火。

选方用药：化肝煎加味。青皮、陈皮、芍药、丹皮、栀子、泽泻、土贝母各 10 克，方外另加柴胡、夏枯草、决明子各 10 克。青皮疏肝破气，陈皮理气和中，二药合用，有升降气机之妙；芍药柔肝养肝；丹皮、栀子清肝泻火；泽泻导热下行；土贝母苦寒，张景岳谓其能“清肝火，开郁结，止疼痛，消胀满”，全方疏解肝郁，清泄肝火，使火清气顺。柴胡疏肝清热，夏枯草清泻肝火，决明子清肝明目，加入三药以增强清肝泻火明目之力。

4. 痰浊滞络

主要证候：经前或经期视物不清，头晕目眩，形体肥胖，胸闷泛恶，带下量多质稠，经血量少色淡，面色皖白，舌淡胖，苔白腻，脉滑。

证候分析：痰浊内蕴，经行冲脉气盛，挟痰浊上逆阻滞肝络，精血不能上行于目，经前或经期视物不清；痰浊阻滞，清阳不升，头晕目眩，面色皖白；痰浊困脾，胸闷泛恶，形体肥胖；痰浊留滞血海，经血量少色淡；痰浊下注，带下量多质稠；舌淡胖，苔白腻，脉滑，痰浊内蕴之象。

治疗法则：化痰除浊。

选方用药：半夏白术天麻汤加味。半夏12克，白术15克，天麻、茯苓、橘红各10克，甘草5克，煎时加生姜3片、大枣5枚，方外另加蔓荆子、丹参各10克，每日1剂，水煎分服。方中半夏燥湿化痰、降逆止呕，天麻平肝熄风，两者合用，为治风痰眩晕头痛要药；白术、茯苓健脾祛湿，治生痰之源；橘红理气化痰，气顺则痰消；甘草和中调药；蔓荆子疏散风热；丹参活血祛瘀，通络止痛；姜枣和胃，生姜兼制半夏毒。全方燥湿化痰除浊，通络止痛。

### （三）其他施治

1. 针灸

睛明、翳明、太阳、肝俞、肾俞、三阴交、风池，每次取3～4穴，毫针刺。

2. 耳针

目1、目2、肝、肾，每次取2～3穴，针刺或埋针。

## 九、经行口糜

经期经行前后周期性出现口腔和舌黏膜溃破糜烂者，称经行口糜。

### （一）病因病机

经行口糜总因于火，主要有胃火炽盛（实火）和阴虚火旺（虚火）两个证型。

胃火炽盛：素食辛辣香燥或膏粱厚味，火蕴胃腑，经行冲气偏盛，挟胃火上冲口舌，灼伤口舌而糜。

阴虚火旺：素体阴虚，或热病后阴津耗伤，经行营阴愈虚，虚火内生，上乘于心，心火上炎，灼伤口舌而糜。

### （二）辨证施治

1. 胃火炽盛

主要证候：经期经行前后周期性口舌生疮，溃烂疼痛，伴有口臭，咽燥，喜冷饮，便秘溲黄，舌红，苔黄腻，脉滑数。

证候分析：阳明胃经与冲脉相通，火蕴胃腑，经行冲气偏盛而挟胃火上冲，灼伤口舌而致糜烂；胃腑积热，口臭，咽燥，喜冷饮，便秘溲黄；舌红，苔黄腻，脉滑数，胃火炽盛之象。

治疗法则：清泻胃火。

选方用药：凉膈散加味。大黄、朴硝各5克（均后下），山栀子、黄芩、连翘、竹叶、甘草各10克，薄荷5克，方外另加黄连5克，每日1剂，水煎分服。方中大黄荡涤胃腑实热，导热下行；朴硝通便泻火；黄连、黄芩清心肺郁热；连翘清热解毒；山栀子通泄三焦之火，引火下行；薄荷外疏内火以清热；竹叶清热除烦，利尿生津，导热从小便下行；甘草助大黄清热解毒，缓和大黄峻泻。全方清热泻火，荡涤胃热。大便不燥者去朴硝；伴有腹胀脘痞者，酌加枳壳、木香各10克；小便甚少者，加车前子、泽泻各10克。

2. 阴虚火旺

主要证候：经期经行前后周期性口舌黏膜糜烂，破溃疼痛，伴有月经先期量少，色红赤，口燥咽干，五心烦热，尿少色黄，舌瘦红，苔少，脉细数。

证候分析：阴虚之体，经行复伤阴血，内生虚火，虚火上乘于心而灼伤口舌，出现口舌黏膜糜烂，破溃疼痛；阴虚血少，内生虚热，迫血而致先期，血少而致经行量少，热盛而色红赤；阴虚内热，口燥咽干，五心烦热，尿少色黄；舌瘦红，苔少，脉细数，阴虚火旺之象。

治疗法则：滋阴降火。

选方用药：知柏地黄丸加味。熟地黄15克，山药、山茱萸、茯苓、泽泻、丹皮、黄柏、知母各10克，方外另加黄连、莲子心各5克，每日1剂，水煎分服。方中知母、黄柏滋肾阴，清相火；熟地黄滋肾阴，益精髓，可改用生地黄滋阴清热凉血作用更强；山茱萸滋肾益肝；山药滋肾补脾；泽泻配熟地黄泻肾降浊，丹皮配山茱萸以泻肝火，茯苓配山药以渗脾湿，加黄连、莲子心清降心火。全方滋阴降火。

3. 其他施治

（1）针灸：太冲、公孙、内庭、内关、人迎、少府、合谷、三阴交、廉泉，每次选3～4穴，阴虚火旺加照海，胃火炽盛加内庭，用泻法，强刺激；或用三棱针点刺金津、玉液、少冲、阿是，放血1～2滴。

（2）耳针：口、肾、脾、胃、心、三焦、内分泌，每次取2～3穴，针刺或用留行子贴压。

## 十、经行音哑

经期经行前后周期性出现声音嘶哑，甚则失音者，称为经行音哑。

### （一）病因病机

声音由喉舌所发。声由气出，肺主气，喉者肺之门户；肾脉循喉咙、系舌本，上承会厌，鼓动声道出声，故“肺为声音之门，肾为声音之根”（《仁斋直指方》）。经行音哑主要责之于肺肾，肺肾阴虚不能上荣喉舌为主，亦有肝火灼肺者。

阴虚肺燥：素体肺阴不足，经行阴血下注，肺阴更伤，阴虚肺燥，阴液不能上承咽喉，声门失濡而不鸣。

肾阴亏虚：素体肾阴不足，或产多乳众，恣情纵欲，阴精暗耗，经行阴血愈亏，肾水不能上荣声门而音哑。

肝火灼肺：平素郁怒伤肝，肝郁化火，郁火内伏，经行阴血下注，肝火更旺，木火上炎，刑金灼肺而音哑。

## （二）辨证施治

### 1. 阴虚肺燥

主要证候：经行声音嘶哑或失音，或有干咳，咽干口燥，手足心热，潮热盗汗，两颧潮红，午后尤甚，大便干结，舌红，苔少，脉细数。

证候分析：肺阴素虚，经行阴血下注，肺阴更伤，阴虚肺燥，阴液不能上润喉舌而声音嘶哑或失音，咽干口燥，或有干咳；阴虚肺燥，阴津不足，虚火内生，手足心热，潮热盗汗，两颧潮红，午后尤甚，大便干结；舌红，苔少，脉细数，阴虚生火之象。

治疗法则：滋阴清热，养肺润喉。

选方用药：参见“妊娠失音·肺阴虚”。

### 2. 肾阴亏虚

主要证候：经行声音嘶哑或失音，咽干口燥，伴有头晕耳鸣，腰膝酸软，五心烦热，舌红，苔少或花剥，脉沉细数。

证候分析：肾阴素虚，经行阴血下注，阴液更虚，不能上承喉舌，咽喉失润则声音嘶哑或失音，咽干口燥；肾虚髓海失养，头晕耳鸣；肾虚外府失养，腰膝酸软；阴虚内热，虚火外泄，五心烦热；舌红，苔少或花剥，脉沉细数，阴虚内热之象。

治疗法则：滋养肾阴，清热润肺。

选方用药：参见“妊娠失音·肾阴虚”。

### 3. 肝火灼肺

主要证候：经行声音嘶哑或失音，咽干口苦，急躁易怒，胸胁隐痛，面红目赤，常遇情绪刺激诱发或加重，舌红，苔薄黄，脉弦数。

证候分析：肝气素郁，郁而化火，郁火内伏，经行阴血下注，肝火更旺，上灼肺金而声音嘶哑或失音，咽干口苦；肝气郁滞，失于条达，郁火内伏，易于急躁易怒，常遇情绪刺激诱发或加重，胸胁隐痛；肝火上炎，面红目赤；舌红，苔薄黄，脉弦数，肝郁火旺之象。

治疗法则：疏肝泻火，柔肝润肺。

选方用药：丹栀逍遥散。清泻肝火，酌加木蝴蝶、胖大海、龙胆草、牛蒡子各10克以清热利咽。本证型亦可选用木火刑金汤加沙参、玄参、郁金、白芍、丹皮、栀子等治疗。

## （三）其他施治

### 1. 针灸

肺俞、肾俞、肝俞、太溪、鱼际、尺泽、合谷、少商，每次选取3～4穴，毫针刺。火热证者，可用三棱针针刺双侧少商放血。

2. 耳针

肺、肝、喉、咽、气管、内分泌，每次取 2～3 穴，针刺或用留行子贴压。

## 十一、经行吐衄

经期经行前后周期性出现呕血或鼻出血者，称为经行吐衄，又称为倒经、逆经。只出现呕血者为经行呕血，只出现鼻腔出血者称为经行鼻出血。本病证常伴月经量少，甚或月经不行，故又称为代偿性月经。

### （一）病因病机

经行吐衄病因病机主要是经期冲脉气盛，气火上逆，损伤血络。经血上行由口鼻而出，必致下注血海血少，甚或全无，故经行吐衄时月经量减少，甚或无月经。

阴虚肺燥：素体阴虚，或大病久病，耗损阴血，阴虚内热，经期冲脉气盛助火，气火上逆，损伤血络而发吐衄。

肝经郁火：素性抑郁，愤怒伤肝，肝郁化火内伏，经期冲脉气盛助火，气火上逆，损伤血络而发吐衄。

胃火上逆：过食辛辣温燥药食，火热内伏胃中，经期冲气旺盛助火并挟胃火上逆，损伤血络而发吐衄。

瘀热气逆：素有瘀血内停，郁而化热，或感受邪热，瘀热互结，经行冲气助火并挟瘀热上逆，损伤血络而发吐衄。

### （二）辨证施治

1. 阴虚肺燥

主要证候：经前或经期呕血或鼻出血，量少，色鲜红，头晕耳鸣，五心烦热，潮热干咳，口燥咽干，月经量少或无，颧赤唇红，舌红或红绛，苔少或无，脉细数。

证候分析：阴虚肺燥，经期冲脉气盛助火，冲气挟火上逆，灼肺伤津，损伤血络，经前或经期呕血鼻出血，量少，色鲜红；阴虚精血耗伤，髓海失养，头晕耳鸣；阴虚内热，五心烦热；虚热上浮，颧赤唇红；虚热灼肺伤津，肃降失职，口燥咽干，潮热干咳；阴虚精血亏少，加之血随冲气上逆，冲任空虚，月经量少或无；舌红或红绛，苔少或无，脉细数，阴虚肺燥之象。

治疗法则：滋阴润肺，降火止血。

选方用药：顺经汤加味。熟地黄、丹皮各 15 克，当归、沙参、白芍、茯苓、黑芥穗各 10 克，方外另加知母、麦冬、旱莲草各 10 克，每日 1 剂，水煎分服。方中沙参、麦冬养阴润肺；熟地黄、白芍、当归养血调经；知母、丹皮、旱莲草、黑芥穗滋阴降火，凉血止血；茯苓健脾益肺，利水渗湿以泻火。全方滋阴液，润肺燥，凉血降火而止吐衄。

2. 肝经郁火

主要证候：经前或经期呕血或鼻出血，量较多，色深红，头晕目眩，烦躁易怒，两胁胀痛，口苦咽干，小便短赤，大便秘结，经量减少或无月经，舌红，苔黄，脉弦数。

证候分析：肝经郁火内伏，经前或经期冲气偏盛助火，挟肝火循经上逆，损伤血络，呕血或鼻出血，量较多，色深红；肝郁气滞化火，两胁胀痛，烦躁易怒；肝火上扰清窍，头晕目眩；肝与胆相表里，肝火盛则胆火旺，口苦咽干；火热伤津，小便短赤，大便秘结；血由口鼻而出，血入血海减少，满溢不多或无血可下，经量减少或无月经；舌红，苔黄，脉弦数，肝经郁火之象。

治疗法则：疏肝泻火，降逆止血。

选方用药：清肝引经汤。生地黄、丹皮、茜草根、白茅根各15克，当归、白芍、山栀子、黄芩、川牛膝、川楝子各10克，甘草5克，每日1剂，水煎分服。方中生地黄、丹皮清热凉血以平妄行之血；当归、白芍养血柔肝，调经止痛；黄芩、山栀子清热泻火以降泄上冲之火；茜草根、白茅根凉血止血，与生地黄、丹皮合用，标本兼顾；川楝子疏肝清热，以助黄芩、山栀子降火；川牛膝引血下行，平抑冲气，使气血下行而止血；甘草调和诸药。诸药合用，疏肝泻火，引血下行，调经止血。

本证型可选用丹栀逍遥散酌加川牛膝、代赭石、黑芥穗各10克治疗。

3. 胃火上逆

主要证候：经前或经期呕血或鼻出血，量较多，色深红，口干饮冷，口臭咽干，大便秘结，小便短赤，经量减少或无月经，舌红，苔黄，脉数或滑数。

证候分析：火热内伏胃中，经期冲气旺盛助火并挟胃火上逆，损伤血络，发为吐衄，量多深红；胃炎炽盛，耗伤津液，口干饮冷，大便秘结，小便短赤；胃炎上炎，熏蒸咽口，口臭咽干；血由口鼻而出，入血海减少，满溢不多或无血可下，经量减少或无月经；舌红，苔黄，脉数或滑数，火热内炽之象。

治疗法则：清胃泻火，平冲降逆。

选方用药：三黄四物汤加味。生地黄15克，当归、白芍各10克，川芎、大黄、黄芩、黄连各6克，方外另加川牛膝、益母草各5克，每日1剂，水煎分服。方中生地黄清热凉血，白芍滋阴和血，当归养血活血，川芎行气活血，大黄清热通便以引热下行，黄芩、黄连清热泻火，川牛膝、益母草引血下行。全方清胃泻火，平冲降逆，泻火而不损阴，血热明显者白芍可易赤芍。

4. 瘀热气逆

主要证候：经前或经行呕血或鼻出血，量或多或少，色黯夹块，经行不畅，小腹疼痛，低热口干，舌黯红，苔薄黄，脉数或涩或弦。

证候分析：瘀热互结，经行冲气助火挟瘀热上逆，损伤血络而发吐衄；瘀热内阻，气血运行涩滞，出血量或多或少，色黯挟块，经行不畅，小腹疼痛；瘀热内结伤阴，低热口干；舌黯红，苔薄黄，脉数或涩或弦，瘀热内阻之象。

治疗法则：化瘀泄热，顺气降逆。

选方用药：血府逐瘀汤加减。当归、川芎、桃仁、红花、生地黄、柴胡、川牛膝、赤芍各

10克，枳壳、甘草各5克，去桔梗，方外另加黄芩、丹皮、香附、益母草各10克，每日1剂，水煎分服。方中当归、川芎、桃仁、红花活血化瘀；赤芍、丹皮凉血活血；川牛膝、益母草活血，引血下行；香附理气活血；枳壳开胸行气；生地黄凉血清热；柴胡解郁泄热；甘草调和诸药。全方活血化瘀，清热凉血，行气通络，顺气降逆。

### （三）其他施治

1. 针灸

上星、迎香、风池、太冲、大敦、血海、阳陵泉、合谷、气海，鼻出血配孔最、尽泽，呕血配内庭，针刺用泻法，适宜肝经郁火者。照海、涌泉、列缺、气海、血海、尺泽、上星、迎香、太溪、三阴交，每次选3~4穴，针刺平补平泻，适宜阴虚肺燥者。

2. 耳针

肾上腺、内分泌、神门、肝、肾、子宫、卵巢，经期每日1次，毫针中等刺激，留针20~30分钟，经后隔日1次，或留行子压豆，每周2次，两耳交替。

## 十二、经行泄泻

经期经行前后周期性出现大便泄泻者，称为经行泄泻，亦称经来泄泻。

### （一）病因病机

经行泄泻病因病机主要是脾肾阳气不足，运化失司，经期气血下泄，脾肾愈虚而发，常见有脾气虚和肾阳虚。

脾气虚：素体脾虚，或忧思劳倦，饮食不节，脾气受损，经行气血下泄，脾气更虚，运化失司，水湿下走大肠而泄泻。

肾阳虚：素禀肾虚，或房劳多产，大病久病，肾阳不足，经行气血下泄，命火愈衰，不能暖脾，脾不运化水湿而泄泻。

### （二）辨证施治

1. 脾气虚

主要证候：经期或经行前后大便泄泻，脘腹胀满，神疲乏力，经行量多色淡质稀，带下量多色白质黏，无臭气，面浮肢肿，舌淡胖，苔白腻，脉濡缓。

证候分析：脾气本虚，经行气血下注，脾气更虚，运化失职，水湿下走大肠而泄泻，脘腹胀满；脾气虚弱，神疲乏力；脾虚失统，胞脉不固，经行量多色淡质稀；脾虚生湿，水湿泛溢肌肤则面浮肢肿，水湿下注则带下量多色白质黏；舌淡胖，苔白腻，脉濡缓，脾气虚之象。

治疗法则：健脾益气，除湿止泻。

选方用药：参苓白术散。人参、茯苓、白术、山药、甘草各100克，白扁豆75克，莲子肉、薏苡仁、砂仁、桔梗各50克，为细末，每服6~9克，每日2~3次，或适量水煎服，每日1剂。方中人参、白术、茯苓益气健脾渗湿；山药、莲子肉健脾益气，兼能止泻；白扁豆、薏苡仁助白术、茯苓以健脾渗湿；砂仁醒脾和胃，行气化滞；桔梗宣肺利气，通调水道，又能载药上行，培土生金；甘草健脾和中，调和诸药。综观全方，补中气，渗湿浊，行气滞，使脾气健运，湿邪得去，诸症自除。参苓白术散载于《太平惠民和剂局方》，由四君子汤加山药、莲子肉、白扁豆、薏苡仁、砂仁、桔梗而成，《古今医鉴》所载参苓白术散多陈皮一味，适用于脾胃气虚兼有湿阻气滞者。全方健脾益气，除湿止泻。

平素肝强脾弱，经行脾气更虚、肝旺乘脾者，经行之际，腹痛即泻，泻下不多，泻后痛减，每因情绪影响而发作，苔多薄白，治宜柔肝扶脾，理气止泻，方用痛泻要方：炒白术15克，炒白芍、炒陈皮、防风各10克。方中白术健脾除湿；白芍柔肝缓急止痛；陈皮理气和中，醒脾和胃；防风舒脾升清止泻。全方补脾柔肝，祛湿止泻。

脾气虚甚、脾阳虚寒者，腹中冷痛，喜热按，舌淡，苔白腻，脉沉迟无力，治宜温中健脾，方用理中汤：人参、白术、干姜、炙甘草各10克。方中人参补气健脾；干姜温中散寒，恢复脾阳；白术健脾燥湿；炙甘草补脾和中，调和诸药。全方温中散寒，健脾止泻。水泻者，酌加升麻10克以升举脾阳；反复泄泻不愈者，酌加乌梅、木瓜各10克，炙甘草5克，酸敛甘缓，增强止泻之力。

2. 肾阳虚

主要证候：经期或经行前后大便泄泻，晨起尤甚，头晕耳鸣，面色晦暗，腰酸腿软，畏寒肢冷，小便清长，月经量少色淡，带下量多质稀，舌淡，苔白滑，脉沉迟无力。

证候分析：素体肾阳不足，经行气血下注，肾阳益虚，命火不温脾土，运化失职，水湿并走大肠，经行泄泻；肾阳虚不能温养外府，腰酸腿软；肾阳虚阳气不布，面色晦暗，畏寒肢冷；肾阳虚髓海失养，头晕耳鸣；肾阳虚水湿不化，湿浊下注，带下量多质稀；肾阳不足，血失温化，月经量少色淡；舌淡，苔白滑，脉沉迟无力，肾阳虚衰之象。

治疗法则：温肾健脾，除湿止泻。

选方用药：健固汤合四神丸。健固汤：白术30克，人参、巴戟天各15克，茯苓、薏苡仁各10克。四神丸：补骨脂、吴茱萸12克，肉豆蔻、五味子、生姜各6克，大枣5枚，每日1剂，水煎分服。健固汤为《傅青主女科》主治“脾虚不能摄血，土不实而湿更甚”之“先泄水而后行经”而设。方中人参、白术益气健脾，巴戟天温补肾气而暖脾阳，茯苓、薏苡仁除湿利水，全方健脾化湿、温肾助阳，以健脾化湿为主。四神丸源于汉代《华佗神医秘传》之“华佗治肾泄神方”，后以“四神丸”为方名，为肾阳虚弱所致泄泻而设。方中补骨脂补命火、散寒邪，吴茱萸温中散寒，肉豆蔻温暖脾胃、涩肠止泻，五味子收敛固涩，生姜暖胃散寒，大枣补益脾胃，全方温肾暖脾、涩肠止泻。两方合用，温肾暖脾、健脾化湿、涩肠止泻作用更强，对脾肾两虚所致经行泄泻多有良效。

## （三）其他施治

1. 针灸

毫针刺脾俞、足三里、三阴交、阴陵泉、上巨虚，用于脾气虚。毫针刺肾俞、命门、气海、三阴交，用于肾阳虚。

2. 耳针

肝、脾、肾、大肠、小肠、腹，每次取 2～3 穴，毫针刺或留行子贴压。

## 十三、经行便血

经期经行前后周期性出现大便下血者，称为经行便血。本病证可见于子宫内膜异位症直肠病灶者，痔疮出血可见于经期但并非都是经期。

### （一）病因病机

经行便血总因火热损伤或气虚失摄。火热损伤者可因胃肠积热、肝经郁热、湿热内蕴、虚热损伤。气虚失摄者多因脾虚失摄。

胃肠积热：平素喜嗜辛辣温燥药食，积热内伏胃肠，经行冲脉血海气盛，引动肠中积热，灼伤肠络，迫血妄行而出血。

肝经郁热：素性急躁多怒，肝郁化热，下移大肠，经行冲气偏盛助热，肠热更甚，热灼肠络，血溢肠道而出血。

湿热内蕴：平素恣饮酒浆，过食辛燥，或久居湿地，湿浊内侵化热，湿热蕴结肠道，经行冲气助热，火炽灼损肠络而下血。

虚热损伤：素体虚弱，阴液虚损，或房劳多产，精血暗耗，经行阴血下注，阴血更虚，虚火内炽，灼伤肠络而下血。

脾虚失摄：素体脾虚，中气不足，经行气随血泄，中气更虚，统摄无力，经前或经期血失统摄则大便下血。

### （二）辨证施治

1. 胃肠积热

主要证候：经前或经期大便下血，色深红，面赤心烦，便秘溲黄，经来量少、色深红、质稠，舌红，苔黄，脉滑数。

证候分析：胃肠积热，热伏肠中，胞宫与肠紧邻，经行冲任血海气血俱盛，引动肠中伏热，热灼肠络而肠中出血，色深红；热邪内伏，灼津炎上，扰动心神，便秘溲黄，面赤心烦；肠中热灼，血从肠道分出，胞宫余血减少，经来量少、色紫红、质稠；舌红，苔黄，脉滑数，胃肠实热之象。

治疗法则：凉血止血，消除积热。

选方用药：约营煎加味。生地黄、白芍、续断、地榆各 15 克，黄芩、槐花、荆芥穗炭各 10 克，甘草 6 克，乌梅 2 个，方外另加益母草、茜草根各 15 克，每日 1 剂，水煎分服。方中生地黄清热凉血，白芍敛阴和营，黄芩泻火安营，地榆、槐花清肠止血，荆芥穗炭去肠风以散热，乌梅敛阴经以涩肠，续断补肝肾、调血脉、宣通经络，益母草活血清热解毒，茜草根行血止血、通经活络，甘草和中解毒，全方凉血止血，清热解毒。下焦火盛者，加黄连 10 克，龙胆草、山栀子各 15 克，泻火解毒，清泄积热。

2. 肝经郁热

主要证候：经前或经期大便下血，色深红，心烦易怒，口苦咽干，经来量少、色深红、质稠，舌红，苔薄黄，脉弦数。

证候分析：肝经郁热，经行阴血下行，冲气偏盛助热，其热愈炽，热灼肠络而肠中出血，色深红；肝火内郁，扰神明，心烦易怒；热灼津伤，口苦咽干；血为热灼，血从肠道分出，胞宫余血减少，经来量少、色紫红、质稠；舌红，苔薄黄，脉弦数，肝经郁热之象。

治疗法则：疏肝解郁，清肝止血。

选方用药：丹栀逍遥散，疏肝解郁，清泻肝热，酌加茜草炭15克、大黄炭10克，清热止血。

3. 湿热内蕴

主要证候：经前或经期大便下血，色红，口苦口腻，胸脘痞满，肛门坠胀，大便黏腻不爽，溲少黄赤，经来量少、色黯红、质稠，舌红，苔黄腻，脉濡数。

证候分析：湿热下注，蕴结大肠，经行冲气偏盛助热，火热愈炽，灼伤肠络，经前或经期大便下血，色红；湿热内蕴，热灼则口苦，湿重则口腻；湿热蕴结，气机不畅，胸脘痞满，肛门坠胀；湿热耗阴伤津，溲少黄赤；血从肠分出，胞宫余血减少，经来量少、色黯红、质稠；舌红，苔黄腻，脉濡数，湿热内蕴之象。

治疗法则：清热利湿，消除蕴结。

选方用药：分利五苓散加味。猪苓、泽泻、白术、赤芍各10克，当归、川芎、阿胶各8克，方外另加茯苓、黄柏各10克，每日1剂，水煎分服。分利五苓散为《胎产新书》治疗“差经”而设，“经来大小便俱出，此症名曰差经，因食热物多，积久而成，宜解其热毒，顺其阴阳”，用分利五苓散治疗。方中当归、阿胶养血滋阴；赤芍、川芎凉血活血以清泻大肠之火，滋阴润燥而止便血；猪苓、泽泻清泻小肠之热毒而止尿血；白术健脾益气，以助分利二便。诸药配合，解热毒，顺阴阳，凉血止血。方中加入茯苓、黄柏，以增清热利湿之功，清热利湿，消除湿热蕴结。

4. 虚热损伤

主要证候：经前或经期大便下血，色红，头晕目眩，心烦少寐，潮热盗汗，经量少、色红、质稀，舌绛红，苔少而黄，脉细数。

证候分析：阴血不足，经行阴血下注则阴血更虚，虚火内生，损伤肠络而下血，色红；阴血不足，清窍失养则头晕目眩；阴虚内热，阳气外浮，迫液外泄，潮热盗汗；虚热扰动心神则心烦少寐；阴血不足，加之肠道分流，经来量少、色红、质稀；舌绛红，苔少而黄，脉细数，虚热之象。

治疗法则：养阴清热，滋补肝肾。

选方用药：顺经两安汤。熟地黄、山茱萸、当归、白芍、白术、麦冬各15克，人参10克，黑芥穗、巴戟肉、升麻各5克，每日1剂，水煎分服。方中熟地黄、山茱萸养血滋阴，滋补肝肾；白芍敛阴和血；当归养血活血；麦冬甘苦凉润，养血滋阴以制火；人参、白术健运脾气以生血；升麻辛凉提升中气并解热；黑芥穗入血分泻肠火止血；巴戟肉补肾扶阳防过寒。全方以养阴清热，滋补肝肾，健脾益气生血。

本证型可选用脏连丸加减治疗。

5. 脾虚失摄

主要证候：经前或经期大便下血，色黯淡，面色少华，神疲肢倦，纳差便溏，月经提前、量多、色黯淡、质稀，舌淡，苔白，脉细缓无力。

证候分析：中气不足，脾气虚弱，经行气随血泄，中气更虚，统摄无力，血失固摄，经前或经期大便下血，色黯淡；血虚不能上荣于头面，面色少华；中气虚弱，神疲肢倦；脾虚失运，纳差便溏；气虚失摄，冲任不固，月经提前、量多、色黯淡、质稀；舌淡，苔白，脉细缓无力，脾虚气弱之象。

治疗法则：温中健脾，补气摄血。

选方用药：补中益气汤合黄土汤。黄土汤：灶心黄土（先煎）30克，干地黄、白术、甘草、炮附子、黄芩、阿胶（烊冲）各10克，每日1剂，水煎分服。方中灶心黄土辛温而涩，温中止血；白术、炮附子温阳健脾；辛温术附易耗血动血，且出血者耗伤阴血，以干地黄、阿胶滋阴养血止血，并与苦寒黄芩合用，以制术附过于温燥之性；干地黄、阿胶得术附则滋而不腻，避免呆滞碍脾之弊；甘草调药和中，诸药寒热并用，标本兼顾，刚柔相济，温中止血。补中益气汤，补益中气，升阳举陷。两方合用，温阳补中，健脾益气，固涩止血。

## （三）其他施治

1. 针灸

膈俞、脾俞、大肠俞、三阴交、足三里、关元、血海、支沟，每次取3~4穴针刺，脾气虚者可合用艾灸。

2. 耳针

大肠、胃、脾、腹、肾、内分泌，每次取2~3穴，针刺或埋针。

# 十四、经行浮肿

经期经行前后周期性出现面目和四肢浮肿者，称为经行浮肿。

## （一）病因病机

经行浮肿有水肿和气肿之别。水肿主要由脾肾阳虚、水湿泛溢肌肤所致。气肿因气机郁滞不畅所致。

脾肾阳虚：脾主运化水湿，肾主温化水湿，若湿邪困脾，劳倦伤脾，或先天不足，房劳多产伤肾，致脾肾阳虚，经行气血下注，气随血下，脾肾阳气更虚，脾虚不能运化水液，肾虚不能化气行水，阳气不运，气化不利，水湿停滞，溢于肌肤而为水肿。

气滞血瘀：情志内伤，肝失疏泄，气机郁滞，经前经时气血偏盛，气机郁滞更甚，气滞不行，血行不畅，气血郁滞而肿。

### （二）辨证施治

1. 脾肾阳虚

主要证候：经行面浮肢肿，晨起头面肿甚，甚或肢体浮肿，腰膝酸软，神疲乏力，形寒肢冷，腹胀纳减，大便溏薄，月经推迟，经行量多或量少，色淡质薄，舌淡，苔白腻，脉沉缓或濡弱。

证候分析：脾肾阳虚，经行阳气下泄，脾肾阳气更虚，脾虚不能运化水液，肾虚不能化气行水，水湿泛溢，经行面浮肢肿，晨起头面肿甚，甚或肢体浮肿；腰为肾府，肾虚则腰膝酸软；脾肾阳气不足，神疲乏力，形寒肢冷；脾虚失运，腹胀纳减，大便溏薄；脾肾虚损，经血失固则经行量多，失血过久、气血不足则可见经行量少，色淡质薄；舌淡，苔白腻，脉沉缓或濡弱，阳虚不足之象。

治疗法则：温肾化气，健脾利水。

选方用药：真武汤合苓桂术甘汤。茯苓、白芍、白术、桂枝、生姜各10克，炮附子、炙甘草各5克，每日1剂，水煎分服。方中炮附子温肾助阳，化气行水，并暖脾运水；桂枝温阳化气；茯苓利水渗湿；白术健脾燥湿；生姜温散，助炮附子温阳散寒，合苓术宣散水湿；白芍利小便以去水气，柔肝缓急以止腹痛；炙甘草温中健脾，调和诸药。两方合用，温肾化气，健脾利水，以治脾肾阳虚浮肿。

2. 气滞血瘀

主要证候：经行肢体肿胀，按之随手而起，脘闷胁胀，善叹息或抑郁，月经推迟、量少、色黯有块，舌紫黯，苔薄白，脉弦细。

证候分析：气机郁滞，经前经时气血偏盛，气机郁滞更甚，气滞不行，血行不畅，气血郁滞而肢体肿胀，气滞明显者按之随手而起；肝郁气滞，脘闷胁胀，善叹息或抑郁；气滞血行不畅，胞脉不利，月经推迟、量少、色黯有块；舌紫黯，苔薄白，脉弦细，气滞血瘀之象。

治疗法则：理气行滞，化瘀利水。

选方用药：八物汤加味。熟地黄、当归、川芎、芍药、延胡索、槟榔各10克，川楝子、木香各5克，方外另加泽兰、茯苓皮各10克，每日1剂，水煎分服。方中地芍归芎四物养血活血，延胡索行气活血，川楝子疏肝行气，木香行气调中，槟榔行气导滞利水，泽兰活血利水，茯苓皮利水消肿。全方理气行滞、化瘀利水以消肿。

### （三）其他施治

针灸：脾肾阳虚，毫针刺脾俞、肾俞、肺俞、三焦俞、命门、关元、气海、阴陵泉、足三里、三阴交，每次选3～4穴，用补法，或配艾灸。

## 十五、经行风疹

经期经行前后周期性出现全身皮肤瘙痒、风疹者，称为经行风疹。

## （一）病因病机

经行风疹总因于风，主要有血虚生风（虚风）和血热生风（实风）两个方面。

血虚生风：素体血虚，或多产、大病、久病，营血耗伤，经行血泄而营血更虚，血虚生风，虚风郁于肌腠而诱发风疹。

血热生风：素体阳盛，或过食辛辣温燥药食，血分蕴热，经行冲气偏盛而助血热，热盛生风，风热郁于肌腠而诱发风疹。

## （二）辨证施治

### 1. 血虚生风

主要证候：经行风疹频发，瘙痒难忍，入夜尤甚，月经推迟，量少色淡，面色不华，肌肤枯燥，舌淡红，苔薄，脉虚数。

证候分析：营血耗伤，经行血泄而营血更虚，血虚生风，虚风郁于肌腠而诱发风疹，瘙痒难忍，入夜尤甚；营血耗伤，冲任血海不足，月经推迟，量少色淡；营血虚弱不荣，面色不华，肌肤枯燥；舌淡红，苔薄，脉虚数，血虚生风之象。

治疗法则：养血疏风。

选方用药：当归饮子。生地黄 30 克，黄芪 20 克，当归、川芎、白芍、何首乌、荆芥、防风各 10 克，白蒺藜 15 克，甘草 5 克，每日 1 剂，水煎分服。方中当归养血活血，调益营卫；白芍补血敛阴以和营；生地黄清热养阴，凉血养血；川芎行气活血；上述四物汤，滋阴养血以治营血不足。黄芪长于补气，托毒敛疮；四物与黄芪五味，益气活血，养血润燥，此即“治风先治血，血行风自灭”。荆芥、防风祛风解表，透疹消疮，透散郁于肌表虚风，与黄芪配伍，祛风不伤正，固表不留邪；何首乌补精血，滋阴津，解皮肤疮疹疥癣之毒；白蒺藜散风行气止痒；甘草调和诸药。全方滋阴养血，调和营卫，养血润燥，疏风止痒，故可治风疹。风疹痒甚难眠者，酌加蝉蜕 5 克、生龙齿 30 克。

### 2. 血热生风

主要证候：经行身发红色风团疹块，瘙痒不堪，遇热痒甚，月经提前，量多色红，口干喜饮，尿黄便结，舌红，苔黄，脉数。

证候分析：血分蕴热，经行冲气偏盛而助血热，热盛生风，风热郁于肌腠而诱发风疹，瘙痒不堪，遇热痒甚；血分蕴热动血，冲任血海不宁，月经提前，量多色红；体内热盛，口干喜饮，尿黄便结；舌红，苔黄，脉数，体内蕴热之象。

治疗法则：清热凉血，疏风透疹。

选方用药：凉血消风散。生地黄、生石膏各 30 克，当归、荆芥、苦参、白蒺藜、知母各 10 克，蝉蜕、生甘草各 6 克，每日 1 剂，水煎分服。本方由《外科正宗》消风散加减而成。方中生地黄、当归清热凉血，养血活血；生石膏、知母清解肌热，清热生津；苦参清热解毒燥湿；荆芥、白蒺藜、蝉蜕疏风清热，透疹止痒；生甘草解毒和中。全方凉血消风，透疹止痒。

### （三）其他施治

1. 针灸

曲池、合谷、心俞、肝俞、血海、神门、三阴交，每次取3～4穴，毫针刺或配艾灸。

2. 耳针

神门、肺、心、肝、内分泌，每次取2～3穴，毫针刺或埋针或压豆。

## 十六、经行乳房疼痛

经期经行前后周期性出现乳房胀满疼痛或乳头疼痛者，称为经行乳房疼痛。

### （一）病因病机

经行乳房胀痛总因于乳络不畅，主要有肝郁气滞和胃虚痰阻两个证型。

肝郁气滞：素性抑郁，或愤怒伤肝，肝气郁滞，乳头属肝，肝脉挟乳，肝司冲脉，经前经行冲气偏盛，冲气循肝脉上逆，肝脉郁滞更甚，肝脉不通则乳络不畅，乳房胀痛或乳头疼痛。

胃虚痰阻：饮食不节，劳倦思虑，损伤脾胃，或郁怒伤肝，肝旺乘脾，脾损失运，水湿停聚成痰，冲脉隶属阳明，胃脉过乳，乳房属胃，经前经行冲气偏盛，冲气挟痰湿阻滞乳络，乳房胀痛或乳头疼痛。

### （二）辨证施治

1. 肝郁气滞

主要证候：经前、经期乳房胀痛或乳头疼痛，痛甚不可触衣，疼痛拒按，经行小腹胀痛，胸胁胀满，烦躁易怒，经行不畅，色黯红，舌红，苔薄，脉弦。

证候分析：肝气郁结，疏泄失司，气血不畅，经前、经期冲气偏盛，循肝脉上逆，肝脉挟乳，肝经气血壅盛则乳络不畅而乳房胀痛或乳头疼痛，疼痛拒按，不可触衣；肝气不舒，气机不畅，烦躁易怒，胸胁胀满，经行小腹胀痛；肝郁气滞，冲任阻滞，经行不畅，色黯红；舌红，苔薄，脉弦，肝郁气滞之象。

治疗法则：疏肝理气，通络止痛。

选方用药：柴胡疏肝散加味。柴胡、陈皮各12克，川芎、香附、枳壳、白芍各10克，炙甘草5克，方外另加王不留行、川楝子各10克，每日1剂，水煎分服。方中柴胡、川楝子疏肝解郁；枳壳、陈皮理气行滞消胀；香附行气止痛；白芍、炙甘草缓急止痛；川芎行血中之气，配以王不留行通络行滞止痛。全方疏肝郁，行气滞，通乳络，而止疼痛。乳房结块痛甚者，酌加夏枯草、海藻各10克软坚散结；肝郁化火者，酌加丹皮、栀子各10克清肝泻火。

2. 胃虚痰阻

主要证候：经前或经期乳房胀痛或乳头疼痛，痛甚不可触衣，胸闷痰多，食少纳呆，平素带下量多色白质稠，月经量少色淡，舌淡胖，苔白腻，脉缓滑。

证候分析：胃虚痰盛，气机不畅，经前或经期冲气偏盛，挟痰上逆，壅阻乳络，经前、经期乳房胀痛或乳头疼痛；痰湿壅滞中焦，中阳不振，运化失职，胸闷痰多，食少纳呆；痰湿下注，损伤带脉，带脉失约，平时带下量多色白质稠；痰湿阻于冲任，气血运行不畅，月经量少色淡；舌淡胖，苔白腻，脉缓滑，胃虚痰滞之象。

治疗法则：健胃祛痰，通络止痛。

选方用药：四物合二陈汤。生地黄 15 克，当归、川芎、赤芍、陈皮、半夏、茯苓、海藻、红花、香附、丹皮各 10 克，甘草 5 克。方中半夏、茯苓、陈皮健胃祛痰；当归、川芎、赤芍、红花活血祛瘀通络；生地黄、丹皮凉血行滞；香附疏肝理气止痛；海藻软坚散结；甘草调和诸药。全方健胃祛痰，行气活血，通络止痛。

### （三）其他施治

1. 针灸

肝俞、支沟、足三里、三阴交、膻中、乳根、膈俞，每次 3～4 穴，毫针刺。

2. 耳针

胸、肝、内分泌、交感、卵巢、子宫，每次取 2～3 穴，毫针刺或埋针。

## 十七、经行情志异常

经期经行前后周期性出现情志异常，如烦躁易怒、情志抑郁、悲伤欲哭、坐卧不宁者，称为经行情志异常。

### （一）病因病机

经行情志异常总因于火扰心神或心神失养，主要有肝火扰心、痰火扰心和心血不足三个证型。

肝火扰心：素性抑郁，或大怒伤肝，肝气郁结，郁而化火，经前冲气偏盛，冲气挟肝火上逆，上扰心神而致情志异常。

痰火扰心：素体痰盛，或痰湿内生，积久化火，痰火内蕴，经前冲气偏盛，冲气挟痰火上蒙心窍，扰动心神而致情志异常。

心血不足：素性怯弱，或大病久病伤血，或脾胃虚弱，生血不足，经期气血下泄，心血更虚，心神失养而致情志异常。

### （二）辨证施治

1. 肝火扰心

主要证候：经前、经期烦躁易怒，抑郁不乐，头晕目眩，口苦咽干，胸胁胀满，不思饮食，月经量多色红，舌红，苔黄，脉弦数。

证候分析：肝失疏泄，郁而化热，经行阳气偏盛助火，冲气偏盛挟肝热上逆，上扰心神，烦躁易怒，抑郁不乐，头晕目眩，口苦咽干；肝郁气滞，胸胁胀满；肝强克伐脾土，不思饮食；热扰血海，迫血妄行，月经量多色红；舌红，苔黄，脉弦数，肝经郁热之象。

治疗法则：清肝解郁，清心安神。

选方用药：丹栀逍遥散加味。方外另加钩藤 10 克、莲子心 5 克。丹栀逍遥散疏肝解郁，调和肝脾，清泻肝火；钩藤清热平肝；莲子心清心安神。全方清肝解郁，清心安神。

本证型可选用清心泻肝方（金志春方）加减。

2. 痰火扰心

主要证候：经前、经期心胸烦闷，夜卧不宁，甚或精神狂躁，语无伦次，头痛失眠，不思饮食，舌红，苔黄腻，脉滑数有力。

证候分析：痰火内盛，经前、经期阳旺助火，冲气偏盛挟痰火上逆，蒙闭清窍，扰动心神，精神狂躁，语无伦次，头痛失眠；痰火内扰心肝，心胸烦闷；痰滞中焦，不思饮食；舌红，苔黄腻，脉滑数有力，痰火内盛之象。

治疗法则：豁痰开窍，清心安神。

选方用药：黄连温胆汤加味。黄连 5 克，竹茹、枳实、半夏、茯苓各 10 克，陈皮、甘草各 5 克，煎时加生姜 5 片、大枣 1 枚，方外另加胆南星 10 克、石菖蒲 15 克，每日 1 剂，水煎分服，可根据症状程度适当加药。方中黄连清泻心火；半夏辛温，燥湿化痰，和胃止呕；竹茹甘而微寒，清热化痰，除烦止呕；陈皮辛苦温，理气行滞，燥湿化痰；枳实辛苦微寒，降气导滞，消痰除痞；茯苓健脾渗湿；胆南星清热化痰，息风定惊；石菖蒲豁痰开窍，理气活血；甘草调和诸药；生姜、大枣调和脾胃，生姜兼制半夏毒性。全方豁痰开窍，清热燥湿，理气和胃。心热烦甚者，加山栀子、豆豉各 10 克以清热除烦；失眠者，加酸枣仁、远志各 10 克以宁心安神；惊悸者，加珍珠母、生牡蛎、生龙齿各 20 克以重镇定惊；呕吐呃逆者，加苏叶或苏梗、枇杷叶、旋覆花各 10 克以降逆止呕；眩晕者，可加天麻、钩藤各 10 克以平肝熄风；癫痫抽搐，可加钩藤 15 克、全蝎 5 克以熄风止痉。

3. 心血不足

主要证候：经期精神恍惚，心神不宁，无故悲伤，心悸失眠，月经量少、色淡，舌薄白，脉细弱。

证候分析：心血本虚，经期气血下泄，心血更虚，心神失养，神不守舍，故精神恍惚，心神不定，无故悲伤，心悸失眠；血少，冲任不足，血海满溢不多，故月经量少、色淡；舌淡，苔薄白，脉细弱，血虚之象。

治疗法则：补血养心，安神定志。

选方用药：甘麦大枣汤合养心汤加减。甘麦大枣汤：甘草 10 克，小麦 15 克，大枣 10 枚。养心汤：黄芪、茯苓、茯神、当归、川芎各 15 克，酸枣仁、柏子仁、远志、五味子、人参、甘草各 10 克，肉桂 5 克，去半夏。方中黄芪、人参、茯苓、大枣、甘草，补气健脾以资生化之源；小麦、酸枣仁、柏子仁、远志、五味子、茯神，养心安神；当归补血调经；肉桂温养血脉，通心气。全方补血养心，安神定志。

## （三）其他施治

针灸：心俞、神门、大陵（用泻法）、大钟（用补法）；少商、神门、劳宫、风府（用泻法）；

肝俞、心俞、巨阙、丰隆（用泻法），几组穴交替针刺。

## 第四节　绝经期各证

绝经期各证是指绝经期出现的与绝经相关的病证。绝经期先天肾精耗竭，后天肾精充养不足，肾气渐衰，天癸渐竭，冲任血海精气血随之衰少而至衰竭，逐渐出现月经断绝等反应。此期如调摄不慎则易出现一些病理反应，引起不适。本书主要介绍绝经前后诸证、绝经期干燥诸证、经水早断和经断复来。

### 一、绝经前后诸证

绝经期前后（即七七之年前后，一般 45 ~ 55 岁）出现烘热面赤，继而汗出，头晕目眩，情志不宁，烦躁易怒，精神倦怠，耳鸣心悸，失眠健忘，腰背酸痛，手足心热，或面目、下肢浮肿，纳呆便溏，或伴月经紊乱等与绝经有关的症状者，称为绝经前后诸证，或称绝经期诸证、经断前后诸证、更年期诸证。本病表现个体差异很大，常参差出现，发作次数和时间无规律，病程长短不一，短者数月，长者数年，甚至十数年。绝经表示月经完全停止，但绝经只能在自然停经 12 个月后确定。绝经前多指绝经之前 1 ~ 2 年，绝经后是指紧接绝经后至少 1 年。绝经期包括绝经前 1 ~ 2 年和至少绝经后的 1 年。西医学称其为更年期综合征、围绝经期综合征、绝经综合征等。双侧卵巢切除或放射治疗后双侧卵巢功能衰竭者也可出现本病反应，可称之为类更年期综合征等名称。西医学认为本病是由卵巢衰竭之后雌激素分泌缺乏引起的，在中医药治疗的同时，合理补充雌激素很有必要。

#### （一）病因病机

本病的发生与绝经前后的生理病理特点有密切关系。妇人七七之年前后，先天肾精即将耗竭，后天肾精充养不足，肾气渐衰，天癸渐竭，冲任血海精气血随之衰少而至衰竭，逐渐出现月经断绝。在此生理转折时期，多数人通过脏腑之间的调节，能够顺利度过这段时期，部分人受体质虚弱、疾病、情志异常、家庭和社会环境等诸多因素的影响，导致后天肾精补充不足，机体阴阳偏胜偏衰，不能有效调节，出现肾阴、肾阳失调和脏腑功能紊乱而发病。本病可表现出肾虚本证和肾虚兼夹证。生理上，肾为先天之本，肾主五脏之精，“命门水火，即十二脏之化源”（《类经附翼》），“肾者主水，受五脏六腑之精而藏之”（《素问》），“命门为精血之海，脾胃为水谷之海，均为五脏六腑之本。然命门为元气之根，为水火之宅，五脏之阴气非此不能滋，五脏之阳气非此不能发”（《景岳全书》）。病理上“五脏之伤，穷必及肾”（《景岳全书》）。肾阴、肾阳虚损可以波及其他脏腑，其他脏腑病损日久亦可累及肾脏，故绝经前后诸证之本在肾，他脏病损可以累及肾脏，肾脏虚损可累及心、肝、脾多脏，使病情兼夹复杂。本病的基本病理变化是肾衰，在先天肾精衰竭基础上又有后天肾精补充不良，从而肾气化生不足，出现肾阴、肾阳虚衰与失衡，表现出肾阴虚或肾阳虚并出现肾阴或肾阳相对不平衡状态。肾阴虚甚者，阴不潜阳，出现阴虚阳亢的表现。肾阳虚甚者，命门火衰，脏腑失煦，出现脏腑功能衰减的表现。部分人可因阴损及阳或阳损及阴，表现出阴阳俱虚现象。肾衰累及他脏时，可表现出心肾不交、肝肾阴虚、脾肾阳虚，或兼夹血瘀或痰浊等肾虚兼夹证表现（肾虚血瘀、肾虚痰浊）。

## （二）辨证施治

1. 肾虚本证

1）肾阴虚

主要证候：绝经前后，烘热面赤，继而汗出，头晕耳鸣，失眠多梦，五心烦热，口燥咽干，腰酸腿软，皮肤瘙痒，月经周期紊乱，经量少或多，色鲜红，舌红，苔少，脉细或细数。

证候分析：绝经前后，精血衰少，肾阴不足，天癸渐竭，髓海失养，头晕耳鸣；肾阴不足，阴不潜阳，虚阳上越，烘热面赤，继而汗出，由于此期是在肾精气不足基础上出现的阴虚，浮越的虚阳亦显不足，故烘热面赤呈间断性出现；肾水亏不能上制心火，心神不宁，失眠多梦；肾阴不足，阴虚内热，五心烦热，口燥咽干；腰为肾府，肾主骨，精亏血少，腰酸腿软；精亏血少，肌肤失养，血燥生风，皮肤瘙痒；肾虚天癸渐竭，冲任失调，血海蓄溢失常，月经周期紊乱，经量少（阴血不足）或多（虚火迫血），色鲜红；舌红，苔少，脉细或细数，肾阴虚（虚火）之象。

治疗法则：滋肾阴，潜肾阳，阴虚生火者滋阴降火。

选方用药：六味地黄丸加味。熟地黄 25 克，山药、山茱萸各 15 克，茯苓、丹皮、泽泻各 10 克，方外另加生龟版、生牡蛎、石决明各 10 克，水煎服或作丸剂服。六味地黄丸滋补肾阴，生龟版滋阴潜阳，生牡蛎敛阴潜阳，石决明平肝潜阳，共具滋肾阴、潜肾阳作用。肾阴虚亦可选用左归丸或归肾丸加减。阴虚生火者可选用知柏地黄丸加二至丸等。

2）肾阳虚

主要证候：绝经前后，精神萎靡，头晕耳鸣，面色晦暗，腰酸腿软，畏寒怕冷，腹冷阴坠，小便频数清长，月经周期紊乱，量多或少，色淡质稀，带下量多质稀，舌淡，苔白滑，脉沉细而迟。

证候分析：经断前后，肾气渐衰，肾主骨、生髓、通于脑，腰为肾府，肾虚则髓海、外府失养，精神萎靡，头晕耳鸣，腰酸腿软；肾阳虚，命火衰，形寒肢冷，腹冷阴坠；肾阳虚衰，气化不利，水湿下注，膀胱开阖失常则小便频数清长，带脉失约则带下量多质稀；肾虚天癸渐竭，冲任失调，血海蓄溢失常，月经周期紊乱，量多（肾虚失固）或少（精血衰少），色淡质稀；肾阳虚，肾水上泛，面色晦暗；舌淡，苔白滑，脉沉细而迟，肾阳虚衰之象。

治疗法则：养血生精，温肾壮阳。

选方用药：右归丸。熟地黄 25 克，山药、山茱萸、枸杞子、鹿角胶、菟丝子、杜仲、当归各 10 克，肉桂、制附子各 5 ~ 10 克。方中制附子、肉桂温补肾阳；鹿角胶温肾生精补髓；熟地黄、枸杞子、山茱萸、山药滋阴生精，补养肝肾；菟丝子补阳益阴，固精缩尿；杜仲补益肝肾，强筋壮骨；当归养血活血。全方生精补血，温补肾阳。本证型可选用金匮肾气丸、桂附地黄丸加减。

3）肾阴阳两虚

主要证候：绝经前后，头晕耳鸣，健忘，腰膝酸软，畏寒肢冷，时而畏寒恶风，时而烘热汗出，五心烦热，月经紊乱，量少或多，舌淡，苔薄，脉沉弱。

证候分析：肾阴肾阳虚衰，阳虚者畏寒肢冷，阴虚者烘热汗出、五心烦热，阳虚与虚火交作则乍寒乍热（时而畏寒恶风，时而烘热汗出）；肾虚，髓海失充则头晕耳鸣、健忘，腰腑不足、骨髓失养则腰膝酸软；肾虚，冲任失司则月经紊乱，肾虚血少则量少，虚火迫血则量多；舌淡，苔薄，脉沉弱，肾虚之象。

治疗法则：养血滋肾，温肾扶阳。

选方用药：二仙汤加味。仙灵脾、仙茅各 15 克，巴戟天、知母、黄柏、当归各 10 克，方外另加生龟版、女贞子、旱莲草各 15 克。方中仙灵脾、仙茅、巴戟天温肾扶阳；生龟版、女贞子、旱莲草、当归养血滋肾；知母、黄柏滋肾阴而泻相火。全方肾阴肾阳双补，使肾阴肾阳适当恢复并趋于平衡。

2. 肾虚兼夹证

兼夹病证不是经绝期诸证的本证，但部分人常合并存在，因人而异，不得不治。诊治时应抓住绝经前后诸证“肾虚”本质，结合兼夹证病变特点，辨清标本轻重缓急而治。

1）心肾不交

肾水不足，不能上济于心而致心肾不交、心火扰神者，可见头晕耳鸣、健忘、心烦失眠（有的人特别严重）、心悸易惊、乍寒乍热、烘热汗出、腰膝酸软、口燥咽干、月经紊乱、量少或多、舌红、苔少、脉沉细数。治宜滋肾阴、降心火。方用黄连阿胶汤：黄连 5 克，阿胶、黄芩、白芍各 10 克，鸡子黄 2 枚，水煎 2 次，阿胶烊入，用生鸡子黄调入药汁，2 次温服。或用坎离既济丸：黄柏 270 克，当归 180 克，生地黄、熟地黄、天冬、麦冬、山茱萸、牛膝、知母各 120 克，龟版、白芍、五味子 90 克，山药 60 克，川芎 30 克，炼蜜为丸，如梧桐子大，每次服百丸，或适量水煎服。对于心神不安显著者，治宜滋阴降火、养心安神，方用天王补心丹：生地黄 20 克，当归、天冬、麦冬、丹参、茯苓、五味子、酸枣仁、远志、柏子仁、桔梗各 10 克，人参、玄参各 5 克，去朱砂，水煎服，或作丸服。

2）肝肾阴虚

肾阴虚衰，水不涵木而致肝肾阴虚者，症见头晕耳鸣、两胁胀痛、口苦吞酸、舌红而干、脉弦细。治宜滋肾养肝。方用一贯煎：生地黄 20 克，枸杞子 15 克，沙参、麦冬、当归各 10 克，川楝子 5 克，亦可选用滋肾生肝饮加减。肝肾阴虚较甚以致肝阳上亢者，症见眩晕头痛、耳鸣耳聋、急躁易怒、面色红赤、舌红、苔薄黄、脉弦有力。治宜育阴潜阳、镇肝熄风。方用镇肝熄风汤：怀牛膝、生赭石各 30 克，生龙骨、生牡蛎、生龟版、白芍、玄参、天冬各 15 克，川楝子、生麦芽、茵陈各 10 克，甘草 5 克。肾阴虚而兼肝气郁滞（即肾虚肝郁）者，在肾阴虚基础上，兼见情志不遂、抑郁不乐、多疑多虑、胸闷叹息、乳房胀痛、大便时干时溏、舌红、苔薄白或薄黄、脉沉弦或细弦，治当滋肾疏肝，方用六味地黄丸合逍遥散加减。若在肾虚基础上，肝郁化火，伴有头晕目眩、心胸烦闷、口苦咽干、口渴饮冷、便秘溲黄、舌红、苔黄、脉弦细数，治当滋肾疏肝泻火，方选滋水清肝饮：熟地黄、山药、山茱萸、丹皮、茯苓、泽泻、白芍、栀子、酸枣仁、当归各10克，柴胡6克，亦可用六味地黄丸合丹栀逍遥散加减。

3）脾肾阳虚

肾阳虚不能温运脾土而致脾肾阳虚者，在肾阳虚基础上，兼见腰膝酸痛、食少腹胀、四肢倦怠、大便溏薄、四肢浮肿、舌淡胖、苔薄白、脉沉弱，治宜温肾健脾，方用健固汤合四神丸加减。

4）肾虚血瘀

阳虚失运，或阴虚血少，或气机不畅，血行瘀滞，出现肾虚兼夹血瘀者，在肾虚基础上出现血瘀表现，可见绝经前后头昏烦躁、烘热汗出、胸痹心痛、小腹疼痛或有癥瘕、月经紊乱、经量少淋漓或量多如崩如注、经色紫黯有块、舌紫黯、脉弦涩，治当补肾化瘀，可选补肾活血汤加减。偏肾阳虚者可用右归丸合补肾活血汤或血府逐瘀汤加减。偏肾阴虚者可用左归丸合补肾活血汤或血府逐瘀汤加减。经量多如注或淋漓不断者，可减活血药加炒蒲黄、白及等以化瘀止血。

5）肾虚痰浊

肾虚不能暖脾以致脾失运化，或肾虚气化失司，水湿内停，化为痰浊，出现肾虚兼夹痰浊，在肾虚基础上出现痰浊表现，可见绝经前后胸闷烦躁、肥胖、头晕目眩、胸痞不舒、时泛恶心、轻度水肿、神疲纳差、苔厚腻、脉细滑。治疗当补肾健脾、化痰除湿，可用金匮肾气丸合半夏白术天麻汤加减。

### （三）其他施治

1. 绝经期后管理

随着人类寿命延长，绝经期后这段时期也相对延长，需要对此期进行全面的健康管理，包括合理饮食、运动、睡眠、控烟、饮酒等，对适宜人群开展西药绝经激素治疗，对非适宜人群开展非激素治疗，以缓解绝经相关症状，改善身体状态，提高生存质量。绝经期后管理，西医有相关指南可资参考，重点是对无禁忌证者在绝经后早期（一般绝经后10年左右，合理补充雌激素）。中医药在绝经期后管理中可以发挥一定作用。中药可以协同西药治疗，有利于改善症状。对西药激素治疗非适宜人群，中药是有益的补充措施。治疗以绝经后生理病理为基础，围绕肾精和肾气衰减、肾阴或肾阳偏衰、全身脏腑功能退化等关键，结合个体状态差异，进行辨证处理。具体诊治，前述辨证分型和选方用药可资借鉴。

2. 针灸

肾阴虚，毫针刺肾俞、心俞、太溪、三阴交、太冲，用补法。肾阳虚，毫针刺关元、肾俞、脾俞、章门、足三里，用补法，可灸。

3. 耳针

卵巢、内分泌、神门、交感、皮质下、心、肝、脾，每次选3～4穴，毫针刺或贴豆。

## 二、绝经期干燥诸证

绝经期出现阴道干涩、带下极少或无、口干无津、涕泪甚少、皮肤干燥等干燥表现者，称为绝经期干燥诸证。此病证一般与绝经前后诸证相兼出现，本书单独介绍是因部分妇人干燥表现显著。本证是因卵巢功能衰退引起的病证，疗效常不太理想。

### （一）病因病机

绝经期干燥诸证发生的基本病因病机与绝经前后诸证相同，是因卵巢功能衰退，肾脏虚衰，天癸衰竭，精血衰少，津液不足，失于滋养所致。具体表现可因人而异，分别表现出肾阴虚、肾阳虚、肾阴阳俱虚和肾虚血瘀等证型。有人可有与绝经期诸证类似的其他证型，可资参考。

### （二）辨证施治

主要证候：肾阴虚者，绝经前后，有更年期不适表现，阴道干涩，带下全无或有少许黄水黏液，难以交合或交合则痛，口燥咽干，唇干燥裂，目涩无泪，涕少鼻干，齿浮牙松，肌肤干燥或瘙痒，形瘦色苍，伴有烘热面赤、汗出，头晕耳鸣，失眠多梦，五心烦热，腰酸腿软，月经周期紊乱，经量少或多、色鲜红，或经闭，溲少便结，舌红，苔少，脉细或细数。肾阳虚者，绝经前后，有更年期不适表现，阴道干涩，白带甚少或无，咽干口燥，唇舌干燥，目涩无泪，涕少鼻干，肌肤干燥或瘙痒，伴有腰酸腿软，肢冷不温或畏寒怕冷，小便不畅或溺后余沥，月经周期紊乱，经量少、色淡或黯，或经闭，舌淡胖或有齿痕，苔薄白，脉沉细弱。肾阴阳俱虚者，可在阴虚基础上出现阳气衰竭表现，或在阳虚基础上出现阴气衰竭表现。肾虚血瘀者，可在前述肾虚基础上出现如胸痹心痛、小腹疼痛或有癥瘕、月经紊乱、经量少淋漓或量多如崩如注、经色紫黯有块、舌紫黯、脉弦涩等血瘀表现。

证候分析：绝经前后，肾阴不足，精血衰少，津液衰涸，失于滋养，则会出现一派精涸血少、津液不足表现。阴道无津则阴道干涩，干涩不润则难以交合或交合则痛，带下全无或有少许黄水黏液；口鼻无津则口燥咽干，唇干燥裂，涕少鼻干，齿浮牙松；眼中无津则目涩无泪；肌肤无津则肌肤干燥或有瘙痒；身无精血津液充养则形瘦色苍；脑失精血充养则髓海不足，头晕耳鸣；肾阴不足，阴不潜阳，虚阳上越，则烘热面赤，继而汗出；肾水亏不能上制心火，心神不宁，失眠多梦；肾阴不足，阴虚内热，则五心烦热；腰为肾府，肾主骨，精亏血少，腰酸腿软；肾虚天癸渐竭，冲任失调，血海蓄溢失常，月经周期紊乱，经量少（阴血不足）或多（虚火迫血）、色鲜红；血海空虚无血则经闭；津液不足则溲少便结；舌红，苔少，脉细或细数，肾阴虚或阴虚生火之象。肾阳虚者，或素体阳虚，进入绝经期后肾精衰竭，化生阳气不足，肾阳更虚，阳失温煦，出现阳气不足、阴寒内生表现，如肢冷不温或畏寒怕冷；同时阳不化阴，阴液生成减少，出现干燥表现，如阴道干涩、白带甚少或无、咽干口燥、唇舌干燥、目涩无泪、涕少鼻干、肌肤干燥或瘙痒等；肾阳虚衰，可出现腰膝酸软，小便不畅或溺后余沥；肾精衰弱或衰竭，肾阳虚乏，冲任虚滞，月经周期紊乱，经量少、色淡或黯，或经闭；舌淡胖或有齿痕，苔薄白，脉沉细弱，肾阳虚之象。当肾阴虚极或肾阳虚极之时，阴气无以化阳或阳气无以生阴时，都可能因阴损及阳或阳损及阴而出现阴阳俱虚。肾虚血瘀者，可因肾阴虚阴液衰少而血行不畅，或因肾阳虚血行无力而出现血行不畅，可在前述肾虚基础上出现如胸痹心痛、小腹疼痛或有癥瘕、月经紊乱、经量少淋漓或量多如崩如注、经色紫黯有块、舌紫黯、脉弦涩等血瘀表现。

治疗法则：肾阴虚者，补肾水，滋肾阴，潜肾阳，阴虚生火者滋阴降火；肾阳虚者，养血生精，温肾壮阳；肾阴阳俱虚者，养血滋肾，温肾扶阳，阴阳同补；肾虚血瘀者，补肾活血，滋阴润燥。

选方用药：肾阴虚者，可选用三甲复脉汤或鳖甲养阴煎加减。生龟版30克，生鳖甲25克，干地黄20克，生牡蛎、枸杞子、生白芍、麦冬各15克，阿胶、麻仁、茯神、丹皮、丹参、香附、炙甘草各10克。方中生龟版、生鳖甲、生牡蛎滋阴潜阳，麦冬偏于滋阴补肺，生白芍偏于滋阴补肝，阿胶偏于养血补心，炙甘草偏于益气补脾，干地黄偏于养血滋阴补肾，麻仁润腑之燥坚，枸杞子滋肾润肺补肝，茯神健脾养心，丹皮凉血退热并可活血，丹参养血活血并可凉血，香附行气活血。全方养五脏之阴，润六腑之燥，滋阴潜阳，凉血退热，养心安神。火旺灼热者，酌加黄连5克、黄柏10克以泻火；低热缠绵、骨蒸潮热者，酌加地骨皮、银柴胡各10克退热除蒸；口干燥裂者，酌加芦根、石斛各10克生津润燥；皮肤枯燥瘙痒难忍者，酌加当归、白蒺藜、蝉蜕各10克养血活血、祛风止痒。

肾阳虚者，可选用右归丸，加生白芍、麦冬、知母各15克以滋阴润燥，加丹参、香附各10克以养血活血。

肾阴阳俱虚者，可选二仙汤加味：仙灵脾、仙茅各15克，巴戟天、知母、黄柏、当归各10克，方外另加生龟版30克，生鳖甲25克，熟地黄20克，鹿角胶、菟丝子各15克，肉桂、制附子各5～10克，丹参、香附各10克，此方可命名为肾阴阳双补方（金志春方）。方中仙灵脾、仙茅、巴戟天温肾扶阳，肉桂、制附子以增温肾回阳之力，鹿角胶、菟丝子温肾填精，生龟版、生鳖甲滋阴潜阳，熟地黄补肾生精、滋阴降火，知母、黄柏滋肾阴而泻相火，当归、丹参、香附养血活血而使补而不滞。全方肾阴、肾阳双补，以期使肾阴、肾阳趋于平衡，并重用滋阴润燥之品以缓干燥不适。

肾虚血瘀者，可用补肾活血汤，加生白芍、麦冬、知母各15克以养阴润燥。

## 三、经水早断

妇人未至经断之年而经断绝不行者，称为经水早断。经水早断类似于西医学卵巢早衰出现的早发绝经。

清代之前，经水早断没有独立病名，医家论述多在闭经、经水不通、血枯、血隔、不孕中。明确提出经水早断者是清代医家傅青主，其在《傅青主女科》设“年未老经水断”专论，提出“经水早断，似乎肾水衰涸，吾以为心肝脾气之郁者”，详细论述了经水早断病因病机和治法方药，将经水早断与早前的闭经、经水不通、血枯、血隔等闭经性疾病区分开来。对于“年未老”年龄多大，历年医家均未谈及。从《黄帝内经》关于女子生理变化论述“五七阳明脉衰，面始焦，发始堕；六七三阳脉衰于上，面皆焦，发始白；七七任脉虚，太冲脉衰少，天癸竭，地道不通，故形坏而无子也”可以看出，女子从五七之年开始衰老，至六七之年则已衰，结合现代西医学对卵巢早衰的认识（40岁前发生者），可认为在42岁（六七之年）之前出现绝经，即可定为经水早断。

为了有利于经水早断的防治，可结合西医学关于卵巢功能衰退过程进行认识。卵巢功能衰退过程可分为卵巢储备功能下降（此期一般没有明显的临床症状）、早发性卵巢功能不全（此期有临床症状，出现月经紊乱，如月经量少、月经稀发或停经等）和卵巢早衰（出现绝经，或伴有更年期综合征症状）三个阶段。经水早断即是卵巢早衰阶段。经水早断前的两个阶段，中医没有相应名称，建议将其分别命名为“经水早断风险期”和“经水早断前期”。将绝经1年后（绝经后期）命名为“经水早断后期”。如此，经水早断的发展过程就可确定为“经水早断风险期—经水早断前期—经水早断期—经水早断后期”。经水早断借助西医学方法进行早期预测和诊断非常重要。

### （一）病因病机

女子生理性绝经是“肾气衰，任脉虚，太冲脉衰少，天癸竭”的结果，属身体生理性衰退。经水早断则是在致病因素作用下，使生理性衰退提前。在前述“闭经”中，闭经病机关键可概括为“血枯”和“血隔”，经水早断与生理性绝经类似，当属“血枯”，即冲任脉衰、血海枯竭，而非冲任阻滞引起的“血隔”所致。经水早断形成原因尚不十分清楚。病机是肾衰为本，心、肝、脾、肺、肾相互累及。

经水早断形成原因，从“审证求因”角度，可以认为，先天禀赋薄弱是重要因素且难以控制，后天七情六淫、饮食劳倦等多种因素可能损伤肾精、肾气而致经水早断。七情是重要因素，譬如忧愁则伤心，心伤则不能化血为赤，从而影响血化为精，或心气不通则心火不能下暖肾水，或肾水不足不能上制心火而消烁肺金，影响肾气化生；再如思虑则伤脾，脾伤则水谷食少，精血化源不足；又如郁怒则伤肝，肝伤气结不通，肝肾精血不能互生，则精血无以入肾；还如悲哀则伤肺，肺伤则金母不补其子水，日久而命门气弱，肾精不足，如此等等，日久先天之精就会因缺乏后天精气血充养而消耗过快，提前衰竭，出现经水早断。六淫时毒损伤虽然不是决定因素，但却促进本病的发生。古人对“六淫”导致闭经已有认识，“更有始因六淫盛袭，兼受七情郁结，内外交伤，饮食日减，肌肉渐消，面黄发落，甚且潮热骨蒸，月水经年累月不至，名曰血枯”（《陈素庵妇科补解》）。古时“六淫”之风、寒、暑、湿、燥、火（热）概念范畴，应随现代环境和生活方式改变而更加广泛。“六淫”除气候、地域和人类居住环境等变化因素外，亦应涵盖当今社会类似生物（如细菌、病毒）、物理（如辐射、声、光、电）、化学（如食品、药物、化学制剂）及创伤（如手术）等多种人体免疫功能难以抗拒的现代环境因素。这些因素已被现代医学研究证明可对人体免疫功能产生不同程度的不良影响，进而诱发、促使和导致疾病的发生，如现代环境污染是否促进经水早断（卵巢早衰）形成，值得探讨。饮食摄入不足和质量较差会直接导致精血生成不足，而现代环境污染引起的食物不良，亦是重要的致病因素。劳倦损伤会引起精血暗耗加剧，如现今工作生活节奏加快、压力增大，或人流损伤等不良生育措施和性生活方式影响，都会加重精血耗损而导致经水早断。

肾衰为本。就经水早断形成后而论，肾衰是其基本病理变化，这种肾衰是以肾精衰竭为基础的。肾以精化气，气化为肾阴气和肾阳气，行使肾精和肾气功能。“生之来谓之精，两精相搏谓之神”（《黄帝内经》）。先天之精与生俱来，其量有限，出生后即不再新生。因此，女人一生要使先天之精功能维持至应有的年龄阶段，必须要有后天之精的不断充养。如果后天之精充养不足，则会提前消耗先天之精而使先天之精早竭，从而出现经水早断。若先天之精源于父母不足，或后天消耗过快，也会提前耗竭，出现经水早断。“经原非血也，乃天一之水，出自肾中，是至阴之精而有至阳之气，故其色赤红似血，而实非血，所以谓之天癸”（《傅青主女科》）。经水由肾之阴精化生，受肾阳之气影响，故其色似血，但不完全等同于血。“月经全借肾水施化，肾水既乏，则经血日以干涸”（《医学正传》）。正常情况下，女子七七之年肾气衰，天癸竭，则经水闭。而经水早断多为先天禀赋不足，或后天体衰、大病久病损伤肾精、肾气所致。肾精衰竭是经水早断根本。

心、肝、脾、肺、肾相互累及。全身他脏病变日久都可能累及肾精、肾气，导致先天之精消耗过快或后天之精不能充养先天之精而引起先天之精早衰，出现经水早断。

### （二）辨证施治

主要证候：经水早断临床表现与绝经前后诸证类似但又不完全相同，都有月经断绝不行，突出差异是经水早断临床表现多不明显，典型的绝经前后症状，如烘热面赤汗出、精神倦怠、头晕目眩、烦躁易怒、耳鸣心悸、失眠健忘、腰背酸痛、手足心热，以及伴有月经紊乱等与绝经有关的症状相对少见。在绝经前的一段时期，绝大多数患者无明显症状或仅月经周期（如提前或推后）或经量（多为减少）等稍有改变，且多是因不孕不育等生育问题检查时而发现可能存在经水早断的风险。绝经后出现的病理变化和病理损害与绝经前后诸证类似。

治疗法则：分三个阶段，经水早断风险期、经水早断前期重在防，随证而治；经水早断期重在治，以补肾为基础，重在补脾肾、养精血，兼顾五脏，辨治加减；经水早断后期重在管，做好长期管理。

选方用药：由于经水早断风险期病情隐匿、经水早断前期症状难辨，可针对原发不适辨证处理。在风险发现后应积极应对，特别是对有生育意愿者，要抓住经水早断前有限时期，积极促孕，下述益经汤可资参考，必要时配合辅助生殖技术助孕。

经水早断期，方选益经汤：熟地黄、白术各 30 克，山药、当归各 15 克，人参、白芍、生枣仁、沙参、丹皮、柴胡、杜仲各 10 克，水煎服，或作丸剂服。方中人参大补元气，熟地黄补肾水、生精血，杜仲补肝肾、强筋骨，白术健脾益气，山药健脾补肺、固肾益精，沙参润肺生津，当归入心肝肺、养血活血，白芍入肝脾、养血柔肝，生枣仁养肝血、宁心神，柴胡疏肝气，丹皮清肝郁，诸药配合，以补肾精、养肾气为主，心肝脾肺气血同调，“此方心肝脾肾四经（实为心肝脾肺肾五经，作者注）同治药也。妙在补以通之，散以开之。倘徒补则郁不开而生火，徒散则气益衰而耗精”，“连服八剂而经通矣，服三十剂而经不再闭，兼可受孕”，以上为《傅青主女科》所载，虽有夸张之嫌，但还是有其道理。益经汤为治疗经水早断的基本方，如有兼证可在此方基础上加减治疗。如肾阳虚症状明显者，可加仙灵脾、巴戟天、菟丝子、肉桂等，名温肾益经汤（金志春方）；肾阴虚症状明显者，可加山药、山茱萸、女贞子、旱莲草等，名滋肾益经汤（金志春方）；肝郁症状明显者，加香附、川芎、郁金等，名疏肝益经汤（金志春方）；脾虚症状明显者，加砂仁、茯苓等，名健脾益经汤（金志春方）；肺虚症状明显者，加黄芪、天冬、麦冬等，名补肺益经汤（金志春方），等等。此外，本病证可参照“绝经前后诸证”辨证施治。本书作者在长期临床工作中，根据经水早断风险期肾精衰减的基本病理特征，总结出“补肾生精调和气血法”用于防治经水早断（包括早发性卵巢功能不全和卵巢早衰），经临床和试验研究，有一定的作用，可资参考，主方为补肾生精调和气血方。

经水早断后期应做好长期管理，以改善身体状态，提高生存质量，具体管理方法参考“绝经前后诸证”关于“绝经期后管理”内容。

## 四、经断复来

自然绝经两年以上又出现阴道流血者，称经断复来，又称老年经水复行。本病相当于西医学绝经后出血。此种阴道出血，要注意生殖道恶性病变，进行必要的检查。

### （一）病因病机

妇人年届七七之后，肾精衰，肾气虚，天癸竭，冲任血海空虚，经水断绝，此为常态。但若气损阴伤，复加邪气内扰，损伤冲任，可能出现经断后出血。常见有气虚失摄、阴虚热扰、血热伤络、血瘀阻滞、湿热下注、湿毒瘀结等证型。

气虚失摄：素体气虚，或过劳伤气，气虚冲任不固，血失统摄而外溢，经断复来。

阴虚热扰：素体阴虚，或房事不节，或忧思过度，耗损营阴，阴虚内热，热扰冲任，迫血妄行，经断复来。

血热伤络：素体阳盛，或过食辛燥生热药食，或感受热邪，或郁怒生火，火扰冲任，迫血妄行，经断复来。

血瘀阻滞：老年体虚，气血运行不畅，或情志内伤，肝郁气结，气滞血瘀，血行瘀阻而外溢，经断复来。

湿热下注：外感湿热，或湿热内生，湿热下注冲任胞宫，冲任胞宫受损，血液外溢，经断复来。

湿毒瘀结：外感湿毒，或湿毒内生，湿毒下注冲任胞宫，冲任胞宫受损，血液外溢，经断复来。

### （二）辨证施治

1. 气虚失摄

主要证候：自然绝经后又出现阴道出血，色淡质稀，小腹空坠，神疲乏力，气短懒言，面色皖白，舌淡红，苔薄白，脉缓弱。

证候分析：气虚中气下陷，冲任不固，血失统摄，经水复来，小腹空坠；脾气虚弱，生化之源不足，出血色淡质稀；中气不足，神疲乏力，气短懒言；中阳不振，面色皖白；舌淡红，苔薄白，脉缓弱，气虚之象。

治疗法则：补气养血，固冲止血。

选方用药：安老汤。人参、黄芪、熟地黄各 30 克，白术、当归、山茱萸各 15 克，阿胶、香附、黑芥穗、木耳炭、甘草各 5 克，每日 1 剂，水煎分服。方中人参、黄芪、白术补中益气，益气止血；熟地黄、阿胶、当归养血止血；山茱萸收涩止血；黑芥穗、木耳炭止血；香附理气，使补而不滞；甘草调和诸药。全方补气养血以治本，收敛固涩以治标，标本同治而固冲止血。

2. 阴虚热扰

主要证候：自然绝经后又出现阴道出血，量不多，色鲜红，五心烦热，两颧潮红，夜寐不宁，口咽干燥，阴中干涩或灼热疼痛，皮肤或外阴瘙痒，大便燥结，舌红，苔少，脉细数。

证候分析：阴虚内热，热扰冲任，迫血妄行，经水复来；阴虚血少，血为热灼，量不多而色鲜红；阴虚于下，阳浮于上，两颧潮红；阴虚内热，虚火内扰心神，五心烦热，夜寐不宁；阴虚津亏，口咽干燥，大便燥结；肝经绕阴器，肾司二阴，肝肾阴虚，精血不足，阴中失养而干涩或灼热疼痛；阴虚血燥，皮肤或外阴瘙痒；舌红，苔少，脉细数，阴虚之象。

治疗法则：滋阴清热，凉血止血。

选方用药：清血养阴汤加味。生地黄 20 克，丹皮、白芍、玄参、黄柏、女贞子、旱莲草各 15 克，出血期间方外酌加生龟版、生龙骨各 15 克，阿胶 10 克。方中生地黄、玄参、旱莲草滋阴凉血止血；黄柏、丹皮清热凉血；阿胶养血止血；女贞子滋养肾阴；白芍收敛肝阴；生龟版滋阴清热止血；生龙骨收涩止血。全方滋阴清热，凉血止血。皮肤、外阴瘙痒甚者，酌加白蒺藜 15 克，荆芥、何首乌各 10 克；大便燥结者，酌加胡麻仁、柏子仁各 10 克。

3. 血热伤络

主要证候：自然绝经后又出现阴道出血，色深红、质稠，带下增多、色黄、味臭，口苦口干，小便短赤，大便秘结，舌红，苔黄，脉弦滑。

证候分析：热伤冲任，迫血妄行，经水复来；血被热灼，色深红、质稠；热灼伤津，口苦口干，小便短赤，大便秘结；热灼胞脉胞宫，带下色黄、味臭；舌红，苔黄，脉弦滑，血热之象。

治疗法则：清热凉血，固冲止血。

选方用药：益阴煎加味。生龟版 20 克，生地黄 15 克，知母、黄柏各 10 克，砂仁、炙甘草 5 克，方外另加生牡蛎 15 克，茜根、地榆各 10 克。方中生地黄、茜根、地榆清热凉血止血；知母、黄柏滋阴清热泻火；生龟版、生牡蛎固冲止血；砂仁养胃醒脾，行气宽中。全方清热凉血，固冲止血。带下量多者，酌加车前子、土茯苓、薏苡仁各 10 克；出血量多或反复发作、气味腐臭者，酌加白花蛇舌草、七叶一枝花、半枝莲各 10 克。

4. 血瘀阻滞

主要证候：自然绝经后出现阴道出血，血色紫黯有块，量或多或少，小腹疼痛拒按，或胞中有癥块，舌紫黯，脉弦涩。

证候分析：瘀阻冲任，血不循经，经水复来，血色紫黯有块，量或多或少；瘀阻胞脉，气血运行不畅，小腹疼痛拒按；瘀血蓄于胞中，久则聚结成癥，胞中有癥块；舌紫黯，脉弦涩，血瘀之象。

治疗法则：活血化瘀，固冲止血。

选方用药：当归丸。当归、川芎、芍药、吴茱萸、大黄、炮姜、附子、细辛、丹皮各 15 克，桂 3 克，厚朴（姜汁炙）、桃仁各 30 克，虻虫 70 个，水蛭 70 个，上药为末，炼蜜为丸，如梧桐子大，每服 20 ~ 30 丸。方中芍药宜用赤芍，桂宜用桂枝。当归、川芎、赤芍、桂枝活血祛瘀；大黄、丹皮、桃仁凉血祛瘀；虻虫、水蛭祛瘀消癥；吴茱萸、炮姜、附子、细辛温经散瘀，炮姜还可温经止血；厚朴行气以助散结。全方活血祛瘀，消积化癥，冀使冲任通畅，血循常道而血止。出血较多时，宜加止血药，如三七粉3克，地榆炭、贯众炭各10克。本方攻破力较猛，体实者可用，体虚者宜补虚后再用。淤积化热，症见手足心热、低热不退、口干渴饮、尿赤便结、舌黯、苔黄而干、脉弦数者，去吴茱萸、炮姜、附子、细辛等温燥之品，酌加三七粉3克，地榆、贯众各10克凉血止血。久病体虚、气短乏力、食少纳呆者，去虻虫、水蛭、大黄，酌加黄芪15克，白术、砂仁各10克。

本证型亦可选用少腹逐瘀汤加减。

5. 湿热下注

主要证候：自然绝经后又出现阴道出血，色红或紫红，量较多，带下色黄、有臭味，外阴及阴道瘙痒，口苦咽干，大便不爽，小便短赤，舌红，苔黄腻，脉濡数。

证候分析：湿热下注，损伤冲任胞宫，血液外溢，经断复来，色红或紫红，量较多；湿热下注损伤阴器，带下色黄、有臭味，外阴及阴道瘙痒；湿热内蕴，口苦咽干，大便不爽，小便短赤；舌红，苔黄腻，脉濡数，湿热之象。

治疗法则：清热利湿，止血除带。

选方用药：易黄汤。山药、芡实各30克，白果15克，黄柏、车前子各10克。方中重用山药、芡实，补脾益肾，固精止带，两药相合以增补摄之力；白果收涩止带，助山药、芡实收涩；黄柏苦寒入肾，清热燥湿；车前子清热利湿，导湿热从小便而出，与黄柏相合增强清热祛湿之力。全方清补兼施，通涩并行，重在补虚固涩，兼以清热祛湿。出血较多时，可酌加三七粉3克，地榆、贯众各10克凉血止血。

6. 湿毒瘀结

主要证候：自然绝经后又出现阴道出血，淋漓不断，杂色带下、恶臭，小腹疼痛，低热起伏，神疲乏力，形体消瘦，舌黯或有瘀斑，苔白腻或黄腻，脉沉弱。

证候分析：湿毒瘀结，损伤冲任胞宫，血液外溢，阴道出血，淋漓不断，夹有杂色带下、恶臭；湿毒瘀结，损伤正气，正邪交争，低热起伏；正气受损，神疲乏力，形体消瘦；舌黯或有瘀斑，苔白腻或黄腻，脉沉弱，湿毒瘀结、正气受损之象。此期症状多不良，应予关注。

治疗法则：利湿清热，解毒化瘀，兼扶正气。

选方用药：解毒渗湿汤（金志春方）。萆薢、薏苡仁、滑石各30克，黄柏、丹皮、赤茯苓、泽泻、通草各15克，赤芍、龙胆草、山栀子、蛇舌草、蚤休、半枝莲各10克，黄芪20克。本方由萆薢渗湿汤加味而成。萆薢渗湿汤中，萆薢利水祛湿、分清化浊，黄柏清热利湿解毒，泽泻渗湿泻热，薏苡仁利水渗湿，赤茯苓分利湿热，滑石利水通淋，丹皮凉血化瘀，通草利尿清热，前述诸药为萆薢渗湿汤，导湿下行，利水清热；萆薢渗湿汤外，另加赤芍凉血化瘀，山栀子清热解毒，蛇舌草、半枝莲、蚤休清热解毒、活血化瘀、消肿止痛，黄芪益气扶正。解毒渗湿汤全方利湿清热，解毒化瘀，兼扶正气。

## （三）其他施治

1. 针灸

关元、血海、足三里、阴陵泉、三阴交、肾俞，每次取 3 ~ 4 穴，毫针刺。

2. 耳针

子宫、脾、肾、肝、腹、内分泌、卵巢，每次取 2 ~ 3 穴，针刺或留行子贴压。

第十章

# 带下病

带下病是指带下量明显增多或减少，色、质、气味异常，或伴全身和（或）局部症状者。其中，带下量明显增多者称带下过多，带下量明显减少者称带下过少。带下量增多时要排除生理性带下，如在月经期前后、排卵期、妊娠期带下量增多而无其他不适者。带下过少也要注意绝经前期白带量减少而无明显不适的生理现象。带下古籍还有“下白物”“流秽物”“白沃”“赤沃”“赤白沃”“白沥”“赤沥”“赤白沥”等名称。

带下病类型，古籍论述较多，有白带、黄带、赤带、赤白带、青带、黑带、五色带（仅以颜色命名），此外还有白崩、白淫、白浊等。带下病临床以白带、黄带、赤带和赤白带多见。白崩是指从阴道中流出的一种白色如米泔样的黏液，其量多于白带，状如下崩，实际就是比较严重的白带。白淫是指从阴道中流出有如性欲冲动时的大量白色、无臭液体，古代文献常白淫、白浊不分，实为两种，白淫与淫欲或房事过度有关。白浊是指从尿道中流出的一种秽浊如脓黏稠的分泌物。白浊与白带极易混淆，注意鉴别。

带下只是一种症状，不是一个独立的疾病。从现代医学看，生殖道炎症与损伤、内分泌疾病和肿瘤等，可引起不同类型的带下。带下病诊治，应该辨证与辨病结合，采用妇科检查和必要的辅助检查以明确诊断，以免贻误病情。带下病因湿邪为患，病情缠绵，反复发作，不易速愈，常并发月经不调、闭经、癥瘕、不孕等疾病。

## 第一节　带下过多

带下量明显增多，色、质、气味异常，或伴局部和（或）全身症状者，称为带下过多。

### （一）病因病机

“夫带下俱是湿症”（《傅青主女科》），带下过多病因主要是湿邪。湿邪有内湿和外湿。

脾虚带下：内湿因脏腑功能失调而致，如饮食不节，劳倦过度，或忧思气结，肝旺损脾，脾虚运化失职，水湿内停，损伤任带，浸渍胞宫阴器，导致脾虚带下。

肾虚带下：素禀肾虚，或房劳多产伤肾，或疾病损肾，肾阳虚衰，气化失常，水湿内停，损伤任带，浸渍胞宫阴器，或肾气虚衰，封藏不固，精液滑脱，形成肾虚带下。

湿浊带下：外湿指外感湿邪（或湿毒），如经期涉水淋雨，感受寒湿，或产后胞脉空虚，摄生不洁，或手术消毒不严，浴具不洁，卫生不良，湿邪内侵，损伤任带，浸渍胞宫阴器，形成湿浊带下。

湿热带下：湿热内侵，或外湿或内湿蕴结化热形成湿热，湿热下注，损伤任带，浸渍胞宫阴器，导致湿热带下。

湿毒带下：湿毒内侵或内湿蕴结可形成湿毒，湿毒损伤任带，浸渍阴器，形成湿毒带下。

老妇带下：绝经妇人，肾精、肾气虚衰，阴阳气血不足，复感湿邪（或湿毒）或内湿下注（或蕴结湿毒），损伤任带，浸渍胞宫阴器，形成老妇带下。老妇带下可有肾阴虚或肾阳虚或肾阴阳俱虚，常虚实夹杂。

带下过多发病过程中，部分患者存在内外合邪致病。

因此，带下过多总由湿邪（或湿毒）浸渍所致，或外湿（或湿毒）内侵，或脏腑功能失调（主要在脾肾）内生湿浊，继之湿蕴化热或生毒而出现湿热或湿毒；病位主要在任带、胞宫和阴器；主要病机是湿浊（寒湿或湿热）或湿毒侵犯任带，以致任脉失固、带脉失约，湿浊（寒湿或湿热）或湿毒浸渍损伤胞宫阴器。

带下过多常见的证型主要有脾阳虚（脾虚带下）、肾阳虚（肾虚带下）、湿浊浸渍（湿浊带下）、湿热下注（湿热带下）、湿毒蕴结（湿毒带下）、肾虚夹湿（老妇带下）等。由于个体差异，临床可见内外合湿、阳虚寒湿、肝强脾弱、脾肾两虚等证型（复合证型带下）。

从西医学认识，带下过多主要由生殖道炎症（真菌、滴虫、细菌、病毒等病原微生物感染）引起，其他可由内分泌功能紊乱、老年卵巢衰竭后生殖道功能减退、子宫肌瘤、子宫或宫颈良性或恶性病变等引起。

### （二）辨证施治

#### 1. 脾阳虚（脾虚带下）

主要证候：带下量多，色白或淡黄，质稀薄，无臭气，绵绵不断，伴有面色㿠白，神疲倦怠，四肢不温，纳少便溏，两足跗肿，舌淡，苔白腻，脉缓弱。肥胖之人，白带量多，形如痰涎，色白，质黏稠，有腥味，神疲嗜睡，头重眩晕，胸闷腹胀，口中淡腻，食少，痰多泛恶，舌淡，苔白腻，脉弦滑。

主证分析：脾阳虚弱，运化失职，水湿内停，损伤任带，任脉失固，带脉失约，湿浊下注，浸渍胞宫阴器，带下量多，色白或淡黄，质稀薄，无臭气，绵绵不断；脾虚清阳不升，面色㿠白；脾虚中阳不振，神疲倦怠，四肢不温；脾虚运化失职，纳少便溏；湿浊下注于足，两足跗肿。舌淡，苔白腻，脉缓弱，脾阳虚衰之象。肥胖之人，多脾虚湿盛，聚湿生痰，痰湿下注，白带量多，形如痰涎，有腥味；脾气虚弱，清阳不升，痰湿上扰，神疲嗜睡，头重眩晕；痰蕴胸腹，胸闷腹胀；痰滞胃肠，口中淡腻，食少，痰多泛恶；舌淡，苔白腻，脉弦滑，痰湿之象。

治疗法则：健脾益气，升阳除湿；肥胖之人，健脾渗湿，化气行水。

选方用药：完带汤。白术、山药各30克，白芍15克，人参、苍术、车前子、陈皮各10克，柴胡、黑芥穗、甘草各5克。方中重用白术、山药健脾祛湿，山药还可固肾止带；人参补益中气，助脾运湿；苍术燥湿运脾；车前子利湿清热，从小便分消湿浊；白芍柔肝而理脾，条达肝木而勿犯脾土；陈皮理气燥湿，使补而不滞；柴胡、黑芥穗辛散，得白术而升发脾胃清阳，配白芍以疏肝解郁，黑芥穗还入血分祛风胜湿；甘草和中调药。诸药相配，健旺脾气，条达肝木，升发清阳，化解湿浊，补中兼散，消中有升，肝脾同治，健脾益气，升阳除湿，带下自止。

肥胖之人，用胃苓汤。苍术、陈皮、厚朴、甘草、茯苓、猪苓、泽泻、官桂、白术，上药等份，共研粗末，每次用15克，加生姜5片、大枣2枚水煎服，也可用饮片水煎服，各药用量按常规剂量酌定。本方由平胃散合五苓散而成，平胃散运脾燥湿，五苓散化气行水，利水渗湿，标本兼顾，用治带下则除湿以止带。

2. 肾阳虚（肾虚带下）

主要证候：带下量多，色白清冷，稀薄如水，淋漓不断，伴有头晕耳鸣，腰痛如折，畏寒肢冷，小腹冷凉，小便频数，夜间尤甚，大便溏薄，面色晦暗，舌淡润，苔薄白，脉沉弱而迟。

主证分析：肾阳不足，命门火衰，气化失常，寒湿内盛，损伤任带，任脉不固，带脉失约，寒湿下注，浸渍胞宫阴器，带下量多，色白清冷，稀薄如水，淋漓不断；肾虚髓海不足，头晕耳鸣；肾阳虚损，外府失荣，腰痛如折；肾阳虚衰，命火不足，虚寒内生，畏寒肢冷，胞宫胞络失温则小腹冷凉；肾阳虚衰，膀胱失温，气化失常，小便频数，夜间尤甚；火不暖土，大便溏薄；肾阳虚衰，水色上泛，面色晦暗；舌淡润，苔薄白，脉沉弱而迟，肾阳不足、虚寒内盛之象。

治疗法则：温肾助阳，涩精止带。

选方用药：内补丸。鹿茸、菟丝子、潼蒺藜、白蒺藜、紫菀茸、桑螵蛸、肉苁蓉、肉桂、制附子、黄芪、茯苓，上药等份，研为细末，炼蜜为丸，每次服6克，空腹酒送服，亦可各药适量水煎服。内补丸为《女科切要》治疗肾阳虚衰所致带下而设。方中鹿茸壮肾阳，生精髓，补督冲，强筋骨，温补下元，振衰起废；菟丝子、潼蒺藜、肉苁蓉、桑螵蛸、紫菀茸助鹿茸补肾固精；肉桂、制附子助鹿茸温肾助阳；八药同用，具有很强的温补肾阳作用。带下日久不愈，不能单纯责备肾虚，或见心悸气短、头晕目眩等亦与中气虚陷、湿随气下、肝夹风邪、疏泄太过有关。方中配黄芪益气升提，白蒺藜平肝解郁以疏风祛湿，可举下陷清阳，摄下溜浊阴，去头晕目眩；带下而用茯苓利水，与治腹泻用分利法同理，使湿从小便而去，则阴中秽物自减，体现通因通用。津液病变，不是不通就是太通，带下属于太通，本当使用固涩，本方不用固涩而用温补，是因肾虚才是病变本质。本方兼配益气升提，使气不下陷则湿不下流；兼以疏泄风邪，使风邪一去则疏泄正常，体现以治肾为主兼理肝脾的配方法度。全方以温补肾阳为主，肝脾肾同调，涩精止带，湿去带止。若仿完带汤法，加入人参、白术益气健脾，陈皮芳香化浊兼防气滞，山药固精，车前子利湿止带，脾肾同治，则更趋完善。若精关不固、精液下滑、带下如崩，谓之白崩，治宜补脾肾、固任带，佐以涩精止带，方选固精丸。若带下日久、滑脱不止，酌加芡实、煅龙骨、煅牡蛎、乌贼骨、金樱子以固涩止带。若腹泻较重或五更泻，去肉苁蓉，酌加补骨脂、煨肉豆蔻、吴茱萸、白术以补肾健脾、涩肠止泻。

3. 湿浊浸渍（湿浊带下）

主要证候：带下量多色白，或如豆渣状或凝乳状，阴部瘙痒，或伴有脘闷纳差，舌红，苔腻，脉滑。

主证分析：湿邪内侵，损伤任带，浸损胞宫阴器，而成湿浊带下，量多色白，或如豆渣状或凝乳状，阴器受损而瘙痒；湿浊中阻，可出现脘闷纳差；舌红，苔腻，脉滑，湿浊内蕴之象。

治疗法则：祛湿化浊，疏风止痒。

选方用药：萆薢渗湿汤加减。萆薢、薏苡仁、滑石各30克，赤茯苓、泽泻、通草各15克，方外另加土茯苓15克，苍术、白藓皮、藿香各10克，去黄柏、丹皮。方中萆薢、薏苡仁、赤茯苓、土茯苓、泽泻、滑石、通草利湿化浊；白藓皮除湿解毒，祛风止痒；苍术燥湿健脾，疏风化浊；藿香醒脾化浊，疏风止痒。全方祛湿化浊，疏风止痒。若寒湿内侵、凝滞腹痛、带下量多色白，酌加香附、艾叶等温经理气止痛；若有化热倾向，白带变黄，可保留黄柏、丹皮以清热除湿。

4. 湿热下注（湿热带下）

主要证候：带下量多色黄，黏稠臭秽，阴部瘙痒，或伴胸闷心烦，口苦咽干，纳食较差，小腹或少腹作痛，小便短赤，舌红，苔黄腻，脉濡数。

主证分析：湿热内侵，外湿或内湿蕴结化热形成湿热，湿热下注，损伤任带，浸损胞宫阴器，带下量多色黄，黏稠臭秽，阴部瘙痒；湿热熏蒸，胸闷心烦，口苦咽干；湿热内阻，纳食较差；湿热蕴结胞脉胞络，小腹或少腹作痛；湿热伤津，小便短赤；舌红，苔黄腻，脉濡数，湿热之象。

治疗法则：清热利湿止带。

选方用药：止带方。茵陈20克，猪苓、茯苓、车前子、泽泻、赤芍、丹皮、黄柏、栀子、牛膝各10克。方中猪苓、茯苓、车前子、泽泻利水除湿；茵陈、黄柏、栀子清热泻火解毒；赤芍、丹皮凉血化瘀，合牛膝活血，并引药下行。全方可清热解毒，除下焦湿热。若肝经湿热下注、带下量多、色黄或黄绿如脓、质黏稠或呈泡沫状、有臭味、阴部痒痛、头晕目眩、口苦咽干、烦躁易怒、便结尿赤、舌红、苔黄腻、脉弦滑而数，治宜泻肝清热除湿，方用龙胆泻肝汤加苦参、黄连。若脾虚湿郁化热、带下色黄黏稠、有臭味，治宜健脾除湿、清热止带，方选易黄汤。

5. 湿毒蕴结（湿毒带下）

主要证候：带下量多，色黄绿如脓或赤白相兼，甚或五色杂下，状如米泔，秽臭难闻，伴有小腹疼痛，腰骶酸痛，口苦咽干，小便短赤，舌红，苔黄腻，脉滑数。

主证分析：湿毒内侵或湿蕴成毒，损伤任带，浸损胞宫阴器，秽浊下流，带下量多；湿毒蕴蒸，损伤脉络，色黄绿如脓或赤白相兼，甚或五色杂下，状如米泔，秽臭难闻；湿毒蕴结，瘀阻胞脉，小腹疼痛，腰骶酸痛；湿浊毒热上蒸，口苦咽干；湿热伤津，小便短赤；舌红，苔黄腻，脉滑数，湿毒蕴结之象。湿毒带下需注意恶性病变。

治疗法则：除湿解毒，清热除带。

选方用药：五味消毒饮加味。金银花15克，野菊花、蒲公英、紫花地丁、紫背天葵子各10克，方外另加土茯苓、薏苡仁各15克。方中金银花、野菊花、蒲公英、紫花地丁清热解毒；紫背天葵子、土茯苓、薏苡仁清热解毒，利水除湿。全方除湿解毒，清热除带。若腰骶酸痛、带下恶臭难闻，酌加半枝莲、穿心莲、鱼腥草、樗根皮各 10 克，清热解毒，消肿除秽。

6. 肾虚夹湿（老妇带下）

主要证候：带下量不太多，色黄或赤白相兼，质稠或有臭味，阴部干涩或有灼热感，伴有头晕耳鸣，腰膝酸软，颧赤唇红，五心烦热，失眠多梦，舌红，苔少或黄腻，脉细数；或带下量增多，色白质稀，伴有头晕耳鸣，腰膝酸软，畏寒肢冷，小腹冷凉，小便频数，面色晦暗，舌淡润，苔薄白，脉沉细而迟。

主证分析：肾虚夹湿带下多见于老年妇人。阴虚夹湿者，肾阴不足，相火偏旺，损伤血络，复感湿邪，伤及任带，浸渍胞宫阴器，带下量多（老妇阴液不足，相对量多，绝对量不多），色黄或赤白相兼，质稠或有臭味，阴部有灼热感；阴精亏虚，阴部失荣，干涩不适；肾阴亏损，髓海不足，头晕耳鸣，腰膝酸软；阴虚内热，热扰心神，五心烦热，失眠多梦；舌红，苔少或黄腻，脉细数，阴虚夹湿之象。阳虚夹湿者，肾阳不足，复感湿邪，伤及任带，浸渍胞宫阴器，带下量增多，色白质稀；肾精亏损，髓海不足，头晕耳鸣，腰膝酸软；肾阳不足，畏寒肢冷，小腹冷凉，小便频数，面色晦暗；舌淡润，苔薄白，脉沉细而迟，阳虚夹湿之象。阴阳俱虚夹湿者，肾阴阳俱虚而复感湿邪，表现出阴阳俱虚而带下增多。

治疗法则：阴虚夹湿者，滋阴补肾，清热祛湿止带；阳虚夹湿者，温补肾阳，散寒除湿止带；阴阳俱虚夹湿者，阴阳双补，除湿止带。

选方用药：阴虚夹湿者，可用大补地黄丸加味。熟地黄、黄柏各 120 克，当归、山药、枸杞子各 90 克，生地黄、知母、山茱萸、白芍各 75 克，玄参、肉苁蓉各 45 克，原方用法，前药共为细末，炼蜜丸如梧桐子大，每服七八十丸，空腹淡盐汤送下，现可方外另加车前子、芡实、金樱子各 90 克，一同为丸服，或各药适量水煎服。大补地黄丸阴虚燥热。方中熟地黄甘而微温、滋阴养血、益精填髓，黄柏苦寒泻肾火、退虚热，两药相配，其性偏凉，滋阴清热益彰；山茱萸、枸杞子、山药滋阴补肾；当归、白芍、生地黄养血敛阴，生津润燥；玄参、知母滋阴清热；肉苁蓉补肾益精，润燥通便；知母配黄柏增清泻相火、退热除蒸之效，肉苁蓉配当归增润肠通便之力。诸药合用，阴精得补，虚热可消。阴虚夹湿带下者，在滋阴除热基础上，加入车前子利水除湿，并与黄柏同用以除湿热，加入芡实、金樱子以涩带，除带下之功更妙。阴虚夹湿带下者亦可用知柏地黄丸加车前子、芡实、金樱子等药治疗。

阳虚夹湿者，可用济生肾气丸加味。熟地黄 160 克，山茱萸、山药各 80 克，茯苓 120 克，泽泻、丹皮各 60 克，肉桂、制附子各 20 克，川牛膝、车前子各 40 克，上药为丸，每服 6 ~ 10 克，本病证可方外另加芡实、金樱子各 60 克，一同作丸，或各药适量水煎服。方中肉桂辛甘大热，制附子辛大热，均善补火助阳；川牛膝酸甘性平，苦泄下行，善补肝肾、强腰膝、利尿；此三药相伍，善温阳化气利水，恰中阳虚水湿内停之病的；熟地黄甘润微温，善滋阴填精益髓；山茱萸酸甘微温，善温补肝肾；山药甘补涩敛性平，善养阴益气、补脾肺肾；此三药合用，肝脾肾阴并补，伍桂附以阴中求阳，收阴生阳长之效；茯苓甘补淡渗性平，善健脾渗湿利水；泽泻甘淡渗利性寒，善泄热渗湿利尿；丹皮辛散苦泄微寒，善清泻肝火；车前子甘寒清利，善利尿除湿；此四药相合，与前药相辅相成，使补而不燥不腻，助利水以除湿消肿。全方配伍，温化与通利并施，温肾化气、利水消肿，善治肾阳不足、气化不利、水湿内停所致之证。阳虚夹湿带下者，温肾除湿即可去带，加入芡实、金樱子固涩则除带更妙。

阴阳俱虚夹湿者，可选用二仙汤合二至丸加味。二仙汤：仙灵脾、仙茅、当归、巴戟天各20克，黄柏、知母各10克。二至丸：女贞子、旱莲草各15克。两方之外另加车前子、芡实、金樱子各10克。二仙汤中，仙灵脾、仙茅温肾阳，益精气，助命门而调冲任；巴戟天温肾阳而强筋骨，性柔不燥以助二仙温养；当归养血柔肝而充血海，以助二仙调补冲任；知母、黄柏滋肾阴而泻虚火，既可疗肾阴不足之虚火上炎，又可缓仙灵脾、仙茅之辛热燥烈，全方寒热并用，精血兼顾，温补肾阳而不燥烈，滋肾柔肝而不滋腻，通过温补肾阳、滋阴降火而使阴阳平衡。二至丸中，女贞子甘苦而凉，善滋肝肾之阴；旱莲草甘酸而寒，既补肝肾之阴，又能凉血止血；两者性皆平和，补肝肾而不腻，合则滋补肝肾、益阴止血。二仙汤与二至丸相合，肾阴阳双补，可使阴阳共长共平，但两方合用时，应掌握好温阳药与滋阴降火药剂量，务求阴阳平衡。阴阳俱虚夹湿带下者，在平衡肾阴肾阳之时，另加车前子利水除湿，芡实、金樱子固涩止带，有助补肾止带。

带下色黄或赤白相兼、质黏稠、臭味明显者，酌加土茯苓、贯众；失眠多梦者，酌加柏子仁、夜交藤；潮热口干明显者，酌加地骨皮、银柴胡；腰酸耳鸣明显者，酌加枸杞子、桑寄生、白蒺藜；苔厚腻者，酌加薏苡仁、白扁豆。

7. 复合证型带下

内外合湿：脾肾虚弱之人出现湿浊下注而兼有外湿内侵者，可引起内外合湿带下，可有脾虚或肾虚带下表现并兼有湿浊或湿热带下表现。治疗可根据具体情况，参考前述辨证施治。

阳虚寒湿：素体阳虚之人，冲任亏损，下元不足，若寒湿内侵，可出现白带量多，清稀如水，伴有面色苍白，形寒肢冷，小腹急痛，小便清长，舌淡，苔白，脉沉迟无力。治疗当温经散寒、除湿止带，可用加味吴茱萸汤加减治疗。

肝强脾弱：肝旺之人损脾而脾虚湿生，湿浊下注，伤及任带，浸渍胞宫阴器，引起带下过多，临床表现有脾虚兼肝旺特点，在脾虚带下基础上兼见胸胁胀满、烦躁易怒、嗳气纳呆、肠鸣腹胀、头痛时作等肝旺表现。治疗可在脾虚带下基础上加疏肝养肝之品，可用完带汤加当归、郁金、香附等药，或用完带汤合逍遥散治疗。

脾肾两虚：脾虚及肾、脾肾两虚者，可出现脾虚带下和肾虚带下相兼，严重者可出现白崩，表现出白带质稀、量多如崩、体质迅速衰疲、头晕心悸、气短懒言、腰膝酸软、脉沉迟而细等。治疗当健脾温肾、化湿止带，可用完带汤合内补丸加减调治；白崩者调治当健脾温肾、益气固涩，可用四君子汤合茯菟丹加桑螵蛸、金樱子、巴戟肉等药；腰痛甚者，可酌加续断、杜仲等温补肾阳，固任止带；肾阳虚甚、口唇发青、四肢厥冷者，可加熟附片回阳救逆。

肝肾两虚：在肾虚夹湿带下中，有因肝病日久及肾或肾虚及肝而致肝肾两虚者，可见带下色白或色青，日久不止，伴有头痛绵绵，眩晕耳鸣，目昏干涩，视物不清，畏明作痛，咽喉干燥，舌红，苔少，脉弦细兼数，治当补益肝肾，可选济阴地黄丸加茯苓、泽泻、芡实、金樱子等治疗。

8. 各色带下辨治

不同颜色带下，病因病机和辨证施治有所不同。

带下色白者为白带，多由脾虚、肾虚、湿浊或寒湿所致，辨治参见脾虚带下、肾虚带下、湿浊带下和阳虚寒湿带下。

带下色如黄茶浓汁或黄绿色者为黄带，多由湿热、湿毒或脾虚湿盛所致，辨治参见湿热带下、湿毒带下和脾虚带下。

带下色红者为赤带，带下而兼血，多由湿热浸渍、阴虚火扰兼夹湿邪、脾虚湿盛并出现气虚失摄等而致出血所致，辨治参见湿热带下、阴虚夹湿带下和脾虚带下，可在前述辨证施治基础上加用止血药。

带下色赤白相杂者为赤白带，可由湿热下注、肝郁化热、血瘀、虚热和虚寒所致。湿热下注者，带下赤白相杂量多，黏腻臭秽，伴胸脘痞闷，胃呆纳少，少腹坠胀，阴户瘙痒，舌红，苔腻，脉滑数，治当清热化湿，可选胜湿丸加减治疗。湿热过重、带下恶臭、阴中肿痛腐烂者，宜清热解毒，可选八仙饮加鱼腥草、生甘草治疗。肝郁化热者，赤白带下，伴胸胁胀痛，乳胀或少腹胀痛，心烦易怒，饮食纳少，舌红，苔薄黄，脉弦数，治当疏肝解郁泻火，方选丹栀逍遥散加减治疗。血瘀者，带下赤白，伴少腹满痛，行经困难，舌紫黯，脉迟涩，治当活血化瘀，可选桃仁散加减治疗。正产或流产后赤白带下且淋漓不净者，治宜和血化瘀、温经止痛，方选生化汤加减治疗。虚热者，带下赤白量多，伴面色无华，头晕目眩，精神不振，五心烦热，心悸少寐，舌红，苔少，脉虚细数，治当补阴血、除虚热，可选柴芩四物汤加生地黄、女贞子、旱莲草治疗。虚寒者，赤白带下延久不止，伴面色苍白或萎黄，唇色淡白，头晕目眩，形寒肢冷，腰酸乏力，腰痛绵绵，舌淡，苔白，脉沉紧而细，治当温经祛寒、固涩止带，方选鹤顶丸加黄芪治疗。

带下色如绿豆汁者为青带，多由肝经湿热、肝肾虚损所致，辨治参见湿热带下和肾虚夹湿带下。

带下色如黑豆汁者为黑带，多由湿热蕴毒或肾虚火扰所致，辨治参见湿毒带下、肾虚夹湿带下。

带下青黄赤白黑五色相杂且臭秽者为五色带，多由湿热或湿毒内侵胞宫阴器，日久溃腐成脓所致，高度关注生殖器官恶性病变合并感染，辨治参见湿热带下或湿毒带下。五色带下日久，可合并脏腑衰败，“五脏俱虚，五色并下，是皆血之为病也”“若是内溃，则所下之物，杂见五色”，可用胃风散，《妇科指要》解释此方“风入胞门，遍传五脏，乃致带下五色焉。人参扶元气，白术燥湿健脾，当归养血以荣脉，白芍敛营以益阴，茯苓渗伏结之湿，川芎行血中之气，肉桂暖血御风，粟米益脾以壮胃也。水煎温服，使脾胃内强，则外邪不复逗留，而脏腑之气自然肃清，何带致五色之患哉？”可资参考。

## （三）其他施治

### 1. 外治

带下因阴道受损者，可阴道用药，如阴部洗浴、阴道塞药等。

阴部洗浴：女阴洗剂（金志春方）。阴热者，用苦参、黄柏、龙胆草、土茯苓、蛇床子、百部、白藓皮各 20 克；阴寒者，用苦参、土茯苓、蛇床子、百部、白藓皮、川椒、艾叶各 20 克，布包浓煎 500 毫升，阴部熏洗坐浴，每日 1 ~ 2 次。

阴道塞药：保妇康栓（《中华人民共和国药典》），塞阴道。

2.针灸

带脉（双侧）、中极、足三里（双侧），白带加少商，赤带加少冲，黄带加隐白，青带加大敦，黑带加涌泉，毫针捻转提插，平补平泻，留针30分钟；脾虚加脾俞，肾虚加肾俞、命门，肝郁加肝俞、血海，用补法，留针30分钟。命门、神阙、中极、隐白、三阴交，艾条熏灸，每穴5分钟，隔日1次。

3.耳针

脾虚取脾、肺、子宫，肾虚取肾、内分泌、子宫、卵巢，湿热取脾、肾上腺、子宫、盆腔、三焦，单侧取穴，毫针针入软骨，留针30分钟，每日或隔日1次，脾虚、肾虚可加温针灸。

## 第二节　带下过少

带下量极少，甚或全无，阴部干涩，或伴全身或局部症状者，称为带下过少。

### （一）病因病机

带下过少主要是因肾精虚衰，阴液不足，阴部失于滋养所致。生理性带下是一种阴液，青春期和育龄期女子阴道内常有少量白色或无色透明无臭的黏性液体，滋润阴部。出现带下过少的原因主要有三个方面，一是先天禀赋不足，或房劳多产，或大病久病，或产后大出血，损伤肾精、肾气；二是绝经之后，肾精、肾气渐衰，天癸渐竭，冲任空虚；三是肾阴、肾阳序动失常，月经周期紊乱，长期月经不行或闭经。前两者较重，是因肾精、肾气虚衰，冲任空虚，阴器泌出阴液减少所致，如卵巢早衰、绝经后改变等；后者较轻，是因月经周期阴阳序动调节失常，肾气化生肾阴不足，阴器泌出阴液减少所致，月经周期恢复，带下即会增多。

西医学认为，带下过少主要是雌激素分泌不足，一是卵巢功能衰退，如自然绝经、卵巢早衰，或手术、化疗和放疗损伤卵巢，导致雌激素分泌不足；二是下丘脑或垂体功能减退，如席汉综合征垂体损伤引起继发性雌激素分泌低下；三是卵巢储备正常，但有卵巢功能紊乱，长期月经稀发或闭经，雌激素分泌不足。

### （二）辨证施治

主要证候：带下过少，甚或全无，阴部干涩或灼痛，月经稀发或闭经或绝经，或伴阴痒，阴部萎缩，性交疼痛，头晕耳鸣，烦热胸闷，夜寐不安，小便色黄，大便干结，舌红，苔少，脉细数或沉细。

主证分析：肾精亏虚，肾阴不足，阴部阴液泌出不足，带下过少，甚或全无；阴虚生热，阴部干涩或灼痛、阴痒；阴液不足，阴部失养，阴部萎缩，性交时无液润滑而痛；肾阴虚，虚火上扰，头晕耳鸣，烦热胸闷，夜寐不安；阴液虚少，小便色黄，大便干结；舌红，苔少，脉细数或沉细，阴虚生热之象。

治疗法则：滋补肾精，养阴生津。

选方用药：阴虚轻者，可用左归饮或六味地黄丸合二至丸加减；阴虚显著者，可用左归丸合二至丸加减；出现阴虚生火者，可用知柏地黄丸合二至丸加减；阴虚显著时常合并阳气不足，阳气不足轻者可用右归饮合二至丸加减，阳气不足重者可用右归丸合二至丸加减。心火偏盛者，酌加黄连、炒枣仁；虚火上扰者，酌加地骨皮、丹皮；皮肤、外阴瘙痒者，酌加防风、蝉蜕、白蒺藜；兼气虚者，酌加人参、黄芪、白术；兼血虚者，酌加当归、川芎；兼血虚血滞者，酌加丹参、香附、当归、川芎。对于卵巢储备正常而月经周期阴阳序动调节失常者，可采用中药人工周期疗法调经治疗。

## 第三节　白　　淫

性欲冲动时，阴道中有大量白色、无臭阴液下注，不时发作并伴有不适者，称为白淫。

### （一）病因病机

女性产生淫欲或性交时，阴中分泌一些阴液，浸润阴户以利性交，是正常的生理反应。“思想无穷，所愿不得，意淫于外，入房太甚，宗筋弛纵，发为筋痿，及为白淫”（《素问·痿论》）。“白淫乃思想无穷，情欲不遂，一时放白，寡妇尼姑此症居多，乃郁火也”（《妇科指要》）。前论说明，白淫是因淫欲产生过度而不得交合或房事太过引起。淫欲产生过度则心肝火升，所愿不遂则欲火不得外泄而内郁，郁火内扰则肾精外泄。房事太过，损伤肾气，肾气虚损则精关不固而肾精外泄。故白淫主要有郁火和肾虚两个证型。

### （二）辨证施治

1. 郁火白淫

主要证候：白淫时下，烦躁不安，心神不宁，失眠梦交，舌红，苔薄，脉弦数。

主证分析：常思淫欲不遂，心肝火动郁积于内，火积日盛，时时扰动精液外泄，白淫时下；心肝火盛扰动心神，烦躁不安，心神不宁，失眠梦交；舌红，苔薄，脉弦数，心肝火盛之象。

治疗法则：疏泄肝热，清泻心火。

处方用药：丹栀逍遥散加黄连 10 克。逍遥散疏肝开郁，丹皮、栀子清泻肝火，加黄连清心泻火，全方疏泻心肝郁火。

若火盛日久，耗气伤阴，可见心烦少寐、睡中梦交、四肢倦怠、五心烦热、口苦咽干、口舌糜烂生疮、舌红、苔黄、脉细数，可用清心莲子饮加柴胡，方中人参、黄芪、甘草补气生津，收敛浮阳而清虚火；黄芩清上焦心肺之热；地骨皮、麦冬滋阴以清虚热；地骨皮与疏肝胆火之柴胡相伍，清虚热，并治心移热于小肠之口舌糜烂（李东垣用此两味组成地骨皮汤以专治）；车前子、赤茯苓淡渗以利湿热；莲子肉益肾固精，交通心肾。全方清心肝以泻郁火，益气阴以除虚热，肝火得疏，心火得泻，肾气得固，则白淫可止。

2. 肾虚白淫

主要证候：白淫时下，面色苍白，头晕目眩，神疲乏力，腰腿酸软，舌淡红，苔薄白，脉沉弱。

主证分析：房劳过度，损伤肾气，肾气不固，精时自下，白淫时下；肾虚髓减，清窍失养，面色苍白，头晕目眩，神疲乏力；肾府失充，腰腿酸软；舌淡红，苔薄白，脉沉弱，肾气虚弱之象。

治疗法则：补肾益气，固涩精关。

选方用药：固精丸加味。鹿茸、鹿角霜、制附子、肉苁蓉、阳起石、巴戟天、韭菜子、赤石脂、煅龙骨（原方为生龙骨，涩精以煅龙骨为宜）、茯苓，《古方选注》加入五味子，本书另加煅牡蛎、桑螵蛸，各药等份，为细末，作丸如梧桐子大，每服70丸，空腹盐酒或盐汤任下，亦可各药适量水煎服。方中鹿茸、鹿角霜、制附子、肉苁蓉、阳起石、巴戟天、韭菜子温补肾阳，赤石脂、煅龙骨收涩固精，佐茯苓渗利湿浊，令湿不扰精室，阴精才能秘藏。正如《古方选注》所言“鹿茸通督脉之气舍，鹿角霜通督脉之精室，阳起石提陷下之真阳，韭菜子去淫欲之邪火，肉苁蓉暖肾中真阳，五味子摄肾中真阴，巴戟天入阴，附子走阳，引领真阳运行阳道，不使虚火陷入于阴，白茯苓淡渗经气，使诸药归就肾经，用石脂、龙骨拦截精窍之气而成封固之功”。原方另加五味子、煅牡蛎、桑螵蛸以增强涩精之力。全方补肾益气，固涩精关，以治肾精外泄。

## 第四节　白　浊

尿道中流出一种秽浊如脓的黏稠分泌物并伴有不适者，称为白浊。古有白浊和赤浊之分，赤浊实为白浊中混有血液者。白浊初起，小便时尿道涩痛，如火灼刀割，浊液下流状如米泔，或如粉糊，或如疮脓，或如目眵，淋漓不断，故又称为淋浊。女性因尿道口与阴道口紧邻，白浊与白带容易混淆，问诊时应追问病史，注意初起有无小便涩痛、尿液浑浊，可资辨别。

### （一）病因病机

“白浊之因有二，一由肾虚败精流注，一由湿热渗入膀胱”（《医学心悟》），“或其夫与不洁之妇交接，因而累及其妻”（《通俗妇科学》）。前论说明，白浊因性交传播而来，有湿热和肾虚两类，直接病因为湿热浊毒感染，湿热为初期反应，肾虚为后期反应。从西医学来看，白浊类似于淋病等相关性病。本病应行病原学检查。

### （二）辨证施治

1. 湿热白浊

主要证候：白浊黄白如脓，或浊中夹血，小便赤涩，刺痛难忍或如刀割，尿道焮肿或溃烂，溲色黄脓浑浊或夹血，伴身热口渴，口苦咽干，身重疲乏，舌红，苔黄腻，脉濡数或滑数。

主证分析：感染湿热浊毒，发病早期，湿热蕴结，下注膀胱，损伤尿道，导致尿道焮肿或溃烂，排尿疼痛或夹血；湿热内扰，身热口渴，口苦咽干；湿热重浊耗气，身重疲乏；舌红，苔黄腻，脉濡数或滑数，湿热之象。

治疗法则：清热解毒，利湿除浊。

选方用药：龙胆泻肝汤合（程氏）萆薢分清饮加减。（程氏）萆薢分清饮由川萆薢、黄柏、车前子、丹参各10克，石菖蒲、茯苓、白术、莲子心各6克组成。川萆薢善于利湿清热，分清化浊，为治白浊要药；石菖蒲芳香化浊，分利小便；黄柏清热燥湿；车前子利湿通淋，使湿热从小便而出；白术、茯苓健脾祛湿；莲子心、丹参清心热，养心血。诸药合用，清热利湿，分清别浊。龙胆泻肝汤清利肝经湿热，与（程氏）萆薢分清饮相合，清热解毒、利湿除浊作用更优。

2. 肾虚白浊

主要证候：白浊下流，淋漓不净，形如凝脂，伴小便频数清白，溺时不痛，溺后遗有余沥，疲倦乏力，腰膝酸软，舌淡，苔白腻，脉迟无力。

主证分析：肾虚失摄，精液不固，白浊下流，淋漓不净；肾气不足，气化减弱，小便频数清白，溺时不痛，溺后遗有余沥；肾气虚损，疲倦乏力，腰膝酸软；舌淡，苔白腻，脉迟无力，肾虚之象。

治疗法则：补肾固精。

选方用药：金匮肾气丸合（杨氏）萆薢分清饮加桑螵蛸。（杨氏）萆薢分清饮由萆薢、益智仁、石菖蒲、乌药各等份组成。萆薢利湿清热，分清化浊；益智仁温肾阳，缩小便；石菖蒲芳香化浊，分利小便；乌药温肾祛寒，暖膀胱以助气化，食盐少许引药入肾，四药合用，温暖下元、分清化浊。（杨氏）萆薢分清饮与金匮肾气丸合用，加入缩泉固精之桑螵蛸，全方温补肾阳，分清祛浊，固摄精液，对肾阳虚衰、下焦虚寒白浊有良效。

# 第十一章

# 胎孕病

妊娠期间发生的与妊娠有关的母体和胎儿疾病，称胎孕病，亦称妊娠病、胎前病。胎孕病不但影响孕妇健康，还可能妨碍胎儿生长发育，造成胎儿发育异常、堕胎、小产、死胎和死产等情况。因此，必须注意孕前孕时预防、监测和发病后的调治。

本书将临床常见的胎孕病分为四个部分，一是自然胎殒，包括先兆胎殒、胎殒和反复胎殒；二是异位妊娠；三是孕母病证，包括妊娠恶阻、妊娠腹痛、妊娠贫血、妊娠身痒、妊娠心烦、妊娠肿胀、妊娠眩晕、妊娠痫证与妊娠肿晕痫诸证、胎气上逆、妊娠咳嗽、妊娠失音、妊娠尿闭、妊娠淋痛、妊娠泄泻、妊娠便秘、妊娠消渴、妊娠腹痈；四是胎儿病证，包括胎水过多、胎水过少、胎萎不长、母儿血型不合、胎位不正、过期不产、鬼胎。有关畸形胎儿处理后的母体恢复可参考胎殒所述“益母善后”。

胎孕病的发生与孕期母体生理变化有一定关系。“妊娠病源有三大纲，一曰阴亏，精血有限，聚以养胎，阴分必亏；二曰气滞，腹中增一障碍，则升降之气必滞；三曰痰饮，人身脏腑接壤，腹中遽增一物，脏腑之机括为之不灵，津液聚为痰饮。知此三者，庶不为邪所惑”（《沈氏女科辑要》）。胎孕病的发病机制具有以下特点：一是阴血偏虚、阳气偏亢，因阴血下注冲任以养胎，易致阴血聚于下、阳气浮于上，甚者气机逆乱、阳气偏亢，出现妊娠恶阻、妊娠心烦、妊娠眩晕、妊娠痫证等；二是胎体阻滞气机、气机升降失调，因胎体渐长，阻滞气机，气机升降易于失调，易致气滞、痰湿内生，引起妊娠肿胀、胎水过多等；三是脏腑虚损、胎失载养，因肾主生殖，胞脉系于肾，肾虚则胎失所系，胎元不固，易致胎漏、胎动不安、反复胎殒等，脾胃为气血生化之源，胎赖血养，脾虚则血少，胎失所养，可致胎漏、胎动不安、胎萎不长等。孕期，外邪、情志、饮食、劳倦、多产房劳、大病久病、跌仆闪挫等，都可影响脏腑和气血，导致胎孕病的发生。

胎孕病的治疗原则是治病与安胎并举。因病而致胎不安者，重在治病，病去则胎自安；因胎不安而致病者，重在安胎，胎安则病自愈，此即“其母有疾以动胎，治母则胎安；若其胎有不牢固致动以病母者，治胎则母瘥”（《诸病源候论》）。主要治法有三：一是补肾，以固胎之本，用药以补肾养阴为主；二是健脾，以益血之源，用药以健脾养血为主；三是疏肝，以通调气机，用药以理气清热为主。胎元异常、胎殒难留或胎殒不下者，安之无益，宜速下胎以益母。孕期，凡峻下、滑利、破血、祛瘀、耗气、散气以及一切有毒之品，应禁用或慎用。因病情需要，如有血瘀者可谨慎选用活血化瘀药，此即“有故无殒，亦无殒也”“有病病受之，无病人受之”之理，惟须严格掌握适应证、使用剂量和使用持续时间，“衰其大半而止”，以免动胎伤胎。

某些胎孕病应在孕前开始预防。胎孕病发生在孕期，但有的病孕前即已存在致病因素，如反复胎殒孕前即可能存在肾虚或气血虚弱等因素。故凡欲孕者，应该关注孕前状态，孕前调好身心，预培其损，预除其疾，可防发生某些胎孕病。

孕期可常服金氏养胎方（金志春方），由黄芪、党参、熟地黄、白芍、当归、川芎、白术、茯苓、山药、山茱萸、菟丝子、枸杞子、杜仲、酸枣仁、黄芩、甘草组成，可根据个体身心状态确定药量，适当加减药味，平补五脏，平调阴阳，平养精气血，使用得当，养胎益母。

## 第一节 自然胎殒

本书所言“自然胎殒”指西医“自然流产”。

妊娠不足28周而终止者称流产。流产发生在妊娠12周前者称早期流产，发生在12周之后者称为晚期流产。早期流产中，2/3左右为隐性流产，即发生在月经前或月经期的流产，也称生化妊娠流产。流产分为自然流产（自然发生的流产）和人工流产（人工方法引起的流产）。自然流产过程西医学分为先兆流产、流产和反复流产，其中，流产包括难免流产、不全流产、完全流产、稽留流产（过期流产）和感染性流产。

先兆流产是言流产先兆，尚未到流产程度，具体是指妊娠28周前，先出现少量的阴道流血（常为黯红色或血性白带），继而出现阵发性下腹痛或腰痛，妇科检查宫口未开，胎膜完整，无妊娠物排出，子宫大小与孕周相符，经休息或治疗症状消失，可继续妊娠。如症状进一步加重，就可能进入流产过程，发展为难免流产。难免流产指在先兆流产基础上，阴道出血量增多，阵发性下腹痛加剧，或突然发作阴道出血量多、下腹阵发性疼痛，或出现阴道流液（胎膜破裂），妇科检查宫颈口已扩张，或妊娠物堵塞宫颈口，子宫大小与停经时间相符或略小，流产不可避免。流产继续发展，部分妊娠物排出宫腔，还有部分残留在宫腔内或嵌顿在宫颈口，或胎儿排出后胎盘残留宫腔或嵌顿在宫颈口，引起大量出血，甚或休克，妇科检查见宫颈口已扩张，有妊娠物堵塞和持续出血，子宫小于停经时间，此过程称为不全流产。妊娠物全部排出，阴道出血渐止，腹痛渐消，妇科检查宫颈口已闭，子宫接近正常大小，此过程称为完全流产。若肧胎或胎儿已死亡而滞留宫腔内未能及时自然排出者称为稽留流产，此时早孕反应减轻或消失，无症状或有先兆流产症状，子宫不增大反而缩小，中期妊娠腹部不增大，胎动消失，妇科检查宫颈口未开张，子宫较停经时间小，闻不及胎心。现在由于普遍采用超声检查，部分孕妇肧胎或胎儿在发育过程中被发现停止发育，即肧胎或胎儿停育，亦属稽留流产范畴。流产过程中，若出现宫腔内感染者称为感染性流产。若与同一性伴侣连续发生3次及以上的自然流产称为反复流产，也称复发性流产、习惯性流产。

有关自然流产的概念，中医有一些论述。综合而言，胎漏是指妊娠期阴道少量出血，时下时止或淋漓不断，而无腰腹酸痛者。胎动不安是指妊娠期出现腰腹酸痛、胎动下坠或阴道少量出血者。从中医症状描述看，胎漏和胎动不安属先兆流产的范畴。堕胎是指妊娠12周内肧胎自然殒堕者，类似早期流产；小产是指妊娠 12 ~ 28 周胎儿已成形而自然殒堕者，类似于晚期流产。堕胎与小产两者只是妊娠时间的差别。胎死胞中，或历时已久而未能自行排出者，中医多称“胎死不下”“胎死腹中”等，类似稽留流产。滑胎是指堕胎或小产连续发生多次者（一般认为 3 次及以上，本书作者认为 2 次即应诊断），类似反复流产。

中医习惯上将流产的过程分为胎漏、胎动不安、堕胎、小产、胎死不下、滑胎等几个方面，名称不太统一。在《素问·六元正纪大论》有“有故无殒，亦无殒也”论述，“故”指原因，“殒”指殒落、死亡，全句意指孕后患病，只要针对病因治疗，即使用峻（毒）药亦不致胎儿殒落、死亡，此句中所言“殒”即指现今所说“流产”。依据此句论述，作者认为，此“殒”比较准确地概括了流产的本质，即胎儿死亡和从母体脱落，故将中医所论流产结合西医学流产相关概念，综合归纳，以“胎殒”命名“流产”，更能体现中医传承。由此，可引申出中医流产相关名称，并与西医对应，即流产和胎殒，自然流产和自然胎殒，先兆流产和先兆胎殒（包含胎漏、胎动不安），早期流产和早期胎殒（堕胎），晚期流产和晚期胎殒（小产），难免流产和难免胎殒，完全流产和完全胎殒，不全流产和不全胎殒，稽留流产（过期流产）和稽留胎殒（过期胎殒），反复流产和反复胎殒，感染性流产和染毒胎殒，等等。见图 11-1。

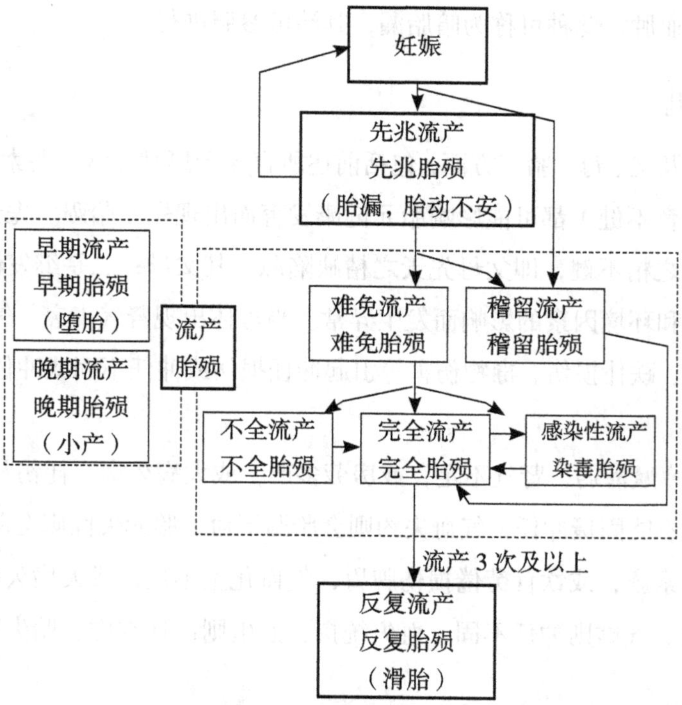


**图 11-1 自然胎殒（自然流产）转化趋势与中西医病名对照**

自然胎殒的病因病机涉及母病及胎、父精薄弱和胎元不健三个方面，这在《诸病源候论》和《景岳全书·妇人规》就有论述，如“其母有疾以动胎”、“胎有不牢固致动以病母”（《诸病源候论》），“父气薄弱，胎有不能全受而血之漏者”（《景岳全书·妇人规》）。在先天禀赋（西医所言遗传）方面，父母遗传物质“先天之精”出现异常而表现为“先天之精不健”，或父母两精相搏时出现“两精结合不健”，或受母体或外界因素影响而“胎元发育不健”，都会影响胎元健康发育而出现胎殒。

西医学认为，自然流产的发生与诸多因素有关，如遗传因素（涉及父、母和胚胎三者遗传问题）、子宫畸形与子宫严重病变、子宫内膜损伤、卵子卵泡问题、内分泌失调、血液循环不良、免疫功能异常、病原感染与炎症损伤、不良心理刺激、外部损伤与应激反应、环境有害物和烟酒毒物损害、男性精子精液问题、医害药害及不明原因，等等。这些因素通过影响母体功能或胚胎形成和发育或父体精子精液功能而导致自然流产。

自然胎殒本书按照先兆胎殒、胎殒和反复胎殒三类进行介绍。

## 一、先兆胎殒

先兆胎殒是言先兆流产，指胎殒（流产）的先兆，中医学认为包括胎漏和胎动不安两个过程。胎漏主证只有阴道出血。胎动不安主证有腰酸腹痛、胎动下坠和（或）阴道出血，重于胎漏。先兆胎殒经过治疗，出血停止，腰腹酸痛消失，多能继续妊娠。若阴道出血逐渐增多，腰腹酸痛加重，可发展为胎殒。结合有关检查，确属难免胎殒而胎殒难留者，宜去胎益母。先兆胎殒是否保胎，应根据孕妇意愿选择，从医学角度提倡先予保胎，同时进行相关检查，包括遗传优生检查，确有问题不宜续孕者，停止保胎，去胎益母。由于超声检查的广泛使用，部分患者虽无阴道出血，但超声检查可见有胞宫内血肿，此种可称为暗胎漏，其治可参照进行。

### （一）病因病机

先兆胎殒病因涉及父、母、胎三方面，包括前述所言先天禀赋异常三要素（先天之精不健、两精结合不健和胎元发育不健）都可能影响胎元健康发育而出现先兆胎殒。先天之精不健有两种情况，一是原发性先天之精不健，即父母先天之精缺陷源于其父母；二是继发性先天之精不健，即父母先天之精受自身和环境因素的影响而发生异常。当母体出现肾气虚衰、气血虚弱、血热内扰、血行瘀滞、癥瘕伤胎、跌仆损伤、毒物伤害等引起冲任损伤或冲任不固或冲任失养或胎元不健时，就可能出现先兆胎殒。

肾气虚衰：先天禀赋薄弱，肾气不足，或房劳多产，或大病久病，耗伤肾气，引起肾气虚弱。肾气虚则系胎无力，不能固摄冲任，气血失约则会胎漏下血，胎元失固则会胎动不安。

气血虚弱：气血素虚，或饮食劳倦损伤脾胃，气血化生不足，或大病久病耗伤气血，或出血失血，以致气血虚弱。气虚则冲任不固、血失统摄，血虚则冲任空虚、胎失所养，出现胎漏下血或胎动不安。

血热内扰：素体阳盛，或七情化火，或外感热邪，或过服温燥之品，或阴虚生热，引起身热过盛。身热过盛，血中蕴热，血热扰动冲任，冲任不固，迫血妄行则胎漏下血，损伤胎元则胎动不安。外感时邪或热毒，“非时之气，伤折妊妇，热毒之气，侵损胞胎，遂有堕胎漏血”（《经效产宝》）。

血行瘀滞：气虚血行无力，或肝郁气滞、血行不畅，或外感寒邪、凝滞血脉，或阳气不足、虚寒内生，引起血行瘀滞。血滞冲任，胎元失养，则胎漏下血或胎动不安。

癥瘕伤胎：宿有子宫肌瘤和腺肌瘤、卵巢子宫内膜异位囊肿和肿瘤等癥瘕病证，孕后癥瘕干扰冲任胞宫和胞脉胞络，以致血行不利、胎元不固而出现胎漏下血或胎动不安。在子宫肌瘤和腺肌瘤、卵巢子宫内膜异位囊肿和肿瘤等癥瘕病证中，不是所有的癥瘕病证都会引起自然流产，而是与癥瘕的大小、位置及毒性影响等有关，有的有影响，有的影响大，有的无影响。

跌仆损伤：孕后跌仆闪挫，或登高持重，或劳力过度，或房事不慎，损伤血脉，伤及冲任、扰动胎元而见胎漏下血或胎动不安。

毒物伤胎：误食毒物毒药，损及脏腑，伤及气血，害及胎元，轻者胎漏下血或胎动不安，重者胎死胞中或堕胎流产。

## （二）辨证施治

### 1. 肾气虚衰

主要证候：孕期阴道少量下血，色淡黯，质清稀，腰酸腹痛，胎动下坠，伴有头晕耳鸣，神疲劳倦，面色晦暗，或曾屡孕屡堕，舌淡或淡黯，苔白，脉沉无力。

证候分析：肾气虚衰，冲任不固，胎失所系，血失封藏，孕后轻者出现阴道少量下血，色淡黯，质清稀，重者还可出现腰酸腹痛、胎动下坠；肾气虚，髓海不足，则头晕耳鸣、神疲劳倦，面色失养则晦暗；屡孕屡堕，损伤肾气；舌淡或淡黯，苔白，脉沉无力，肾虚之象。

治疗法则：补益肾气，固摄冲任。

选方用药：寿胎丸加味或补肾固冲丸。

寿胎丸：菟丝子 20 克，桑寄生、续断、阿胶各 15 克，方外另加杜仲 15 克，改汤剂，水煎服，每日 1 剂。方中菟丝子、杜仲、桑寄生、续断补肾安胎，阿胶养血止血安胎，全方补益肾气，固摄冲任，养血安胎。脾肾气虚、神疲气短者，酌加党参、黄芪、白术各 15 克。夜尿频数者，酌加覆盆子、金樱子各 15 克。

补肾固冲丸：菟丝子 20 克，枸杞子、熟地黄、党参各 15 克，续断、巴戟天、杜仲、当归、鹿角霜、阿胶、白术、砂仁各 10 克，大枣 5 枚，改汤剂，水煎服，每日 1 剂。方中菟丝子、续断、巴戟天、杜仲、鹿角霜补肾益精髓，固冲安胎；当归、熟地黄、枸杞子、阿胶滋肾填精养血而安胎；党参、白术、大枣健脾益气以资化源；砂仁理气安胎，使补而不滞。全方补肾精、益气血、养肾气，使肾气健旺，冲任固摄，胎有所养所系。

偏肾阴虚者，伴有头晕耳鸣、面赤唇红、五心烦热、潮热盗汗、口咽干燥、舌红、苔少、脉沉细数，治宜滋阴补肾、固冲安胎，可用寿胎丸加熟地黄 15 克，山茱萸、女贞子、旱莲草、地骨皮各 10 克。

偏肾阳虚者，伴有腰痛如折、畏寒肢冷、小便清长、面色晦暗、舌淡、苔白滑、脉沉迟，治宜补肾助阳、固冲安胎，可用寿胎丸酌加仙灵脾、补骨脂、鹿角霜各 15 克；或用补肾安胎饮：菟丝子 20 克，补骨脂、狗脊、杜仲、续断各 15 克，人参、白术、益智仁、阿胶、艾叶各 10 克。

### 2. 气血虚弱

主要证候：孕期阴道少量下血，量少，色淡红，质稀薄，小腹下坠或隐痛，腰痛，伴有神疲肢倦，气短懒言，面色无华，小便频数，舌淡，苔薄白，脉沉细弱。

证候分析：气虚冲任摄血无力，阴道不时少量下血；气虚火衰化血为赤力弱，血色淡红而质稀薄；气虚冲任不固，小腹下坠或隐痛，腰痛；气虚活力不足，神疲肢倦，气短懒言；气血虚弱，不荣于面，面色无华；舌淡，苔薄白，脉沉细弱，气血虚弱之象。

治疗法则：益气养血，固摄冲任。

选方用药：固下益气汤或胎元饮或泰山磐石散。

固下益气汤：熟地黄、阿胶、白术、白芍各15克，人参、砂仁、炙甘草、艾叶炭各10克，水煎服，每日1剂。方中人参、白术、炙甘草补中益气，固摄冲任；熟地黄、白芍补血养胎；阿胶养血止血；砂仁理气安胎，使补而不滞；艾叶炭温经止血。全方益气养血，固摄冲任，止血安胎。

胎元饮：熟地黄、杜仲、白术各15克，人参、当归、白芍各10克，炙甘草、陈皮各5克，方外另加黄芪15克、阿胶10克，水煎服，每日1剂。本方由八珍汤去川芎、茯苓，加杜仲、陈皮而成。方中人参、黄芪、白术、炙甘草补中益气，固摄冲任；熟地黄、白芍补血养胎；阿胶养血止血；杜仲补肾固冲安胎；当归养血活血；陈皮健脾理气，补而不滞。全方益气养血，固摄冲任，止血安胎。

泰山磐石散：黄芪、熟地黄、白术、糯米各15克，人参、当归、川芎、白芍、川续断、黄芩各10克，炙甘草、砂仁各5克，水煎服，每日1剂。方中人参、黄芪、白术、炙甘草补中益气以载胎；当归、川芎、白芍、熟地黄补血以养胎；砂仁、糯米调养脾胃以安胎；川续断补肾强腰以固胎；白术配黄芩为安胎要药。全方补气养血，固冲安胎。

气虚明显者，以益气固冲安胎为主，兼以养血，可用举元煎加味：黄芪15克，人参、白术各10克，升麻、炙甘草各5克，方外另加续断、桑寄生、阿胶各15克。阴道出血量多者可酌加乌贼骨15克、艾叶炭10克以固冲摄血止血。

对于素体气血不足而受孕者，采取预防措施具有积极意义，“若冲任不充，偶然受孕，气血不足荣养其胎，宜服八珍汤补养气血以防之，免其坠堕”（《医学入门》）。

3. 血热内扰

主要证候：孕期阴道下血，色深红或鲜红，质稠，腰酸腹痛，胎动下坠，伴有心烦少寐，口渴饮冷，便秘溲赤，面红唇赤，舌红，苔黄，脉滑数。

证候分析：血热（或热毒）内盛，热扰冲任，迫血妄行，阴道下血，色深红或鲜红，质稠；热（或热毒）损胎元，冲任不固，腰酸腹痛，胎动下坠；热扰心神，心烦少寐；热伤津液，口渴饮冷，便秘溲赤；热邪上扰，面红唇赤；舌红，苔黄，脉滑数，邪热内盛之象。

治疗法则：清热凉血。

选方用药：加味阿胶汤或保阴煎。

加味阿胶汤：生地黄、阿胶、白芍各15克，当归、杜仲、白术、黑栀子、侧柏叶、黄芩、艾叶各10克，水煎服，每日1剂。方中生地黄清热凉血止血，养阴生津；白芍养血敛阴，缓急止痛；黄芩清热燥湿；杜仲补肝肾，强筋骨，安胎；白术补气健脾安胎；当归养血活血止痛，阿胶滋阴养血止血；黑栀子、侧柏叶清热止血；艾叶温经止血，散寒止痛。全方清热凉血，养血止血安胎。

保阴煎：生地黄、熟地黄、白芍各15克，山药、川续断、黄芩、黄柏各10克，生甘草5克，水煎服，每日1剂。生地黄清热凉血止血，养阴生津；熟地黄滋阴补血；白芍养血敛阴，缓急止痛；黄芩、黄柏清热燥湿；山药益气养阴；川续断补肝肾，调血脉；生甘草补脾益气，清热解毒，缓急止痛，调和诸药。全方滋阴降火，清热凉血，止血安胎。阴虚内热甚者，加女贞子、旱莲草、山茱萸、地骨皮各10克以增养阴清热之力；肝郁化热、烦躁易怒者，加丹皮、栀子、郁金各10克以疏肝清热。

4. 血行瘀滞

主要证候：孕后阴道不时下血，色红或黯红，或夹血块，腰腹疼痛，少腹拘急，胎动下坠。因血瘀形成的病因病机不同，证候表现有差异，具体如下。肾虚血瘀者，可伴有腰膝酸软，头晕耳鸣，精神疲倦，面色晦暗，目眶黧黑，舌淡黯或有瘀斑、瘀点，苔薄白，脉沉细弱涩。偏肾阳虚者可伴有畏寒肢冷、腰膝酸冷、小便清长、夜尿频多、大便溏薄等阳虚表现。偏肾阴虚者可伴有口舌干燥、手足心热、潮热盗汗、心烦少寐、颧赤唇红等阴虚或阴虚生火表现。气虚血瘀（脾虚血瘀）者，可伴有身倦乏力，少气懒言，食少纳呆，大便溏薄，面色淡白，舌淡黯或有瘀斑、瘀点，苔薄白，脉沉弱或沉涩。气滞血瘀（肝郁血瘀）者，可伴有胸胁胀闷，烦躁易怒，善太息，乳房胀痛，舌紫黯或有瘀斑、瘀点，苔薄白，脉弦或涩。血虚血瘀者，可伴有面白无华或萎黄，头晕眼花，心悸气短失眠，唇色淡白，爪甲苍白，舌淡黯或有瘀斑、瘀点，苔白或少，脉细弱涩。热灼血瘀（实热）者，可伴有心烦少寐，面红目赤，渴喜冷饮，大便秘结，小便短赤，舌红或黯红或有瘀斑、瘀点，苔黄，脉滑数。阴虚血瘀（虚热）者，可伴有口燥咽干，低热或手足心热或潮热，颧红盗汗，心烦失眠，舌黯红或有瘀斑、瘀点，苔少，脉细数或细涩。阳虚血瘀（虚寒）者，可伴有畏寒肢冷、腰膝发冷、倦怠无力、面色萎黄、腹胀便溏、小便频数、舌淡胖紫黯、苔白或白滑、脉沉迟弱涩。寒凝血瘀（实寒）者，可伴有身体冷痛、疼痛拒按、得热痛减、畏寒肢冷、舌紫黯、苔白、脉沉弦或沉紧。湿阻血瘀者，可伴有胸痞，脘腹满闷，肢体困重，纳食呆滞，舌黯红或有瘀斑、瘀点，苔腻，脉濡或涩；其中，湿浊化为湿热者，或伴有身热不扬，口干苦黏，渴不欲饮，小便黄短，舌红或黯红或有瘀斑、瘀点，苔黄腻，脉濡数或涩；湿浊化为寒湿者，或伴见腰腹肢体寒凉或痛，喜温喜按，大便溏薄，舌淡或淡黯或有瘀斑、瘀点，苔白腻，脉沉紧或弦紧或濡缓。痰阻血瘀者，可伴有形体肥胖，身体困倦，胸闷泛恶，痰多喜唾，食欲不振，舌黯或有瘀斑、瘀点，苔白腻，脉涩或濡。

证候分析：多种原因可以引起气血运行不畅、血行瘀滞。肾气不足、气化无力，或脾气虚弱、气虚无力帅血，或肝郁气滞、气滞血瘀，或血热内灼、耗伤阴液，或阴液不足、虚热内生，或阳气虚弱、虚寒内生，或外寒内侵、寒凝血滞，或湿浊或痰浊阻滞、气机不畅，以致气血滞而不畅，或阴血少而不行，出现血行瘀滞，引起胎漏或胎动不安等相应病变。

治疗法则：活血化瘀是基本治法，同时兼以健脾益气、补肾养血、固护胎元，并根据血瘀形成的病因病机进行辨证治疗，才能达到较好的治疗效果。

选方用药：活血保胎方（金志春方）。当归、川芎、香附、白术各10克，黄芪、杜仲、白芍各15克，益母草5克。方中当归、川芎养血活血；香附行气活血，善于疏肝理气；益母草活血利水，善于作用于胞宫胞脉，宜轻量使用；黄芪、白术健脾益气；杜仲固肾安胎；白芍养血柔肝，缓急止痛。全方养血活血，疏肝理气，健脾益气，固肾安胎，气血同调，肝脾肾同理，使全身和冲任气血和调，发挥活血保胎作用。此方可以作为活血保胎基本方，并根据血瘀形成的病因病机不同进行加减。以此方为基础方进行下述辨证加减，治疗妊娠期血液循环不良、血凝功能增强、胎漏下血、宫内积血和胎动不安等血行瘀滞性病证，效果良好。

肾虚血瘀导致先兆流产者，治当补肾活血保胎，可选补肾活血保胎方（金志春方）。方由活血保胎方加菟丝子、枸杞子、川续断、桑寄生各15克补肾固胎，加熟地黄15克健脾养血、益肾生精，加山药15克健脾补肺、固肾益精，加山茱萸15克补益肝肾、涩精固脱。全方养血活血，补肾固胎，补肾活血保胎作用较强。偏肾阳虚者当温肾活血保胎，可用补肾活血保胎方加仙灵脾15克，补骨脂、肉桂各10克，温补肾阳。偏肾阴虚者当滋肾活血保胎，可用补肾活血保胎方加女贞子、旱莲草、生地黄各15克，滋养肾阴。

气虚血瘀（脾虚血瘀）导致先兆流产者，治当补气活血保胎，可选补气活血保胎方（金志春方）。方由活血保胎方加党参15克，茯苓、砂仁各10克，甘草5克，健脾益气；加菟丝子15克补肾固胎。全方健脾益胃，益气活血，补肾安胎。

气滞血瘀（肝郁血瘀）导致先兆流产者，治当行气活血保胎，可选行气活血保胎方（金志春方）。方由活血保胎方加柴胡、郁金、枳壳各10克疏肝行气，加菟丝子15克补肾安胎，加甘草10克健脾益气。全方疏肝行气活血，补肾安胎。适用于气滞血瘀所致先兆流产保胎。再加丹皮、栀子各10克清泻肝火，适用于气滞血瘀、肝郁化火所致先兆流产保胎。

血虚血瘀导致先兆流产者，治当养血活血保胎，可选养血活血保胎方（金志春方）。方由活血保胎方加熟地黄15克健脾养血、益肾生精，加丹参10克养血活血，加党参15克健脾益气，加菟丝子15克补肾固胎。全方健脾养血，益气活血，补肾安胎。

热灼血瘀（实热）导致先兆流产者，治当清热活血保胎，可用清热活血保胎方（金志春方）。方由活血保胎方加生地黄、玄参各15克滋阴清热、凉血止血，加黄芩、栀子各10克清热解毒，加丹皮10克清热凉血、活血化瘀，加丹参10克养血凉血活血，加菟丝子15克补肾固胎。全方清热凉血，活血化瘀，固肾安胎。

阴虚血瘀（虚热）导致先兆流产者，治当滋阴（清热）活血保胎，可选滋阴活血保胎方（金志春方）。方由活血保胎方加生地黄、山药、山茱萸各15克滋补肝肾，加枸杞子、菟丝子各15克补肾固胎；阴虚血热者酌加女贞子和旱莲草各15克、丹皮10克清热凉血。全方滋补肝肾，养阴清热，凉血活血，固肾安胎。

阳虚血瘀（虚寒）导致先兆流产者，治当温阳活血保胎，可选温阳活血保胎方（金志春方）。方由活血保胎方加仙灵脾、补骨脂、巴戟天各15克温补肾阳，加菟丝子15克补肾固胎，加熟地黄15克健脾养血、益肾生精。全方温阳活血，补肾安胎。

寒凝血瘀（实寒）导致先兆流产者，治当散寒活血保胎，可选散寒活血保胎方（金志春方）。方由活血保胎方加仙灵脾15克、补骨脂10克温补肾阳，加吴茱萸10克暖肝温肾，加菟丝子补肾固胎，加桂枝10克温通经脉，加干姜5克温中逐寒、回阳通脉，加元胡5克辛温散瘀、行气止痛。全方温经通阳，散寒活血，补肾固胎。

湿阻血瘀导致先兆流产者，治当除湿活血保胎，可选除湿活血保胎方（金志春方）。方由活血保胎方加茯苓、猪苓、泽泻、薏苡仁各 10 克除湿化浊，加泽兰 10 克活血利水，加砂仁 10 克健脾化湿、理气安胎，加菟丝子 15 克补肾固胎。全方健脾化湿，行气活血，补肾固胎。湿热阻滞者加黄芩、黄柏各 10 克清热利湿。寒湿阻滞者加苍术、桂枝各 10 克温阳化湿。

痰阻血瘀导致先兆流产者，治当化痰活血保胎，可选化痰活血保胎方（金志春方）。方由活血保胎方加苍术 10 克健脾燥湿，加茯苓 10 克健脾渗湿，加陈皮 10 克理气健脾、燥湿化痰，加神曲 10 克健脾消食、理气化湿。全方健脾益气，燥湿化痰，行气活血，补肾固胎。

临床有的患者病情复杂，可能同时存在多个证型兼夹，此时应进行辨证，采取联法活血，如脾肾两虚血瘀者，应补肾健脾活血，可用补肾健脾活血保胎方（金志春方，活血保胎方加菟丝子、枸杞子、山药、山茱萸、熟地黄、党参、茯苓各 10 ~ 15 克）加减。

5. 癥瘕伤胎

主要证候：宿有癥瘕病证，孕后阴道不时少量下血，色红或黯红，腰酸腹痛，胎动下坠，或见相关癥瘕病证表现（如少腹拘急、皮肤粗糙、口干不欲饮），舌淡红或黯红或边尖有瘀斑，脉沉弦或沉涩。

证候分析：宿有癥瘕病证，瘀血内滞小腹或胞脉，孕后新血不得下归血海以养胎元，反离经而走，故阴道不时少量下血，色红或黯红；瘕疾损伤胎气，则腰酸，胎动下坠；瘀血内阻，气机不畅，故胸腹胀满，少腹拘急；瘀血内阻，肌肤失荣，故皮肤粗糙；瘀血内阻，津液不得上承，故口干不欲饮；舌淡红或黯红或边尖有瘀斑，脉沉弦或沉涩，癥瘕有瘀血内滞之象。

治疗法则：癥瘕之人孕后，应调和气血以利胎安，目的是减少减弱癥瘕对胎孕的影响，而非消除癥瘕。

选方用药：寿胎丸合当归芍药散加杜仲。

寿胎丸加杜仲 15 克，补益肾气，固摄冲任，止血安胎。当归芍药散：芍药 30 克，泽泻、川芎各 15 克，当归、茯苓、白术各 10 克，方中当归、川芎、芍药养血活血疏肝；茯苓、白术、泽泻健脾胜湿。芍药专主拘挛，缓解腹中急痛，用量宜大。癥瘕伤胎者，寿胎丸合当归芍药散加杜仲，意在补肾固摄、健脾养血、缓急止痛、活血安胎。本证型也可用寿胎丸合桂枝茯苓丸加杜仲。此处选方用药只是参考，不同患者癥瘕合孕者，辨证尚有不同，应灵活辨治为妥，不可拘泥此方。

6. 跌仆损伤

主要证候：妊娠期外伤，阴道少量出血，色鲜红，质稠，小腹坠胀，腰痛，跌仆损伤部位疼痛不适或出血，舌正常或略黯，苔正常，脉滑或无力。

证候分析：妊娠期间跌仆闪挫，损伤血脉，伤及冲任则阴道少量出血，色鲜红，质稠；扰动胎元而见小腹坠胀，腰痛；外伤身体受损，跌仆损伤部位出现疼痛不适或出血；舌正常、苔正常、脉滑提示受损较轻，舌略黯、脉无力提示有血行瘀滞。

治疗法则：益气养血活血，固肾安胎。

选方用药：寿胎丸合加味圣愈汤。寿胎丸补肾固胎，养血止血。加味圣愈汤：黄芪、熟地黄、杜仲、白芍各 15 克，当归、川芎、人参、续断、砂仁各 10 克，此方由圣愈汤加杜仲、续断、砂仁而成，方中四物补血，人参、黄芪补气，使气充血足而固摄胎元，杜仲、续断补肾安胎，砂仁健脾理气安胎。两方合用，益气养血活血，固肾安胎。阴道流血量多者，可去当归、川芎辛窜动血，酌加海螵蛸、艾叶炭各10克止血安胎。

7. 毒物伤胎

主要证候：孕期误食毒物毒药后，或有阴道下血，或有胎动下坠，或有全身不适，或无明显表现，仅在检查胚胎时发现有胚胎问题。

证候分析：误食毒物毒药，损及脏腑，伤及气血，害及胎元，轻者胎漏下血或胎动不安，重者胎死胞中或堕胎流产。

治疗法则：解毒安胎。

选方用药：阿胶散。此方原治妊娠误服毒药伤动胎气者，憎寒，手指、甲爪、唇口俱青白，面色黄黑，或胎上抢心闷绝，血下不止，冷汗自汗，四肢厥冷，喘满。此方黄芪、白术补气，香附、陈皮行气，当归、川芎、白芍、熟地黄补血，阿胶、黄芩凉血，艾叶、牡蛎固肾，茯苓安神，黑豆、甘草、扁豆解毒，葛根入阳明解毒而安胎。血下不止，加地榆，倍阿胶、牡蛎。全方具有一定的益气养血、行气活血、解毒安胎作用，可资参考。

由于伤胎毒物毒药范围很广，不同毒物毒药伤胎各有不同，很难一概而论，“妊娠误食毒物毒药，伤动胎气，下血不止者，随其所伤之物治之”（《邯郸遗稿》）。

## （三）其他施治

1. 中西医联合保胎

保胎中医药有其优势，西医药有其特点，并且两者优势互补。本书作者在长期临床工作中，将中医学与西医学有机结合，不断研究，悉心探索，创立了“辨证活血保胎法”“免疫调节保胎法”等较为完善的保胎法，逐渐建立起较为完整的“中西医结合保胎体系”，主要思想、观点和方法已公开发表，基本内容前述已谈及。

先兆胎殒保胎不能错过最佳保胎时机。在没有弄清胚胎或胎儿存在问题之前，先予保胎可以争得先机，或边保胎边查找问题，尽快查找原因，一旦错过保胎时机，即使之后发现问题能够解决，为时已晚。保胎应针对相关致病因素和病理状态进行，除遗传问题和少数不能逆转的问题，大多数问题可以解决。不同的因素需要在不同时间采取不同的方法解决。有的需要在孕前处理，有的需要在拟孕期处理，有的需要在已孕后处理；有的需要用中医方法处理，有的需要用西医方法处理，有的需要用药物处理，有的需要用手术处理，分清不同情况，选择最佳处理方式乃为上策。

明白中医药和西医药保胎的优势很重要。中医药保胎优势主要体现在全身功能状态（体质状态）调理、精神和神经状态调理、血液循环和凝血功能状态调理、免疫功能状态调理、消除慢性炎症、改善子宫和子宫内膜功能等方面。西医药保胎优势主要体现在遗传问题与器质性病变的诊断与处理、激素替代、内分泌调控、抗急性感染性炎症、抑制宫缩、诊断方法与应急处理等方面。中医药与西医药保胎，两者优势具有显著的互补增效作用。因此，保胎要充分应用好中医药和西医药优势，比如激素替代，先兆胎殒者应定期检查雌二醇和孕酮水平，如果异常，应及时补充天然结构的雌、孕激素，以维持其孕期应有的动态生理水平，这是确保妊娠正常的关键，因为在孕期，特别是在早孕期，雌、孕激素发挥着极其重要的和不可替代的作用，它们不仅关系到内分泌状态，而且关系到妊娠过程的免疫功能调控（包括子宫局部和全身整体免疫功能调控）、子宫和胎盘的发育（特别是血管的重构）、子宫内膜容受性调整、孕期营养和物质代谢调节，以及母体对妊娠状态的适应性调整等，西医药不仅可以迅速进行调整，并且可以按需要调整至合适状态，而中医药很难进行激素替代；又比如血液循环和免疫功能异常的调控，中医药采用辨证施治方法作用良好，且无明显副作用，对因妊娠后继发性凝血功能、循环功能和免疫功能异常者，中医药作用显著优于西医药。中医药与西医药各自作用，优势彼此互补，联合应用可以互补增效，这就是中西医结合保胎的优势所在。因此，保胎提倡中西医结合。

2. 针灸

中脘、足三里、脾俞、肾俞、内关，血热配曲池、太冲，血虚配膈俞、血海，肾虚配太溪、复溜，针刺平补平泻，留针20分钟，可灸。

3. 耳针

子宫、卵巢、肝、脾、肾、胃，每次取2～3穴，针刺中等刺激，留针20分钟，可埋针。

## 二、胎殒

妊娠不足28周而自然终止者，称为胎殒。根据胎儿在胞宫中的情况，分为难免胎殒、不全胎殒、完全胎殒和稽留胎殒，感染性流产属胎殒并感染邪毒，可称为染毒胎殒。

### （一）病因病机

胎殒常从先兆胎殒（胎漏和胎动不安）发展而来，病因病机与先兆胎殒基本相同，是致病因素对母胎的进一步损伤，加重了致病结局，“胎动不安者……轻者止转动不安，重者便致伤堕”（《诸病源候论》）。也有不经过先兆胎殒而直接发生胎殒者。因此，胎殒的病因病机可参阅先兆胎殒。

### （二）辨证施治

胎殒过程可有难免胎殒、不全胎殒、完全胎殒、稽留胎殒和染毒胎堕几种情况。在前述先兆胎殒病理因素影响下，冲任、胞宫和胎儿受损加剧，胎蒂从胞宫脱离，胎元开始坠堕，出现难免胎殒。其中，有的孕妇胎物完全从胞宫脱落并排出，出血减少，小腹痛减，发展成完全胎殒；有的孕妇仅排出部分，下血仍多，小腹仍然痛坠，发展成不全胎殒。胎殒阻胞，胎物未排出或仅部分排出者，要高度关注出血情况，以防大量出血而出现血失气脱。有的孕妇，虽无下血腹痛，但胎儿已殒胞宫，伴或不伴不适，此是胎殒滞胞。还有部分孕妇，在胎殒过程中伴随出现邪毒感染现象（染毒胎殒）。胎殒阻胞、胎殒滞胞和胎殒染毒对母体影响较大，应高度关注，及早处理。胎殒的治疗原则是下胎益母，减少对母体的损害。处理分为两个阶段，即前期的下胎益母和后期的益母善后。下胎措施实施前必须采用超声和妇科检查等确诊胎儿已殒。下胎要采用可行、有效、安全和快速的处理方法，必要时采用中医和西医多种方法处理或救治。益母除生活调理外，中医药调理有较好的作用。胎殒过程辨证施治，主要有以下几个证型。

1. 下胎益母

胎殒阻胞、胎殒滞胞和胎殒染毒，急当下胎以益母。药物治疗时应充分评估治疗效果，必要时应及时手术去胎。

1）胎殒阻胞

主要证候：妊娠早中期，出现阴道下血量多，色红有块，小腹痛坠，胞宫口已开，或见胎物堵塞胞宫口，或已有胎物排出，阴道出血仍不止，有血块，腹痛，伴有神疲乏力，面色苍白，头晕目眩，心悸气短，烦闷恶心，舌或正常，脉或芤大而滑或沉细而涩。

证候分析：阻者，阻滞不行。因故伤胎，胎殒且阻滞胞中，排出不畅，阻碍气血运行，血不归经，阴道下血量多，色红有块；胎既殒堕，母体即会促其排出，但排出受阻，故小腹痛坠；或有部分胎物排出，但部分胎物仍滞留胞中，瘀阻尚存，下血不止，有血块，腹痛；出血多则伤血气，并受小腹痛坠影响，神疲乏力，面色苍白，头晕目眩，心悸气短，烦闷恶心；有人因事发时短，舌或无明显变化；有人因出血多或痛胀等影响，可有脉芤大而滑或沉细而涩等脉象。

治疗法则：下胎，祛瘀行气，益气止血。

选方用药：脱花煎加人参、益母草、枳壳。人参、当归、川芎、肉桂、红花、车前子各 10 克，牛膝、益母草、枳壳各 15 克，水煎服。方中当归、川芎、红花、益母草、牛膝活血祛瘀，催生下胎；人参摄血并助下胎；肉桂温通血脉，车前子滑利泄降；川芎、枳壳行气。全方行气祛瘀，益气止血，催生下胎，用于胎殒难免、胎殒不全而胎殒阻滞胞内者。若腹痛阵作、血多有块者，酌加香附 10 克、炒蒲黄 15 克以助祛瘀下胎、止痛止血之力。若经处理，殒胎仍未见外排，或残留胎物未尽而阴道出血量多不止，则应采用其他方法（如手术清除）尽快排出胞宫中残留胎物。本证型亦可选用生化汤加人参、牛膝、红花、益母草、车前子、枳壳等治疗。若胎物下后出血量减少，小腹痛坠减轻，胎堕完全，可用生化汤调处。

2）胎殒滞胞

主要证候：妊娠早中期，胎殒胞中而不下，有人无明显不适，有人反应明显，或有小腹不适、胀坠或痛坠，或阴道出血、色紫黯，伴口出恶臭，腰腹胀急，胸满喘闷，面色青暗，口唇色青，舌紫黯或有瘀点，脉沉涩；或小腹隐痛，有冷感，阴道流出淡红血水，伴头晕眼花，心悸气短，精神倦怠，面色苍白，舌淡，苔白，脉细弱。

证候分析：滞者，留也。胎殒滞胞可发生在妊娠任何时期，包括临产时（此时称死产，不是本节所论）。殒胎停滞胞中，有的人胎殒时短可无不适，但时间长后会出现反应。殒胎稽留胞宫过久，或可蕴毒（引发凝血功能障碍而出现弥散性血管内凝血，以及感染病原微生物而出现毒血症），可危及孕妇生命。

胎殒滞胞的机制不外虚实两方面。虚者气血虚弱无力运胎外出，实者气滞血瘀碍胎排出。气血虚弱者，孕妇体虚，气血不足，冲任空虚，胎失气载血养，导致胎殒胞中；因气虚失运，血虚不润，殒胎停滞胞中而不能排出。气滞血瘀者，孕期跌仆外伤，或寒凝血滞，气血瘀阻胞脉胞宫，损及胎元导致胎殒胞中；因气机不畅，瘀血阻滞，产道不利，碍胎排出，殒胎滞于胞中而不下。

治疗法则：下胎。气血虚弱者，益气养血，活血下胎；气滞血瘀者，行气活血，祛瘀下胎。

选方用药：气血虚弱者，选用救母丹。当归20克，人参、川芎、益母草、赤石脂、黑荆芥穗各10克，水煎服。方中人参大补元气，以助运胎；当归、川芎养血活血，濡润产道，助胎滑易产；益母草行血祛瘀以利下死胎；黑荆芥穗、赤石脂引血归经以止血。全方补气血，祛瘀滞，下死胎。患者精神状态尚好者，可酌加三棱、莪术各10克行气破瘀，酌加川牛膝15克活血引血下行，酌加鬼臼5克（有毒）下死胎，共助下胎之力。气血虚甚者，酌加黄芪、丹参各15克，补益气血；血虚甚者，酌加熟地黄15克，何首乌、白芍各10克，滋阴养血润产道；大便秘结者，酌加熟地黄15克，火麻仁、枳实各10克，润肠下气通便；小腹冷痛者，酌加吴茱萸、乌药、艾叶各10克，暖肝行气下胎；形寒畏冷，酌加肉桂10克、附子5克，温暖下元以助气血流动而下胎；出血多者，酌加三七粉5克，白及、炒蒲黄各15克，化瘀止血。

气滞血瘀者，选用脱花煎加人参、益母草、枳壳祛瘀行气下胎，可酌加三棱、莪术各10克行气破瘀，芒硝、鬼臼各5克促进下胎。出血多者，酌加三七粉5克，白及、炒蒲黄各15克，化瘀止血；兼脾虚湿盛者，加苍术10克健脾燥湿，加厚朴、枳实各10克行气消胀，加陈皮5克理气化湿。

3）胎殒染毒

主要证候：胎殒胞中不下，或部分胎物滞留胞中，小腹疼痛不减或加剧，出血不止，色紫黯或如黑豆汁或伴臭味，发热，神昏，口出恶臭，面色青暗，口唇色青，舌紫黯或有瘀点，脉沉涩。

证候分析：殒胎未及时排出，滞留胞中，气血阻滞，时久蕴毒，或摄生不慎，感染邪毒，引起邪毒内蕴，形成胎殒染毒（感染性流产）。邪毒损伤胞脉胞宫，小腹疼痛不减或加剧，出血不止，色紫黯或如黑豆汁或伴臭味，发热，神昏，口出恶臭，面色青暗，口唇色青；舌紫黯或有瘀点，脉沉涩，邪毒瘀滞之象。

治疗法则：下胎，益气养血，活血化瘀，解毒下胎。

选方用药：五味消毒饮合救母丹加减。五味消毒饮：金银花20克，野菊花、蒲公英、紫花地丁、紫背天葵子各15克，清热解毒，散结消肿。此证要及时采用西医处理，手术去除殒胎，抗炎解毒。

4）血失气脱

主要证候：堕胎或小产过程中，阴道出血持续量多，小腹痛剧，伴有头晕目眩，心悸乏力，少气懒言，多汗肢冷，脉虚无力；若持续出血时间较长，或突然大量出血，甚至暴下不止，面色苍白，意识昏迷，呼吸短促，目合口开，手撒肢冷，大汗淋漓，唇舌淡白，脉微欲绝或浮大而虚。

证候分析：堕胎或小产过程中，血失气脱可分为两个阶段，前期失血量尚不太多，但因血失伤气而出现血失气弱证，后因持续出血或出血暴下，血失过多，出现血失气脱证。

治疗法则：血失气弱证，当益气摄血补血；血失气脱证，当益气固脱。

选方用药：血失气弱证，参考前述殒胎情况处理，既要下胎，也要摄血，以防失血过多引起血失气脱。血失气脱证，急用独参汤或参附汤。对于血失气脱重证，不能拘泥中药，要充分利用西医急救优势抢救。

独参汤：人参 30 克，水 300 毫升，可加大枣 5 个，同煎至 150 毫升，徐徐服，不能口服者可灌肠或肠道滴入。如不应，急加炮附子（即参附汤）。方用人参大补元气，有形之血不能速生，无形之气所当急固，以大剂量人参益气以固脱。

参附汤：人参 30 克，附子 15 克，可加生姜、大枣，水煎频服。方中重用人参甘温，大补元气，以固后天；附子大辛大热，温壮元阳，大补先天。两药相配，具有上助心阳，下温肾命，中补脾土之功。本方力专效宏，大温大补，最能振奋阳气，益气固脱，为垂危急救良方。

2. 益母善后

完全胎殒，或胎殒阻胞、胎殒滞胞和胎殒染毒等经前述处理后胎殒完全者，当益母善后，以利康复。益母善后要根据个人身体状况进行。胎殒后可见气血两虚、肝肾不足、脾肾两虚等现象。气血两虚者，可见少气懒言、神疲乏力、自汗、眩晕、心悸失眠、月经量减少、面色淡白或萎黄、舌淡、苔白、脉沉细弱，治当调补气血，可用八珍汤加减。肝肾不足者，可见头晕目眩、耳鸣目干、视物昏花、失眠多梦、五心烦热、倦怠乏力、腰膝酸软、月经量减少、舌淡、苔白或薄黄、脉沉细弱或数，治当滋补肝肾，可用六味地黄丸加减。脾肾两虚者，可见头晕耳鸣、神疲乏力、腰膝酸软、食少便溏、夜尿频多、面色无华、舌淡、苔白、脉沉弱，治当补肾健脾，可用补肾健脾方（金志春方）加减。

### （三）其他施治

针灸有一定的缩宫下胎作用。

针刺，一是取胞门、子户，强刺激；二是取合谷、三阴交、水道，轻刺合谷，重刺三阴交，使刺感放射至下腹部，或强刺激双侧水道，每日针刺 2 次，持续 2～3 日。

艾灸，神阙上平铺一层食盐，艾炷置其上灸，一般灸 3 壮，不断出血者灸 7 壮。

## 三、反复胎殒

凡堕胎、小产连续发生 3 次以上者，称为反复胎殒，又称为滑胎、数堕胎等。

### （一）病因病机

就胎殒而言，诸多因素可以引起，如前述“先兆胎殒”所言。反复胎殒的出现，影响因素涉及“偶发因素的重现”和“持续因素的存在”。偶发因素的重现，是言引发胎殒的因素在再次妊娠后仍可能偶发而干扰胎孕，引发再次胎殒，如孕后跌仆损伤纯属偶发，但再次孕后如不注意仍有可能发生，但多加注意就可能不会发生。持续因素的存在，涉及先天之精不健（类似先天遗传因素）和母体持续存在的因素（如肾气虚衰、气血虚弱、血热内扰、血行瘀滞、癥瘕伤胎等），这些持续存在的因素可能会在再次妊娠后引发母体冲任损伤或冲任不固或冲任失养，引起胎元不健而致反复胎殒。先天之精不健持续存在，难以改变，不是本论重点。母体持续存在的因素是相对的，即通过处理可以消除某些因素，如气血虚弱者，通过补益气血，纠正气血虚弱状态，之后再孕，就可能避免再次引发胎殒。

### （二）辨证施治

反复胎殒病因病机和先天禀赋异常三要素提示，消除“偶发因素的重现”和“持续因素的存在”是防治反复胎殒的关键。预培其损，预除其疾，消除致病因素，以预防为主，防治结合，是防治反复胎殒的基本原则。因此，曾经发生过胎殒者，再孕前要查找原因，采取针对性措施，消除影响因素；发现妊娠或疑有妊娠后，即应采用保胎措施。

孕前查找原因。针对可能引发胎殒的因素，采用西医和中医两种途径查找原因。西医要从遗传因素、子宫畸形与子宫严重病变、子宫内膜损伤、卵子卵泡问题、内分泌失调、血液循环不良、免疫功能异常、病原感染与炎症损伤、不良心理刺激、外部损伤与应激反应、环境有害物和烟酒毒物损害、男性精子精液问题、医害药害等多方面查找，但是尚有部分患者查不到原因。中医要从胎殒病因涉及的父、母、胎三方面查找，特别是要关注引起母体肾气虚衰、气血虚弱、血热内扰、血行瘀滞、癥瘕伤胎等诸方面，同样也有部分人查找不到原因。一定要对既往医疗措施进行评估，充分了解医疗措施的不及与太过，为下次保胎提供参考。

消除影响因素。对于中医和西医查找出来的原因，要采取相应的措施进行处理，包括中医和西医措施，尽可能消除影响因素，之后再孕。对于不明原因，西医无法处理，中医有一定的优势，可以先行中医辨证方法进行调理。确实无证可辨时，可依据“肾主生殖、生殖之本在肾”，妇人经孕产乳等生殖活动均以气血为用，“妇人所重者在血，血能构精，胎孕乃成。欲察其病，惟以经候见之，欲治其病，惟以阴分调之”（《景岳全书·妇人规》），以及“冲为血海”、任为“阴脉之海”和“任主胞胎”等理论，平补肾气，调理脾气，调和全身和冲任气血。冲任二脉中尤以冲脉对妇人气血的调节为重，冲脉上禀阳明，下吸少阴，合先后天之精以为血海，故调冲之法，一取少阴以补精血，一取阳明资水谷之源，采用补肾健脾、益气养血以调固冲任，即为消除不明因素的有益办法，作者在临床实践中广泛应用，效果良好，值得推荐，具体应用可以八珍汤合归肾丸或补肾健脾方（金志春方）为基本方加减。

孕后保胎措施。孕后保胎，中医按照辨证施治方法进行，具体辨证施治方法参照前述“先兆胎殒”所述内容，不再赘述。西医方法正如前述“先兆胎殒”所言，作用重大，可参照处理。

## 第二节　异位妊娠

孕卵在子宫体腔以外着床发育者，称为异位妊娠。异位妊娠与宫外孕含义稍有不同。宫外孕指子宫以外的妊娠，如输卵管妊娠、卵巢妊娠、腹腔妊娠、阔韧带妊娠等；异位妊娠指孕卵着床于正常部位之外的妊娠，还包括宫颈妊娠、间质部妊娠和子宫残角妊娠等。中医学无此病名，散见于妊娠腹痛、少腹瘀血、胎动不安、经漏、经闭和癥瘕等病证中。异位妊娠以输卵管妊娠最常见，占90%~95%。异位妊娠破裂后可造成急性腹腔内出血，发病急，病情重，处理不当可危及生命。

## （一）病因病机

异位妊娠的发生主要与少腹宿有瘀滞、冲任不畅有关。冲任不畅，胎元（孕卵、早期胚胎）输送受限，未能输入胞宫而种植在宫外，形成非地种植之异位胎元。对于机体，异位胎元则为致病因素，损坏脉络，以致络破血溢，甚至大量出血而厥脱（休克）。

西医学认为，盆腔炎症或子宫内膜异位病灶等可引起盆腔和输卵管粘连、管腔狭窄、管形扭曲和管壁肌肉蠕动异常，输卵管发育不良或畸形、盆腔肿瘤压迫或牵引、孕卵外游、输卵管结扎后再通等，均可使孕卵运行受阻或输送延迟，不能按时到达宫腔而在宫外着床，形成宫外妊娠。输卵管妊娠时，由于管壁薄弱，管腔狭小，胚胎绒毛直接侵蚀输卵管肌层，胚胎发育到一定程度时可发生输卵管妊娠破裂或流产，出现大量出血，严重时引起休克，危及生命。输卵管峡部妊娠易出现破裂，一般发生在孕 6 周左右。输卵管壶腹部妊娠易出现流产，流产或破裂一般发生在孕 8～12 周。输卵管间质部妊娠破裂时间较晚，可达孕 16～18 周。输卵管伞部妊娠极少见。偶有流产或破裂后的胚胎存活，继续在腹腔内发育，形成继发性腹腔妊娠。有的异位妊娠破损后，出血不多，病程较长，胚胎殒亡，血块机化与周围组织粘连，形成陈旧性宫外孕。异位妊娠时子宫内膜发生蜕膜样变，胚胎殒亡后，蜕膜可整块排出而形成蜕膜管型。

## （二）辨证施治

异位妊娠可分为未破裂期（未破裂或流产者）和已破裂期（已破裂或流产者）。

1. 未破裂期

未破裂期分为异位胎元植络、异位胎元蚀络、异位胎元殒落三个证型。

1）异位胎元植络

异位胎元植络指异位胎元植入异常部位血络并生长发育，血络尚未破损者。

主要证候：早孕停经，可无不适，或有早孕反应，或有下腹一侧隐痛，妇科检查或可触及一侧下腹有软性包块、压痛，血 β-hCG 阳性（并缓慢上升），超声检查或发现异位胎囊，或有或无胎芽、胎心搏动，舌淡红，苔薄白，脉弦滑。

证候分析：异位胎元种植不久，对机体影响不显时可无不适，或随孕期增加而有早孕反应；异位胎元植入并阻滞血络运行时，或有患侧下腹隐痛、有包块、压痛；舌淡红，苔薄白，脉弦滑，孕后瘀阻之象。

治疗法则：活络杀胚。

选方用药：活络杀胚方（金志春方）。紫草 30 克，穿心莲、冬葵子各 20 克，川芎、川牛膝、枳壳各 15 克，三棱、莪术、土鳖虫（或水蛭）、桂枝各 10 克。方中紫草、穿心莲、冬葵子杀胚，川芎活络化瘀，三棱、莪术破气血、活络脉，土鳖虫（或水蛭）化瘀块，枳壳破气行滞，桂枝温通络脉，川牛膝活络化瘀并引血下行。全方化瘀活络，消杀胚胎。

2）异位胎元蚀络

异位胎元蚀络指异位胎元植入异常部位并侵蚀血络，血络受损尚未破裂者。

主要证候：早孕停经后，异位胎元渐大，并出现少量不规则阴道流血或下腹隐痛，妇科检查或可触及一侧下腹有软性包块、压痛，血 β-hCG 阳性（并缓慢上升），超声检查或发现异位胎囊，或有或无胎芽、胎心搏动，舌黯，苔薄白，脉弦滑。

证候分析：异位胎元侵蚀血络，血络受损，但未破裂，胎元仍在生长，早孕停经后出现少量不规则阴道流血或下腹隐痛，血 β-hCG 阳性（并缓慢上升）；异位胎元侵蚀血络，血络受损，舌黯，苔薄白，脉弦滑。

治疗法则：活络杀胚，化瘀止血。

选方用药：活络杀胚方加三七粉 3 克（冲服）、白及 10 克，在活络杀胚基础上兼以化瘀止血。

3）异位胎元殒落

异位胎元殒落指异位胎元停止发育者。

主要证候：胎元已亡，腹痛减轻或消失，或有小腹坠胀不适，或有或无少量不规则阴道流血，血 β-hCG 曾经阳性并上升而现在转为下降或阴性，超声检查或发现异位胎囊，无胎芽、胎心搏动，舌黯，苔薄白，脉弦涩。

证候分析：异位妊娠中，可出现异位胎元停止发育，此时异位胎元死亡，可表现出腹痛减轻或消失，或有小腹坠胀不适，或有或无少量不规则阴道流血，血 β-hCG 曾经阳性并上升而现在转为下降或阴性，超声检查或发现异位胎囊，无胎芽胎心搏动；异位胎元已死亡，或可表现出血瘀征象，舌黯，苔薄白，脉弦涩。

治疗法则：β-hCG 阳性，活络杀胚；β-hCG 阴性，活血化瘀；有阴道出血，兼化瘀止血。

选方用药：活络杀胚，用活络杀胚方；活血化瘀，用活络杀胚方去紫草、穿心莲、冬葵子；兼化瘀止血，酌加三七粉 3 克（冲服）、白及 10 克。

2. 已破裂期

已破裂期分为异位胎元厥脱、异位胎元瘀结和异位胎元癥结三个证型。

1）异位胎元厥脱

异位胎元破裂或流产，引起急性大出血，出现厥脱征象。

主要证候：多有停经或不规则阴道流血，突发下腹剧痛，肛门坠胀，面色苍白，冷汗淋漓，四肢厥冷，烦躁不安，甚或昏厥，腹部有压痛、反跳痛，妇科检查或可触及下腹一侧软性包块，宫颈有举痛，舌淡，苔白，脉微欲绝或细数无力；血压下降或不稳定，血 β-hCG 阳性，B 超可见下腹腔积液征象，后穹隆穿刺可抽到不凝固血。

证候分析：厥脱前多有停经或不规则阴道流血；异位胎元蚀破血络，络破血溢，突发下腹剧痛，肛门坠胀，腹部有压痛、反跳痛，妇科检查或可触及下腹一侧软性包块，宫颈有举痛；络破血溢，阴血暴亡，气随血脱，面色苍白，冷汗淋漓，四肢厥冷，甚或昏厥；亡血心神失养，烦躁不安；脉微欲绝或细数无力，阴血暴亡、阳气暴脱之象。

治疗法则：益气固脱，回阳救逆，兼活血止血。

选方用药：救逆可用独参汤或参附汤或生脉散。生脉散：人参 50 克，麦冬、五味子各 15 克，水煎，徐徐服。方外酌加三七粉 5 克冲服，活血止血。独参汤大补元气，益气固脱。参附汤增强回阳救逆之力。

厥脱应采用急救措施，立即吸氧、输液，必要时输血或手术，控制出血，补充血容量，纠正休克，并联合中医中药。

2）异位胎元瘀结

异位胎元破裂或流产后，病情稳定，异位胎元与瘀血结聚。

主要证候：下腹隐痛，或有不规则阴道流血，肛门坠胀，头昏心悸，神疲乏力，妇科检查或可触及一侧包块，血 β–hCG 阳性，呈下降趋势，舌黯，脉细缓。

证候分析：血溢渐止，腹痛减轻，下腹隐痛；异位胎元与瘀血结聚内阻，或有不规则阴道流血，或可触及一侧包块；出血伤气，气血俱损，头昏心悸，神疲乏力；胎气渐亡，β–hCG 渐降；气血骤虚，脉道不充，舌黯，脉细缓。

治疗法则：益气养血，兼以化瘀止血。

方药举例：异位妊娠化瘀方（金志春方）。党参、黄芪、白及各 15 克；当归、川芎、丹参、赤芍、香附各 10 克，三七粉 3 克。方中党参、黄芪益气，当归、丹参、赤芍养血活血，川芎、香附行气化瘀，白及、三七粉活血止血。β–hCG 阳性者，酌加紫草、冬葵子各 15 克杀胚。

非手术治疗者，出血控制，生命体征稳定，仍需密切观察，以防再次出血风险。

3）异位胎元癥结

异位胎元破裂时间较长，异位胎元与瘀血互结形成癥结包块。

主要证候：异位胎元与瘀血互结形成癥结包块，腹痛渐轻或消失，下腹坠胀或有或无，阴道出血渐止，血 β–hCG 转阴，脉细弱或涩。

证候分析：血溢停止，异位胎元与瘀血瘀结成块，形成癥结，腹痛渐轻或消失，下腹坠胀或有或无，阴道出血逐渐停止；胎气已无，血 β–hCG 转阴；脉细弱或涩，血虚血瘀癥结之象。

治疗法则：益气养血，破瘀消癥。

选方用药：用异位妊娠消癥方（金志春方）。党参、黄芪、当归、川芎、丹参、赤芍各 15 克，三棱、莪术、土鳖虫、水蛭、香附、桂枝各 10 克。方中当归、丹参、赤芍养血活血，川芎、香附行气活血，三棱、莪术、土鳖虫、水蛭破瘀消癥，桂枝温经通脉，党参、黄芪益气固本。全方益气养血，破瘀消癥。

4）已破裂期兼证

破裂早期，最多兼见腑实证，表现有腹胀便秘、胃脘不适、腹痛拒按，其中，热实证者兼见口苦口干、舌红、苔黄或黄腻、脉沉数，寒实证者兼见腹寒肢冷、舌淡、苔白或白腻、脉沉迟。治疗时，热实证者，前述方药酌加大黄、芒硝、枳实、厚朴各 5 ~ 10 克；寒实证者，前述方药酌加肉桂、附子、干姜、枳实、厚朴各 5 ~ 10 克。

## （三）其他施治

### 1. 动态观察

疑诊为本病者，应在有输血和手术条件的医疗机构诊治。病程中应动态观察，监测血 β–hCG 和

B 超。正常妊娠 6 周以内时，β-hCG 水平 48 小时上升 60% 以上或翻倍，宫外孕者上升不及 50%。β-hCG 下降速度，下降很快，半衰期＜ 1.4 天，92% 为宫内妊娠流产，8% 为异位妊娠；下降慢，半衰期≥ 7 天，86% 为异位妊娠；半衰期介于两者之间，约 1/3 为异位妊娠。B 超监测可了解孕囊的位置、大小和胚胎状态。

2. 保守治疗

病情稳定，尚未破裂或流产者，可在密切观察下保守治疗。杀胚治疗是保守治疗的关键，尽快早期实施。杀胚提倡中西医结合方法。中药杀胚如前述。西药杀胚可选用米非司酮和氨甲蝶呤等药，在 β-hCG 值不太高、胎元种植在非输卵管间质部或峡部或残角子宫、患者状态较好时，尽可能选用米非司酮（用药时间长一些，并加强监测）。

3. 手术治疗

输卵管妊娠已确诊，下列情况可立即手术：①停经时间较长，疑为输卵管间质部或残角子宫妊娠者；②腹内出血多，出现休克现象，或出血较多且经抢救未能控制者；③血 β-hCG 不降反升，包块继续增大，杀胚药无效者；④有同时施行绝育意愿者。

4. 灌肠

治疗过程中，如口服不便或不愿口服者，可用各证型药液保留灌肠或肠道滴入。

# 第三节　孕母病证

孕母病证是指妊娠后出现以母体损害为主的病证。本书论述的孕母病证包括妊娠恶阻、妊娠腹痛、妊娠贫血、妊娠身痒、妊娠心烦、妊娠肿胀、妊娠眩晕、妊娠痫证与妊娠肿晕痫诸证、胎气上逆、妊娠咳嗽、妊娠失音、妊娠尿闭、妊娠淋痛、妊娠泄泻、妊娠便秘、妊娠消渴、妊娠腹痛等。

## 一、妊娠恶阻

孕后出现严重的恶心呕吐，头晕厌食，甚或食入即吐者，称为妊娠恶阻，又称妊娠呕吐、子病、病儿、阻病等，西医学称为妊娠剧吐。此病多发生在孕早期，一般孕 12 周左右逐渐消失，但少数人可持续较长时间。

### （一）病因病机

妊娠恶阻的发生主要是冲气上逆，胃失和降。孕后经血不泄，血聚冲任养胎，使冲脉气盛；冲脉隶于阳明，冲气过盛则循经上逆犯胃，使胃气上逆而恶心呕吐。孕后是否发生本病，与脏腑功能有关。脏腑功能良好者，虽冲气上逆，但胃腑耐受能力强，胃气仍可和降，不易发病，或发病较轻，反之则易发病或发病较重。常见有脾胃虚弱、脾胃虚寒、胃热炽盛、肝火犯胃和气阴两虚等证型。

脾胃虚弱：孕后冲脉气盛，冲气循经上逆犯胃，脾胃虚弱者不耐上逆冲气冲击，冲气挟胃气上逆则恶心呕吐。

脾胃虚寒：脾胃虚寒者，痰湿寒饮内停，孕后冲脉气盛，上逆冲气挟痰湿寒饮上逆犯胃，胃气上逆则恶心呕吐。

胃热炽盛：孕后冲脉气盛，冲气循经上逆犯胃，胃中积热者胃气易于上逆，上逆冲气挟胃热上逆则恶心呕吐。

肝火犯胃：平素多怒者，易肝郁化火，孕后血聚冲任，肝血易虚而肝火更旺，冲脉附于肝，肝脉挟胃贯膈，孕后冲脉气盛挟肝火上逆犯胃，胃气上逆则恶心呕吐。

气阴两虚：以上各证，持续剧吐，饮食少进，就会耗气伤阴，并发气阴两虚证。

### （二）辨证施治

1. 脾胃虚弱

主要证候：孕后，恶心呕吐，厌食，或食入即吐，伴脘腹胀满，不思饮食，头晕乏力，倦怠思睡，舌淡，苔白，脉缓滑无力。

证候分析：孕后冲脉气盛，冲气循经上逆犯胃，脾胃虚者不耐上逆冲气冲击，冲气挟胃气上逆则恶心呕吐，厌食，或食入即吐；脾胃虚弱，运化失职，脘腹胀满，不思饮食；中阳不振，清阳不升，头晕乏力，倦怠思睡；舌淡，苔白，脉缓滑无力，脾胃虚弱之象。

治疗法则：健脾和胃，降逆止呕。

选方用药：香砂六君子汤加味。白术、茯苓各10克，人参、制半夏、陈皮、甘草、木香、砂仁各5克，方外另加生姜5克。方中人参、白术、茯苓、甘草四君子健脾养胃，益气和中；制半夏燥湿化痰，降逆止呕；生姜和胃降逆止呕；木香、砂仁、陈皮理气和中。全方健脾和胃，除湿化痰，降逆止呕。

2. 脾胃虚寒

主要证候：孕后，恶心呕吐，或呕吐痰涎，或呕吐清水，厌食，或食入即吐，口中淡腻，伴头晕目眩，胸脘满闷，中脘疼痛，喜食热饮，畏寒肢冷，面色㿠白，体倦嗜卧，舌淡，苔白滑或白腻，脉沉迟。

证候分析：脾胃虚寒者，脾阳不足，运化失职，痰湿寒饮内停，孕后冲脉气盛，上逆冲气挟痰湿寒饮上逆犯胃，胃气上逆则恶心呕吐，或呕吐痰涎，或呕吐清水，厌食，或食入即吐，口中淡腻；阴寒内滞胃脘，中脘疼痛，喜食热饮；中阳不运，痰饮内停，气机不畅，胸脘满闷；阳虚不温，畏寒肢冷，面色㿠白，体倦嗜卧；舌淡，苔白滑或白腻，脉沉迟，痰湿寒饮之象。

治疗法则：健脾温胃，除湿化痰，散寒化饮，降逆止呕。

选方用药：人参丁香散加味或干姜人参半夏丸或小半夏加茯苓汤加味。

人参丁香散加味：人参10克，丁香、藿香叶各5克，方外另加茯苓、白术各10克，白豆蔻、制半夏、砂仁各5克。方中人参益气扶正；白术健脾祛湿；茯苓健脾淡渗利湿；丁香、藿香叶、白豆蔻、砂仁温胃止呕；制半夏燥湿化饮，降逆止呕。全方健脾祛湿，温胃化饮，降逆止呕。

干姜人参半夏丸：制半夏10克，人参、干姜各5克，服药时取生姜汁10滴于药中，频服。方中人参益气扶正；干姜温中散寒；制半夏燥湿化饮，降逆止呕；生姜汁和胃止呕。全方温中益气，散寒化饮，降逆止呕。

小半夏加茯苓汤加味：制半夏、茯苓各10克，生姜5克，方外另加白术10克，砂仁、陈皮各5克。方中白术健脾祛湿；茯苓淡渗利湿；制半夏燥湿化饮，降逆止呕；砂仁、陈皮理气和中；生姜和胃止呕。全方健脾祛湿，温胃化饮，降逆止呕。胃寒明显者，酌加干姜、丁香、白豆蔻各5克温胃降逆止呕。孕后唾液显著增多、时时流涎者，古称“脾冷流涎”，酌加益智仁、白豆蔻各10克，温脾化饮，摄涎止唾。

3. 胃热炽盛

主要证候：孕后，恶心呕吐，厌食，或呕吐黄水，或食入即吐，吐物灼热，伴心烦，口渴喜冷饮，口臭，口舌糜烂，面红唇赤，便秘溲赤，舌红，苔黄干，脉滑数。

证候分析：胃中积热者胃气易于上逆，孕后冲脉气盛，冲气挟胃热上逆则恶心呕吐，或呕吐黄水，厌食，或食入即吐，吐物灼热；胃火炽盛，灼伤津液，口渴喜冷饮，便秘溲赤；热扰心神则心烦；胃热上蒸，口臭，口舌糜烂，面红唇赤；舌红，苔黄干，脉滑数，胃热炽盛之象。

治疗法则：清胃泄热，降逆止呕。

选方用药：苏叶黄连汤加味。苏叶10克，黄连5克，方外另加竹茹、麦冬、知母各10克，制半夏、陈皮各5克。“诸逆冲上，皆属于火”（《黄帝内经》），“方中黄连清湿热，苦以降上冲之火；佐以苏叶，甘辛芳香，通降顺气，配伍甚精，实为治热性病呕吐之要方”（潘澄濂语）。方中黄连、竹茹、制半夏清热降逆；苏叶、陈皮降逆和胃止呕；麦冬、知母养胃阴，清胃热，生津止渴。全方清胃泄热，降逆止呕。大便秘结显著者，酌加大黄泻热通便。

4. 肝火犯胃

主要证候：孕后，呕吐酸水或苦水，厌食，或食入即吐，伴头晕目眩，胸胁满闷，嗳气叹息，口苦咽干，渴喜冷饮，便秘溲赤，舌红，苔黄燥，脉弦滑数。

证候分析：孕后冲气挟肝火上逆犯胃，呕吐酸水或苦水，厌食，或食入即吐；肝郁气滞，胸胁满闷，嗳气叹息；肝火上逆，上扰头目，头晕目眩，口苦咽干；热盛伤津，渴喜冷饮，便秘溲赤；舌红，苔黄燥，脉弦滑数，肝热内盛之象。

选方用药：加味温胆汤。黄芩、茯苓、竹茹、枳实、陈皮、芦根各10克，麦冬15克，制半夏、黄连、炙甘草各5克，生姜、大枣适量，煎服。方中黄芩、黄连、竹茹清泄肝热，除烦止呕；枳实、陈皮宽胸和胃，下气降逆；制半夏、茯苓除湿化痰，降逆止呕；麦冬、芦根养阴清热，除烦止呕；生姜、大枣和胃降逆；炙甘草调和诸药。全方清肝和胃，降逆止呕。便秘者，酌加胡麻仁5克，润肠通便。

5. 气阴两虚

上述各型都可因呕吐不止，不能进食，导致阴液亏损，耗津伤气，出现精神萎靡、形体消瘦、眼眶下陷、双目无神、四肢无力、呕吐带血样物、发热口渴、尿少便秘、唇舌干燥、舌红，苔薄黄或光剥、脉细数无力等气阴两虚证候（尿酮体阳性）。治宜益气养阴，和胃止呕。方用生脉散（人参、麦冬各10克，五味子5克）合增液汤（玄参30克，麦冬、生地黄各25克）酌加乌梅、竹茹、芦根各10克，水煎口服，不能口服者可保留灌肠或直肠滴注。呕吐带血样物者，加藕节、乌贼骨、乌梅炭，养阴清热、凉血止血。必要时采用中西医结合治疗，给予输液、补充营养、纠正酸中毒和电解质紊乱等措施。

### （三）其他施治

1. 针灸

针刺中脘、内关、公孙、足三里，脾胃虚弱配三阴交、阴陵泉，肝胃不和配太冲，痰湿配丰隆，用补法，手法宜轻柔，避免强刺激。艾灸中脘，内关、足三里、阴陵泉。每日1次。

2. 耳针

胃、脾、肝、神门、交感，耳穴埋豆。

3. 火罐

膈俞、胃俞，留罐5～10分钟，每日1～2次。

4. 穴位注射

维生素$B_1$ 100毫克分注双侧内关或止呕（天突与廉泉连线中点），每日1次，可用2～3日。

5. 敷药

制半夏、丁香等量细粉，生姜汁调糊，敷脐或内关并固定，每日换药。

## 二、妊娠腹痛

妊娠期出现以小腹疼痛为主的病症，称为妊娠腹痛，亦称胞阻、胎痛、痛胎、妊娠小腹痛。

妊娠腹痛是常见病症，不伴下血者，预后多好。疼痛伴阴道下血者称为胎动不安，要注意避免发展成为堕胎或小产。

### （一）病因病机

病因病机主要是胞脉瘀滞，气血不畅，不通则痛；或胞脉空虚，气血不足，不荣则痛。常见证型有血虚、虚寒、气郁、血瘀等。

血虚：素体血虚，或失血过多，或脾虚化源不足而致血虚，孕后血聚养胎而愈虚，胞脉失养而腹痛。

虚寒：素体阳虚，阴寒内生，胞脉失于温煦，寒凝气血，气血运行不畅，胞脉阻滞而腹痛。

气郁：素性抑郁，或情志过激伤肝，肝郁气滞，气机不畅，胞脉气血郁滞而腹痛。

血瘀：素有癥瘕，或瘀血内停，气血运行不畅，孕后血聚胞脉养胞，胞脉壅盛，更易瘀滞而腹痛。

### （二）辨证施治

1. 血虚

主要证候：妊娠期小腹绵绵作痛，按之痛减，伴头晕心悸，少寐多梦，面色萎黄或苍白无华，舌淡，苔薄白，脉细滑。

证候分析：素体血虚，孕后血聚养胎而愈虚，血虚胞脉失养，小腹绵绵作痛；血虚髓海失养则头晕；血不养心则心悸；血不养神则神不安舍，少寐多梦；血虚不能上荣于面则面色萎黄或苍白无华；舌淡，苔薄白，脉细滑，血虚之象。

治疗法则：益气养血，安胎止痛。

选方用药：当归芍药散去泽泻加党参。芍药30克，党参15克，当归、川芎、白术、茯苓各10克。方中当归、川芎养血活血，行血中之滞；芍药养血缓急止痛；党参、白术、茯苓健脾益气以资生化之源。全方益气养血，活血行血，缓急止痛。血虚甚者，酌加枸杞子、制何首乌、菟丝子各10克，滋肾养血，濡养胞脉；心悸失眠甚者，酌加酸枣仁、龙眼肉、五味子各10克，养血宁心安神。

2. 虚寒

主要证候：妊娠小腹冷痛，喜温喜按，伴形寒肢冷，倦怠乏力，纳少便溏，面色㿠白，舌淡，苔白，脉细弱。

证候分析：素体阳虚，孕后胞脉失于温煦，寒凝气血，运行不畅，小腹冷痛，喜温喜按；阳气虚弱，功能减退，倦怠乏力，形寒肢冷，面色㿠白；阳虚脾阳失温，纳少便溏；舌淡，苔白，脉细弱，虚寒之象。

治疗法则：暖胞止痛，养血安胎。

选方用药：胶艾汤。干地黄15克，阿胶、艾叶、当归、川芎、白芍各10克，甘草5克。方中艾叶暖胞止痛；当归、川芎养血行滞；白芍、甘草缓急止痛；阿胶、干地黄养血安胎。全方暖胞止痛，养血安胎。肾阳虚衰，腰骶冷痛者，酌加杜仲、巴戟天、补骨脂各10克，温肾助阳，散寒止痛。

3. 气郁

主要证候：妊娠小腹胀痛，伴情志抑郁，或烦躁易怒，胸胁胀满，舌淡红，苔薄白，脉弦滑。

证候分析：素性忧郁，情志伤肝，肝失条达，肝郁气滞，血行不畅，胞脉阻滞，小腹胀痛；肝脉气滞，胸胁胀满；气郁不畅，情志抑郁，或烦躁易怒；舌淡红，苔薄白，脉弦滑，肝郁气滞之象。

治疗法则：疏肝解郁，行气止痛。

选方用药：逍遥散加香附、苏梗。白芍20克，柴胡、香附、白术、茯苓、当归各10克，甘草、苏梗各5克。方中柴胡疏肝解郁，调畅气机；香附行气活血；当归、白芍养血活血柔肝；白芍、甘草缓急止痛；苏梗行气安胎；白术、茯苓健脾益气以资化源。全方疏肝解郁，行气止痛。肝郁化热者，酌加丹皮、栀子各10克，疏肝清热，行气止痛。

4. 血瘀

主要证候：妊娠小腹疼痛，痛有定处，拒按，或素有癥瘕，舌黯或有瘀斑、瘀点，脉弦滑。

证候分析：素有癥瘕，或有瘀血内停，气血运行不畅，胞脉阻滞而小腹疼痛，痛有定处，拒按；舌黯或有瘀斑、瘀点，脉弦滑，瘀血阻滞之象。

治疗法则：养血活血止痛。

选方用药：桂枝茯苓丸。桂枝、茯苓、丹皮、赤芍、桃仁各10克，原方为丸，亦可水煎服。方中桂枝温阳通脉；赤芍凉血散瘀止痛；桃仁活血消癥，丹皮凉血活血散瘀，茯苓健脾益气养心。全方活血化瘀，消癥止痛。血瘀日久化热者，酌加黄芩、蒲公英各10克清热。

### （三）其他施治

针灸：虚寒证取关元、气海、命门、肾俞，艾灸。

## 三、妊娠贫血

妊娠期出现疲倦乏力、气短懒言、面色苍白、肢体水肿、食欲不振等主要表现以及血红蛋白或红细胞总数下降者，称为妊娠贫血。轻度贫血可无临床表现，疲倦乏力是最早出现的症状，病情加重可出现头昏、心悸、气短、纳呆、低热等，甚者下肢、面目水肿，更甚者可出现心力衰竭，体检可见面色、皮肤、黏膜苍白，下肢、面目压陷性水肿。中医无妊娠贫血病名，但与妊娠贫血相似的论述（如“妊娠血虚”）则是古籍中有关妊娠疾病论述的主要内容。本病相当于西医学所言妊娠合并贫血。西医学所言贫血有先天性贫血（如地中海贫血）和后天性贫血（包括血细胞生成减少性贫血、溶血性贫血、营养缺乏性贫血和失血性贫血等），孕期由于妊娠反应，营养摄入减少，加之胎儿发育所需营养增多，若营养补充不足，容易出现妊娠贫血。

### （一）病因病机

病因病机主要是脏腑虚损、气血虚弱，与先天禀赋薄弱、精血亏虚，或后天脾胃虚弱、生化不足，或血液丢失（如大病、久病、失血、精血暗耗）三个方面有关，加之孕后阴血下聚养胎，母体更加血弱，若孕后水谷营养摄入不足则易发病。本病主要有心脾血虚、肝血虚弱、气血两虚证型。

### （二）辨证施治

1. 心脾血虚

主要证候：孕期食少，腹胀，大便稀溏，倦怠乏力，气短懒言，头晕眼花，心悸怔忡，失眠多梦，健忘，面色苍白或萎黄，唇甲色淡，胎动不安，胎萎不长，肢体水肿，舌淡，苔少，脉细弱。

证候分析：脾虚失运，则食少，腹胀，大便稀溏；脾气虚弱，则倦怠乏力，气短懒言；心血不足，心神失养，头晕眼花，心悸怔忡，失眠多梦，健忘；气血两虚，则面色苍白或萎黄，唇甲色淡；气血不足，胎失所养则胎动不安，胎萎不长；脾虚不运，水湿内留，泛溢肌肤则肢体水肿；舌淡，苔少，脉细弱，气血虚弱之象。

治疗法则：健脾养心，补益气血。

选方用药：归脾汤。心神不宁较重者，酌加夜交藤15克养心安神；兼见纳呆、腹胀或腹泻、苔腻等脾虚显著者，酌加砂仁、扁豆各10克健脾化湿，理气安胎；兼有胎动不安者，加寿胎丸补肾安胎；兼有胎萎不长者，酌加菟丝子、枸杞子、川续断各15克补肾养胎。

2. 肝血虚弱

主要证候：孕期头昏目眩，视物不清，肢体麻木，筋脉拘急，爪甲不荣，或有胎动不安，舌淡，苔少，脉细弦。

证候分析：肝藏血，为血海，肝血不足，不能上济于脑、上注于目则头昏目眩，视物不清；不能滋养于肢体和筋脉则肢体麻木，筋脉拘急，爪甲不荣；不能营养胚胎则胎动不安；舌淡，苔少，脉细弦，肝血不足之象。

治疗法则：补血养肝，明目舒筋。

选方用药：补肝汤。熟地黄、当归、川芎、白芍、木瓜、酸枣仁各10克，炙甘草5克，水煎服。全方补血养肝，明目舒筋。兼失眠多梦者，加酸枣仁、远志各10克养心安神；兼神疲乏力、气短懒言者，加党参、黄芪各10克益气；兼腹胀、腹泻等脾虚者，加白术、砂仁各10克益气健脾；兼胎动不安者，加菟丝子、川续断补肾安胎。

3. 气血两虚

主要证候：孕期头晕目眩，气短懒言，四肢倦怠，口淡无味，不思饮食，腹胀便溏，面色苍白或萎黄，或胎动不安，或肢体水肿，舌淡胖，苔白腻，脉缓细无力。

证候分析：气血两虚，则气短懒言，四肢倦怠；头目失养，则头晕目眩；脾气虚弱，运化无力，则口淡无味，不思饮食，腹胀便溏，或水泛浮肿；舌淡胖，苔白腻，脉缓细无力，气血虚弱、脾虚水停之象。

治疗法则：补益气血。

选方用药：八珍汤加味。人参、白术、茯苓、熟地黄、当归、川芎、白芍、炙甘草各10克，加生姜3片、大枣2枚，水煎服。方中人参、熟地黄益气养血；白术、茯苓健脾渗湿，助人参益气补脾；当归、白芍养血和营，助熟地黄补益阴血；川芎活血行气，使补而不滞；炙甘草益气和中，调和诸药；煎时加姜、枣，调和脾胃。本方是四君子汤与四物汤合方，为补益气血的基础方，妇人以气血为用，故以八珍、女科八珍名之，可见此方的作用。兼见肿胀显著者，加白术散健脾化湿；兼胎动不安显著者，加寿胎丸补肾安胎。

### （三）其他施治

中成药：市售有多种补血中成药，如八珍丸、归脾丸、补中益气丸、当归补血膏、复方阿胶浆、阿胶补血膏（颗粒、口服液）、四物合剂等，轻症者可择而用之。

## 四、妊娠身痒

妊娠期出现与妊娠有关的皮肤瘙痒者，称为妊娠身痒。

本书所言妊娠身痒主要指妊娠肝内胆汁淤积症引起的身痒。妊娠肝内胆汁淤积症好发于妊娠中晚期，对孕妇影响较小，出现无皮损瘙痒，少数孕妇合并黄疸，血清胆汁酸升高，转氨酶、胆红素轻中度升高，产后出血发生率升高，产后病情可自行消失；对胎儿影响较大，可引起胎儿窘迫、早产甚至死亡，以及新生儿窒息、颅内出血等。

## （一）病因病机

病因病机主要是血虚或热盛，孕后血聚养胎，血更虚或热更盛，化燥生风。常见证型有血虚生风、血热生风、肝热生风和肝胆湿热等。

血虚生风：素体血虚，孕后血聚养胎，阴血愈虚，化燥生风，肌肤失养发为身痒。

血热生风：素体阳盛，血分蕴热，孕后血聚养胎，阴血不足，血热愈盛，化燥生风发为身痒。

肝热生风：素性抑郁，郁怒伤肝，肝郁化热，孕后血聚养胎，肝血愈虚，阴不制阳，肝热愈盛，化燥生风发为身痒。

肝胆湿热：素体湿蕴，孕后情志抑郁，郁怒伤肝，肝郁化热，湿热蕴结，熏蒸肌肤则身痒，熏蒸肝胆则胆汁外溢发黄。

## （二）辨证施治

### 1. 血虚生风

主要证候：妊娠期皮肤瘙痒、干燥，伴头昏眼花，夜寐不安，心悸怔忡，面色萎黄，舌淡，苔白，脉细或细滑。

证候分析：素体血虚，孕后血聚养胎，阴血愈虚，化燥生风，肌肤失养，皮肤瘙痒干燥，或全身瘙痒，抓破流血；血虚元神失养，头昏眼花；血虚心神失养，夜寐不安，心悸怔忡；血虚不荣，面色萎黄；舌淡，苔白，脉细滑，孕后血虚之象。

治疗法则：养血祛风止痒。

选方用药：当归饮子。当归、川芎、生地黄、白芍、何首乌、黄芪、白蒺藜各 15 克，荆芥、防风、甘草各 10 克。方中当归、川芎、生地黄、白芍、何首乌养血润燥；黄芪益气以助生血；荆芥、防风、白蒺藜疏风。全方养血祛风止痒。痒甚者，酌加蝉蜕、牛蒡子各 10 克以增疏风散热止痒之力。

### 2. 血热生风

主要证候：妊娠期身痒，得热痒剧，局部灼热，伴口渴，心烦，失眠，怕热，溲赤，便秘，舌红，苔黄，脉细数。

证候分析：素体阳盛，血分蕴热，孕后血聚养胎，阴血不足，血热愈盛，化燥生风发为身痒，得热痒剧，局部灼热；血分有热，热灼伤津，扰动心神，口渴，心烦，失眠，怕热，溲赤，便秘；舌红，苔黄，脉细数，血热伤津之象。

治疗法则：清热凉血，祛风止痒。

选方用药：凉血止痒方（金志春方）。生地黄 20 克，玄参、知母、丹皮、当归、黄芩、荆芥、防风各 10 克，蝉蜕、生甘草各 5 克。方中生地黄、玄参、知母清热凉血，滋阴润燥；丹皮凉血活血；当归养血活血；黄芩清热泻火；荆芥、防风、蝉蜕，祛风止痒；生甘草清热，调和药性。全方清热凉血，祛风止痒。

本证型亦可用消风散减味：生地黄20克，知母、苦参、当归、荆芥、防风、牛蒡子各10克，蝉蜕、甘草各5克，减去苍术、石膏、胡麻仁、木通。

3. 肝热生风

主要证候：妊娠期身痒，得热痒剧，伴神情抑郁，心烦易怒，胸胁乳胀，时欲太息，口干口苦，舌红，苔黄，脉弦细数。

证候分析：素性抑郁，郁怒伤肝，肝郁化热，孕后血聚养胎，肝血愈虚，肝热愈盛，化燥生风发为身痒，得热痒剧；肝郁气滞，或郁而化火，神情抑郁，心烦易怒，胸胁乳胀，时欲太息，口干口苦；舌红，苔黄，脉弦细数，肝热血虚之象。

治疗法则：清肝解郁，养血和营，疏风止痒。

选方用药：丹栀逍遥散加味。白芍20克，丹皮、栀子、柴胡、当归、白术、茯苓各10克，生甘草5克，方外另加荆芥、防风各10克。方中逍遥散疏肝解郁，健脾和营；丹皮、栀子清肝泻热；荆芥、防风疏风止痒。全方清肝解郁，养血和营，疏风止痒。

4. 肝胆湿热

主要证候：妊娠期身痒，得热痒剧，或皮肤发黄，伴抑郁或易怒，头晕纳呆，四肢困倦，胸脘痞闷，口苦，口干不欲饮，舌红，苔黄腻，脉弦滑数。

证候分析：素体湿蕴，孕后情志抑郁或郁怒伤肝，肝郁化热，湿热蕴结，熏蒸肌肤则身痒且得热痒剧，熏蒸肝胆则胆汁外溢发黄；湿热蒙蔽清窍则头晕；湿热困阻脾胃，四肢困倦，胸脘痞闷，口苦，口干不欲饮；舌红，苔黄腻，脉弦滑数，湿热之象。

治疗法则：清热利湿，疏肝利胆，解郁止痒。

选方用药：茵陈蒿汤加味。茵陈30克，栀子10克，大黄5克，另酌加黄芩、黄柏、泽泻、柴胡、香附各10克。方中茵陈蒿汤清热利湿退黄，黄芩、黄柏清热利湿，泽泻利水渗湿泄热，柴胡疏肝解郁散热，香附疏肝理气解郁。全方清热利湿，疏肝解郁，利胆退黄，除湿热而止痒。

## 五、妊娠心烦

妊娠期出现烦闷不安、抑郁不乐、心惊胆怯、烦躁易怒者，称为妊娠心烦，亦称子烦。

### （一）病因病机

病因病机主要是火热扰心，“无热不成烦”。火热主要涉及阴虚火旺、痰火内扰、肝经郁火，此即“子烦病因，曰痰，曰火，曰阴虚”（《沈氏女科辑要笺正》）。

阴虚火旺：素体阴虚，孕后血聚养胎，阴血愈虚，阴虚火旺，火扰心神而致心烦。

痰火内扰：素有痰滞胸中，积久化热，孕后阳气偏盛，阳盛化热，痰热相搏，扰动心神而致心烦。

肝经郁火：素性抑郁，孕后胎体渐大，阻碍气机升降，气机郁滞，郁而化火，火扰心神遂令心烦。

## （二）辨证施治

### 1. 阴虚火旺

主要证候：妊娠心中烦闷，坐卧不宁，伴午后潮热，手足心热，口干咽燥，渴不多饮，小溲短黄，舌红，苔少或薄黄而干，脉细数。

证候分析：素体阴虚，孕后血聚养胎，阴血愈虚，心火偏亢，阴虚火旺，热扰心神，而致心烦不安，坐卧不宁；阴虚生内热，午后潮热，手足心热；阴亏津伤，口干咽燥，小溲短黄；阴亏津伤，但里无实热，渴不多饮；舌红，苔少或薄黄而干，脉细数，阴虚内热之象。

治疗法则：养阴清热，安神除烦。

选方用药：人参麦冬散。生地黄 20 克，人参、麦冬、知母、茯苓、黄芩各 10 克，竹茹、炙甘草各 5 克。方中人参益气生津；麦冬养阴生津，清热除烦；生地黄滋肾益阴以济心火；知母泻肾火，而降心火，解热除烦；黄芩、竹茹清热除烦；茯苓、炙甘草安神调中。全方养阴清热，安神除烦。心惊胆怯者，酌加龙齿、石决明各 15 克以安神定志；肝阳偏亢，症见头晕胀痛者，酌加钩藤、玄参各 10 克以平肝熄风。

### 2. 痰火内扰

主要证候：妊娠心中烦闷不安，或心悸胆怯，伴头晕目眩，胸脘满闷，恶心呕吐痰涎，舌红，苔黄腻，脉滑数。

证候分析：素有痰滞胸中，积久化热，孕后阳气偏盛，阳盛化热，痰热相搏，扰动心神，心中烦闷不安，或心悸胆怯；痰火上扰清窍，头晕目眩；痰湿内蕴，升降气滞，胸脘满闷，恶心呕吐痰涎；舌红，苔黄腻，脉滑数，痰火内蕴之象。

治疗法则：清热涤痰，宁心除烦。

选方用药：竹沥汤。竹沥 30 克，茯苓 15 克，麦冬、黄芩、防风各 10 克。方中竹沥清热涤痰以除烦；麦冬养阴润肺，清热除烦；茯苓健脾化湿宁心；黄芩泻火除烦；防风祛风除湿。全方涤痰除湿，清热除烦。痰黄稠者，去防风，酌加浙贝母、前胡、瓜蒌各 10 克清热化痰；呕恶甚者，酌加制半夏、枇杷叶、藿香和胃降逆止呕。

### 3. 肝经郁火

主要证候：妊娠烦闷不安，或烦躁易怒，伴头晕目眩，口苦咽干，两胁胀痛，常欲太息，舌红，苔薄黄，脉弦数而滑。

证候分析：素性抑郁，孕后胎体阻碍气机，气郁化火，火扰心神，遂令烦闷不安，或烦躁易怒；肝火上犯清窍，头晕目眩；肝胆互为表里，肝火内郁迫胆热外泄，口苦咽干；肝郁经脉不利，两胁胀痛；气郁失于畅达，常欲太息以自疏；舌红，苔薄黄，脉弦数而滑，肝经郁火之象。

治疗法则：疏肝泻火除烦。

选方用药：丹栀逍遥散去当归，酌加黄芩、竹茹各 10 克。头晕目眩甚者，酌加钩藤、菊花、夏枯草各 10 克清热平肝；胸胁胀痛者，酌加川楝子、郁金疏肝解郁，理气止痛。

## 六、妊娠肿胀

妊娠中晚期肢体、面目发生肿胀者，称为妊娠肿胀，亦称子肿。

妊娠肿胀曾有多种名称和分类，“头面遍身浮肿，小水短少者，属水气为病，故名曰子肿。自膝至足肿，小水长者，属湿气为病，故名曰子气。遍身俱肿，腹胀而喘，在六七个月时者，名曰子满。但两脚肿而肤厚者属湿，名曰皱脚，皮薄者属水，名曰脆脚。大凡水之为病多喘促，气之为病多胀满。喘促属肺，胀满属脾也。以其人素有水气湿邪，故受孕有肿满之证”（《医宗金鉴·妇科心法要诀》），说明子气、皱脚、脆脚肿胀程度轻，子肿、子满肿胀程度重。妊娠肿胀与西医学所言妊娠水肿相同，妊娠合并心脏病、肾脏病以及妊娠高血压综合征等可出现妊娠肿胀。妊娠晚期，出现足踝轻度浮肿，无其他不适，尿检和血压正常者，是妊娠晚期正常现象，无须治疗，娩后自消。妊娠肿胀不伴高血压、蛋白尿者预后良好，严重者可致子晕、子痫。

### （一）病因病机

病因病机主要是水气运行障碍，与肺、脾、肾三脏水液代谢异常和胎阻气机有关。其中，虚者，脾肾阳虚，水湿停留；实者，气滞湿郁，水湿泛溢肌肤。常见证型有脾虚水溢、肾虚水泛、气滞湿郁和痰湿壅滞四种。妊娠肿胀涉及水病和气病。“妊妇腹过胀满，或一身及手足面目俱浮，病名子满，或名子肿，或名子气，或名胎水，或名琉璃胎。但两脚肿者，或名皱脚，或名脆脚。名色虽多，不外有形之水病，与无形之气病而已。何则？胎碍脏腑，机栝不灵。肾者胃之关也，或关门不利，因而聚水；或脾不能散精行肺；或肺不能水精四布，此有形之水病也。又腹中增一物，则大气升降之道窒塞，此无形之气病也。病在有形之水，其证必皮薄色白而亮；病在无形之气，其证必皮浓色不变”（《沈氏女科辑要》）。“凡水肿等证，乃肺、脾、肾三脏相干之病。盖水为至阴，故其本在肾；水化于气，故其标在肺；水唯畏土，故其制在脾”（《景岳全书》）。这些说明，妊娠肿胀应理清气病或水病，辨清肺、脾、肾三脏功能异常。

脾虚水溢：脾气素虚，或孕后伤脾，脾虚运化失职，水湿停滞，泛滥肌肤，遂为肿胀。“妊娠肿满，由脏气本弱，因产重虚，土不克水，水散入四肢，遂成腹胀，手足面目浮肿，小便秘涩”（《经效产宝》）。“若妊娠脾胃气虚，经血壅闭则水饮不化，湿气淫溢，外攻形体，内注胞胎，怀妊之始肿满者必伤胎气”（《圣济总录》）。

肾虚水泛：素体肾虚，孕后气血下聚冲任养胎，若又伤肾，肾气不足，肾阳敷布不利，不能化气行水，水液内聚而泛溢肌肤发为肿胀。“妊娠发肿，良由真阴凝聚以养胎元，肾家阳气不能敷布，则水道泛滥莫制”（《沈氏女科辑要笺正》）。

气滞湿郁：素多忧郁，气机不畅，孕后胎体渐长而阻碍气机升降，肺气壅阻，两因相感，水道通调不利，气滞湿郁，泛溢肌肤而发肿胀。

痰湿壅滞：素体肥胖，脾虚痰湿内停，孕后中晚期，胎阻气机，气滞痰郁湿阻，泛溢肌肤而发为肿胀。“更有痰滞一证，痰虽水类，然凝聚质浓，不能遍及皮肤，惟壅滞气道，使气不宣通，亦能作肿，其皮色不变，故用理气药不应，加化痰之品，自然获效”（《沈氏女科辑要》）。

## （二）辨证施治

### 1. 脾虚水溢

主要证候：妊娠中晚期，面浮肢肿，甚则遍身俱肿，皮薄光亮，按之凹陷，伴脘腹胀满，气短懒言，口中淡腻，食欲不振，小便短少，大便溏薄，舌体胖嫩，边有齿痕，苔薄白或薄腻，脉缓滑无力。

证候分析：脾气素虚，或孕后伤脾，脾虚运化失职，水湿内停，泛溢肌肤而面浮肢肿，甚则遍身俱肿；水溢皮下而皮薄光亮，按之凹陷；脾虚中阳不振，气机不运，水湿内停，脘腹胀满，气短懒言，口中淡腻，食欲不振；水湿流走肠间，大便溏薄；脾虚肺气不足，水道不利，小便短少；舌体胖嫩，边有齿痕，苔薄白或薄腻，脉缓滑无力，脾虚湿盛之象。

治疗法则：健脾利水，除湿消肿。

选方用药：白术散加味。白术20克，茯苓、大腹皮、生姜皮、陈皮各10克，方外另加砂仁10克，水煎服，每日1剂，亦可作散剂。方中白术、茯苓健脾利水除湿；生姜皮温中理气化饮；大腹皮宽中下气行水；陈皮理气和中；砂仁温脾开胃，化湿止泻，理气安胎。全方健脾利水，除湿消肿。肿势明显，小便短少者，酌加猪苓、泽泻、防己各10克以利水消肿；肿甚以致胸闷而喘者，酌加葶苈子、杏仁、厚朴各10克以宽中行气，降逆平喘；食少便溏者，酌加山药、薏苡仁、扁豆、芡实各10克以实脾利湿；脾虚气弱、气短懒言、神疲乏力者，酌加党参、黄芪各15克以补脾益气。本证型亦可选用健脾利水汤加减治疗。

兼脾虚湿阻者，症见头晕头重、胸闷腹胀、纳少呕恶、便溏尿少、苔白腻、脉弦滑，宜健脾利水、行气解郁，方用茯苓导水汤去槟榔。

### 2. 肾虚水泛

主要证候：妊娠中晚期，面目、四肢水肿，下肢肿甚，按之没指，伴头晕耳鸣，心悸气短，腰酸无力，下肢逆冷，小便不利，面色晦暗，舌淡，苔白滑，脉沉迟。

证候分析：素体肾虚，孕后阴血下聚，有碍肾阳敷布，不能化气行水，水液内聚而泛溢肌肤发为肿胀；湿性趋下，下肢肿甚；肾虚髓海不足，外府失荣，头晕耳鸣，腰酸无力；肾阳不足，不能化气行水，小便不利；水气上凌心肺，心悸气短；命火虚衰，不能温煦下元，下肢逆冷；肾虚水停，水色外现，面色晦暗；舌淡，苔白滑，脉沉迟，肾阳不足之象。

治疗法则：补肾温阳，化气行水。

选方用药：真武汤合五苓散。茯苓、白芍、白术、猪苓、泽泻、桂枝、生姜各10克，炮附子5克。方中炮附子、桂枝温阳化气；生姜温中散水；白术、茯苓健脾行水；猪苓、泽泻利水渗湿；白芍、附子引药入阴，以破阴结。全方补肾温阳，化气行水。注意炮附子用量用法，用量宜轻，久煎去毒。心悸气短、喘息不宁者，酌加苏子、五味子、葶苈子各10克，敛降肺气，化痰平喘。腰痛甚者，酌加杜仲、续断、桑寄生各10克，固肾强腰安胎。

本证型亦可用金匮肾气丸酌加黄芪、白术、砂仁等药。

### 3. 气滞湿郁

主要证候：妊娠中晚期，肢体肿胀，始肿两足，渐及于腿，皮色不变，压痕不显，伴头晕胀痛，胸胁胀满，甚或气逆不安，饮食减少，苔白薄腻，脉弦滑。

证候分析：气机郁滞，升降失司，清阳不升，浊阴下滞，始肿两足，渐及于腿，此因气滞而湿气内停，故皮色不变，压痕不显；清阳不升，浊阴上扰，故头晕胀痛；气滞不宣，横侮中土，故胸胁胀满，饮食减少；苔白薄腻，脉弦滑，妊娠气滞之象。

治疗法则：理气行滞，化湿消肿。

选方用药：天仙藤散。天仙藤、香附、陈皮、乌药、甘草各等份，每服3钱，加生姜3片、紫苏3叶、木瓜3片，同煎，空腹食前服，每日3次。方中天仙藤、香附理气活血行滞，解血中之滞气；陈皮、生姜温中行气；紫苏叶宣上焦滞气；乌药开下焦气滞；木瓜行气除湿，舒筋活络；甘草和正气，调诸药。全方理气行滞，化湿消肿。

4. *痰湿壅滞*

主要证候：肥胖孕妇，妊娠中晚期，四肢肿胀，皮色不变，伴肢倦乏力，或眩晕，胸闷腹胀，痰多纳少，或咳喘呕恶，面色㿠白，小便不利，大便不实，舌淡或胖嫩，苔白腻而润，脉弦滑。

证候分析：肥胖之人，脾虚痰湿内停，孕后中晚期胎阻气机，气滞痰郁湿阻，泛溢肌肤而发为肿胀；气滞痰湿泛溢，皮色不变；脾气虚者，肢倦乏力，面色㿠白；痰扰清窍，头晕目眩；痰郁湿阻，气机郁滞，胸闷腹胀，咳喘呕恶；脾虚不运，水道不利，小便不利，大便不实；舌淡或胖嫩，苔白腻而润，脉弦滑，孕后痰湿内停之象。

治疗法则：健脾化痰，利水消肿。

选方用药：二陈汤合四苓散。白术、茯苓、猪苓、泽泻、制半夏、橘红各10克，甘草5克。二陈汤燥湿化痰，理气和中。四苓散健脾利水渗湿。两者合方，健脾化痰，利水消肿。方外可加生姜5片，降逆止呕，制半夏毒，增强辛散运脾化浊之力。咳喘呕恶者，酌加前胡、苏子各10克，宣降肺气，化痰平喘。痰湿阻滞妊娠肿胀者，注意宣降肺气，肺主气，为水之上源，肺气宣通，水道通调，下输膀胱，水津四布则肿消，可酌选桑白皮、金沸草、杏仁、前胡、苏子、桔梗等1～2味药加入，有助提高疗效。

### （三）其他施治

针灸：脾虚者，针刺脾俞、三焦俞、足三里、阳陵泉、水分，用补法，可加灸。肾阳虚者，针刺肾俞、三焦俞、气海、三阴交，用补法，可加灸。

## 七、妊娠眩晕

妊娠中晚期出现头晕目眩，甚或眩晕欲厥者，称为妊娠眩晕，亦称子眩、子晕。

“眩晕乃中风之渐”（朱丹溪语）。妊娠中晚期出现子晕可能为子痫的先兆，值得关注。妊娠高血压综合征或妊娠合并原发性高血压病等可参考本病证诊治。

### （一）病因病机

病因病机主要是阴血不足、肝阳上亢，或痰浊上扰，即所谓“无风不作眩”“无痰不作眩”“无虚不作眩”，这些与孕妇体质状态密切相关。常见有阴虚肝旺、脾虚痰扰、气血虚弱三个证型。

阴虚肝旺：素体阴虚，肝阳偏亢，复因孕后血聚养胎，阴血愈虚，阴不潜阳，肝阳偏亢，上扰清窍而致眩晕。

脾虚痰扰：素体脾虚，水湿内停而生痰，精血生成不足，复因孕后血聚养胎，肝失濡养而肝阳偏亢，脾虚肝郁，且妊娠中晚期渐大胎体郁阻气机，气郁痰滞，肝阳偏亢挟痰浊上蒙清窍而发眩晕。

气血虚弱：素体气血不足，孕后气血养胎，气血愈虚，气虚则清气不升，血虚则髓海失养，发为眩晕。

### （二）辨证施治

1. 阴虚肝旺

主要证候：妊娠中晚期，头晕目眩，视物模糊，心中烦闷，颧赤唇红，口燥咽干，手足心热，甚或猝然昏倒，顷刻即醒，舌红，苔少，脉弦细数。

证候分析：素体阴虚，肝阳偏亢，复因孕后血聚养胎，阴血愈虚，阴不潜阳，肝阳偏亢，上扰清窍，出现头晕目眩，视物模糊；阴虚内热，颧赤唇红，口燥咽干，手足心热；热扰神明，心中烦闷，甚或猝然昏倒，顷刻即醒；舌红，苔少，脉弦细数，肝肾阴虚之象。

治疗法则：滋阴补肾，平肝潜阳。

选方用药：杞菊地黄丸加龟版、牡蛎、石决明各15克。热象明显者，酌加知母、黄柏各10克滋阴泻火；口苦心烦者，酌加黄芩、竹茹各10克清热除烦；眩晕昏仆者，酌加钩藤、天麻各10克镇肝熄风。

2. 脾虚痰扰

主要证候：妊娠中晚期，头晕目眩，甚则视物昏花，不能站立，胸闷心烦，两胁胀满，呕逆泛恶，时吐痰涎，面浮肢肿，倦怠嗜卧，苔白腻，脉弦滑而缓。

证候分析：气郁痰滞，肝阳挟痰浊上扰清窍，头晕目眩，甚则视物昏花，不能站立；气郁痰滞，肝失条达，则胸闷心烦，两胁胀满；气郁痰滞，胃失和降，呕逆泛恶，时吐痰涎；痰饮泛溢，面浮肢肿；痰浊困脾，阳气不振，倦怠嗜卧；苔白腻，脉弦滑而缓，气郁痰滞之象。

治疗法则：健脾化痰，平肝理气。

选方用药：半夏白术天麻汤。头痛甚者，酌加蔓荆子、僵蚕各10克祛风止痛。

痰郁化火，兼头目胀痛、心烦口苦、苔黄腻者，理气清热化痰，可用清痰四物汤：熟地黄15克，当归、川芎、白芍、黄芩、制半夏、白术各10克，陈皮、黄连各5克，生姜3片。方中制半夏、白术、陈皮健脾燥湿、理气化痰，黄芩、黄连清热除湿，熟地黄、当归、川芎、白芍养血安胎，生姜和胃，全方健脾燥湿、理气清热化痰、养血安胎。

3. 气血虚弱

主要证候：妊娠中晚期，头晕眼花，心悸健忘，少寐多梦，神疲乏力，气短懒言，面色苍白或萎黄，舌淡，脉细弱。

证候分析：血气不足，清气不升，髓海失养，头昏眼花；血虚心神失养，心悸健忘，少寐多梦；气虚中阳不振，神疲乏力，气短懒言；气血不足，不能充养荣润于面，面色苍白或萎黄；舌淡，脉细弱，气血不足之象。

治疗法则：益气养血。

选方用药：八珍汤加减。头晕眼花甚者，酌加龙眼肉、蔓荆子、枸杞子、菊花以养血平肝；心悸健忘、少寐多梦显著者，酌加远志、酸枣仁、龙眼肉以养心安神。

### （三）其他施治

1. 针灸

针刺风池、足三里、太冲，用泻法。

2. 耳针

降压沟，埋针。

## 八、妊娠痫证与妊娠肿晕痫诸证

妊娠晚期，或临产时，或新产后，眩晕头痛，突然昏不知人，两目上视，牙关紧闭，四肢抽搐，腰背反张，少顷可醒，醒后复发，甚或昏迷不醒者，称为妊娠痫证，亦称子痫。本病证相当于西医学所言重度妊娠高血压综合征中的子痫。子痫是产科危急重症，做好产前检查，对预防子痫的发生和发展有重要意义。子痫一旦发生，严重威胁母儿生命。

中医对妊娠高血压综合征还没有一个系统的认识和完整的病名，分属于妊娠肿胀（子肿）、妊娠眩晕（子晕）和妊娠痫证（子痫）中，不利于整体认识疾病的规律，并且子肿、子晕、子痫各病证还包含其他非妊娠高血压综合征的情况。因此，为了准确从中医角度认识和辨治妊娠高血压综合征，根据中医认识特点，可以将三者结合起来，命名为“妊娠肿晕痫诸证”，以对应于妊娠高血压综合征。妊娠肿晕痫诸证的临床表现特征是水肿、眩晕和严重时子痫（抽搐），以及全身小血管损害引起的高血压和蛋白尿等，导致母体全身和胎儿损害，甚至母儿死亡。

### （一）病因病机

子痫只是妊娠肿晕痫诸证最严重的后期病变。对子肿、子晕和子痫三部分综合分析，妊娠肿晕痫诸证病因病机关键，早期“子肿”“子晕”病变是因脾肾为病引起水湿为患，或阴虚肝旺；晚期“子痫”病变是在前期基础上引起肝阳上亢，肝风内动，或痰湿内生，痰火上扰。

肝阳上亢，肝风内动：素体阴虚，肝阳偏亢，孕后精血养胎，肾精肝血愈虚，阴不潜阳，肝阳上亢，上扰清窍则眩晕；肝阳上亢，化风内动，血不荣筋，精不养神，心火偏亢，风火相煽，神志昏冒，发为子痫。

痰湿内生，痰火上扰：素体脾虚，运化失职，或素体肾虚，难以化气行水，以致水湿内停，泛溢肌肤而为水肿；水谷精微不能化生精血而化为水湿，精血不足而湿聚生痰，孕后养胎精血愈虚，肝失濡养则肝阳偏亢，偏亢肝阳挟痰湿上扰清窍则眩晕；阴虚生热，炼液成痰，痰热互结，或胎体郁阻气机，气郁化火，或精血不足，肝阳偏亢化火，如此，痰火、气火、肝火并聚，火动化风，引动痰火上蒙清窍，扰乱神志，发为子痫。

## （二）辨证施治

妊娠肿晕痫诸证发病有先后及严重程度不同，早期以水肿和眩晕为主症，后期严重时发作子痫，要注意病情轻重传变。病情危重应中西医结合救治。

早期病变（子肿与子晕）见本节前述“妊娠肿胀”和“妊娠眩晕”。

晚期病变（子痫）详述如下。

### 1. 肝风内动

主要证候：妊娠晚期或临产或新产时，头痛，眩晕，突然昏仆不知人，两目上吊，牙关紧闭，四肢抽搐，腰背反张，时作时止，或良久不省，手足心热，颧赤，舌红或绛，苔无或花剥，脉弦细数。

证候分析：素体肝肾阴虚，孕后血聚养胎，阴血更虚，阴不制阳，肝阳上亢，头痛，眩晕；肝阳化风，肝风内动，筋脉拘急，两目上吊，牙关紧闭，四肢抽搐，腰背反张；风火相煽，扰犯神明，昏仆不知人；阴虚内热，手足心热，颧赤；舌红或绛，苔无或花剥，脉弦细数，阴虚阳亢、肝风内动之象。

治疗法则：养阴清热，平肝熄风。

选方用药：羚角钩藤汤。羚角片（先煎）、霜桑叶、生甘草各 5 克，川贝母、鲜生地黄、鲜竹茹各 15 克，双钩藤（后下）、滁菊花、茯神、生白芍各 10 克，水煎服，神昏者鼻饲给药。方中羚角片、双钩藤平肝清热，熄风镇痉；霜桑叶、滁菊花清肝明目；川贝母、鲜竹茹清热化痰；鲜生地黄、生白芍养阴清热；茯神宁心安神；生甘草和中缓急。全方养阴清热，平肝熄风止痉。

### 2. 痰火上扰

主要证候：妊娠晚期或临产或新产时，头痛，胸闷，突然昏仆不知人，两目上吊，牙关紧闭，口流涎沫，息粗痰鸣，四肢抽搐，腰背反张，面浮肢肿，时作时止，舌红，苔黄腻，脉弦滑数。

证候分析：痰火蕴结胸中则胸闷；痰火上蒙清窍则头痛，昏仆不知人；肝阳偏亢，火盛风动，两目上吊，牙关紧闭，四肢抽搐，腰背反张；痰湿内盛，口流涎沫，息粗痰鸣；湿浊泛溢肌肤，面浮肢肿；舌红，苔黄腻，脉弦滑数，痰火内盛之象。

治疗法则：清热开窍，豁痰熄风。

选方用药：半夏白术天麻汤送服安宫牛黄丸。半夏白术天麻汤健脾豁痰，平肝熄风。安宫牛黄丸为成药，清热解毒，镇惊开窍。

上述证型，如出现面色暗滞，舌黯且有瘀斑、瘀点，提示有瘀血阻滞，可在原方中加入当归、川芎、丹参、赤芍、香附等活血化瘀之药以改善微循环。

### （三）其他施治

1. 针灸

针刺人中、风池、内关、太冲、太溪，太溪用补法，余穴用泻法。

2. 耳针

针刺肝、肾、神门、交感、降压沟，耳背静脉放血。

## 九、胎气上逆

妊娠中晚期，胸腹胀满，甚则喘急疼痛、烦躁不安者，称为胎气上逆，又称子悬、胎上逼心。

关于此病，最早见于《肘后备急方》（引自《医心方》"治妊娠胎上迫心方"）；之后《诸病源候论》列"妊娠胸胁支满候"，"妊娠经血不通，上为乳汁，兼以养胎。若有停饮者，则血饮相搏。又因冷热不调，动于血饮，血饮乘气逆上，抢于胸胁，胸胁胀满，而气小喘，谓之支满"；至《普济本事方》首次记载"子悬"，"治妊娠胎气不和，怀胎迫上，胀满疼痛，谓之子悬"；《产经》中记载"治妊娠卒心腹拘急、胀满，气从少腹起上冲，心烦欲死，是水饮食冷气所为"。妊娠合并心脏病、妊娠合并肺部感染等可参考本病证诊治。

### （一）病因病机

病因病机总因子悬腹中，水气逼迫胎气上逆所致，分别可由肝气郁滞上逆、脾胃气阻上逆和痰饮停聚上逆等引起。

肝气郁滞上逆：妊娠中晚期，子悬腹中，阻碍气机升降，孕后阴血聚以养胎，阴血不足，肝阳偏亢而致肝气上逆；若情怀不畅，肝郁气滞，更碍气机升降，多因相感，气壅胸腹则胸腹胀满；若愤怒伤肝则肝气上逆更甚，举胎上迫心肺则心胸满闷疼痛，呼吸喘促。

脾胃气阻上逆：妊娠中晚期，子悬腹中，阻碍气机升降，若脾胃虚弱，运化失职，水湿内停，水气壅塞胸腹则胸腹胀满，甚者举胎上迫心肺则心胸满闷疼痛，呼吸喘促。

痰饮停聚上逆：妊娠中晚期，子悬腹中，阻碍气机升降，若脾失健运，肾阳虚衰而气化失司，水液内停，化为痰饮，如此气滞与痰饮交织，壅塞胸腹则胸腹胀满，甚者举胎上迫心肺则心胸满闷疼痛，呼吸喘促。

### （二）辨证施治

1. 肝气郁滞上逆

主要证候：妊娠中晚期，胸胁胀满，如物悬坠，甚者心胸满闷疼痛，呼吸喘促，心烦易怒，坐卧不安，舌黯红，苔白微黄，脉弦滑。

证候分析：妊娠后机体处于阴血聚下、气逆于上状态。若情怀不畅则肝郁气滞、肝气上逆，而妊娠中晚期胎体渐大，悬于腹中，阻碍气机升降，多因相感，气壅胸腹，轻则胸腹胀满不适，如物悬坠，重者情志过激，愤怒伤肝，肝气上逆，举胎上迫心肺则心胸满闷疼痛，呼吸喘促，心烦而坐卧不安；舌黯红，苔白微黄，脉弦滑，肝郁气滞之象。

治疗法则：先下气解郁治其标，疏肝解郁，理气行滞；后再滋阴养血固其本。

选方用药：紫苏饮加减。紫苏30克，大腹皮、当归、川芎、白芍、陈皮各15克，炙甘草5克，去人参，方外另加枳壳、茯苓各15克，煎药时加生姜3片、葱白适量，水煎服。方中紫苏、大腹皮、陈皮宽中下气；白芍益阴缓急，柔肝止痛；当归、川芎养血活血；炙甘草调中；枳壳、茯苓宽胸下气，健脾消胀；人参补气壅塞故去之。全方疏肝解郁，宽中下气，调和气血，有利气机升降。若气郁化火，胎热气逆者，症见心胸烦闷、口苦咽干、尿黄便结、舌红、苔黄、脉弦滑或弦数者，酌加栀子、黄芩、丹皮各10克，以疏肝解郁清热。下气解郁亦可用苏梗下气饮加减治疗。

标证解除后，可停药观察。兼有阴血虚者，治宜滋阴养血，以固其本，可选阿胶养血汤：生地黄15克，阿胶、沙参、麦冬、女贞子、旱莲草、桑寄生各10克。

2. 脾胃气阻上逆

主要证候：妊娠中晚期，胸腹胀满，如物悬坠，甚者心胸满闷疼痛，呼吸喘促，倦怠乏力，纳呆便溏，四肢不温，舌淡胖，苔白或白腻，脉沉弱。

证候分析：脾胃虚弱，运化失职，水液内停，妊娠中晚期，子悬腹中，阻滞气机升降，气滞水停，壅塞胸腹则胸腹胀满，如物悬坠，甚者举胎上迫心肺而致心胸满闷疼痛，呼吸喘促；脾气虚弱，倦怠乏力；运化失司，纳呆便溏；脾阳不足，四肢不温；舌淡胖，苔白或白腻，脉沉弱，脾胃虚弱之象。

治疗法则：益气健脾，理气行滞。

选方用药：香砂六君子汤加味。白术、茯苓、砂仁、制半夏各10克，人参、木香、陈皮、甘草各5克，方外另加紫苏、枳壳各10克，煎时加生姜3片、大枣5枚，水煎服。香砂六君子汤原治脾胃不和、气虚肿满、痰饮结聚，加入紫苏、枳壳以宽中下气、理气行滞，通过益气健脾，理气行滞，宽中下气，利湿除痰，而调畅气机。若脾虚痰停胸膈，喉中痰多、口黏者，酌加全瓜蒌、薤白、厚朴宽胸化痰降逆；湿浊上泛，胎气迫肺而喘息不安者，酌加苏子、葶苈子、杏仁、枇杷叶泄肺降逆；食少便溏者，酌加白术、泽泻扶脾祛湿；气损及阳兼见阳虚不足、小腹发凉、形寒肢冷者，酌加炮姜、乌药温阳散寒；脾胃蕴热，气机壅滞而胎热上逆，症见胸腹胀满、口渴口臭、尿黄便结、舌红、苔黄、脉滑数者，酌加黄芩、栀子、瓜蒌清热化痰，宽中降逆。在治疗过程中，可酌加杜仲、菟丝子、川续断、桑寄生等固肾安胎。

3. 痰饮停聚上逆

主要证候：妊娠中晚期，胸腹胀满，如物悬坠，甚者心胸满闷疼痛，呼吸喘促，呕恶多痰，畏寒肢冷，舌淡，苔白腻，脉沉滑。

证候分析：妊娠中晚期，子悬腹中，阻滞气机，若脾失健运，肾阳虚衰而气化失司，水液内停，化为痰饮，气滞与痰饮交织，壅塞胸腹则胸腹胀满，如物悬坠，甚者举胎上迫心肺则心胸满闷疼痛，呼吸喘促；脾肾阳虚，寒痰冷饮内停，呕恶多痰，畏寒肢冷；舌淡，苔白腻，脉沉滑，阳虚痰饮内停之象。

治疗法则：温肾健脾，温化痰饮，理气行滞。

选方用药：金匮肾气丸合理中汤加味。金匮肾气丸：干地黄 15 克，山药、山茱萸、泽泻、茯苓、丹皮、桂枝各 10 克，炮附子 3 克。理中汤：人参、白术、干姜、炙甘草各 10 克，方外另加紫苏 30 克，制半夏、柴胡各 10 克，陈皮 5 克。方中金匮肾气丸温补肾阳，化气行水；理中汤温中祛寒，补气健脾；紫苏、柴胡、陈皮理气行滞，宽中下气；制半夏、陈皮化痰除饮。全方温肾健脾，温化痰饮，理气行滞，调畅气机。

### （三）其他施治

针灸：针刺肝俞、内关、中庭、行间，行间用泻法，余穴用补法。针刺足三里、脾俞、内关、中庭，前两穴用补法，后两穴平补平泻，可加灸。肾俞、关元、涌泉、中庭，前两穴只灸不针，后两穴针刺平补平泻。

## 十、妊娠咳嗽

妊娠期间咳嗽或久咳不已者，称为妊娠咳嗽，亦称子嗽。

妊娠期合并上呼吸道感染、支气管炎、肺炎等病可参考诊治。

### （一）病因病机

病因病机主要是肺失濡润，或痰饮泛肺，或外感风寒，以致肺失宣肃。常见证型有阴虚肺燥、痰饮壅肺和外感风寒。

阴虚肺燥：素体阴虚，孕后阴血下聚养胎，阴虚更甚，阴虚火旺，伤津灼肺，肺失濡润，宣肃失职，发为咳嗽。

痰饮壅肺：素体脾虚，运化失职，水湿内停，聚湿成痰，痰饮壅肺，肺失宣肃，发为咳嗽。

外感风寒：风寒犯肺，郁遏肺气，肺失宣肃，发为咳嗽。

### （二）辨证施治

1. 阴虚肺燥

主要证候：妊娠期间，咳嗽不已，干咳无痰，咳嗽带血，口干咽燥，手足心热，舌红，苔少或无，脉细数。

证候分析：孕后血聚养胎，阴虚火旺，虚火上炎，伤津灼肺，肺失濡润，宣肃失职，咳嗽不已，干咳无痰；虚火损伤肺络，咳嗽带血；阴虚内热，口干咽燥，手足心热；舌红，苔少或无，脉细数，阴虚内热之象。

治疗法则：养阴润肺，止咳安胎。

选方用药：百合固金汤。生地黄、熟地黄、玄参各 15 克，百合、当归、白芍、贝母、麦冬、桔梗各 10 克，甘草各 5 克。方中百合、生地黄、熟地黄滋养肺肾阴液；麦冬养肺阴，清肺热；玄参益肾阴，降虚火；当归、白芍养血和营；贝母、桔梗化痰止咳；甘草调和诸药。全方滋养阴液，润肺止咳，咳止胎安。若咳嗽痰中带血者，酌加仙鹤草、侧柏叶各 10 克，清热止血；颧红潮热、手足心热甚者，酌加地骨皮、白薇各 10 克，滋阴清热；大便干结者，酌加胡麻仁 10 克，润肠通便。

2. 痰饮壅肺

主要证候：妊娠期间，咳嗽，痰多，胸闷气促，甚者喘不得卧，神疲，纳呆，舌淡红，苔白腻，脉濡滑。

证候分析：素体脾虚，运化失职，水湿内停，聚湿成痰，痰饮壅肺，肺失宣肃，发为咳嗽，痰多，胸闷气促，甚者喘不得卧；脾虚中阳不足，神疲，纳呆；舌淡红，苔白腻，脉濡滑，痰饮内停之象。

治疗法则：健脾除湿，化痰止咳。

选方用药：六君子汤加味。人参、白术、茯苓各 10 克，半夏、陈皮、炙甘草各 5 克，方外另加苏梗、紫菀各 5 克，煎药时加生姜 3 片、大枣 2 枚，水煎服。方中人参大补元气，补脾益肺；白术健脾益气，燥湿利水，安胎；茯苓利水渗湿，健脾化痰；陈皮理气健脾，燥湿化痰；半夏燥湿化痰，降逆止呕，消痞散结；炙甘草益气补中；苏梗理气宽中，行气安胎；紫菀温肺下气，消痰止咳。全方健脾除湿，化痰止咳，行气安胎。胸闷痰多者，加苏子、瓜蒌仁、枇杷叶各 5 克，宽胸顺气，化痰止咳。

痰饮化热者，症见咳嗽、咯痰不爽、痰液黄稠、面红口干、舌红、苔黄腻、脉滑数，治宜清肺化痰、止咳安胎，方选清金化痰汤：知母、桑白皮、瓜蒌仁各 15 克，黄芩、栀子、贝母、麦冬、橘红、茯苓、桔梗各 10 克，甘草 5 克。方中瓜蒌仁、贝母、桔梗清热涤痰，宽胸开结；橘红理气化痰；茯苓健脾利湿，湿去痰消；麦冬、知母养阴清热，润肺止咳；黄芩、栀子、桑白皮清泻肺火；甘草补土和中。全方清肺润肺，化痰止咳。

3. 外感风寒

主要证候：妊娠期间，咳嗽痰稀，鼻塞流涕，头痛恶寒，骨节酸楚，苔薄白，脉浮滑。

证候分析：风寒犯肺，郁遏肺气，肺失宣肃，咳嗽痰稀，鼻塞流涕；风寒束于肌表，腠理闭塞，阳郁不达，头痛恶寒，骨节酸楚；苔薄白，脉浮滑，风寒束表之象。

治疗法则：祛风散寒，宣肺化痰止咳。

选方用药：桔梗散。天冬、赤茯苓各 10 克，人参、贝母、桑白皮、桔梗、紫苏、甘草各 10 克，麻黄 5 克。方中麻黄、紫苏辛温，解表散寒；桔梗、甘草宣肺利咽；天冬、贝母润肺化痰；桑白皮、赤茯苓清痰利湿；人参益气扶正。全方辛温解表，祛风散寒，宣肺利咽，化痰止咳。

## 十一、妊娠失音

妊娠期间非外感而出现声音嘶哑，甚或不能出声者，称为妊娠失音，亦称子瘖、子暗。

### （一）病因病机

妊娠失音病因病机主要是肺肾阴虚，津液不荣喉舌，主要证型有肺阴虚和肾阴虚。

肺阴虚：素体肺阴虚，孕后阴血聚以养胎，阴液更虚，妊娠晚期胎体增大，阻滞津液上承，肺失濡润，声门燥涩，发音不利。

肾阴虚：素体肾阴虚，孕后阴血聚以养胎，阴液更虚，妊娠晚期胎体增大，阻滞津液上承，舌本失荣，会厌不利，发音不顺。

### （二）辨证施治

1. 肺阴虚

主要证候：妊娠中晚期，声音嘶哑，甚至不能出声，口干咽燥，呛咳气逆，潮热盗汗，两颧潮红，舌红，苔少，脉细数。

证候分析：素有肺阴虚，津伤燥热，孕后阴血养胎，阴血更虚，肺失濡养，声门涩燥，发音不利，声音嘶哑，甚至不能出声，口干咽燥；阴虚肺燥，肺失清肃，呛咳气逆；阴虚内热，热迫津泄，潮热盗汗；虚热上浮，两颧潮红；舌红，苔少，脉细数，阴虚内热之象。

治疗法则：滋阴清热，养肺润喉。

选方用药：养金汤。生地黄 15 克，阿胶、杏仁、知母、沙参、麦冬、桑白皮、蜂蜜各 10 克。方中沙参、麦冬滋阴润肺；生地黄、知母养阴清热；桑白皮、杏仁清金泻肺，止咳化痰；阿胶滋阴养血，并可安胎；蜂蜜润燥清热。全方滋阴清热，养肺润燥，以滋润声道，利于音复。咳痰不爽者，酌加浙贝母，清热化痰。

本证型亦可用百合地黄汤合清燥救肺汤去石膏、人参，加玄参、桔梗、木蝴蝶等药治疗。

2. 肾阴虚

主要证候：妊娠中晚期，声音嘶哑，甚至不能出声，口干咽燥，头晕耳鸣，腰膝酸软，手足心热，舌红，苔少或花剥，脉细滑而数。

证候分析：肾阴素虚，孕后阴血聚以养胎，阴液更虚，而妊娠晚期胎体增大，阻滞津液上承，肾阴虚且不能上荣舌本，发音不利，声音嘶哑，甚至不能出声，口干咽燥；肾虚髓海失养，头晕耳鸣；肾虚外府失养，腰膝酸软；阴虚内热，虚火外泄，手足心热；舌红，苔少或花剥，脉细滑而数，阴虚内热之象。

治疗法则：滋养肾阴，清热润肺。

选方用药：麦味地黄丸合增液汤。麦味地黄丸：熟地黄、山茱萸、山药、麦冬各 15 克，丹皮、泽泻、茯苓、五味子各 10 克。增液汤：玄参、麦冬、生地黄各 15 克。方中熟地黄、山茱萸、山药，补益肝肾阴精；丹皮清泻虚热；茯苓、泽泻利水泻热；玄参、生地黄、麦冬，生津增液，濡润肺脏；五味子养阴敛肺。全方滋肾养阴，清热润肺。阴虚火旺显著者，酌加黄芩 10 克，知母、沙参各 15 克，以增养阴泻火之力。

## 十二、妊娠尿闭

妊娠期间小便不通，甚至小腹胀急疼痛者，称为妊娠尿闭，亦称妊娠小便不通、转胞、胞转、转脬，类似于西医学妊娠尿潴留，常见于妊娠中晚期。

### （一）病因病机

病因病机主要是胎气下坠，压迫膀胱，水道不通，溺不得出。常见证型有脾气虚和肾气虚。

脾气虚：素体脾虚，中气不足，孕后胎儿渐大，气虚无力举胎，胎儿下坠，压迫膀胱，溺不得出。“妊娠转胞，不得小便者，中气怯弱不能举胎，胎压其胞，胞系于厌而小便不通”（《邯郸遗稿》)。

肾气虚：胞系于肾，素体肾虚，肾气不足，孕后肾气愈虚，系胞无力，胎压膀胱，或肾虚不能温煦膀胱化气行水，溺不得出。

## （二）辨证施治

1. 脾气虚

主要证候：妊娠期间，小便不通或频数量少，小腹胀急疼痛，面色淡白，神疲乏力，气短懒言，舌淡，苔薄白，脉沉弱缓滑。

证候分析：素体脾虚，中气不足，孕后胎儿渐大，气虚无力举胎，胎坠压迫膀胱，小便不通或频数量少，小腹胀急疼痛；中气不足，气虚下陷，清阳不升，面色淡白，神疲乏力，气短懒言；舌淡，苔薄白，脉沉弱缓滑，脾气虚弱之象。

治疗法则：补中益气，升提举胎。

选方用药：益气导溺汤。党参 15 克，白术、茯苓、扁豆各 10 克，桂枝、炙升麻、桔梗、通草、乌药各 5 克，水煎服。方中党参、白术、扁豆、茯苓补气健脾以载胎；炙升麻、桔梗升提以举胎；乌药温宣下焦之气；通草行水而通溺。全方补中益气，升提举胎，益气导溺。头晕、气短明显者，酌加黄芪 15 克、柴胡 10 克，以增益气升提之力；脾虚湿停者，症见饮食减少、大便溏薄，酌加砂仁、藿香各 10 克，健脾祛湿；兼血虚者，症见心悸、眩晕，酌加阿胶、何首乌各 10 克以生血。

2. 肾气虚

主要证候：妊娠期间，小便不通或频数量少，小腹胀急疼痛，畏寒肢冷，腰膝酸软，舌淡，苔薄白润，脉沉弱滑。

证候分析：素体肾虚，肾气不足，孕后肾气愈虚，系胞无力，胎压膀胱，或肾虚不能温煦膀胱化气行水，小便不通或频数量少，小腹胀急疼痛；肾阳虚，畏寒肢冷，腰膝酸软；舌淡，苔薄白润，脉沉弱滑，肾阳虚之象。

治疗法则：温肾扶阳，化气行水。

选方用药：金匮肾气丸加味。干地黄 25 克，山药、山茱萸、茯苓、泽泻、丹皮各 10 克，桂枝、炮附子各 3 克，方外另加菟丝子 15 克、巴戟天 10 克，水煎服，每日 1 剂。方中炮附子温补肾阳，桂枝温通阳气，两药相合补肾阳、助气化；干地黄滋阴，补肾生精，配伍山药、山茱萸补肝养脾益精，阴生则阳长；丹皮活血散瘀，并制诸滋阴药碍湿之虞。前述诸药为金匮肾气丸，助阳之弱以化水，滋阴之虚以生气，振奋肾阳，恢复气化。方外另加菟丝子、巴戟天，补肾温阳，助阳化气，并可安胎。全方温肾扶阳，化气行水，补肾安胎。兼脾气虚弱、中气不足、神疲乏力、气短懒言者，酌加党参、黄芪各 15 克，白术 10 克，以益气健脾。如此，健脾温肾，脾肾阳气双补，举胎利尿。

## （三）其他施治

针灸：针刺气海、膀胱俞、阴陵泉、大椎、足三里、关元，强刺激，留针 20 分钟，每隔 1 ~

2分钟捻转，出针后艾灸。

## 十三、妊娠淋痛

妊娠期间，尿频、尿急、淋漓涩痛者，称为妊娠淋痛，亦称妊娠小便淋痛、子淋。

本病类似于西医学妊娠合并尿道炎、膀胱炎、肾盂肾炎等泌尿系统感染疾病。

### （一）病因病机

病因病机主要是膀胱郁热，气化失司。常见证型有阴虚津亏、心火偏亢、下焦湿热。

阴虚津亏：素体阴虚，孕后阴血养胎更虚，阴虚火旺，下移膀胱，灼伤津液，小便淋漓涩痛。

心火偏亢：素体阳盛，孕后嗜食辛辣，助生心火，心火偏亢，移于小肠，传入膀胱，灼伤津液，小便淋漓涩痛。

下焦湿热：孕期摄生不慎，感受湿热，湿热蕴结，灼伤膀胱，小便淋漓涩痛。

### （二）辨证施治

1. 阴虚津亏

主要证候：妊娠期间，小便频数，淋漓涩痛，量少色黄，午后潮热，手足心热，颧赤唇红，大便干结，舌红，苔少或无，脉细滑而数。

证候分析：阴虚内热，津液亏耗，热移膀胱，膀胱气化不利，小便频数，淋漓涩痛，量少色黄；阴虚内热，午后潮热，手足心热；虚热上浮，颧赤唇红；阴虚津液不足，大便干结；舌红，苔少或无，脉细滑而数，阴虚津亏之象。

治疗法则：滋阴清热，润燥通淋。

选方用药：知柏地黄汤加味。生地黄25克，山药、山茱萸、知母各15克，丹皮、茯苓、泽泻、黄柏各10克，方外另加车前子15克。方中生地黄补肾滋阴，山药、山茱萸补肾涩精，知母滋阴降火，黄柏清热泻火，丹皮凉血清热，茯苓、泽泻利水而导虚热下行。此八味为知柏地黄汤，滋阴清热，疏通尿道。方外另加车前子清热利尿通淋。全方滋阴清热，润燥通淋。潮热盗汗显著者，酌加麦冬、五味子、地骨皮各10克，滋阴清热敛汗；尿中带血者，酌加女贞子、旱莲草、小蓟各10克，养阴清热，凉血止血。

2. 心火偏亢

主要证候：妊娠期间，小便频数，艰涩而痛，尿少色深黄，面赤，心烦，甚者口舌生疮，舌红，苔薄黄，脉细滑数。

证候分析：心火偏亢，热移小肠，传入膀胱，小便频数，艰涩而痛，尿少色深黄；心火上炎，面赤，口舌生疮；心火内扰而心烦；舌红，苔薄黄，脉细滑数，心火偏旺之象。

治疗法则：清心泻火，利尿通淋。

选方用药：导赤清心汤减味。鲜生地黄25克，茯神、木通、麦冬、丹皮、益元散（含滑石、甘草、朱砂）、淡竹叶、灯心（辰砂染）、莲子心各10克；方中去荧白童便，益元散去朱砂。方中鲜生地黄凉血而泻心火，丹皮凉血而泄包络热，茯神、益元散、木通、淡竹叶淡渗利尿而使心热从小便而去，灯心通小便而清神识，莲子心咸苦达下、交济心肾以降其热。全方清心泻火，导火下行，利尿通淋。小便热痛甚者，酌加栀子、黄芩以清热解毒；热伤阴络、尿中带血者，酌加炒地榆、藕节、大蓟、小蓟各10克以凉血止血。

3. 下焦湿热

主要证候：妊娠期间，突感小便频急，尿色黄赤，艰涩不利，灼热刺痛，甚或腰痛，口苦咽干，渴喜冷饮，胸闷食少，面色黄垢，舌红，苔黄腻，脉滑数。

证候分析：湿与热搏，蕴结膀胱，气化不行，水道不利，小便频急，尿色黄赤，艰涩不利，灼热刺痛；湿热伤肾则腰痛；湿热熏蒸于上，口苦咽干，面色黄垢；湿困脾胃，胸闷食少；热灼津液，渴喜冷饮；舌红，苔黄腻，脉滑数，湿热内盛之象。

治疗法则：清热利湿，泻火通淋。

选方用药：加味五淋散。黑栀子15克，赤茯苓、当归、白芍、黄芩、生地黄、泽泻、车前子、木通（可换通草）、滑石各10克，甘草梢5克。方中黑栀子、黄芩清热泻火；泽泻、木通、滑石、赤茯苓、车前子渗利湿热而通淋；白芍、甘草梢养阴缓急以止淋痛；生地黄、当归凉血补血润燥而养胎。全方清热利湿，泻火通淋。热毒甚者，酌加金银花、连翘、蒲公英各10克以清热解毒；湿热灼伤阴络、尿中带血者，酌加大蓟、小蓟、侧柏叶、炒地榆各10克以凉血止血。

## 十四、妊娠泄泻

妊娠期大便次数增多、泻下稀薄如水或完谷不化者，称为妊娠泄泻，或称胎前泄泻、子泄。泄泻严重时有可能诱发胎漏、胎动不安或早产，应予注意。妊娠期出现的消化道炎症和消化不良等引起的腹泻可参考治疗。

### （一）病因病机

妊娠泄泻均是湿证，有外湿和内湿。外湿者，外感风寒暑湿等邪气。内湿者，饮食不节、损伤脾胃，或七情内伤、肝脾不和，或肾阳不足、命门火衰等，湿邪内生。常见有外感邪气、肝郁脾虚、脾胃虚弱和肾阳虚衰等证型。

外感邪气：外感寒湿、风寒或湿热、暑湿，或过食生冷，损伤肠胃，以致中焦升降失常，运化失司，清浊不分而泻。

肝郁脾虚：忧思恼怒，情志内伤，肝郁气滞，肝旺克脾，以致中焦升降失常，运化失司，清浊不分而泻。

脾胃虚弱：脾胃素虚，孕后饮食不节，更损脾胃，脾胃虚弱，运化失司，水谷不化，清浊不分而泻。

肾阳虚衰：肾阳不足，命门火衰，脾土失暖，中阳不足，运化失司，水谷不化，清浊不分而泻。

### （二）辨证施治

1. 外感邪气

主要证候：孕期，外感寒湿或风寒者，泻下清稀，甚或水样，或水谷不化，肠鸣腹痛，脘闷食少，或伴恶寒发热，苔薄白或白腻，脉弱或浮紧。外感湿热或暑湿者，泄注如水，或泻而不爽，泻下黄臭，肠鸣腹痛，肛门灼热，烦热口渴，小便短赤，苔黄腻，脉濡数或滑数。

证候分析：孕期外感寒湿或风寒，或过食生冷，损伤肠胃，水谷不化，清浊不分，泻下清稀，甚或水样；寒湿内盛，损伤阳气，阻碍气机，肠鸣腹痛；寒湿损脾，脾失运化，脘闷食少；若风寒束表，可见恶寒发热；苔白腻，脉弱，寒湿内盛之象；苔薄白，脉浮紧，风寒束表之象。孕期外感湿热或夏时外感暑湿，损伤肠胃，扰乱气机，传化失常，发为泄泻；湿热结滞，气机不畅，肠鸣腹痛，泻而不爽；湿热下注，泻下黄臭，肛门灼热；热伤与津泻，烦热口渴，小便短赤；苔黄腻，脉濡数或滑数，湿热内盛之象。

治疗法则：外感寒湿或风寒者，散寒解表，化湿止泻；外感湿热或暑湿者，清热化湿。

选方用药：外感寒湿或风寒者选用藿香正气散。藿香90克，茯苓、大腹皮、紫苏、白芷各30克，半夏曲、白术、陈皮、厚朴（姜汁炙）、桔梗各60克，炙甘草75克，共为细末，每用6克，生姜3片、大枣2枚煎汤送服；或作汤剂，水煎服，用量按原方比例酌定。或服市售藿香正气液。方中藿香辛温解在表风寒，芳香化在里湿浊，辟秽和中，降逆止呕；白术、茯苓健脾除湿；厚朴、大腹皮、陈皮行气化湿，畅中消胀；半夏曲、陈皮燥湿和胃，降逆止呕；紫苏、白芷解表散寒，兼以化湿；桔梗宣肺利膈；炙甘草调和诸药；姜、枣煎服，调和脾胃。全方外解风寒，内化湿浊，通畅气机，调和脾胃，是散寒化湿、解除风寒良方。

外感湿热或暑湿者选用葛根芩连汤：葛根15克，黄芩、黄连各10克，炙甘草5克，先煮葛根，纳诸药再煮，去滓，分2次服。方中葛根发表解肌以解表邪，又升清阳、止泻利，使表解里和；黄芩、黄连清热燥湿；炙甘草协调诸药。全方表里两解，清热燥湿止泻。湿邪偏重，症见胸腹满闷、口滞渴或渴不多饮、苔微黄厚腻、脉濡缓，可酌合平胃散，燥湿健脾、行气和中。食滞者，酌加神曲、麦芽、山楂消食化滞。夏时感暑泄泻者，症见泻下如水、自汗面垢、烦渴尿赤，可酌加藿香、香薷、扁豆衣、荷叶等清暑化湿。

2. 肝郁脾虚

主要证候：孕期，腹痛肠鸣，大便泄泻，泻必腹痛，于抑郁恼怒或紧张时发作，多有胸胁胀闷，嗳气食少，舌淡红，苔薄白，脉弦滑或弦缓。

证候分析：肝旺克脾，中焦升降失常，运化失职，升降失司，清浊不分，混杂而下，出现泄泻，因气滞而发，故泻必腹痛，泻后滞散痛消；因肝气损脾，枢机不利，每于情绪发作时出现泄泻，情绪过后气滞解除而止；肝滞损脾者，多有胸胁胀闷，嗳气食少；舌淡红，苔薄白，脉弦滑或弦缓，肝郁脾虚之象。

治疗法则：抑肝扶脾止泻。

选方用药：痛泻要方。炒白术90克，炒白芍60克，炒陈皮45克，防风30克，分作8服，作丸服；或作汤剂，水煎服，用量酌减。方中炒白术健脾以御木乘，燥湿以止泄泻；炒白芍养血柔肝，缓急止痛，两药相配，土中泻木；脾虚易生湿，用炒陈皮理气燥湿，醒脾和胃；配少量防风，辛散调肝，肝气条达则不再乘脾，舒脾升清而胜湿止泻，又为脾经引药。四药合用，能柔肝理气而止痛，补脾胜湿而止泻，使肝和脾健，痛泻自止。

若肝火犯胃，肝胃不和，引起胃脘灼热疼痛、口苦嘈杂、呕吐吞酸、腹痛泄泻，可用戊己丸：黄连、炒白芍各30克，制吴茱萸5克，为末，面糊为丸，如梧桐子大，每服20丸（约6克），浓煎米饮下，空腹服，每日3次；或作汤剂，水煎服，剂量酌减。方中重用黄连，泻肝火，清胃火，肝火泻则不犯胃，胃火清则气自降，对肝火犯胃之呕吐吞酸尤宜；炒白芍和里缓急止痛；少佐制吴茱萸，辛热疏利下气，开郁力强，助黄连和胃降逆，并制黄连苦寒。本方清热开郁并用，辛开苦降，泻肝和胃，肝胃同治。

3. 脾胃虚弱

主要证候：孕期，大便时溏时泻，水谷不化，脘腹胀满，饮食减少，四肢无力，形体消瘦，面色萎黄，舌淡，苔白腻，脉虚缓弱。

证候分析：脾胃素虚，孕后饮食不节，更损脾胃，运化失司，水谷不化，清浊不分，脾虚湿盛，大便溏泻；脾胃气弱，运化失司，气机不畅，脘腹气滞则胀满；脾胃虚弱，气血生化不足，肢体肌肤失养，四肢无力，形体消瘦，面色萎黄；舌淡，苔白腻，脉沉缓弱，脾虚湿盛之象。

治疗法则：健脾和胃，调和气机，兼以渗湿止泻。

选方用药：参苓白术散。脾阳虚衰、阴寒内盛、腹中冷痛、手足不温者，宜用理中丸：人参、干姜、炙甘草、白术各10克，为末，炼蜜为丸，如鸡子黄大，温服1丸，日3次，夜2次，腹中未热增至3～4丸，或加吴茱萸、诃子以温中散寒。久泻不止、中气下陷、发热口渴、脱肛者，可用补中益气汤：黄芪20克，人参、白术、柴胡、炙甘草各10克，当归、升麻、陈皮各6克，水煎服；或作丸剂，每服10～15克，每日2～3次，温开水或姜枣汤下。

4. 肾阳虚衰

主要证候：孕期，五更泄泻，大便稀薄，腹痛，肠鸣即泻，泻后而安，饮食少思，腰膝酸软，四肢不温，舌淡，苔薄白，脉沉弱而缓。

证候分析：肾阳不足，命门火衰，脾土失暖，运化失常，五更之前为阴中之阳，阳气当至未至，虚邪留而不去，故泻在五更；阳虚火衰，中阳不足，大便稀薄；阳虚内寒，寒滞气血，故腹痛，气滞肠鸣而泻，泻后气通而安；脾虚不运，饮食少思；脾肾阳衰，四肢不温，腰膝酸软；舌淡，苔薄白，脉沉弱而缓，脾肾阳衰之象。

治疗法则：温肾暖脾，涩肠止泻。

选方用药：四神丸。补骨脂（盐炒）60克，肉豆蔻（煨）、五味子（醋制）各30克，吴茱萸（制）15克，四药为末，取生姜30克、大枣15克，水一碗煮姜枣，水干取枣肉合药为丸，每服9克，每日2次，空腹食前服；或作汤剂，水煎服，用量酌减。方中补骨脂辛苦大温，补命火，散寒邪，火旺生土；肉豆蔻辛温，温暖脾胃，固肠止泻；吴茱萸辛热，温中散寒，燥脾暖肝；五味子收敛固涩，补肾涩精；生姜暖胃散寒；大枣补益脾胃。全方温肾暖脾，涩肠止泻。

### （三）其他施治

1. 成药

多种市售成药可选用，如藿香正气液用于外感寒湿，逍遥丸用于肝郁脾虚，参苓白术散、补中益气丸、香砂六君子丸、理中丸等用于脾胃虚弱，四神丸用于肾阳虚衰。

2. 针灸

艾灸中脘、天枢、气海，每次 20 分钟，每日 1 次。

3. 敷脐

大蒜头、生姜捣泥，适量敷脐，用于寒性泄泻。

## 十五、妊娠便秘

妊娠期出现大便秘结不通或艰涩不畅者，称妊娠便秘，或称妊娠大便难、妊娠大便不通。

### （一）病因病机

病因病机主要是大肠传导不畅，与血虚津亏、大肠燥热和气虚不运有关。

血虚津亏：素体血虚，孕后阴血聚以养胎，阴血愈虚，肠道失润，无水行舟而便秘不通。

大肠燥热：素有胃肠积热，或孕后过食助热药食生热，热灼津伤，肠道干燥，大便硬结不通。

气虚不运：脾为中焦枢机，脾气虚则中焦枢机不利，肺与大肠相表里，肺气虚则大肠传导乏力，脾肺气虚，大肠糟粕不运而不通。

### （二）辨证施治

1. 血虚津亏

主要证候：孕期大便秘结难解或不通，多日不解，或欲解时努责不下，面色无华，或有头昏眼花，心悸乏力，口干心烦，形体多瘦，或孕前有便秘史而孕后加重，舌淡或红，苔少，脉细滑。

证候分析：血虚津伤，肠道失润，大便秘结难解或不通，多日不解，或欲解时努责不下；血虚津亏，血脉失充，心神失养，面色无华，头昏眼花，心悸乏力；血虚津伤则口干心烦；体瘦之人多阴虚；孕后阴血下聚养胎，孕前便秘者多便秘加重；舌淡或红，苔少，脉细滑，孕后血虚津亏之象。

治疗法则：养血滋阴，润肠通便。

选方用药：四物汤合增液汤加味。四物汤：熟地黄 15 克，当归、川芎、芍药各 10 克。增液汤加味：玄参、麦冬、生地黄各 15 克，方外另加木香 10 克。四物汤养血润肠，增液汤滋阴滑肠，加木香下行肠胃气滞，诸药相合，增水行舟，润肠下气以通便。血虚显著者，酌加生何首乌、黑芝麻各 10 克补血润肠；阴虚显著者，酌加玉竹、肉苁蓉、蜂蜜各 10 克滋阴滑肠。

此外，血虚津亏、妊娠大便不通、腹胁坚胀者，可用润肠丸：枳壳、火麻仁等份，为末，炼蜜为丸，如梧桐子大，每服 30 丸，食前温水下。

2. 大肠燥热

主要证候：孕期大便秘结，数日不解，或努责难下，秘结如羊屎，肛门热感，或有便血，脘腹胀满，面赤口臭，小便短赤，或有身热，舌红，苔黄燥，脉滑数。

证候分析：燥热内结大肠，灼干肠道，便结不通，常努责难下，硬如羊屎，肛门热出有感，挣破血络则见出血；燥屎不行，肠道气滞，脘腹胀满难受；燥热内结，面赤口臭，小便短赤，或有身热；舌红，苔黄燥，脉滑数，大肠燥热内结之象。

治疗法则：清热润肠通便。

选方用药：润燥汤（《胎产心法》）加味。黄芩、当归、麻仁、阿胶、芝麻各 10 克，苏梗、防风各 5 克，方外另加生地黄 15 克。方中黄芩清热泻火；麻仁润肠通便；当归、阿胶、芝麻养血润肠；生地黄滋阴清热润肠；苏梗行气宽中；防风消风顺气。全方清热滋阴，养血润肠，行气通便。腹部胀满显著者，酌加枳壳 5 克行气，引肠胃之气下行以利通便。

此外，大肠燥热、妊娠大便结塞不通、脐腹硬胀、不得安卧、气上喘逆者，可用枳壳丸：枳壳（去瓤麸炒）30 克，大黄（微炒）50 克，捣末，炼蜜为丸，如梧桐子大，每服 20 丸，空腹米汤下，未通再服，以通为度。

3. 气虚不运

主要证候：孕期大便难解，大便多不硬或略硬，临便时努责无力，挣则汗出短气，便后疲乏，肢倦懒言，纳差腹胀，舌淡，苔薄白，脉细无力。

证候分析：脾气虚中焦枢机不利，肺气虚大肠传导乏力，故脾肺气虚者孕期大便难解，因是糟粕传运无力而非津伤，故便多不硬或略硬；气虚者虚挣努责伤气，便后更加疲乏，肢倦懒言；脾虚不运则纳差；糟粕停滞不运则气滞腹胀；舌淡，苔薄白，脉细无力，孕后气虚之象。

治疗法则：益气润肠通便。

选方用药：黄芪汤（《金匮翼》）加味。黄芪 15 克，麻仁、白蜜、陈皮各 10 克，另加党参、白术、熟地黄各 15 克，当归 10 克，枳实 5 克。方中黄芪、党参补益脾肺之气；白术益气健脾，并可安胎；熟地黄、当归养血润肠；麻仁、白蜜润肠通便；枳实、陈皮引肠胃之气下行。熟地黄和白术可重用。全方益气润肠，行气通便。

此外，气虚不运者可用麻仁丸：麻仁 40 克，人参、诃子各 20 克，大黄 5 克，麻仁捣如泥，后三味为末，炼蜜为丸，如梧桐子大，每服 30 丸，空腹温水下，便通即止。

### （三）其他施治

便秘轻者，可食香蕉或用蜂蜜水代茶。

## 十六、妊娠消渴

妊娠期出现以多饮、多食、多尿、身体消瘦，或尿浊、尿有甜味为特征表现的疾病，称为妊娠消渴，或称胎前消渴、妊娠燥渴。消渴之名，首见于《黄帝内经》，《金匮要略》有消渴病专论。妊娠消渴，早期多以妊娠出现口干症状为主进行论治，如“妊娠之人，脏腑气虚，荣卫不理，阴阳隔绝，热气乘于心脾，津液枯少，故令心烦而口干也”（《妇人大全良方》）。妊娠消渴病名首见于《叶氏女科证治》“妊娠消渴，此乃血少，三焦火胜而然”，并提出妊娠燥渴病名。《胎产新书》提出“胎前消渴”。《竹林寺女科秘方》又提出“胎前作渴”。

妊娠消渴相当于西医学所言妊娠合并糖尿病。妊娠合并糖尿病有三种情况，即在原有糖尿病基础上并发妊娠；妊娠前为隐性糖尿病，妊娠后发展为临床糖尿病；妊娠后新发生的糖尿病。本病属高危妊娠，对孕妇和胎儿会产生显著影响，甚至导致母胎死亡。

### （一）病因病机

病因病机主要是燥热和阴伤，涉及肺燥、胃热和肾虚三个方面。素体阴虚，孕后阴血下聚养胎，阴分更虚，如若孕后饮食不节，或情志不调，或劳欲过度，或药食过于温燥等，内生燥热，伤津损液，使燥热更甚，母体阴液更虚，可引起肺燥伤阴、胃热伤津、肾阴虚损等表现，发为消渴，进一步损害可致气阴两伤和阴阳俱虚重证。本病以阴虚为本，燥热为标，互为因果，加重病情；病损重在肺、胃、肾三脏，常三脏病损共存，但三脏有所偏重，相互影响。以下辨证施治从偏介绍，临证时应全面审视而治。

### （二）辨证施治

1. 肺燥伤阴

主要证候：孕期烦渴多饮，口干舌燥，尿频量多，舌边尖红，苔薄黄，脉洪数。

证候分析：肺热炽盛，耗液伤阴，口干舌燥，烦渴多饮；燥热伤肺，治节失职，水不化津，直趋于下，尿频量多；舌边尖红，苔薄黄，脉洪数，燥热内盛之象。

治疗法则：清热润肺，生津止渴。

选方用药：消渴方。天花粉末 10 克，黄连末 6 克，人乳汁（或牛乳）30 毫升，藕汁 50 毫升，生地黄汁 50 毫升，后两汁为膏，入前三味搅和，佐以姜汁 10 毫升和蜂蜜 5 毫升为膏，每日 3 ~ 4 次温开水分服。方中重用天花粉生津清热，佐黄连清热降火，四汁和蜂蜜养阴增液。全方清热生津止渴。胃火盛而能食易饥者，酌加生石膏、黄芩；小便频数或如膏者，酌加五味子、知母、黄柏、玄参；泄泻者，先用白术、白芍炒为末，调服，后服此药；阴虚津伤较重者，酌加天冬、麦冬、石斛；盗汗者，酌加地骨皮、胡黄连、牡蛎、浮小麦；咳血、呕血者，酌加侧柏叶、白及；以烦渴引饮为主，多食易饥不甚者，可去黄连，加瓜蒌。

肺肾气阴两虚、脉洪无力、烦渴不止、小便频数者，可用二冬汤。肺胃热炽、耗损气阴、烦渴引饮、苔黄燥、脉洪大者，可用白虎加人参汤。

2. 胃热伤津

主要证候：孕期多食易饥，形体消瘦，大便秘结，苔黄燥，脉滑数有力。

证候分析：胃火炽盛，多食易饥；火热伤津耗血，肌肉失养，形体消瘦；胃津不足，大便秘结；苔黄燥，脉滑数有力，胃热炽盛之象。

治疗法则：清泻胃热，养阴生津。

选方用药：玉女煎加减。石膏 15 克，生地黄（原方熟地黄）30 克，麦冬、知母各 5 克，去牛膝，方外另加黄连 5 克，栀子、玄参各 10 克，水煎服。方中石膏、知母清肺胃之热；生地黄、麦冬益肺胃之阴；黄连、栀子消热泻火；玄参益水行舟；牛膝活血下行，恐伤胎而去之，若有血滞者可留之。

3. 肾阴虚损

主要证候：孕后尿频量多，尿浊或甜，腰膝酸软，头晕耳鸣，舌红，苔少，脉细数。

证候分析：肾虚失固，津液直趋膀胱，尿频量多；水谷精微未化而下注，尿浊或甜；肾府失养，腰膝酸软；肾精亏少，元神失养，头晕耳鸣；舌红，苔少，脉细数，阴虚内热之象。

治疗法则：滋养肾阴，兼清虚火。

选方用药：六味地黄丸。熟地黄 24 克，山药、山茱萸各 12 克，泽泻、茯苓、丹皮各 9 克，上药为细末，炼蜜为丸，每服 6 克，每日 2 次；或作汤剂，水煎服，用量酌定。方中重用熟地黄，滋阴补肾，填精益髓；山茱萸补肾养肝，涩精；山药补益脾阴，固精；三药相配，滋养肝、脾、肾，称为“三补”，熟地黄用量是山茱萸与山药之和，以补肾阴为主，补其不足以治本。泽泻利湿化浊，防熟地黄滋腻恋邪；丹皮泻相火，制山茱萸温涩；茯苓淡渗利湿，助山药健运；三药为“三泻”，渗湿浊，清虚热，平其偏胜以治标。六味合用，三补三泻，补重于泻，肝、脾、肾三阴并补，以补肾阴为主。尿量多而浑浊者，酌加益智仁、桑螵蛸、五味子以益肾固泉。气阴两虚，伴有乏力、气短、舌淡红、苔薄白者，加党参、黄芪、麦冬以益气养阴。阴虚火旺，伴烦躁、失眠、脉细数者，酌加黄柏、知母、龙骨、牡蛎、龟版以滋阴清热，潜阳固精。

### （三）其他施治

针灸：肺燥伤阴者针刺肺俞、鱼际、太溪、胰俞、足三里，胃热伤津者针刺脾俞、胃俞、胰俞、中脘、足三里、曲池、合谷，肾阴虚损者针刺肾俞、肝俞、胰俞、关元、三阴交、太溪、然谷。肾阴虚损者用补法，余两者平补平泻，留针 20 ~ 30 分钟，每日 1 次，10 次为 1 个疗程。

## 十七、妊娠腹痈

妊娠期腹内患痈者，称妊娠腹痈，或称孕痈。本病记载首见于《妇人大全良方》“孕痈方”，《校注妇人良方》提出“孕痈即是腹内患痈”。本病指西医学之妊娠期阑尾炎。

### （一）病因病机

病因病机主要是外邪入内，客于经络，阻遏气血，淤积壅热成痈。

### （二）辨证施治

分脓痈前期和脓痈期辨证施治。本病在没有外科手术的年代病属危证，“孕痈，腹内生痈也，生于有妊之时，尤为可畏”（《医学心悟》）。本病治疗时，应结合妊娠状况，综合评估病情，必要时手术治疗。

1. 脓痈前期

主要证候：孕期，初起脓痈形成前，下腹疼痛，初起绕脐痛，继之转移至右下腹痛，按之痛剧，身热恶寒，口渴引饮，大便秘结，舌红，苔黄，脉洪数或滑数。

证候分析：外邪入内，客于经络（右下腹），阻遏气血运行，不通则痛，随着病情进展，痛点聚集至经络阻塞点右下腹，局部按之痛剧；外邪内客，营卫抗邪，身热恶寒；热盛伤津，口渴引饮，大便秘结；舌红，苔黄，脉洪数或滑数，邪热内盛之象。

治疗法则：清热解毒，行气化瘀。

选方用药：复元通气散加减。青皮、陈皮各 40 克，甘草 30 克（生、熟各半），栝楼根 20 克，金银花、连翘各 10 克，去穿山甲，方外另加紫花地丁、丹皮各 10 克，为细末，每服 6 克，每日 2～3 次；或作汤剂，水煎服，用量酌减。方中金银花、连翘、栝楼根、紫花地丁清热解毒；青皮、陈皮理气行滞；丹皮凉血化瘀；甘草清热解毒，调和诸药。全方清热解毒，行气化瘀。

2. 脓痈期

主要证候：经过前期，脓痈成脓，腹痛更加剧烈，拒按，身大热，腹皮拘急隆起，便结溲黄，舌红，苔黄腻，脉滑数。

证候分析：气血瘀滞更甚，化热成毒，热毒壅盛，腐肉成脓，下腹痛剧，拒按；腹皮拘急隆起，身大热；热盛伤津，便结溲黄；舌红，苔黄腻，脉滑数，热毒内盛之象。

治疗法则：清热解毒排脓。

选方用药：薏苡仁汤加味。薏苡仁、瓜蒌仁各 15 克，丹皮、桃仁、白芍各 10 克，方外另加蒲公英、败酱草、白芷各 10 克，水煎服。方中蒲公英、败酱草、薏苡仁、白芷清热解毒，利湿排脓；丹皮凉血化瘀；桃仁活血化瘀；瓜蒌仁利大便，消痈肿疮毒。

### （三）其他施治

针灸：未成脓时，针刺双侧阑尾、足三里；腹痛剧时加曲池，用泻法，留针 2～3 小时，轻者留 1 小时，留针期间每隔 15 分钟强刺激 1 次。或针刺阑尾、足三里，恶心、呕吐加上脘、内关，发热加曲池、合谷。

## 第四节　胎 儿 病 证

### 一、胎水过多

妊娠期胎水过多，腹大异常，胸膈胀满，甚或喘不得卧者，称为胎水过多，亦称胎水肿满、子满。“妊娠五六月间，腹大异常，胸膈胀满，小水不通，遍身浮肿，名曰子满，此胞中蓄水也”

(《叶氏女科证治》。“妊娠五六个月，腹大异常，高过心胸，气逆不安，胎中蓄水所致，若不早治，必然其子手足软短，形体残疾，或生下即死，子母难保”(《医学入门》)，明确提出子满与胎儿畸形和胎死腹中有关。本病类似于西医学所言羊水过多。羊水过多者，应注意胎儿畸形。

西医学羊水过多是指妊娠期间羊水量超过 2000 毫升者。B 超检查诊断标准：妊娠晚期，羊水最大暗区垂直深度≥ 8 厘米即为羊水过多，8 ~ 11 厘米为轻度羊水过多，12 ~ 15 厘米为中度羊水过多，＞ 15 厘米为重度羊水过多；或羊水指数（以脐水平为标志将子宫分为 4 个象限，测量各象限最大羊水垂直深度，四者之和即为羊水指数）≥ 25 厘米即为羊水过多，25 ~ 35 厘米为轻度羊水过多，36 ~ 45 厘米为中度羊水过多，＞ 45 厘米为重度羊水过多。

### （一）病因病机

病因病机主要是水液代谢失常，水积胞中。常见证型有脾虚水积、肾虚水蓄和气滞水聚。

脾虚水积：素体脾虚，孕后气血下聚冲任养胎，若再伤脾，脾气愈虚，运化失职，水渗胞中，积为胎水，日渐肿满。“若妊娠脾胃气虚，经血壅闭则水饮不化，湿气淫溢，外攻形体，内注胞胎，怀妊之始肿满者必伤胎气”(《圣济总录》)。

肾虚水蓄：素体肾虚，孕后气血下聚冲任养胎，若再伤肾，肾阳愈虚，不能化气行水，水注胞中，蓄为胎水，日益肿满。

气滞水聚：素体抑郁，孕后胎儿渐大，阻塞气机升降，壅阻肺气，阻塞水道，以致气滞水郁，水聚胞中，日渐胎水过多。

### （二）辨证施治

1. 脾虚水积

主要证候：孕期胎水过多，腹大异常，胸膈胀满，甚则喘不得卧，腹皮急而发亮，下肢及阴部水肿，食少腹胀，神疲肢软，面色淡黄，舌淡胖，苔白腻润滑，脉沉滑无力。

证候分析：脾虚失运，水湿留聚，内渗胞中，发为胎水过多，腹大异常；胎水上迫，胸膈胀满，甚则喘不得卧，腹皮急而发亮；水湿泛溢肌肤，下肢及阴部水肿；脾虚中阳不振，食少腹胀，神疲肢软，面色淡黄；舌淡胖，苔白腻润滑，脉沉滑无力，脾虚水积之象。

治疗法则：健脾利水，养血安胎。

方药举例：鲤鱼汤(《千金要方》)。鲤鱼约 500 克，去鳞、肠，茯苓 15 克，白术、白芍、当归、生姜各 10 克，先以白水煮鲤鱼，煮熟后，去鱼取汁，用以煎药，空腹时服。方中鲤鱼善行胞中之水而消肿；白术、茯苓、生姜健脾理气渗湿以行水；当归、白芍养血安胎，使水行而不伤胎。喘不得卧明显者，酌加苏叶、杏仁各 10 克，泻肺平喘；尿少者，酌加泽泻、车前子各 10 克，利尿消肿；阳虚而畏寒肢冷者，酌加黄芪 15 克、桂枝 10 克，温阳化气行水；腰痛甚者，酌加杜仲 15 克，菟丝子、续断各 10 克，固肾安胎。

2. 肾虚水蓄

主要证候：孕期胎水过多，腹大异常，胸膈胀满，甚则喘不得卧，腹胀不适，腹皮急而发亮，下肢及阴部水肿，头晕耳鸣，腰膝酸软，下肢逆冷，小便不利，面色晦暗，舌淡，苔白滑，脉沉细或沉迟。

证候分析：肾阳虚衰，不能化气行水，水液内停，注入胞中，胎水过多，腹大异常，腹胀不适，腹皮急而发亮；湿性趋下，下肢及阴部水肿；肾虚髓海不足，外府失荣，头晕耳鸣，腰膝酸软；肾阳不足，不能化气行水，小便不利；命火虚衰，不能温煦下元，下肢逆冷，面色晦暗；舌淡，苔白滑，脉沉迟，肾阳不足之象。

治疗法则：补肾温阳，化气行水。

选方用药：真武汤合五苓散。

3. 气滞水聚

主要证候：孕期胎水过多，腹大异常，胸膈胀满，甚则喘不得卧，肢体肿胀，皮色不变，按之压痕不显，苔薄腻，脉弦滑。

证候分析：气机郁滞，水湿停聚，蓄积胞中，胎水过多，腹大异常；胎水上迫心肺，胸膈胀满，甚则喘不得卧；气滞湿郁，泛溢肌肤，肢体肿胀，气滞为主则皮色不变，按之压痕不显；苔薄腻，脉弦滑，气滞湿郁之象。

治疗法则：理气行滞，利水除湿。

选方用药：茯苓导水汤。茯苓、白术各15克，猪苓、泽泻、砂仁、木香、陈皮、木瓜、槟榔、大腹皮、桑白皮、苏叶各10克。方中茯苓健脾，利水渗湿；白术健脾益气，利水燥湿；猪苓、泽泻利水渗湿；木香健脾行气；砂仁温脾止泻，化湿开胃，理气安胎；苏叶行气宽中，开宣肺气；大腹皮行气宽中，行水消肿；桑白皮泻肺平喘，行水消肿；陈皮理气健脾，燥湿化痰；木瓜平肝舒筋，和胃化湿。全方理气行滞，利水除湿。腹胀甚者，酌加枳壳10克，理气消胀满；喘甚不得卧者，酌加葶苈子10克，泻肺行水，下气定喘；下肢肿甚者，酌加防己10克，除湿消肿。

### （三）其他施治

1. 针灸

针刺足三里、阴陵泉、三阴交，用平补平泻法。艾灸脾俞、水分，肾阳虚配肾俞。每日1次。

2. 耳针

针刺脾、肾、三焦、膀胱、皮质下、胃，每次取3～4穴，中等刺激，隔日1次，或埋针或压豆。

## 二、胎水过少

中医古籍无胎水过少专论，从其症状看，散见于胎萎不长。根据西医学观点，妊娠晚期羊水量少于300毫升时称为羊水过少，即胎水过少。羊水过少B超检查诊断标准：妊娠晚期，羊水最大暗区垂直深度≤2厘米，或羊水指数≤5厘米。本病可致胎儿发育畸形率、新生儿发病率和围产儿死亡率增加，应予关注。

## （一）病因病机

病因病机主要是胎水产生过少，与阴血亏损有关。常见证型有阴血虚弱、胞宫虚寒和胞宫血热。

阴血虚弱：孕后阴血养胎，阴血相对不足，若再耗损阴液，损伤气血，化生胎水减弱，则胎水生成减少。

胞宫虚寒：素体脾肾阳虚，或孕后损阳，命火不足，胞宫虚寒，气血运行不畅，阴液化生不足，则胎水生成减少。

胞宫血热：孕后阴血养胎，阴血相对不足，孕后感受热邪或过食助热药食，易生血热，热盛伤阴，则胎水生成减少。

## （二）辨证施治

1. 阴血虚弱

主要证候：胎儿小于正常妊娠月份，胎水过少，妊娠后期胎动缓慢无力，头晕眼花，神疲乏力，气短懒言，心悸失眠，自汗盗汗，饮食减少，口干舌燥，面色不华，唇舌色淡，舌红，苔少，脉细滑。

证候分析：阴液不足，气血虚弱，化生胎水减弱，故胎水减少，并影响胎儿发育和胎儿活动；气血不足，心神失养，则头晕眼花，神疲乏力，气短懒言，心悸失眠；阴血不足，津液亏损，则口干舌燥；气血阴液不足，则自汗盗汗，面色不华，唇舌色淡；舌红，苔少，脉细滑，阴血虚弱之象。

治疗法则：益气养血，滋阴生津。

选方用药：左归饮合八珍汤加味。熟地黄、枸杞子各 15 克，人参、山药、山茱萸、白芍、白术、茯苓、当归、川芎各 10 克，炙甘草 5 克，方外另加女贞子、旱莲草各 15 克，水煎服。左归饮滋补肝肾阴液，八珍汤健脾补气养血，加女贞子、旱莲草滋补肝肾阴液。全方益气养血，滋阴生津，以增胎水。

2. 胞宫虚寒

主要证候：胎儿小于正常妊娠月份，胎水过少，小腹冷痛，食少脘痞，小便清长，大便溏薄，畏冷肢凉，舌淡，苔白，脉沉迟。

证候分析：脾肾阳虚，命火不足，胞宫虚寒，气血运行不畅，阴液化生不足，胎水生成减少；脾肾阳虚，阴寒内盛，小腹冷痛，食少脘痞，小便清长，大便溏薄，畏冷肢凉；舌淡，苔白，脉沉迟，阳虚内寒之象。

治疗法则：温补脾肾，暖宫散寒。

选方用药：长胎白术散。干地黄、黄芪各 15 克，白术、当归、川芎、炒阿胶、牡蛎、川椒、茯苓各 10 克，方外另加艾叶、补骨脂、何首乌各 10 克。干地黄、炒阿胶、何首乌养血；黄芪补气；白术、茯苓健脾益气；当归养血活血；川芎行气活血；牡蛎敛阴潜阳，止汗涩精；艾叶、川椒温阳散寒；补骨脂补肾助阳、温脾止泻。全方温阳散寒，益气养血以育胎。

3. 胞宫血热

主要证候：胎儿小于正常妊娠月份，胎水过少，心烦失眠，口苦口干，便秘溲黄，或有阴道出血，舌红绛，苔黄干，脉滑数。

证候分析：热盛伤阴，阴液不足，化生胎水减少；血热伤阴损液，扰动心神，迫血妄行，心烦失眠，口苦口干，便秘溲黄，或有阴道出血；舌红绛，苔黄干，脉滑数，血热内盛之象。

治疗法则：清热凉血，生津增液。

选方用药：保阴煎加枸杞子、桑椹子、女贞子、旱莲草各15克。

## 三、胎萎不长

妊娠腹形小于相应妊娠月份，胎儿存活而生长迟缓者，称为胎萎不长，亦称胎不长、妊娠胎萎燥。本病相当于西医学所言胎儿宫内生长迟缓。胎儿宫内生长估测尚缺十分准确的方法，超声检查相对方便、准确，可作参考。本病应注意胎儿畸形。

### （一）病因病机

病因病机主要是胎失所养。肾气虚衰、气血虚弱、气滞血瘀、阴虚血热、阳虚血寒可引起胞脏虚损、胎失所养而生长迟缓。

肾气虚衰：素禀肾虚，或孕后损伤肾气，胎气内系于肾，肾精、肾气不足，胎失所养而生长迟缓。

气血虚弱：素体气血不足，或孕后恶阻较重，或脾胃虚弱，气血化源不足，或漏下耗伤气血，冲任虚弱，胎失所养而胎萎不长。

气滞血瘀：情志抑郁或郁怒伤肝，肝郁气滞，气滞血瘀，冲任胞宫气血不畅，胎失所养而胎萎不长。

阴虚血热：素体阴血虚弱，或久病失血伤阴，或孕后过食辛辣辛热药食，热灼阴血，阴伤血热，损伤胎儿，胎萎不长。

阳虚血寒：素体阳气虚弱，或孕后过食寒凉，戕伐阳气，以致宫寒血冷，生化失机，胎儿生长迟缓。

### （二）辨证施治

1. 肾气虚衰

主要证候：妊娠腹形小于妊娠月份，胎儿存活，头晕耳鸣，腰膝酸软，或形寒畏冷，手足不温，倦怠无力，舌淡，苔白，脉沉细。

证候分析：先天禀赋不足，或孕后伤肾，肾气衰弱，精血乏源，胞宫失养，胎不长养，妊娠腹形小于妊娠月份，胎儿存活；肾虚髓海不足，清窍失养，头晕耳鸣；肾虚外府失养，腰酸膝软，倦怠无力；肾虚阳气不足，形寒畏冷，手足不温；舌淡，苔白，脉沉细，肾气不足之象。

治疗法则：补肾益气，填精养胎。

选方用药：寿胎丸加党参、覆盆子、桑椹子各 15 克，或用补肾固冲丸。

2. 气血虚弱

主要证候：妊娠腹形小于妊娠月份，胎儿存活，身体羸弱，头晕心悸，少气懒言，面色苍白，舌淡，苔少，脉细弱。

证候分析："胎气本乎血气"，孕后血虚气弱，胎元失养而生长迟缓，妊娠腹形小于妊娠月份；气血亏虚，机体失于充养，身体羸弱；血虚心脑失养，头晕心悸；气虚阳气不布，少气懒言；血虚气弱，肌肤失荣，面色苍白；舌淡，苔少，脉细弱，气血不足之象。

治疗法则：益气补血养胎。

选方用药：胎元饮加续断、枸杞子各 15 克。或八珍养胎饮：人参、白术、茯苓、熟地黄、当归、白芍、川芎、香附各 10 克，砂仁、炙甘草各 5 克，加生姜 3 片、大枣 2 枚，水煎服。

3. 气滞血瘀

主要证候：妊娠腹形小于妊娠月份，胎儿存活，抑郁或易怒，胸胁、乳房胀痛，或胎漏淋漓，或胞宫素有瘀滞，舌紫黯或有瘀点、瘀斑，脉涩。

证候分析：情志抑郁或郁怒伤肝，肝郁气滞，气滞血瘀，冲任胞宫气血不畅，胎元失养，妊娠腹形小于妊娠月份；肝郁气滞，经络气血运行不畅，胸胁、乳房胀痛；瘀阻胞宫，血行不畅，胎漏淋漓，或胞宫素有瘀滞，阻滞胞宫；舌紫黯或有瘀点、瘀斑，脉涩，气滞血瘀之象。

治疗法则：行气活血养胎。

选方用药：行气活血保胎方（金志春方）。

4. 阴虚血热

主要证候：妊娠腹形小于妊娠月份，胎儿存活，颧赤唇红，烦躁不安，失眠多梦，口干喜饮，或潮热盗汗，手足心热，大便干结，舌红干，脉细数。

证候分析：阴虚血热，热邪伤胎，且胎失濡养，胎萎不长，腹形小于妊娠月份；虚热上浮，颧赤唇红；阴虚内热，潮热盗汗，手足心热；热扰心神，烦躁不安，失眠多梦；阴虚血热，津液不足，口干喜饮，大便干结；舌红干，脉细数，阴虚血热之象。

治疗法则：滋阴清热，养血育胎。

选方用药：保阴煎加枸杞子、桑椹子各 15 克。

5. 阳虚血寒

主要证候：妊娠腹形小于妊娠月份，胎儿存活，形寒怕冷，腰腹冷痛，四肢不温，舌淡，苔白，脉沉滑迟。

证候分析：素体阳虚，或孕后过食寒凉，损伤阳气，以致血冷宫寒，缺乏生化之机，妊娠腹形小于妊娠月份；阳气不足，虚寒内生，形寒怕冷，腰腹冷痛，四肢不温；舌淡，苔白，脉沉滑迟，阳虚血寒之象。

治疗法则：温阳散寒，养血育胎。

选方用药：长胎白术散。

### （三）其他施治

针灸：阳虚血寒者，灸关元、气海、足三里、血俞等，每日或隔日1次，两侧交替灸。

## 四、母儿血型不合

孕母与胎儿之间因血型不合而产生的同族血型免疫性疾病称为母儿血型不合。胎儿血型与遗传有关，当父母血型不同时，胎儿从父方遗传的红细胞显性抗原恰为母方所缺少，通过妊娠和分娩，抗原侵入母体，刺激母体产生抗体，当此抗体又通过胎盘进入胎儿血液循环后，与抗原相结合，使胎儿或新生儿红细胞凝集破坏而发生溶血，妊娠期胎儿可出现贫血、水肿、黄疸，甚至胎死宫内、流产等，分娩后新生儿可出现黄疸，严重者导致新生儿死亡，或影响神经细胞发育，遗留后遗症。人类血型有ABO血型（A型、B型、O型、AB型）和Rh血型，汉族人群以ABO血型为主，血型不合较轻，Rh血型不合较重，但汉族人群少见。中医无此病名，从临床表现看属于胎漏、胎动不安、堕胎、小产、死胎和滑胎等病证范畴。为便于临床诊治，本书特立专论。

### （一）病因病机

ABO血型不合见于孕母血型为O型、胎儿血型为A或B或AB型者（父方遗传血型）。胎儿血型抗原使母体致敏，产生相应抗A IgG或B IgG或AB IgG抗体，此类抗体分子量小，可通过胎盘进入胎儿血液循环，与抗原结合引起红细胞凝集产生溶血反应。Rh血型不合见于Rh阴性孕母和Rh阳性胎儿（父方遗传血型），与ABO血型不合同理，母体产生的抗Rh抗体通过胎盘进入胎儿血液循环产生溶血反应。母儿血型不合一般发生在再次及以后妊娠的孕母中，因前次母体受胎儿刺激产生的抗体已存母体内，再次妊娠后极易进入胎儿体内产生溶血反应。

中医还没有合适的理论解释这种病因病机。从病因角度，可以认为存在于母体内的这种抗体是一种伏毒，对母体无害，但当进入特殊状态的胎儿体内时，由于胎儿体内存在伏毒激活因素，伏毒被激活而发病。

本病主要损害为胎儿和新生儿发生溶血而引起，但不是所有血型不合者都发病，并且发病者程度也有不同，轻者仅出生后发生早发性黄疸，重者胎儿在宫内即发生溶血，导致贫血、胎儿水肿、死胎、早产和反复流产等不同病损。由此看到，存在血型不合者，是否发病与某些因素有关，除了胎儿体内存在伏毒激活因素外，母体身体状态能否有效控制好伏毒对胎儿的损伤也是一大因素。胎儿体内存在的伏毒激活因素无法改变，因此，调整好母体状态就很重要。

临床观察发现，发生血型不合与母体身体状态有一定的关联。当母体脾肾虚弱、气血不足时，伏毒不能得到有效控制或清除，相对而言伏毒量大，孕后对胎儿产生的损伤就大，容易发病；发病后表现出黄疸，这种黄疸可能是湿热型，也可能是虚损型。下面按照伏毒内蕴、湿热黄疸和虚损黄疸进行介绍。

## （二）辨证施治

### 1. 伏毒内蕴

主要证候：孕前或孕后有脾肾虚弱、气血不足的表现，如腰膝酸软、肢倦乏力、头晕耳鸣、心悸气短、面色苍白或萎黄、食欲不振、反复流产、早产或死胎等，舌淡，苔白，脉沉弱。

证候分析：多种原因引起脾肾虚弱、气血不足时，不仅不能有效清除或减轻血型伏毒，同时表现出相应的虚弱现象。肾虚则腰腑不充，脾虚则气血化生不足，表现出腰膝酸软、肢倦乏力、头晕耳鸣、心悸气短、面色苍白或萎黄、食欲不振等反应，而反复流产、早产或死胎等即是血型伏毒的毒性作用，反过来又加重引起脾肾虚弱、气血不足的程度；舌淡，苔白，脉沉弱，脾肾虚弱、气血不足之象。

治疗法则：补肾健脾，益气养血，调理机体，宣解伏毒。

选方用药：补肾健脾除黄毒方（金志春方）。菟丝子、杜仲、枸杞、熟地黄、黄芪、党参、白术各15克，当归、川芎、白芍、山药、山茱萸、茯苓、丹皮、赤芍、黄芩、防风、甘草各10克，茵陈20克。本方由归肾丸、八珍汤和玉屏风散加解毒药而成，熟地黄、山药、山茱萸、茯苓、当归、枸杞、杜仲、菟丝子为归肾丸，以补肾阴为主，兼补肾阳，养血填精；党参、白术、茯苓、甘草、熟地黄、当归、川芎、白芍为八珍汤，健脾益气养血；黄芪、白术、防风为玉屏风散，补益脾肺，益气固表；加茵陈、丹皮、赤芍、黄芩、防风、甘草等药，宣解伏毒。全方应用，可补肾健脾，益气养血，调理机体，有利于祛除伏毒，减轻黄疸伏毒损害。具体应用时可根据个体差异适当加减，如偏肾阴虚、腰膝酸软、手足心热者，可酌加女贞子、旱莲草各15克以滋补肾阴；偏肾阳虚、夜尿频多、畏寒肢冷者，加补骨脂15克、肉桂5克以温补肾阳。

### 2. 湿热黄疸

主要证候：孕后出现湿热表现和轻度黄疸现象，如口苦、口渴欲饮、脘腹胀满、巩膜或皮肤轻度发黄、溲黄、白带量多色黄、舌红、苔黄腻、脉滑数。

证候分析：孕后，伏毒诱发，产生湿热，出现口苦、口渴欲饮、脘腹胀满、巩膜或皮肤轻度发黄、溲黄、白带量多色黄、舌红、苔黄腻、脉滑数等湿热表现。

治疗法则：清热除湿，祛除黄毒，解毒安胎。

选方用药：清解黄毒方（金志春方）。茵陈30克，黄芩、栀子、茯苓、丹皮、白芍各10克，制大黄、甘草各5克。方中茵陈清热解毒，除湿祛黄；栀子清热降火，通利三焦，助茵陈引湿热从小便而去；佐制大黄泻热逐瘀，通利大便，导瘀热从大便而下，但需注意用量不宜过大，以免伤胎；黄芩清热利湿；茯苓淡渗利湿；丹皮清热凉血化瘀；白芍、甘草柔肝缓急并解毒。全方清热除湿，解毒安胎。

### 3. 虚损黄疸

主要证候：孕后出现虚损黄疸现象，如腰膝酸软、头晕心悸、气短乏力、面色萎黄、巩膜或皮肤轻度发黄、食欲不振、舌淡、苔白、脉沉弱。

证候分析：孕后，伏毒诱发，由于脾肾等脏腑功能和气血虚损明显，可出现腰膝酸软、头晕心悸、气短乏力、面色萎黄、巩膜或皮肤轻度发黄、食欲不振、舌淡、苔白、脉沉弱等相应表现。

治疗法则：补肾健脾，益气养血，祛除黄毒。

选方用药：补虚除黄毒方（金志春方）。菟丝子、杜仲、党参、白术各 15 克，当归、川芎、茯苓、栀子、黄芩、甘草各 10 克，茵陈 20 克，水煎服。方中菟丝子、杜仲补肾；党参、白术、茯苓、甘草健脾益气渗湿；当归、川芎养血活血；茵陈、栀子、黄芩祛除黄毒。全方可补肾健脾，益气养血，祛除黄毒。出现兼症者适当加减。

## 五、胎位不正

妊娠后期（32 周以后）胎先露和胎位异常者，称为胎位不正，或称胎位异常。除枕前位为正常胎位外，其余均为胎位异常，包括胎头位置异常、臀先露（臀位）和肩先露（横位）等，是引起难产的主要因素，应尽早发现和纠正。

### （一）病因病机

病因病机不详，历代专著多有论述，均是推测。胎位异常，从西医学角度看，除胎儿因素（如巨大胎儿、畸形等）外，与骨盆状态、子宫收缩、胎盘位置、膀胱充盈、子宫肌瘤或腺肌瘤等因素有一定关系。本书作者认为，胎位不正除前述因素外，或有随机而然。从历代论述看，这类病者多有气虚或气滞现象，气虚者无力转胎，气滞者阻碍转胎，可供参考。

### （二）辨证施治

此病以西医处理为主。中医施治时，可根据孕妇整体状态辨证施治。

1. 气虚

主要证候：妊娠后期，胎位不正，精神疲倦，气短懒言，小腹下坠，面色㿠白，舌淡，苔薄白，脉滑缓。

证候分析：素体虚弱，正气不足，无力转胎，胎位不正；中气不足，精神疲倦，气短懒言，小腹下坠；阳气虚乏，上达不足，面色㿠白；舌淡，苔薄白，脉滑缓，气虚之象。

治疗法则：益气养血以助胎转。

选方用药：八珍汤加黄芪、续断、枳壳各 15 克，水煎温服。八珍汤加黄芪益气养血，续断补肾，枳壳行气，共助胎转。

2. 气滞

主要证候：妊娠后期，胎位不正，胁肋胀痛，时轻时重，精神抑郁，胸闷嗳气，舌淡，苔薄白，脉弦滑。

证候分析：气机郁滞，升降失常，胎气不畅，阻碍胎转，胎位不正；气机郁滞，升降失调，胁肋胀痛，时轻时重，精神抑郁，胸闷嗳气；舌淡，苔薄白，脉弦滑，气滞之象。

治疗法则：理气行滞以利胎转。

选方用药：保产神效方（《傅青主女科》）。当归、川芎、白芍、菟丝子、川贝母各 10 克，厚朴、枳壳、羌活、黄芪、荆芥穗各8克，蕲艾、炙甘草各5克，生姜3片，水煎温服。方中当归、川芎、白芍补血和血；黄芪益气；菟丝子补肾；羌活、荆芥穗、蕲艾发散以升清；厚朴、枳壳、川贝母顺气以降浊；生姜、炙甘草和脾胃以安中气。全方升清降浊，理气行滞，以利胎转。

### （三）其他施治

1. 针灸

艾条灸至阴，或隐白，或至阴、足三里，松开裤带，平卧，每穴灸15分钟，每日1次，胎位转正后停灸。晚睡时松开裤带，卧向儿背之对侧。孕7月左右为宜。

2. 耳穴

子宫、转胞（子宫穴下面），留行子压豆。

## 六、过期不产

妊娠足月逾期半月未临产者，称为过期不产。本病相当于西医学的过期妊娠。过期不产可影响胎儿、婴儿预后，围产儿死亡率明显增加。

### （一）病因病机

病因病机主要是气血虚弱，无力送胎下行，或气滞血瘀，阻碍胞胎下行。主要有气血虚弱和气滞血瘀两型。

气血虚弱：血虚则胞胎失于濡润，气虚则无力送胎下行，以致妊娠逾期不产。

气滞血瘀：性情抑郁，气机不畅，气滞则血瘀，胞脉阻滞，碍胎下行，以致逾期不产。

### （二）辨证施治

1. 气血虚弱

主要证候：逾期未产，头晕眼花，神疲乏力，气短懒言，心悸怔忡，面色苍白，舌淡嫩，脉细弱无力。

证候分析：气血虚弱，胞胎失于濡养，无力送胎下行，逾期不产；血虚气弱，头脑失养，头晕眼花，面色苍白；心失血养，心悸怔忡；气虚无力，神疲乏力，气短懒言；舌淡嫩，脉细弱无力，气血虚弱之象。

治疗法则：益气养血，行气催生。

选方用药：八珍汤加香附、枳壳、牛膝各10克，水煎温服。八珍汤益气养血，加香附、枳壳、牛膝行气下胎。气虚甚者，酌加黄芪15克益气。血虚甚者，酌加制何首乌10克养血。

2. 气滞血瘀

主要证候：逾期未产，胸腹胀满不舒，烦躁易怒，下腹疼痛拒按，舌黯或有瘀点，脉弦涩有力。

证候分析：气滞血瘀，胞脉阻滞，碍胎下行，逾期不产；肝失条达，气机不畅，胸腹胀满不舒，烦躁易怒，下腹疼痛拒按；舌黯或有瘀点，脉弦涩有力，气滞血瘀之象。

治疗法则：行气活血，催生下胎。

选方用药：补血行滞汤（《胎产心法》，亦称催生汤）。当归、川芎、白芍、熟地黄、香附各10克，桃仁、枳壳、砂仁、紫苏各5克，加生姜1片、大枣2枚，水煎温服。方中熟地黄、白芍、当归、川芎养血活血；川芎、香附、桃仁行气活血；枳壳、砂仁、紫苏行气导滞。全方行气活血，催生下胎。寒凝血滞、气机不利者，酌加肉桂、牛膝温阳散寒、引胎下行。

### （三）其他施治

针刺：次髎、三阴交、合谷，均取双侧。先用泻法刺次髎，留针10分钟；再用泻法刺三阴交，留针10分钟；后用补法刺合谷，留针20分钟。每日2次，只用3日。

## 七、鬼胎

妊娠数月，腹部异常增大，或阴道反复流血或下水泡，胎儿形态怪异者，称为鬼胎，亦称伪胎。“所谓鬼胎者，伪胎也，似乎胎而实非胎也”（《女科精华》）。本病相当于西医学所言葡萄胎、侵蚀性葡萄胎等，有恶变可能，术后应随访。

### （一）病因病机

病因病机主要是素体虚弱，情志郁结，气血瘀滞，痰浊凝结，胞宫受损，不利精血相合，即或精血偶合，但合不成正形，发为鬼胎。

### （二）辨证施治

本病一经确诊，必须尽快去胎。去胎当用西医，中医辅之。中医重在去胎之后调理恢复，根据身体状态调处。

1. 下胎之时，调理气血，兼以化瘀

下胎之时，损伤胞宫，气血为之虚损，表现可有阴道不规则出血、下腹或有疼痛、神疲乏力、头晕眼花、心悸失眠、面色苍白、舌淡、脉细弱。此时当调理气血，兼以活血化瘀，方选生化汤加味：当归15克，川芎、桃仁各10克，炮姜、炙甘草各5克，方外另加黄芪、党参各15克，三棱、莪术、丹参、香附、益母草各10克，水煎服，或加黄酒同煎服。临床应用时应根据身体状态适当加减。

2. 下胎之后，调理脏腑，恢复胞宫

下胎之后，脏腑损伤（特别是胞宫损伤）、精神损害、气血失和、痰浊留滞、阴阳失调等均可能存在，表现可有腰膝酸软、情绪失调、失眠多梦、健忘、心悸、神疲乏力、头晕眼花、纳差、月经失调、下腹不适或痛、舌淡、苔白、脉沉缓虚弱等，应行调养，促进恢复。治当调理脏腑，调和阴阳，调养气血，安定神志，促进胞宫恢复，方选平和调理方（金志春方）：菟丝子、枸杞子、杜仲、黄芪、党参（或用人参10克）、熟地黄各15克，山药、山茱萸、白术、茯苓、当归、川芎、白芍、陈皮、香附、酸枣仁、远志、桔梗各10克，肉桂、炙甘草各5克，水煎服或作丸散。本方由归肾丸和十全大补汤加味而成。归肾丸可滋补肝肾，平调阴阳，填补精血；十全大补汤可补益脾肺，益气养血；加酸枣仁、远志养心安神；陈皮配白术、茯苓理气健脾化湿；桔梗配黄芪调补肺气；香附配肉桂温行阳气，行气活血。全方可平调五脏，调和阴阳，调养气血，安神定志，对于全身和胞宫恢复具有良好促进作用。临床应用时应根据个体状态适当加减。

第十二章

# 胎产病

从分娩开始至产褥期内发生的与分娩有关的病证，称为胎产病，包括产时病证和产后病证两类。

## 第一节　产 时 病 证

分娩过程中发生的与分娩有关的病证，称产时病证。

产时病证包括难产、胞衣先破、胞衣不下、胎死腹中、产时血晕、脐带脱出、产时子痫、产伤、子宫破裂等。脐带脱出、产伤、子宫破裂等需手术处理，本书不予介绍。本节只介绍难产中产力异常、胞衣先破、胞衣不下、胎死腹中部分内容。

产时病证的发生，除母体先天因素（如交骨不开）和胎儿因素（如巨大胎儿）外，主要由气血失调引起。先天不足，房事不节，损伤肾气，或饮食失节，损伤脾胃，气血化源不足，或素多忧郁，情志不畅，气滞血瘀等，影响冲任和胞宫功能而发病。“夫产育一门，全仗气血用事”（《胎产心法》），“气血充实，则可保十月分娩，子母无虞”（《医学入门》）。

产时病证发病急、来势凶，一旦发生，多是危急重症，处理不当可危及母子生命。产前检查非常重要，可在产前发现部分病证因素（如交骨不开、胎位异常、胎儿异常等），结合母胎具体情况，合理选择分娩方式。有的病证（如胞衣不下）是在产程中发生的，产程观察尤其重要，可及时发现问题，果断采取应变措施，避免病证发生。

产时病证的治疗以调理气血为主，必要时配合手法或手术治疗。“临产用药只须加味芎归汤、佛手散，二方用之不尽矣。盖胎时全要血足，血一足，如舟之得水，保患不行。唯恐产母血少，又或胞浆早破，以致干涩耳。今二方皆大用芎归，使宿血顿去，新血骤生，药味易得，随地皆有，且使身体健壮，产后无病，真正有益无损”（《女科秘诀大全》），此论虽有偏颇，但言中要领。

产时病证的预防应从怀孕开始，气顺血和，则胎安产顺。产时当遵循“睡、忍痛、慢临盆”六字真言。安睡可避免精神紧张，保存体力；忍痛则防恐惧躁动；慢临盆，宽心静待，适时用力，情绪安定，体力充沛，“水到渠成”，多能顺产。

## 一、难产

妊娠足月临产时，胎儿不能顺利娩出者，称为难产，或称产难。足月分娩涉及产力、产道、胎位和胎儿四个方面，任何方面出现问题都可引起难产。产道异常、胎位异常和胎儿异常引起的难产应采用手术或手法协助分娩。本书论述产力异常引起的难产，中医药具有一定的辅助作用。

### （一）病因病机

产力异常引起难产主要病因病机是气血失调。常见证型有气血虚弱、气滞血瘀、气滞湿郁。

气血虚弱：孕妇素体虚弱，气血不足，产时用力汗出，或用力过早，耗气伤津，气血大伤，冲任不足，胞宫无力运胎，以致难产。

气滞血瘀：孕妇素多忧郁，或安逸过度，气血运行不畅，或临产忧虑紧张，气结血滞，或产时感寒，寒凝血滞，气机不利，皆使冲任失畅，胞宫瘀滞，阻碍运胎，以致难产。

气滞湿郁：孕妇素多忧郁，气机不畅，或孕后胎体渐大，阻碍气机升降，易致气滞湿郁，湿停冲任，壅塞胞宫，阻碍运胎，以致难产。

### （二）辨证施治

1. 气血虚弱

主要证候：产时，宫缩无力，阵痛微弱，神倦乏力，心悸气短，面色苍白，舌淡，苔薄，脉虚大或细弱。

证候分析：素体气血虚弱，产机发动，用力过早，或产程过长，或虚挣努责，更耗气血，冲任气血不足，气虚不能推动胞宫运胎，血虚不能滋养胞宫润胎，以致宫缩乏力，无力运胎，临产后腹部阵痛微弱；气血两虚，不能荣心养神泽面，心悸气短，神倦乏力，面色苍白；舌淡，苔薄，脉虚大或细弱，气血虚弱之象。

治疗法则：补气养血，缩宫催产。

选方用药：送子丹。黄芪、当归、麦冬各 30 克，熟地黄 15 克，川芎 10 克，水煎，连服 2 剂。方中黄芪补气，气足以运胎；熟地黄、麦冬、当归、川芎养血益阴，血旺以润胎。气血两旺，以润胎催产。

2. 气滞血瘀

主要证候：产时，腰腹持续胀痛，疼痛剧烈，宫缩力强，但无规律、无推力，久产不下，精神紧张，烦躁不安，胸闷脘胀，时欲呕恶，面色紫暗，舌黯红，苔薄白，脉弦大或至数不匀。

证候分析：产机发动，而气机不利，冲任失畅，瘀滞胞宫，阻碍运胎，产时腰腹持续胀痛，疼痛剧烈；胞宫瘀滞，虽气推胞宫运胎，宫缩力强，但无规律、无推力，久产不下；素性忧郁之人，产时易精神紧张，烦躁不安，胸闷脘胀；气机逆乱，升降失调，时欲呕恶。面色紫暗，舌黯红，苔薄白，脉弦大或至数不匀，气滞血瘀之象。

治疗法则：行气化瘀，滑胎催生。

选方用药：催生立应散。车前子、当归各 30 克，冬葵子、白芷各 9 克，牛膝、大腹皮、枳壳、川芎、白芍各6克，前药为散，水煎熟，入酒少许服之。方中车前子清降通闭，冬葵子滑胎利产，白芷开泄阳明，大腹皮疏利逆气，当归养血脉润胎，枳壳破滞逆泄气，川芎行血中之气，牛膝逐胎下行以易产，白芍敛阴缓急，前药为散，入酒服，行气化瘀，滑胎催生。血瘀甚者，症见临产腰腹持续疼痛不止、呼喊不已、剧痛难忍、面色紫暗、脉滑大，治宜以活血化瘀、滑胎催产为主，方用陈氏七圣散：元胡、没药、姜黄、当归、桂心、白芷、白矾各等份，温酒调服10克。方中元胡、没药、姜黄、当归、桂心温经化瘀，行气止痛；白芷消肿止痛；白矾解毒消肿止血。全方活血化瘀，滑胎催产。

3. 气滞湿郁

主要证候：产时，腰腹持续胀痛，疼痛难忍，宫缩虽强，但无规律、无推力，久产不下，面浮肢肿，头晕目眩，心悸气短，胸膈满闷，恶心呕吐，舌黯，苔白腻，脉弦滑或滑大。

证候分析：产机发动，气滞湿郁，阻滞冲任，壅塞胞宫，阻碍运胎，则腰腹持续胀痛，疼痛难忍；气滞不行、湿浊壅塞胞宫，宫缩虽强，但无规律、无推力，久产不下；湿浊内停，泛溢肌肤，则面浮肢肿；水气滞于胸膈，则胸膈满闷，心悸气短，恶心呕吐；湿浊中阻，清阳不升，头晕目眩；舌黯，苔白腻，脉弦滑或滑大，气滞湿郁之象。

治疗法则：理气化湿，滑胎催生。

选方用药：神效达生散。苏梗、冬葵子、当归、川芎、大腹皮、枳壳、白术各10克，贝母、白芍、陈皮、甘草各6克，葱头2个，前药为散，适量服；或水煎，酌调剂量。方中白术、陈皮、贝母健脾化湿，理气调中，化痰散结；苏梗、枳壳利膈宽中，顺气催生；大腹皮、冬葵子下气利水，消肿滑胎；当归、川芎活血行气；白芍敛阴缓急；葱头通阳散结；甘草调和诸药。全方理气化湿，滑胎催生。

### （三）其他施治

针刺催生，可用下法，促进子宫收缩。

1. 针灸

针刺合谷、三阴交、太冲、支沟，或针刺合谷、三阴交、太冲、中极、关元，强刺激，留针15～30分钟。

2. 耳针

针刺子宫、交感、内分泌、神门等穴，中等刺激，每隔5分钟捻转1次。

3. 穴位注射

合谷、三阴交，每穴注射维生素$B_1$ 25～50毫克。

## 二、胞衣先破

妊娠足月，临产前或临产早期腹痛刚作，胞衣已破，而胎儿久不产者，称为胞衣先破，亦称胞浆先破。此病类似于西医学所言胎膜早破。

## （一）病因病机

胞衣先破可能因产妇气血不足、胞衣薄弱，或产程用力过早、过猛，或接生检查不慎等引起。主要证型有气血虚弱和气滞血瘀。

气血虚弱：气血虚弱者，胞衣薄弱，或用力过猛，挤压胞衣可致破裂，胞水流出，甚或流尽，产道干涩，易致难产。

气滞血瘀：气滞血瘀，胎运不畅，或用力过猛，挤压胞衣可致破裂，胞水流出，甚或流尽，产道干涩，易致难产。

## （二）辨证施治

胞衣先破后关注的主要问题是泡水丢失、产道干涩有可能引起难产和对胎儿产生生命风险。胎衣破后，要了解胎水流出量、尚存胎水状态、有无难产因素和感染外邪、产程是否发动以及胎儿生命状态等情况。存在难产因素者，必须采取相关措施。未临产且未感染外邪者，可观察 12 ~ 18 小时，如产程仍未发动，应引产或行剖宫产。已临产，不论孕龄，均不阻止产程继续，采用相应助产方法助产。中医可辨证施治协助助产，保护胎水，促进滑胎催生。

1. 气血虚弱

主要证候：胞衣先破，胞水流出，甚或流尽，产道干涩，阵痛微弱，产程过长，神疲乏力，心悸气短，舌淡，苔薄，脉虚大或细弱。

证候分析：气血虚弱，胞衣薄弱，或用力过猛，挤压胞衣可致破裂，胞水流出，甚或流尽，产道干涩；气血虚弱，运胎无力，出现阵痛微弱，产程过长，神疲乏力，心悸气短；舌淡，苔薄，脉虚大或细弱，气血虚弱之象。

治疗法则：益气养血，润胎催生。

选方用药：送子丹。或选蔡松汀难产方：党参、黄芪（蜜炙）各 15 克，当归、川芎、白芍（酒炒）、茯神、龟甲（醋炙）、枸杞子各 10 克。方中党参、黄芪大补元气；当归、白芍、川芎养血活血；茯神健脾补中，宁心安神；枸杞子滋补肝肾；龟甲滋肾益阴通任脉，濡润胞胎。全方益气运胎，养血滑胎，润胎催生。

2. 气滞血瘀

主要证候：胞衣先破，胞水流出，甚或流尽，产道干涩，阵痛难忍，产程过长，烦躁不安，胸闷脘胀，舌黯红，苔薄，脉弦大或至数不匀。

证候分析：气滞血瘀，胎运不畅，或用力过猛，挤压胞衣可致破裂，胞水流出，甚或流尽，产道干涩；胞宫瘀滞，产道不畅，阵痛难忍，产程过长；气机不畅，胸闷脘胀，烦躁不安；舌黯红，苔薄，脉弦大或至数不匀，气滞血瘀之象。

治疗法则：行气化瘀，滑胎催生。

选方用药：催生立应散。或选加味济生汤：车前子、当归各 20 ~ 30 克，川芎、枳壳、香附、大腹皮、乌药、牛膝、冬葵子各 5 ~ 10 克，水煎服。方中车前子清降通闭，冬葵子滑胎利产，大腹皮疏利逆气，当归养血活血润胎，枳壳破滞逆而泄气，川芎行血中之气，牛膝逐胎下行以易产，香附理冲任气血，乌药行气开郁。全方行气化瘀，滑胎催生。

### （三）其他施治

针刺催生，方法见“难产”。

## 三、胞衣不下

分娩时胎儿娩出后，超过半小时胞衣未自然娩出者，称为胞衣不下，亦称胎衣不下、息胞。本病即西医学所言胎盘滞留。

### （一）病因病机

胞衣不下，多因气虚不运或血瘀阻滞。常见证型有气虚不运、血瘀阻滞和寒凝瘀阻。

气虚不运：素体虚弱，中气不足，产时用力过度或产程过长而耗气，产后气虚无力，不能运送胞衣外出而不下。

血瘀阻滞：素体虚弱，气不帅血，或素性忧郁，气机阻滞，经脉瘀阻，产后血瘀胞中，阻滞胞衣外出而不下。

寒凝瘀阻：素体阳虚，阴寒内盛，或产时感寒，寒滞胞中，以致寒凝气血，阻滞胞衣外出而不下。

### （二）辨证施治

中医药对促进胞衣排出有一定作用，在治疗过程中要注意阴道出血情况。

1. 气虚不运

主要证候：产后胞衣不下，小腹坠胀，胞宫收缩弱而不硬，阴道出血量多、色淡，或有小血块，神倦乏力，头晕眼花，心悸气短，舌淡，苔薄，脉缓弱。

证候分析：素体虚弱，产后伤气，中气更虚，无力运胞外出，胞衣不下；气虚下陷，小腹坠胀；气虚胞宫无力缩复，触之不硬；气虚不能摄血，阴道出血量多，或有小血块；气虚中阳不振，神倦乏力，气短；气虚清阳不升，头晕；气虚失血；眼花心悸。舌淡，苔薄，脉缓弱，气虚之象。

治疗法则：补气养血，缩宫下胞。

选方用药：加参生化汤。人参、当归各 15 克，川芎、桃仁各 10 克，炙甘草、炮姜各 5 克，大枣 2 枚，水煎服。方中人参大补元气，缩宫运胞以摄血；当归养血活血；川芎行气活血；桃仁活血化瘀；炮姜温经止血。全方补气养血，缩宫下胞，并兼温经活血止血。心悸气短显著者，加黄芪 15 克，麦冬、五味子各 10 克以益气养心。血色紫黯、出血量多、腹痛剧烈者，加枳壳 15 克、牛膝 10 克以增活血行滞之力。

2. 血瘀阻滞

主要证候：产后胞衣不下，小腹疼痛，胞宫收缩强而拒按，阴道出血量多、色黯、有块，块下痛减，舌紫黯或有瘀斑、紫点，苔薄，脉弦涩有力。

证候分析：瘀血阻滞胞宫，而使胞衣不下；瘀血阻滞，小腹疼痛，胞宫收缩强烈而拒按；瘀血阻滞经脉，血不归经，阴道出血量多、色黯、有块，血块下后瘀滞稍通而痛减；舌紫黯或有瘀斑、紫点，脉弦涩有力，血瘀之象。

治疗法则：活血化瘀，通利下胞。

选方用药：牛膝汤。滑石 24 克，当归、木通各 18 克，冬葵子 15 克，牛膝、瞿麦各 12 克，上药为粗散，每服 10 克，水煎温服，不拘时服。方中当归、牛膝化瘀下胞；滑石、瞿麦、木通、冬葵子行水通利，滑润下胞。全方活血化瘀，通利下胞。气虚血瘀者，可用八珍汤加香附、乳香、没药、五灵脂、蒲黄炭各 10 克。

3. 寒凝瘀阻

主要证候：产后胞衣不下，小腹冷痛，胞宫收缩强而拒按，得温痛减，阴道流血量少、色黯红，形寒肢冷，面色青白，舌黯，苔白，脉沉紧。

证候分析：寒客胞脉，凝滞气血，阻滞胞宫，胞衣不下，小腹冷痛，胞宫收缩强而拒按，得温则寒减瘀缓而痛减；寒凝经脉，阴道流血量少、色黯红；寒伤阳气，形寒肢冷，面色青白；舌黯，苔白，脉沉紧，血寒凝滞之象。

治疗法则：温经行滞，逐瘀下胞。

选方用药：黑神散。黑豆 15 克，熟地黄（酒浸）、当归（酒制）、肉桂、炮姜、炙甘草、白芍、蒲黄各 12 克，方外另加川牛膝、枳壳各 15 克，前药为细末，每次 6 克，可用黄酒同煎调下，亦可用前药适量水煎服。方中黑豆、蒲黄活血祛瘀，专下恶露、胞衣；熟地黄、当归、白芍补血和阴，调养冲任；肉桂、炮姜辛热善行，温散瘀滞；炙甘草缓中益气，调和诸药，与白芍合用缓急止痛；黄酒引药入血行血；川牛膝、枳壳行气活血，逐瘀下胞。全方温经行滞，行气逐瘀，引胞下行。

### （三）其他施治

1. 外治

蓖麻子、雄黄各 60 克，研细成膏，涂涌泉穴；陈艾叶 1000 克炒热熨下腹部，用于寒凝瘀阻胞衣不下者。

2. 针灸

气虚不运者，针刺关元、三阴交、至阴，用补法并灸。血瘀阻滞者，针刺中极、气海、合谷、三阴交、肩井、至阴，用泻法并灸。

## 四、胎死腹中

妊娠足月或近足月，临产前或临产中胎死腹中，不能自行产出者，称为胎死腹中，或称胎死胞中。

### （一）病因病机

胎死腹中主要因气血虚弱或气滞血瘀，胎失气血供养所致。

气血虚弱：素体虚弱，气血不足，若脾胃虚弱，化生气血失常，气血虚弱显著，胎失所养而死于胞中。

气滞血瘀：素性抑郁气滞，或感寒凝血，或阳虚寒凝，经脉瘀阻，气滞血瘀，胎失所养而死于胞中。

### （二）辨证施治

胎死腹中后最主要的问题是下胎以益母。在治疗前应检查有无难产因素存在。下胎主要应用西医方法，中医可以协助。

1. 气血虚弱

主要证候：胎死腹中，不能自行产出，小腹隐痛，疲倦乏力，心悸气短，或阴道出血量多、色淡，面色苍白，舌淡，苔薄白，脉弱无力。

证候分析：气血虚弱，不能养胎则胎死腹中，不能运胎则难以自行产出；气血虚弱，产力不足，小腹隐痛；气血虚弱，则疲倦乏力，心悸气短，或阴道出血量多、色淡，面色苍白；舌淡，苔薄白，脉弱无力，气血虚弱之象。

治疗法则：益气养血，催生下胎。

选方用药：救母丹。当归（酒洗）25 克，人参、川芎、益母草各 15 克，黑荆芥穗 10 克，赤石脂 3 克，水煎服。傅青主谓“此方芎归以补血；人参以补气，气旺血旺，则上能升而下能降，气能推而血能送；况益母草又善下死胎；石脂能下瘀血，自然一涌而出，无少阻滞矣”（《傅青主女科》），此论虽有夸张之嫌，但实有部分之功。全方益气养血，催生下胎，临证时还需辨证加减。

2. 气滞血瘀

主要证候：胎死腹中，不能自行产出，小腹胀痛剧烈，精神紧张，烦躁不安，时欲呕恶，面色紫暗，舌青黯或有瘀斑、瘀点，脉弦涩。

证候分析：素性抑郁或产时感寒，以致气滞血瘀或寒凝血瘀，阻滞气血运行，胎失所养而死于胞中；气滞血瘀，胞宫阻滞，小腹痛剧而胎难产出；精神紧张，气机郁滞，升降失常，烦躁不安，时欲呕恶。面色紫暗，舌青黯或有瘀斑、瘀点，脉弦涩，气滞血瘀之象。

治疗法则：行气活血，逐瘀下胎。

选方用药：脱花煎加味。当归 25 克，川芎、牛膝、车前子各 10 克，红花、肉桂各 5 克，方外另加枳壳、厚朴各 10 克，水煎温服。方中当归、川芎、红花活血化瘀，催生下胎；牛膝活血行血，引血下行而下胎；肉桂温通血脉，增强行血之力；车前子滑利降泄，以利胎儿下行；枳壳、厚朴行气消滞，协促胎下。全方行气活血，逐瘀下胎。

### （三）其他施治

针灸：针刺三阴交、合谷、至阴，弱刺合谷，强刺三阴交，使针感传至腹部，每日可针刺 2～3 次。或针刺至阴，并艾灸。

## 第二节 产后病证

产妇在产褥期内发生的与分娩有关的病证，称为产后病证。

常见的产后病证有产后血晕、产后血崩、产后痉证、产后发热、产后腹痛、产后身痛、产后头痛、恶露不绝、恶露不下、产后多汗、产后便秘、产后泄泻、产后尿闭、产后尿频和尿失禁、产后淋痛、产后乳痛、产后乳痈、产后缺乳、产后乳漏、产后抑郁和产后虚劳等。产后郁冒虽不多见，本节亦予介绍。

产后病证的发病机制主要有三个方面：一是亡血伤津，元气虚损，此因产时、产后失血耗气，出汗伤阴，阴伤虚阳浮越或血虚生火；二是瘀血内阻，败血妄行，此因产后元气虚损，气虚而血滞，或产后百节空虚，外寒乘虚入侵，血为寒凝而血滞，或产后情志不畅，气郁而血滞；三是易感外邪或易受饮食房劳等伤害，此因产后气血不足，元气虚损，百节空虚，卫外不固，稍有摄生不慎，便可引发病证。“产后之证多端，其源有三，曰血虚火动，曰败血妄行，曰饮食所伤”（《女科经纶》）。故“亡血伤阴耗气，瘀血内停，多虚多瘀”是产后生理特点和病理机制关键。

产后病证的诊断除注意脉证、体质、病史等外，应注意“三审”，即“凡诊新产妇，先审少腹痛与不痛，以征恶露之有无；次审大便通与不通，以征津液之盛衰；再审乳汁行与不行及乎饮食多少，以征胃气之充馁”（《张氏医通》）。古人重视亡血伤阴所致“新产三病”，强调“三冲”“三急”的危害性。“新产妇人有三病，一者病痉，二者病郁冒，三者大便难”（《金匮要略》）。“三冲”即冲心、冲肺、冲胃。冲心者，心中烦躁，卧起不安，甚则神志不清，语言颠倒；冲肺者，气急，喘满，汗出，甚则咳血；冲胃者，腹满胀痛，呕吐，烦乱。《张氏医通》认为，“大抵冲心者，十难救一；冲胃者，五死五生；冲肺者，十全一二”，“产后诸病，惟呕吐、盗汗、泄泻为急（即“三急”），三者并见必危”。

产后病证的治疗应牢记产后生理特点和病理机制关键，结合病情辨证施治。“产后气血俱去，诚多虚证，然有虚者，有不虚者，有全实者，凡此三者，但当随证随人，辨其虚实，以常法治疗，不得执有诚心，概行大补，以致助邪”（《景岳全书》）。产后多虚，以大补气血为主，但用药须防滞邪、助邪；产后多瘀，当活血化瘀，须佐养血，使祛邪不伤正，化瘀不伤血。选方用药，必须照顾气血，开郁勿过于耗散，消导必兼扶脾，祛寒勿过于温燥，清热勿过用苦寒。掌握产后用药三禁，即禁大汗，以防亡阳；禁峻下，以防亡阴；禁通利小便，以防亡津液。但要注意，所谓禁用亦是相对，必须谨守病机，各施其属。

### 一、产后血晕

产妇分娩后突然头晕眼花，不能起坐，或心胸满闷，恶心呕吐，或痰涌气急，心烦不安，甚者神昏口噤，不省人事，称为产后血晕，亦称产后血运。产后血晕病名首见于《经效产宝》，在“产后血晕闷绝方论”中提出了病名，在“续编”中论述了病机和临床表现，“产后血气暴虚，未得安静，血随气上攻，迷乱心神，眼前生花，极甚者令人闷绝，不知人事，口噤神昏气冷”，并列出了治疗方药。《诸病源候论》在“产后血运闷候”中提出：“运闷之状，心烦气欲绝是也。亦有去血过多，亦有下血极少，皆令运也。若产去血过多，血虚气极，如此而运闷者，但烦而已。若下血过少而气逆者，则血随气上掩于心，亦令运闷，则烦闷而心满急，二者为异。”《妇人大全良方》在“产后血晕方论”中认为：“产后血晕者，由败血流入肝经，眼见黑花，头目旋晕，不能起坐，甚致昏闷不省人事，谓之血晕，细酒调黑神散最佳，庸医或作暗风、中风治之。凡晕，血热乘虚逆上蒸心，故昏迷不省，气闭欲绝是也。然其由有三，有用心使力过多而晕者；有下血多而晕者；有下血少而晕者。其晕虽同，其治特异，当详审之。下血多而晕者，但昏闷烦乱而已，当以补血清心药治之；下血少而晕者，乃恶露不下，上抢于心，心下满急，神昏口噤，绝不知人，当以破血行血药治之。”《陈素庵妇科补解》在“产后血晕方论”中提出：“产后血晕，因败血冲心故也。”《景岳全书·妇人规》将血晕分为“气脱”和“血晕”两证，“气脱证，产时血既大行，则血去气亦去，多致昏晕不省。微虚者，少顷即苏；大虚者，脱竭即死。但察其面白、眼闭、口开、手冷、六脉细微之甚，是即气脱证也”，“血晕之证，本由气虚，所以一时昏晕。然血壅痰盛者，亦或有之。如果形气脉气俱有余，胸腹胀痛上冲，此血逆证也”。综合历代医家论述，结合现代医学认识及临床实践，可以看出，产后血晕范畴较大，至少包括三个方面内容，一是因分娩出血，加之产伤、产时疼痛和精神紧张干扰，大脑一时缺血，引起昏厥，此即“微虚者，少顷即苏”；二是因分娩出血量多，或伴有其他疾病（如合并心脏疾病导致心力衰竭），引起休克，此即“大虚者，脱竭即死”；三是出现羊水等物质（属中医所言产时恶露败血浊液）进入血液中引起羊水栓塞等严重疾病。前两者主要与产时出血有关，而后者出血少，恶露败血不下，逆入肝脉，上逆冲心、冲肺、冲胃，神昏气闭，“此血逆证也”。故产后血晕属产后危急重症，必须及时救治。

### （一）病因病机

病因病机主要是失血伤气，心神失养，或败血滞留，气逆上攻。常见证型有血虚气脱（脱证）和血瘀气逆（闭证）。

血虚气脱：新产伤血，元气虚惫，或产伤胞宫，血去过多，气随血脱，心神失养，致令血晕，失血轻者少顷即苏，失血多者脱竭即死。

血瘀气逆：产后胞脉空虚，阳气衰弱或感受寒邪者，败血浊液瘀滞不下，逆入肝脉，上逆冲心冲肺冲胃，闭塞清窍，扰乱心神而致晕厥。

### （二）辨证施治

产后血晕，首辨脱证与闭证，都是危急重症，必须及时救治，查明原因，采用西医急救措施，中医辅治，病情稳定后中医辨证调治。

1. 血虚气脱

主要证候：新产失血过多，突然昏晕，心悸愦闷，轻者少顷即苏，重者昏不知人，面色苍白，眼闭口开，手撒肢冷，冷汗淋漓，更严重者脱竭即死，舌淡，苔少，脉微欲绝或浮大而虚。此型为脱证。

证候分析：血失过多，心神失养，则令昏晕，心悸愦闷，轻者一时心神失养，少顷即苏，重者昏不知人；阴血暴亡，气随血脱，阳气衰微，头目失荣，面色苍白，眼闭口开，手撒肢冷；营阴暴亡，孤阳外泄，冷汗淋漓；更严重者，出血极多，脱竭即死；舌淡，苔少，脉微欲绝或浮大而虚，血虚气脱之象。

治疗法则：首先急救，益气固脱或回阳救逆；平稳后，补益气血。急救时，注意出血、血压、心率和意识情况。

选方用药：急则治标，对于昏迷者，可先用针刺、醋熏等法促其苏醒。西医方法急救是上策。

出血量多、突然昏厥者，用独参汤：人参 30 克，水 300 毫升，大枣 5 个，同煎至 150 毫升，频服或灌肠或肠道滴注，益气以固脱。大出血、气随血脱时，“有形之血不能速生，无形之气需当速固”（《景岳全书》），“血有形之物，难以速生，气乃无形之物，易于速发，补气以生血，尤易于补血以生血耳”（《傅青主女科》），故以大剂量人参急补元气，补气固血，补气固脱。亦可根据病情选用清魂散：人参、泽兰叶各 30 克，荆芥 90 克，川芎 15 克，甘草 10 克，为末，每服 3～6 克，温酒热汤各半盏调服。方中人参大补元气，荆芥理血升散以达清窍，川芎活血上行头目，泽兰叶辛散芳香活血以醒神，甘草补气和中，以清酒引药入血分。全方益气固脱，活血醒神。

出血量多、神昏、肢冷汗出、阳气欲脱者，急宜回阳救逆，方选参附汤：人参 30 克，附子 15 克，水煎频服或灌肠或肠道滴注。方中重用人参，大补元气，以固后天；附子大辛大热，温壮元阳，大补先天。两药相配，上助心阳，下温肾命，中补脾土，大温大补，大补元气，大补元阳，最能振奋阳气，益气固脱，回阳救逆，力专效宏，为急救垂危良方。阴道出血量多不止者，可酌加阿胶、炮姜、贯众炭各 10 克，益母草 20 克。

意识清醒后，气血虚损明显，当补益气血，可用当归补血汤（黄芪 30 克，当归 6 克），方外另加人参、熟地黄各 15 克，水煎温服。

后期根据身体状态辨证康复治疗。气血两虚者，可见少气懒言、神疲乏力、自汗、眩晕、心悸失眠、面色淡白或萎黄、舌淡、苔白、脉沉细弱，治当调补气血，可用八珍汤加减。肝肾不足者，可见头晕目眩、耳鸣目干、视物昏花、失眠多梦、五心烦热、倦怠乏力、腰膝酸软、月经量减少、舌淡、苔白或薄黄、脉沉细弱或数，治当滋补肝肾，可用六味地黄丸加减。脾肾两虚者，可见头晕耳鸣、神疲乏力、腰膝酸软、食少便溏、夜尿频多、面色无华、舌淡、苔白、脉沉弱，治当补肾健脾，可用补肾健脾方（金志春方）加减。

2. *血瘀气逆*

主要证候：产后恶露不下，或下也甚少，小腹疼痛拒按，或心中烦躁，卧起不安，意识不清，语言颠倒，口噤握拳，心下满闷，气急，喘满，汗出，甚者咳血，腹满胀痛，呕恶，烦乱，面色发绀，唇舌紫黯，脉涩有力。此型为闭证。

证候分析：产后胞脉空虚，阳气衰弱或感受寒邪者，败血浊液瘀滞不下，逆入肝脉，冲心冲肺冲胃，闭塞清窍，扰乱心神而致晕厥；阳气虚衰，败血浊液凝滞则恶露不下，或下也甚少；瘀血内阻则小腹疼痛拒按；败血浊液留滞不下，上逆冲心、冲肺、冲胃，败血冲心则闭塞清窍，扰乱心神，以致心中烦躁，卧起不安，意识不清，语言颠倒，口噤握拳；败血冲肺则败血瘀肺（可理解为类似肺栓塞），肺失宣肃，以致心下满闷，气急，喘满，汗出，甚者咳血；败血冲胃则胃失和降，以致腹满胀痛，呕恶，烦乱；面色发绀，唇舌紫黯，脉涩有力，血瘀气闭之象。

治疗法则：活血逐瘀，引败血浊液下行。

选方用药：夺命散合生化汤加味。夺命散：没药、血竭各10克。生化汤：当归25克，川芎、桃仁各10克，炮姜、炙甘草各5克。合方外另加益母草20克，牛膝、五灵脂各10克。合方中，没药、血竭、川芎行气活血，逐瘀止痛；当归养血活血；桃仁、益母草活血化瘀；牛膝活血化瘀，引败血浊液下行；炮姜温经化瘀。全方温经养血，活血逐瘀，引败血浊液下行，使恶露通下。血瘀里实，症见大便燥结、腹满胀痛者，治宜祛瘀通腑，酌加大黄、芒硝适量通腑泻热。

“三冲”如有侧重表现者，可分而治之。

冲心者，治宜活血逐瘀、养心安神，方选加味失笑散加味：炒五灵脂、炒蒲黄各15克，桃仁、乌药、元胡、丹皮、香附各10克，方外另加当归、赤芍、牛膝、桂心、茯苓、远志、炒酸枣仁各10克，甘草5克，水煎服，每日1剂。

冲肺者，治宜活血逐瘀、化痰降气，方选参苏饮加味：人参10克，苏木20克，方外另加陈皮、制半夏、川贝母、桃仁、红花、前胡各10克，甘草5克，水煎服，每日1剂。

冲胃者，治宜活血逐瘀、理气调中，方选生化汤合二陈汤：当归、茯苓各15克，川芎、桃仁、陈皮、姜半夏、炮姜各10克，甘草5克，方外另加砂仁、木香各10克，水煎服，每日1剂。

### （三）其他施治

1. 针刺

神昏施救，取眉心、人中、涌泉，强刺激；或耳针，取神门、交感、子宫、肝、心、肾上腺，毫针强刺激，间歇行针，或留针至神清识人。缩宫促下恶露败血，取胞门、子户，强刺激；或取合谷、三阴交、水道，轻刺合谷，重刺三阴交，或强刺激双侧水道。

2. 艾灸

止血，取神阙，穴上平铺一层食盐，艾炷置其上灸，一般灸3壮，不断出血者灸7壮。

## 二、产后血崩

产妇分娩后，突然阴道大量出血者，称为产后血崩，亦称产后崩中、产后暴崩。本病主要指产后7天内出血，以产后24小时内出血为主且出血量较大（超过500毫升），以区别于产后恶露不绝。本病相当于西医学产后出血，与产后宫缩乏力、软产道损伤、胎盘胎膜残留、凝血功能障碍等有关，救治不及时可致虚脱，甚至危及产妇生命，为产后危急重症之一。因胎盘胎膜残留或软产道损伤引起的产后大出血，应及时手术处理。产后血崩与产后血晕内容部分重叠，产后血崩强调的是过程，产后血晕强调的是结果，两者辨治可互参。

### （一）病因病机

病因病机主要是气虚，无力摄血，或瘀血阻滞，血不归经，或血热迫血妄行，或产伤血络血溢。常见证型有气虚失摄、瘀血阻滞、血热妄行和产伤血络。

气虚失摄：素体虚弱，或因产程过长，疲劳过度，损伤元气，冲任不固，胞缩无力，以致血失统摄而崩下。

瘀血阻滞：产时血室正开，寒邪乘虚而入，凝滞胞宫血脉和败血浊液，瘀阻冲任，以致血不归经而崩下。

血热妄行：情志不遂，郁火内生，或感受热邪，火热内伏，产后阴血骤虚，虚阳化火，以致血热妄行、血海沸溢而下。

产伤血络：产时助产不当，或产力过强，或胎儿过大，急产难产时损伤产道，破损脉络，络破血溢而致血崩。

## （二）辨证施治

产后血崩属危急重证，应及时查明原因，采用西医急救措施，中医辅治，病情稳定后中医辨证调治。

### 1. 气虚失摄

主要证候：新产后突然阴道大量出血，血色鲜红，头晕目眩，心悸怔忡，气短懒言，肢冷汗出，面色苍白，舌淡，脉虚数。

证候分析：因产气虚，冲任不固，宫缩乏力，统摄无权，血外溢而阴道大量出血，血色鲜红；气虚不摄，营血下脱，清窍失养，头晕目眩；气虚血脱，血量剧减，心失所养，心悸怔忡；气虚下陷，气短懒言；气虚腠理不密，卫气不固，肢冷汗出；气虚血少，不能上荣于面，面色苍白；舌淡，脉虚数，气虚血脱之象。

治疗法则：补气固冲，摄血止血。

选方用药：出血较多、尚未昏厥者，可用升举大补汤加减。黄芪、熟地黄各 15 克，人参（或用党参 15 克）、白术、当归、川芎、炙甘草、升麻、麦冬、白芷、荆芥穗（炒黑）、陈皮各 10 克，方中去黄连，方外另加地榆炭、乌贼骨各 15 克。方中人参、黄芪、白术、炙甘草、升麻、乌贼骨，益气升提，固冲摄血；熟地黄、当归、川芎补血活血，并防涩而致瘀；麦冬养阴生津，佐以生血；白芷辛香醒神；荆芥穗、地榆炭固经止血。全方补气固冲摄血，兼以养血活血涩血，有利于止血而不留瘀。

昏不知人、肢冷汗出、脉微细欲绝者，为气随血脱，首当补气固脱，方用独参汤。冷汗淋漓、四肢厥逆者，急需回阳救逆，方用参附汤。病情稳定后，可用升举大补汤。汗多者，酌加麻黄根 10 克、炒浮小麦 20 克；大便不通者，酌加肉苁蓉 10 克；气滞腹胀者，酌加木香 10 克；惊悸不安，失眠多梦者，酌加酸枣仁、柏子仁各 10 克；咳痰者，酌加贝母 5 克，竹沥、姜汁少许；寒嗽者，酌加杏仁 10 粒，桔梗、知母各 5 克；伤食者，酌加神曲、麦芽各 5 克；伤肉食者，酌加山楂、砂仁各 5 克。

### 2. 瘀血阻滞

主要证候：新产后突然阴道大量下血，夹有血块，小腹疼痛拒按，血块下后腹痛减轻，舌淡黯或有瘀点、瘀斑，脉沉涩。

证候分析：瘀血内阻，新血难安，血不归经而妄行，阴道大量下血，夹有血块；瘀血留滞，胞脉痹阻，不通则痛，小腹疼痛拒按；血块下后，胞脉瘀阻稍缓，腹痛减轻；舌淡黯或有瘀点、瘀斑，脉沉涩，瘀血之象。

治疗法则：活血祛瘀，理血归经。

选方用药：化瘀止崩汤。炒蒲黄、五灵脂、益母草各15克，当归、川芎、三七粉、沙参各10克。方中五灵脂、益母草活血祛瘀止痛，当归养血活血，川芎行气活血止痛，炒蒲黄、三七粉活血止血，沙参益气养阴。全方活血祛瘀，行气止痛，理血归经。兼有下腹冷痛、肢凉者，酌加肉桂5克以温经化瘀。

3. 血热妄行

主要证候：新产后突然阴道大量出血，血色鲜红或深红、质稠，伴烦躁易怒，头胀眩晕，两胁胀痛，或潮热盗汗，手足心热，少寐多梦，咽干咽燥，或心烦少寐，头晕面赤，口渴喜冷饮，便秘溲赤，舌红，苔薄黄或少，脉弦数或细数或滑数。

证候分析：新产后，冲任热盛，血海沸溢，迫血妄行，可致阴道大量出血，血色鲜红或深红、质稠；肝郁化火则烦躁易怒，头胀眩晕，两胁胀痛；阴虚生火则潮热盗汗，手足心热，少寐多梦，咽干咽燥；体内热盛则头晕面赤，扰动心神则心烦少寐，灼伤阴液则口渴喜冷饮、便干溲赤；舌红，苔薄黄或少，脉弦数或细数或滑数，为肝火或虚火或实火之象。

治疗法则：凉血清热止血，其中，肝火者清肝泻火止血，虚火者滋阴清火止血，实火者清热泻火止血。

选方用药：肝火者可选用丹栀逍遥散加地榆炭、煅牡蛎各15克凉血固涩止血。虚火者可选用育阴汤加减。实火者可选用清热固经汤加减。

4. 产伤血络

主要证候：新产后突然阴道大量下血，血色鲜红，持续不止，软产道有裂伤，面色苍白，舌淡，苔薄，脉细数。

证候分析：急产、难产损伤产道，络破血溢而致阴道大量下血，血色鲜红，持续不止；血失过多，面色苍白；舌淡，苔薄，脉细数，失血之象。

治疗法则：产道损伤及时缝合止血，并以中药调治，益气养血，固经止血。

选方用药：牡蛎散。煅牡蛎、龙骨、熟地黄各15克，人参（或用党参15克）、当归、川芎、茯苓、续断、炒艾叶、五味子、地榆、甘草各10克。方中人参、甘草益气；熟地黄、当归、川芎养血活血；续断补肾强腰以续筋脉；龙骨、煅牡蛎育阴潜阳，生肌固经；茯苓、五味子宁心神；炒艾叶、地榆止血。全方益气养血，固经止崩。

## （三）其他施治

1. 针灸

取三阴交、合谷、隐白，中强刺激1～2分钟，留针20～30分钟，每隔10分钟刺激1次；或取人中、合谷、百会（灸）、关元（先针后灸），针法同前。

2. 艾灸

止血，取神阙，盐少许填平脐孔，艾炷置盐上点燃，轻者灸3壮，重者灸7壮。

3. 按摩

产后子宫大而软、出血量多不止者，可经腹按摩子宫，促其收缩并排出瘀血，有助止血。

## 三、产后痉证

产褥期间，突然项背强直，四肢抽搐，甚者口噤不开，角弓反张者，称为产后痉证，又称产后发痉、产后痉风、产后惊风。“新产血虚，多汗出，喜中风，故令病痉”，《金匮要略》将其列为新产三病之一。本病阴血亏虚型相当于西医学产后搐搦症，感染邪毒型相当于西医学产后破伤风（现已极少见），后者病情严重，变化迅速，治疗不及时极易危及产妇生命。

### （一）病因病机

病因病机主要有两个方面，一是亡血伤津，筋脉失养；二是感染邪毒，直窜筋脉。

阴血亏虚：素体阴血亏虚，产后失血伤津，因产重虚，血虚津伤，筋脉失养而拘急发痉。

感染邪毒：接生不慎，或产创不洁，邪毒乘虚入于心肝，损伤脉络，窜于筋脉，致使筋脉拘急发痉。

### （二）辨证施治

1. 阴血亏虚

主要证候：产后出血过多，突然四肢抽搐，头项强直，牙关紧闭，面色苍白，舌淡红，苔少或无，脉细无力。

证候分析：因产后亡血伤津，血虚肝风内动，筋脉失养，四肢抽搐，头项强直，牙关紧闭；血虚头面失荣，面色苍白；舌淡红，苔少或无，脉细无力，阴血亏虚之象。

治疗法则：滋阴养血，柔肝熄风。

选方用药：三甲复脉汤。生龟版30克，生鳖甲25克，干地黄、生白芍、炙甘草各20克，生牡蛎、麦冬各15克，阿胶、麻仁各10克，方外另加天麻、钩藤各10克。方中阿胶、干地黄、生白芍、麦冬、麻仁滋阴养血柔肝，生龟版、生鳖甲、生牡蛎育阴潜阳，天麻、钩藤平肝熄风，炙甘草和中。全方滋阴养血，平肝潜阳，熄风镇痉。阴道出血不止者，酌加党参、黄芪各15克益气摄血，加山茱萸10克敛阴止血；汗出过多者，酌加浮小麦、山茱萸、麻黄根敛汗防脱。

本证型亦可用大定风珠加木瓜、天麻、钩藤治疗。

2. 感染邪毒

主要证候：产后头项强痛，发热恶寒，牙关紧闭，口角抽动，面呈苦笑，继而项背强直，角弓反张，舌正常，苔薄白，脉浮而弦。

证候分析：产后气血亏虚，产伤不洁，感染邪毒，初起邪入未深，正邪交争，发热恶寒，头项强痛；继而邪入心肝，损伤脉络，窜于筋脉，致使筋脉拘急发痉，出现牙关紧闭，口角抽动，面呈苦笑，项背强直，角弓反张；舌正常，苔薄白，脉浮而弦，邪毒感染之象。

治疗法则：解毒镇痉，理血祛风。

选方用药：五虎追风散。蝉蜕 30 克，僵蚕 15 克，全蝎 10 克，天南星、天麻各 6 克。方中全蝎、僵蚕解毒镇痉，熄风定搐，配天麻、天南星、蝉蜕祛风解痉。证轻者，方用止痉散（经验方）：全蝎、蜈蚣各等份，为细末，每服 2～3 克，每日 2～3 次，解毒镇痉，熄风定搐。邪毒内传攻心，病势笃重，伴高热不退、抽搐频发者，急以中西医结合抢救。本证型关键在于预防，一旦感染，死亡率极高。

### （三）其他施治

针刺：取百会、风府、大椎、曲池、合谷、太冲、涌泉、三阴交，口噤不开加颊车、支沟，上肢拘挛加大陵、合谷，下肢拘挛加阳陵泉、承山，适用于阴血亏虚者。取人中、神庭、曲泽、劳宫、委中、行间、十宣，热盛加大椎，神昏加神门，适用于感染邪毒者。

## 四、产后郁冒

妇人产后因亡血复汗、复感寒邪而出现头眩目瞀、昏蒙而神不清、郁闷不舒等症者，称为产后郁冒。

郁，谓“积也”（《说文解字》）、“郁气也”（《尔雅释言》），即积聚于内不得发泄之意。冒，谓“升起，透出”（《词源》），即向上向外透出之意。郁冒，“郁为郁结而气不舒也。冒为昏冒而神不清也。世谓之昏迷者是也”（《伤寒明理论》）。产后郁冒是言在产后亡血复汗基础上复感寒邪外束，而使阳气郁滞不得外泄而引起昏冒不清者。

《金匮要略》首论产后郁冒，提出病名，解释病因病机，说明临床表现，列出治法方药，比较全面，后世医家多是对其论述进行解释。该书共有三段论述，分别是“新产妇人有三病，一则病痉，二者病郁冒，三者大便难”“亡血复汗，寒多，故令郁冒”“产妇郁冒，其脉微弱，呕不能食，大便反坚，但头汗出。所以然者，血虚而厥，厥而必冒，冒家欲解，必大汗出，以血虚下厥，孤阳上出，故头汗出。所以产妇喜汗出者，亡阴血虚，阳气独盛，故当汗出，阴阳乃复。大便坚，呕不食者，小柴胡汤主之”。第一段介绍病名；第二段从宏观角度说明病因病机；第三段介绍临床表现，说明病机和治法，列出方药。此病证临床比较少见。

### （一）病因病机

生产是一个出血的过程，气血损伤在所难免，在适可范围内的出血不会影响身体。产后因失血伤阴，相对而言阳气有余，为了平衡阴阳，机体通过微汗出而泄阳，故新产后微汗出即是平复阴阳。如若亡血（即出血过多，本已伤阴），而又复汗（即大量出汗，复伤阴液）就会阴伤过多，此时如果汗出稍多而不是大量出汗，即可“冒家欲解，必大汗出”，此处所言大汗是相对于正常微汗而言稍多，全身有汗而非仅头汗，非真大汗，通过汗出阳泄，阴阳平复，就不会发展为郁冒。但是，如果亡血复汗，失血较多，津液亏虚严重，气随血脱，在血虚阴亏前提下，不能固护肌表，外感寒邪较重，寒性收引，闭束玄府，腠理不开，汗不得出，偏亢阳气不得外泄则会郁而上越，结果就会因“血虚下厥，孤阳上出”出现昏冒，导致虚实夹杂之郁冒病证。此病证的形成，内虚与外寒缺一不可，即产后郁冒的病因病机可概括为产后亡血伤津耗气、复感外寒。

### （二）辨证施治

主要证候：新产后，昏冒眩晕（头眩目瞀、昏蒙而神不清、郁闷不舒），呕不能食，但头汗出，大便反坚，脉微弱。

证候分析：病属本虚标实、虚实夹杂、三焦枢机不利，涉及三焦病变，但头汗出、昏冒眩晕病在上焦，呕不能食病在中焦，大便反坚病在下焦，均是寒闭于外、阳郁于内，三焦枢机不利使然；因属本虚之证，故其脉微弱。

治疗法则：扶正达邪，和利枢机，平复阴阳，使津液得通，周身汗出，郁冒自解。

选方用药：小柴胡汤。柴胡 24 克，黄芩、人参、炙甘草、生姜、半夏各 9 克，大枣 12 枚，水煎 2 次，混合分 3 次温服，每日 3 次。小柴胡汤是治疗少阳证的基础方和代表方。方中柴胡苦平，入肝胆经，为少阳经专药，透泄少阳半表之邪外散，疏泄少阳气机之郁滞；黄芩苦寒，清泄少阳半里之热；柴芩相配，使少阳之邪外透内清，是和解少阳的基本结构。胆气犯胃，胃失和降，佐以半夏、生姜和胃降逆止呕，且生姜制半夏毒；邪入少阳，缘于正气本虚，佐人参、大枣益气健脾，扶正以祛邪，御邪内传，炙甘草助参枣扶正并能调和诸药。七味三组药相配，柴芩味苦，姜夏味辛，参枣草味甘，形成辛开、苦降、甘调之法，补虚扶正、开郁透邪，以和解少阳为主，兼以调和胃气，使邪气得解，枢机得利，胃气调和，诸症自除，对于产后郁冒，汗出则邪去并损偏胜阳气，如此外邪祛除、阴阳平复，郁冒可解。

### （三）其他施治

1. 善后用药

由于本病证是在亡血伤阴复汗的基础上发生的，前药虽解郁冒急证，但虚证尚未完全康复，可继续用胶艾汤之类养血补阴。

2. 针灸

针刺合谷、太冲、百会、上星、内关等穴。合谷、太冲分别为手阳明经、足厥阴经原穴，阳明经多气多血，合谷善调气，厥阴经少气多血，太冲善调血，且原穴为通行三焦原气要穴，故四关为气血通行要塞。上星活络疏风、镇静安神，与百会同在督脉，“病变在脑，首取督脉”，取百会、上星宁心安神开郁。内关为心包经络穴，八脉交会穴，通于阴维脉，可维系调节诸阴脉之气，通心络、益心气，宽胸解郁安神。可配血海，“妇人产后，血气俱虚，灸血海百壮”（《针灸聚英》）。

## 五、产后发热

产褥期内，出现高热寒战或发热持续不退，伴有其他症状者，称为产后发热。产后 1 ~ 2 日，因阴血骤虚，不能敛阳，阳气浮越于外而有轻微发热，不伴其他症状，2 ~ 3 日后营卫自行调和，低热自退，不作病论。本病感染邪毒型发热，相当于西医学产褥感染，其重症可危及产妇生命。

## （一）病因病机

病因病机主要有外感邪气，正邪交争，营卫不和，或阴血气虚，阳气外浮，或败血、湿热、食积郁滞，营卫不通等。常见有以下9个证型。

感染邪毒：产后气血耗伤，血室正开，产时接生不慎，或护理不洁，或不禁房事，邪毒乘虚而入，稽留于冲任胞宫，正邪交争而发热。

外邪袭表：产后百脉空虚，腠理不密，卫阳不固，风寒或风热或暑热之邪袭表犯肺，营卫不和而发热。

血虚阳浮：产时、产后失血过多，阴血骤虚，阳无所附，虚阳浮越于外而发热。

阴虚阳亢：产时、产后失血伤津，汗出过多，阴液大伤，阴虚则相对阳盛，水不制火，虚阳亢于外而发热。

败血瘀阻：产后情志不遂，气滞血瘀，或寒邪内侵，凝滞经脉，瘀阻冲任，恶露停滞，营卫不通而发热。

湿热蕴结：产后湿热内侵，或脾虚湿停蕴热，湿热瘀血相互蕴结，湿遏热伏，郁蒸于内，热难透达而热。

劳伤气虚：素体虚弱，产后劳倦伤脾，气虚阳衰，虚阳外浮而微热。

伤食积滞：产后脾胃虚弱，过食肥甘油腻复伤脾胃，运化失常，食滞内停，郁而发热。

蒸乳郁滞亦可引起发热，将在“妇科杂病·乳房病症·乳痈”中详细论述。

## （二）辨证施治

### 1. 感染邪毒

主要证候：产后发热恶寒，或高热寒战，小腹疼痛拒按，恶露初时量多，继则量少，色紫黯或如败脓，其气臭秽，心烦不宁，口渴喜饮，小便短赤，大便燥结，舌红，苔黄而干，脉数有力。

证候分析：新产体虚，血室正开，若产伤或摄身不慎，邪毒乘虚而入，损及胞宫胞脉，正邪交争，发热恶寒，或高热寒战；邪毒与血搏结成瘀，痹阻胞脉，小腹疼痛拒按，恶露色紫黯，热迫血行则量多，热与血结则量少；热毒熏蒸，腐肉烂血，恶露如败脓，其气臭秽；热扰心神，心烦不宁；热灼津液，口渴喜饮，小便短赤，大便燥结；舌红，苔黄而干，脉数有力，毒热内盛之象。

治疗法则：清热解毒，凉血化瘀。

选方用药：解毒活血汤加味。生地黄15克，连翘、葛根、柴胡、当归、赤芍、红花、桃仁各10克，枳壳、甘草各5克，方外另加金银花、黄芩各10克，水煎服。方中金银花、连翘、黄芩、葛根、柴胡、甘草清热解毒；生地黄、赤芍凉血解毒；当归、桃仁、红花活血化瘀；枳壳理气行滞。全方清热解毒，凉血祛瘀。

产后多虚，邪毒乘虚入侵后，与血相搏，病邪不解，热毒可入营转血，甚则逆传心包。

感染邪毒发热，因感染邪毒种类不同和体质差异，临床表现颇为复杂，病情变化不一，当随证治之。

高热不退、大汗出、烦渴引饮、脉虚大而数者，属热盛津伤，治宜清热除烦、益气生津，方用白虎加人参汤。

高热不退、烦渴引饮、大便燥结不通、恶露不畅、秽臭如脓、小腹疼痛拒按或全腹满痛、神昏谵语、舌紫黯、苔黄而燥或焦老芒刺、脉滑数者，为瘀血与热结在里之阳明腑实证，应急下存阴、清热解毒、逐瘀通腑，方用大黄丹皮汤；如寒热往来，加柴胡、黄芩和解少阳。

高热汗出、心烦不安、斑疹隐隐、舌红绛、苔少或花剥、脉弦细数者，为热入营分，治宜清营解毒、散瘀泻热，方用清营汤加败酱草、益母草。

壮热不退、神昏谵语或昏迷不语、面色苍白、四肢厥冷、脉微而数者，为邪毒逆传心包，用清营汤送服安宫牛黄丸或紫雪丹；面色苍白、四肢厥冷、脉微者，当服独参汤或参附汤，益气回阳救脱。

2. 外邪袭表

主要证候：外感风寒者，产后发热恶寒，头痛身疼，鼻塞流涕，咳嗽，苔薄白，脉浮紧；外感风热者，产后发热，微恶风寒，头痛身疼，咽喉肿痛，口渴欲饮，咳嗽，痰黄，苔薄黄，脉浮数；外感暑热者，产后身热多汗，或有恶寒，口渴心烦，体倦乏力，少气懒言，小便短赤，舌红，津少，脉虚数。

证候分析：产后元气虚弱，卫阳失固，腠理不实，风寒袭表，正邪交争，发热恶寒，头痛身疼；肺与皮毛相表里，肺气失宣，鼻塞流涕，咳嗽；苔薄白，脉浮紧，风寒袭表之象。风热外袭，正邪交争，发热恶寒，微恶风寒，头痛身疼；风热袭肺，肺气不利，咽喉肿痛，咳嗽，痰黄；热胜伤阴，口渴欲饮；苔薄黄，脉浮数，风热袭表之象。暑热外袭，正邪交争，发热多汗，或有恶寒；暑热耗气伤津，口渴心烦，体倦乏力，少气懒言；舌红，津少，小便短赤，脉虚数，暑热耗气伤津之象。

治疗法则：外感风寒者，辛温解表，疏风散寒，养血和营；外感风热者，辛凉解表，疏风清热，养血和营；外感暑热者，清暑益气，养阴生津，养血和营。

选方用药：外感风寒者，选用荆防四物汤加味。熟地黄 15 克，荆芥、防风、当归、白芍各 10 克，川芎 5 克，方外另加苏叶 10 克。荆防四物汤由四物汤加荆芥、防风而成。归芍地芎四物汤养血活血扶正，荆芥、防风、苏叶疏风散寒解表。

外感风热者，选用银翘散合四物汤。银翘散：金银花、连翘、牛蒡子、芦根各 10 克，桔梗、薄荷、竹叶、生甘草、荆芥穗、淡豆豉各 5 克。四物汤如前。银翘散辛凉解表，四物汤养血活血扶正。

外感暑热者，选用清暑益气汤合四物汤。清暑益气汤：石斛、荷梗、粳米各 15 克，西洋参、麦冬、知母、竹叶各 10 克，黄连、甘草各 3 克，西瓜翠衣 30 克。四物汤如前。清暑益气汤清解暑热，四物汤养血活血扶正。

3. 血虚阳浮

主要证候：产后失血过多，身有微热，头晕眼花，心悸少寐，恶露或多或少、色淡质稀，小腹绵绵作痛、喜按，舌淡红，脉细弱。

证候分析：产后亡血伤津，阴血骤虚，阳无所依，虚阳外浮，身有微热；血虚不能上荣清窍，头晕眼花；血虚心神失养，心悸少寐；气随血耗，气虚冲任不固，恶露量多；血虚冲任不足，恶露量少；气血虚弱，恶露色淡质稀；血虚不荣，小腹绵绵作痛、喜按；舌淡红，脉细弱，血虚之象。

治疗法则：养血益气，和营退热。

选方用药：八珍汤加地骨皮10克、炙干姜5克。八珍汤益气养血和营；地骨皮养阴清热；炙干姜苦温，收浮散之阳，使其归依于阴。八珍汤亦可改用当归补血汤或归脾汤。

4. 阴虚阳亢

主要证候：失血伤津汗出较多，午后热甚或夜间发热，两颧红赤，心烦少寐，盗汗，口渴喜饮，手足心热，小便短黄，大便秘结，舌嫩红，苔少或无，脉细数。

证候分析：产时、产后失血伤津汗出较多，阴液大伤，阴虚则相对阳盛，水不制火，虚阳亢盛于外而发热，因属虚热则以午后热甚或夜间发热为主；阴虚阳浮于面，两颧红赤；阴液不足，虚火内扰，心神失养，心烦少寐，盗汗；阴虚热盛，口渴喜饮，手足心热，小便短黄，大便秘结；舌嫩红，苔少或无，脉细数，阴虚热盛之象。

治疗法则：滋阴养血清热。

选方用药：加减一阴煎（《景岳全书》）。生地黄、熟地黄各15克，白芍、麦冬、知母、地骨皮各10克，甘草5克，方外另加青蒿、鳖甲各10克。方中熟地黄、白芍、麦冬滋阴养血，生地黄、地骨皮、知母、青蒿、鳖甲滋阴凉血清热，甘草和中。全方滋阴养血清热。阴虚发热亦可选用清骨散。

5. 败血瘀阻

主要证候：产后乍寒乍热，恶露不下，或下亦甚少，色紫黯、有块，小腹疼痛拒按，舌紫黯或有瘀点、瘀斑，脉弦涩。

证候分析：产后瘀血内阻，营卫不通，阴阳失和，乍寒乍热；瘀血内停，阻滞胞脉，恶露不下，或下亦甚少，色紫黯、有块；胞脉瘀阻不通，腹痛拒按；舌紫黯或有瘀点、瘀斑，脉弦涩，血瘀之象。

治疗法则：活血祛瘀，通调营卫。

选方用药：生化汤加味。当归25克，川芎、桃仁各10克，炮姜、炙甘草各5克，方外另加丹参、丹皮各10克，益母草20克。方中当归、丹参养血活血，川芎、桃仁、丹皮、益母草活血祛瘀，炙甘草和中，炮姜温经止血。全方化瘀血、通血脉而调营卫。

6. 湿热蕴结

主要证候：产后低热或身热不扬，小腹疼痛拒按，恶露量多或少、色紫红或紫黯、有血块、有臭味，胸脘痞闷不舒，纳呆呕恶，小便短黄，舌红，苔黄腻，脉滑数或濡数。

证候分析：湿热与瘀血相互蕴结，气血运行不畅，郁滞而热；湿遏热伏，郁蒸于内，热难透达，身热不扬或低热；湿热瘀血蕴结冲任胞宫，气血郁滞，小腹疼痛拒按，恶露量少，色紫红或紫黯、有血块；湿热蕴腐败血浊液，恶露恶臭；热胜于湿，迫血妄行，恶露量多；湿热蕴结中焦，壅遏气机，升降失调，胸脘痞闷不舒，纳呆呕恶；湿热蕴遏下焦，熏灼津液，小便短黄；舌红，苔黄腻，脉滑数或濡数，湿热内蕴之象。

治疗法则：清热除湿，化瘀解毒。

选方用药：清热调血汤加味。生地黄15克，当归、川芎、白芍、香附、桃仁、红花、元胡、黄连、丹皮、莪术各10克，方外另加红藤、败酱草、薏苡仁、土茯苓各15克，黄柏10克。方中生地黄、白芍凉血清热；黄连、黄柏、薏苡仁、土茯苓清热除湿；当归、川芎、桃仁、红花、丹皮、莪术活血化瘀；香附、元胡理气化瘀止痛；红藤、败酱草清热解毒。全方清热除湿，活血化瘀，行气止痛。亦可方外选加蛇舌草20克、金刚藤30克，蛇舌草清热解毒、活血化瘀、利湿退黄，金刚藤清热解毒、散瘀止痛。

7. 劳伤气虚

主要证候：产后微热，劳累更甚，形寒恶风，自汗，头昏心悸，神疲气短，肢软乏力，恶露量多或少，舌淡，苔薄白，脉沉弱。

证候分析：素体虚弱，产后劳倦伤脾，气虚阳衰，虚阳外浮而微热，劳累耗气后更甚；气虚卫外不固，肌肤失煦，形寒恶风，自汗；中气不足，神疲气短，肢软乏力；气虚固摄无力，恶露量多，或伴血虚则恶露量少；舌淡，苔薄白，脉沉弱，气虚之象。

治疗法则：温补气血，调和营卫。

选方用药：补中益气汤。

8. 伤食积滞

主要证候：产后发热，不思饮食，食入不舒，嗳气吞酸，脘腹胀满，恶闻食臭，呕吐，泄泻，苔厚腻，脉滑数。

证候分析：产后脾胃虚弱，过食肥甘油腻则复伤脾胃，运化失常，食滞内停，郁而发热；腐熟减弱，食滞中焦，阻碍气机升降，脘腹胀满，不思饮食，食入不舒；谷腐之气上逆则嗳气吞酸，呕吐，恶闻食臭；胃肠传导失职或有泄泻；苔厚腻，脉滑数，食滞内停之象。

治疗法则：健脾和胃，消食化滞。

选方用药：保和丸。山楂60克，半夏、茯苓各30克，神曲20克，陈皮、连翘、莱菔子各10克，诸药为末，水泛为丸，每服6～9克，空腹温开水送服，或适量水煎服。方中山楂消油腻肉食之积，神曲消酒食陈腐之积，莱菔子消面食痰浊之积，陈皮、半夏、茯苓理气和胃、健脾燥湿；连翘散结清热。全方消食导滞，理气和胃。脘腹胀满显著者，酌加厚朴10克以行气导滞消胀。

## （三）其他施治

1. 针刺

毫针刺曲池、中极、足三里，感染邪毒加合谷，血瘀加地机，外感加风门，血虚加三阴交，伤食加建里，劳伤加关元、肾俞，虚补实泻，每日1～2次。

2. 梅花针

外感风寒取脊柱两侧、肘窝、大鱼际、小鱼际、风池，感染邪毒取腰骶部、腹股沟、气海、三阴交、期门，中度或重度刺激，每日1～2次。

## 六、产后腹痛

产妇分娩后小腹疼痛显著者，称为产后腹痛，又称儿枕痛。本病相当于西医学产后宫缩痛和产褥感染引起的腹痛。产后子宫收缩引起的轻微小腹痛，可逐渐自行消失。

### （一）病因病机

病因病机主要有不荣而痛和不通而痛两个方面，与气血虚弱和血行瘀滞有关。

气血虚弱：素体虚弱，气血不足，因产重虚，失血伤气，胞脉胞宫失养，不荣而痛。

血行瘀滞：产后失血伤气，血室正开，起居不慎，风寒乘虚而入，血为寒凝而瘀；或阳虚失煦，寒从内生，凝滞而瘀；或邪毒内侵化热，热与血结而瘀；或情志不遂，肝气郁滞，阻碍血行而瘀；或气虚失帅，运血无力而瘀。以上多种因素均可引起冲任气血瘀滞，胞宫瘀阻，不通而痛。

### （二）辨证施治

1. 气血虚弱

主要证候：产后小腹隐隐作痛，喜温喜按，恶露量少、色淡，神疲，气短，肢软乏力，头晕眼花，面色苍白，心悸失眠，大便秘结，舌淡红，苔薄白，脉细弱。

证候分析：产后营血亏虚，胞脉失养，或气随血耗，气虚运血无力，血行迟滞，致令小腹隐隐作痛，喜温喜按；阴血亏虚，冲任血少，恶露量少、色淡；气血虚弱，中气不足则气短、肢软乏力，不荣清窍则神疲、头晕眼花，不荣心神则心悸失眠；血虚津亏则肠道失润，中气不足则肠道传导力弱，大便秘结；舌淡红，苔薄白，脉细弱，血虚之象。

治疗法则：益气养血。

选方用药：肠宁汤。当归、熟地黄各30克，人参（或用党参15克）、麦冬、阿胶（蛤粉炒）、山药、续断各10克，甘草5克，肉桂3克，水煎服。方中当归补血和营，活血止痛；熟地黄、阿胶滋阴养血；麦冬养阴润燥；人参、山药、甘草补气健脾，以资阴血生化；续断补肾养肝，强壮腰膝；肉桂温通血脉，散寒止痛。全方补益气血，温经止痛。兼脾虚食少气短者，酌加黄芪15克、白术10克补气健脾。

本证型亦可用八珍益母丸加减治疗。

2. 血行瘀滞

主要证候：产后小腹疼痛，恶露不下或下亦量少或淋漓不绝、色紫黯、有血块、块下痛减。此外，寒凝血瘀者，小腹冷痛、拒按、得热痛减，形寒肢冷，面色青白，舌紫黯，脉沉紧或沉弦；阳虚血瘀者，小腹冷痛、喜温喜按，畏寒肢凉，疲倦乏力，面唇晦暗，小便清长，舌淡胖或有瘀斑、瘀点，脉沉迟涩；热结血瘀者，小腹灼痛、拒按，伴恶露量多或少、色紫黯或如败脓臭秽，恶热口渴，至夜发热，心烦失眠，面唇红赤，便结溲黄，舌紫红或黯红，苔黄干，脉数；气滞血瘀者，小腹胀痛、拒按，伴胸胁胀痛，情绪抑郁或烦躁易怒，舌紫黯或有瘀斑，脉弦涩；气虚血瘀者，小腹坠痛、喜温喜按、劳累痛甚，气短乏力，便秘不畅，舌淡黯或有瘀斑、瘀点，脉沉弱涩。

证候分析：产后血室正开，百脉空虚，多种原因可引起胞脉血行瘀滞，胞宫瘀阻，不通而痛；

血行瘀滞不畅，恶露不下或下亦量少或淋漓不绝、色紫黯、有血块，块下瘀滞暂轻故痛减。风寒乘虚而入，寒凝血瘀，瘀阻冲任，胞脉失畅，胞宫瘀阻，不通而痛，故令小腹冷痛、拒按；血遇热则行，故得热痛减；寒邪伤阳，面色青白，形寒肢冷；舌淡黯，脉沉紧或沉弦，寒凝血瘀之象。阳虚失煦，寒从内生，凝滞血瘀，小腹冷痛、喜温喜按；阳虚生内寒，畏寒肢凉；阳气不足，疲倦乏力，小便清长；阳虚寒凝血滞，面唇晦暗；舌淡胖或有瘀斑、瘀点，脉沉迟涩，阳虚血瘀之象。邪毒内侵化热，热与血结而瘀，小腹灼痛、拒按；热与血结，瘀滞不行则恶露量少、色紫黯，热盛则腐，恶露如败脓而臭秽；热迫血行则恶露量多；热盛则恶热口渴；热入营血则至夜发热，心烦失眠，面唇红赤，便结溲黄；舌紫红或黯红，苔黄干，脉数，热与血结之象。肝气郁结，血随气结而瘀，气机瘀阻，小腹胀痛、拒按，伴胸胁胀痛，情绪抑郁或烦躁易怒；舌紫黯或有瘀斑，脉弦涩，气滞血瘀之象。气虚失帅，运血无力而瘀，升举乏力则坠，故小腹坠痛、喜温喜按，劳累伤气则痛甚；中气不足则气短乏力；气虚胃肠传化物无力则便秘不畅；舌淡黯或有瘀斑、瘀点，脉沉弱涩，气虚血瘀之象。

治疗法则：血行瘀滞疼痛，基本治法是化瘀止痛，临证时结合产后特点和个体状态，根据病因病机辨证施治。寒凝血瘀者，当温经散寒，化瘀止痛；阳虚血瘀者，当温补阳气，化瘀止痛；热结血瘀者，当清热解毒，化瘀止痛；气滞血瘀者，当理气行滞，化瘀止痛；气虚血瘀者，当益气养血，化瘀止痛。

选方用药：对于血行瘀滞所致产后小腹疼痛者，可用生化汤。当归25克，川芎、桃仁各10克，炮姜、炙甘草各5克，以此作为基本方加减，寒热虚实无明显偏颇时即可用生化汤。方中重用当归补血活血，化瘀生新，行滞止痛；川芎活血行气止痛；桃仁活血祛瘀；炮姜入血散寒，温经止痛；炙甘草和中缓急，调和诸药。全方寓攻于补，攻补结合，祛瘀血，生新血，温经止痛。《成方便读》认为，生化汤“治产后恶露不行，腹中疼痛等证。夫产后血气大虚，固当培补，然有败血不去则新血亦无由而生，故见腹中疼痛等证，又不可不以祛瘀为首务也。方中当归养血，甘草补中，川芎理血中之气，桃仁行血中之瘀，炮姜色黑入营，助归草以生新，佐芎桃而化旧，生化之妙，神乎其神”。

临床应用时可根据个体状态辨证加减治疗。寒凝血瘀者用散寒生化汤（金志春方），即生化汤加肉桂、附子各5克，吴茱萸、香附、元胡、三棱、莪术各10克，以增强温经散寒、化瘀止痛作用，或用良方温经汤加减，或用少腹逐瘀汤加减。阳虚血瘀者用温阳生化汤（金志春方），即生化汤加桂枝、党参各15克，阿胶、吴茱萸、香附、元胡各10克，以增强温补阳气、化瘀止痛作用，或用生化汤合当归建中汤加减，也可用金匮温经汤加减。热结血瘀者用清热生化汤（金志春方），即生化汤加黄芩、黄柏、丹皮、赤芍、红藤、败酱草、香附各10克，以增加清热解毒、化瘀止痛作用。气滞血瘀者用行气生化汤（金志春方），即生化汤加香附、郁金、木香、元胡各10克，以增强行气化瘀止痛作用。气虚血瘀者用益气生化汤（金志春方），即生化汤加黄芪、党参各15克，白术、香附、元胡各10克，以增强益气化瘀止痛作用。

以上各种因素所致疼痛显著者，可酌服活络效灵丹：当归、丹参、乳香、没药等份，均为细末或水泛为丸，每服3～5克。

### （三）其他施治

1. 针灸

针刺中极、子宫、阴陵泉，虚证用补法，留针30分钟，寒凝血瘀者用艾灸；或取足三里、关元、三阴交，针灸同施，平补平泻，适用虚证。

2. 耳针

取内生殖器、交感、皮质下、神门、脾，埋针，每日按3～5次。

3. 敷药

炒蒲黄、五灵脂等量细粉，姜汁或酒调糊敷脐或小腹，适用于血瘀腹痛。胡椒、肉桂等量细粉，姜汁或酒调糊敷脐或小腹，适用于寒凝冷痛。

4. 口服

红糖25克，或加干姜粉1.5克，开水冲服；或生山楂30克，红糖30克，开水泡服，适用于寒凝血瘀腹痛。益母草膏10克，冲水化服，适用于血瘀腹痛。

## 七、产后身痛

产褥期内，出现肢体和关节酸痛、麻木、重著者，称为产后身痛，亦有产后遍身痛、产后痛风、产后痹证、产后风等名称，根据疼痛部位不同，还有产后腰痛、产后关节痛、产后足跟痛等。本病类似于西医学产后出现的风湿、类风湿、多发性肌炎、血栓性静脉炎等引起的疼痛。

### （一）病因病机

本病证的发生主要与产后气血虚弱、肾精亏损或血行瘀滞有关。

气血虚弱：素体气血不足，产后失血过多，耗伤气血，气血虚弱，全身筋脉关节失养，肢体麻木酸痛。

肾精亏损：素体肾虚，产后失血伤精，肾精更虚，腰府失养，腰背酸痛，腰膝酸软，或足跟痛。

血行瘀滞：产后失血伤气，起居不慎，卫外不固，风寒湿热病邪乘虚而入，留滞经脉关节，痹阻营卫而瘀；或阳虚失煦，寒从内生，阳虚寒凝而瘀；或邪毒内侵化热，热与血结而瘀；或情志不遂，肝气郁滞阻碍血行而瘀；或气虚失帅，运血无力而瘀。以上多种因素均可引起经脉血行瘀滞，不通而痛。

### （二）辨证施治

1. 气血虚弱

主要证候：产后遍身关节酸楚疼痛，肢体麻木，恶露量少、色淡，面色苍白或萎黄，神疲，气短乏力，头晕眼花，心悸，失眠多梦，舌淡，苔薄白，脉细弱。

证候分析：产后失血伤气，百骸空虚，经脉失养，遍身关节酸楚疼痛，肢体麻木；冲任血少，恶露量少、色淡；气血虚弱，不能上荣清窍头面则头晕神疲，面色苍白或萎黄；中气不足则气短乏力；心神失养则心悸，失眠多梦；舌淡，苔薄白，脉细弱，气血虚弱之象。

治疗法则：益气养血，通行血脉。

选方用药：黄芪桂枝五物汤加味。黄芪、桂枝、芍药各10克，生姜20克，大枣12枚，方外另加当归、秦艽各10克，鸡血藤15克。黄芪桂枝五物汤为仲景治血痹之方，补气通阳，养血活血，由桂枝汤去甘草，重用生姜，加黄芪组成。方中黄芪补气，桂枝通阳，阳气得温则通，营血得气则行，阳气通行则营卫协调和畅，此配伍取气为血帅，气行则血行之理；重用生姜，辛温宣散，助桂枝走表通阳宣痹；大枣助黄芪鼓舞卫气；芍药养血活血，与桂枝相配，可通血脉，调营卫，畅血行。本方以通为用，去甘草之甘缓，以利于血脉通畅。诸药配伍可助卫气之通行，和营血之涩滞。方外另加当归养血活血，鸡血藤养血活血、舒筋活络，秦艽养血荣筋、通利四肢、止诸痛。全方益气养血，通行血脉，舒筋止痛。临证时可据情加减，关节痛甚并兼外邪滞留者，可酌加羌活、独活、威灵仙各10克以疏风活络止痛；麻木伴走痛者，酌加防风、秦艽各10克以祛风止痛；气虚甚者，重用黄芪20～30克，加人参10～15克；阳虚甚者，重用桂枝15～20克，加附子5～10克；血虚甚者，重用白芍15～20克，加当归10克；瘀血甚者，重用赤芍15克，加红花、丹参、鸡血藤各10克。

2. 肾精亏损

主要证候：产后腰背酸痛，腰膝酸软，甚或难以俯仰，或足跟痛，头晕耳鸣，目眶黯黑，夜尿频多，舌淡黯，苔薄白，脉沉细。

证候分析：素体肾虚，产后失血伤精，肾精更虚，腰府失养，腰背酸痛，腰膝酸软，甚或难以俯仰；足跟为足三阴经脉循行之处，肾虚足跟失养则痛；肾精不足，髓海失养则头晕耳鸣；肾精不足，肾气则虚弱，膀胱气化无力，夜尿频多，目眶黯黑；舌淡黯，苔薄白，脉沉细，肾虚之象。

治疗法则：生精养血，补肾壮腰。

选方用药：养荣壮肾汤。当归15克，川芎、防风、独活、肉桂、杜仲、续断、桑寄生各10克，生姜3片，方外另加秦艽、熟地黄、怀牛膝各10克，水煎服，每日1剂。方中杜仲、续断、桑寄生、怀牛膝补肾壮腰强筋骨；当归、川芎养血活血；熟地黄养血生精；肉桂温肾助阳；秦艽、防风、独活祛风除湿；生姜和中。全方补肾壮腰，生精养血，祛风除湿，强壮筋骨。失血过多者，酌加黄芪、当归、白芍各10克。腰痛甚者，酌加狗脊、仙灵脾各10克。

3. 血行瘀滞

主要证候：产后遍身或关节疼痛，恶露不下或下亦量少或淋漓不绝、色淡黯、有血块、块下痛减。此外，外感血瘀者，或游走痛，或冷痛，或重著痛，或灼痛，或伴恶寒怕风，舌淡或黯，脉浮紧或沉紧或沉弦；阳虚血瘀者，冷痛，喜温喜按，畏寒肢凉，疲倦乏力，面唇晦暗，小便清长，舌淡胖或有瘀斑、瘀点，脉沉迟涩；热结血瘀者，灼痛拒按，恶露量多或少、色紫黯或如败脓臭秽，恶热口渴，至夜发热，心烦失眠，面唇红赤，便结溲黄，舌紫红或黯红，苔黄干，脉数；气滞血瘀者，胀痛拒按，胸胁胀痛，情绪抑郁或烦躁易怒，舌紫黯或有瘀斑，脉涩；气虚血瘀者，疼痛，喜温喜按、劳累痛甚，气短乏力，便秘不畅，舌淡黯或有瘀斑、瘀点，脉沉弱涩。

证候分析：产后失血伤气，风寒湿热外邪乘虚而入，留滞经脉关节，痹阻气血，风胜者则游走痛，寒胜者则冷痛，湿胜者则重著痛，热胜者则灼痛；外邪袭表或伴恶寒怕风；舌淡或黯，脉浮紧或沉紧或沉弦，外感或血行瘀阻之象。阳虚失煦，寒从内生，凝滞血瘀，经脉不畅，冷痛而喜温喜按；阳虚生内寒，畏寒肢凉；阳气不足，疲倦乏力，小便清长；阳虚寒凝血滞，面唇晦暗；舌淡胖或有瘀斑、瘀点，脉沉迟涩，阳虚血瘀之象。邪毒内侵化热，热与血结而瘀，灼痛拒按；热与血结，瘀滞不行，恶露下行不畅而量少、色紫黯，热盛则腐或有恶露如败脓而臭秽；热迫血行而恶露量多；热盛则恶热口渴；热入营血则至夜发热，心烦失眠，面唇红赤，便结溲黄；舌紫红或黯红，苔黄干，脉数，热与血结之象。肝气郁结，血随气结而瘀，气机瘀阻，胀痛拒按，胸胁胀痛，情绪抑郁或烦躁易怒；舌紫黯或有瘀斑，脉涩，气滞血瘀之象。气虚失帅，运血无力而瘀，疼痛而喜温喜按，劳累伤气而痛甚；中气不足则气短乏力；气虚胃肠传化物无力则便秘不畅；舌淡黯或有瘀斑、瘀点，脉沉弱涩，气虚血瘀之象。

治疗法则：血行瘀滞疼痛，基本治法是化瘀止痛，然产后血行瘀滞疼痛当结合产后特点，根据病因病机分而治之。外感病邪而痛者，当活血祛瘀，祛风除湿，通经止痛；寒凝血瘀者，当温经散寒，化瘀止痛；阳虚血瘀者，当温补阳气，化瘀止痛；热结血瘀者，当清热解毒，化瘀止痛；气滞血瘀者，当理气行滞，化瘀止痛；气虚血瘀者，当益气养血，化瘀止痛。

选方用药：对于血行瘀滞所致产后身痛，可选身痛逐瘀汤为基本方。当归、牛膝、桃仁、红花各 10 克，川芎、没药、五灵脂、地龙、炙甘草各 6 克，羌活、秦艽、香附各 3 克。方中当归、川芎、桃仁、红花活血祛瘀，香附、没药、五灵脂行血气而止疼痛，牛膝、地龙通经络以利关节，秦艽、羌活祛风除湿，炙甘草调和诸药。全方活血祛瘀，通经止痛，祛风除湿，适用于瘀血痹痛。临证时可根据病邪差异适当加减。风胜者羌活加量至 10 克并加防风 10 克；寒胜者加附子、干姜各 3 克；湿胜者加防已、苍术、木瓜各 10 克；阳虚血瘀者，酌加桂枝、黄芪、党参各 15 克，阿胶 10 克；热结血瘀者，酌加红藤 15 克，黄柏、丹参、赤芍、丹皮、益母草各 10 克；气滞血瘀者，酌加郁金、木香、香附、元胡各 10 克；气虚血瘀者，酌加黄芪、党参各 15 克，白术、元胡各 10 克；痛甚者，酌加威灵仙、苏木、乳香、元胡各 10 克。

本证型也可选用其他方药加减治疗。外感风寒湿者可用独活寄生汤加减：独活 10 克，桑寄生、杜仲、牛膝、细辛、秦艽、茯苓、桂心、防风、人参、当归、川芎、芍药、干地黄、甘草各 6 克。方中独活除风寒湿邪，蠲痹止痛；防风、秦艽祛风除湿；桂心温阳散寒，通行血脉；细辛辛温发散，祛寒止痛；桑寄生、牛膝、杜仲补肝肾，强筋骨；当归、川芎、芍药、干地黄养血活血；人参、茯苓、甘草补气健脾，扶助正气。本方以除风寒湿邪为主，辅以补肝肾、益气养血活血，以达止痹痛目的。临证时可根据病邪差异适当加减。风胜者加羌活 10 克；寒胜者加附子、干姜各 3 克；湿胜者加防已、苍术、木瓜各 10 克并去干地黄；阳虚血瘀者，加桂枝、黄芪、党参各 15 克，阿胶 10 克；热结血瘀者，加红藤 15 克，黄柏、丹参、赤芍、丹皮、益母草各 10 克；气滞血瘀者，加郁金、木香、元胡各 10 克；气虚血瘀者，加黄芪 15 克，白术、元胡各 10 克；痛甚者加威灵仙、苏木、乳香、元胡各 10 克；便溏腹泻者减干地黄。

本证型还可选用趁痛散加减。

### （三）其他施治

1. 针灸

针刺次髎、风市、足三里、悬钟、环跳或阿是，中等刺激，留针 15 ~ 20 分钟，每日 1 次，风寒湿邪、阳虚内寒所致者可用温针灸。针刺大杼、肾俞、命门、关元、三阴交，用补法，加灸，治肾虚亏损者。全身痛者针刺合谷、太冲、足三里、三阴交，上肢痛者针刺肩髃、曲池、合谷、外关、足三里、三阴交，下肢痛者针刺环跳、太冲、阳陵泉、足三里、三阴交。

2. 艾灸

取关元、肾俞、大椎，艾条温和灸。

## 八、产后头痛

产后出现以头痛为主症者，称“产后头痛”。

### （一）病因病机

本病证主要与产后血虚失养、血瘀阻络和外感风寒有关。

血虚失养：产后失血过多，气血不足，脑髓空虚，血不养脑而头痛。

血瘀阻络：产后情志不畅或感寒凝滞，恶露败血当下不下，反而上冲，瘀血入络，阻滞脑络而头痛。

外感风寒：产后空虚，腠理不密，冒风受寒，营卫不和，风寒客脑而头痛。

### （二）辨证施治

1. 血虚失养

主要证候：产后头脑空痛或头痛绵绵，头晕目眩，面色苍白，心悸乏力，恶露量少、质稀、色淡，小腹隐痛，舌淡，苔薄，脉细弱。

证候分析：产后失血过多，血不养脑，脑髓空虚，头脑空痛或头痛绵绵，头晕；血不养目则目眩；血不荣面则面色苍白；血不养心则心悸；血不养肌则乏力；冲任血海不足则恶露量少、质稀、色淡；胞脉失养则小腹隐痛；舌淡，苔薄，脉细弱，血虚之象。

治疗法则：养血益气，活络止痛。

选方用药：圣愈汤（《脉因症治》）。熟地黄、人参、黄芪各 20 克，当归、白芍各 15 克，川芎 10 克，方外另加蔓荆子 10 克、枸杞子 15 克。方中熟地黄、当归、川芎、白芍养血活血；人参、黄芪益气，气旺则血生；枸杞子补肾精以生血；蔓荆子疏风治头痛。全方养血益气，活络止痛。头项牵痛者，加葛根、钩藤各 10 克。

本证型亦可选用人参养荣汤加减。

2. 血瘀阻络

主要证候：产后头痛如刺，痛处固定不移，恶露量少、下行不畅、色黯、有血块，小腹胀痛拒按，舌黯紫，苔薄白，脉弦涩。

证候分析：产后情志不畅或感寒凝滞，恶露败血当下不下，反而上冲，瘀滞脑络而头痛，瘀血阻滞固定故痛处不移；瘀阻冲任，血行不畅，恶露量少、下行不畅、色黯、有血块，小腹胀痛拒按；舌黯紫，苔薄白，脉弦涩，瘀血阻滞之象。

治疗法则：活血化瘀，通窍止痛。

选方用药：通窍活血汤。桃仁、红花各10克，赤芍、川芎各5克，生姜9克，大枣7个，老葱3根（切碎），麝香0.15克（绢包），用黄酒250毫升煎前七味至150毫升，去滓，麝香入酒内再煎二沸，临卧服。方中桃仁、红花、赤芍、川芎入血分，活血通瘀；麝香、老葱辛温宣通，理气通窍；黄酒活血舒筋；姜、枣调和营卫。全方活血化瘀，通络止痛。气血不足明显者，加黄芪、当归益气养血；寒凝血瘀明显者，加桂枝10克、吴茱萸5克温阳散寒止痛；恶露量少、难下、有块者，加牛膝、益母草各10克以化瘀并引血下行。

3. 外感风寒

主要证候：产后头痛，痛连项背，发热恶寒，鼻塞流涕，有汗或无汗，苔薄白，脉浮。

证候分析：产后百脉空虚，腠理不密，风寒乘虚袭表，上犯巅顶，清阳被遏，不得宣达而头痛；太阳经主一身之表，其经循背上行至巅顶，邪客经脉，痛连项背；风寒束表，正邪交争则发热恶寒，肺气不利则鼻塞流涕；风寒束表，寒邪偏重则卫阳被遏而无汗，风邪偏重则卫阳升散而汗出；苔薄白，脉浮，风寒袭表之象。

治疗法则：养血祛风，散寒止痛。

选方用药：荆防四物汤加味。熟地黄15克，荆芥、防风、当归、白芍各10克，川芎5克，方外另加羌活10克，水煎服。方中归芍地芎四物补血扶正，并可活血，有利恶露下行；羌活为太阳经引经药，荆芥、防风、羌活祛风散寒。全方可养血祛风，散寒止痛。若外感风寒，风感太阳卫分，发热有汗，可用桂枝四物汤：熟地黄、当归、川芎各6克，白芍、桂枝各9克，炙甘草3克，姜、枣为引，水煎服。若外感风寒，寒伤太阳营分，发热无汗，可用麻黄四物汤：熟地黄、白芍、川芎、当归各6克，麻黄、桂枝各3克，杏仁20粒，甘草3克，姜、枣为引，水煎服，疏风散寒，解肌发表，养血和血。

### （三）其他施治

1. 针刺

针刺太阳、攒竹、迎香、风池，中等刺激，适宜外感风寒头痛。针刺上星、头维、率谷、太阳、后顶，用泻法，留针15～30分钟，适用于血瘀阻络头痛。

2. 推拿

指压太阳、风池等穴，适宜外感风寒头痛。

## 九、恶露不绝

产后恶露持续3周以上未尽者，称为恶露不绝，又称恶露不尽、恶露不止。

本病类似于西医学产后晚期出血，与产后子宫复旧不全、产时手术切口或产伤愈合不良、胚胎物残留、宫腔炎症和凝血功能障碍等有关。

## （一）病因病机

恶露由血所化，出于胞宫而源于血海。恶露不绝的发生主要与气虚血失统摄、血热迫血妄行、血瘀胞脉阻滞和湿热蕴结损伤胞宫有关。

气虚失摄：素体虚弱，产时气随血耗则气更虚，或产后劳伤脾气，脾失统摄，冲任不固，以致恶露不止。亦有肾气素弱，产后更虚，封藏失职，血海不固而恶露不止。

血热迫血：素体阴虚，产后亡血伤津，阴血更虚，虚热内生，或外感热邪，或产后过食辛辣温燥药食，或肝郁化热，热伤冲任，迫血妄行，而致恶露不绝。

血瘀阻滞：产后百脉空虚，寒邪乘虚而入，寒凝血瘀，或七情内伤，气滞血瘀，瘀阻冲任，新血难安，以致恶露不尽。

湿热蕴结：产后余血未尽，复感湿热邪气，湿热与余血搏结，蕴阻胞脉，损伤胞宫，而致恶露不绝。

## （二）辨证施治

### 1. 气虚失摄

主要证候：产后恶露过期不止，量多或淋漓不断、色淡红、质稀、无臭味，精神倦怠，四肢无力，气短懒言，小腹空坠，面色皖白，腰膝酸软，头晕耳鸣，舌淡，苔薄白，脉缓弱。

证候分析：气能摄血，产后失血而伤气，气虚则统摄无权，冲任不固，恶露过期不止或淋漓不断，血量较多；血失气化则色淡，质稀，无臭味；气虚中阳不振，精神倦怠，四肢无力，气短懒言；中气不足，失于提挈，小腹空坠；气虚清阳不升，面色皖白；肾主封藏，气纳于肾，肾气虚损则封藏失职，气失固摄，冲任不固，恶露过期不止，腰膝酸软，头晕耳鸣；舌淡，苔薄白，脉缓弱，气虚之象。

治疗法则：补气摄血。

选方用药：补中益气汤加味。黄芪 15 克，人参（或用党参 15 克）、白术、炙甘草、当归、陈皮、升麻、柴胡各 10 克，生姜 9 片，大枣 6 枚，方外另加阿胶、艾叶各 10 克，乌贼骨 15 克，水煎服。方中黄芪补中益气，升阳固表；人参、白术、炙甘草补气健脾；当归养血和营；陈皮理气和胃，使补而不滞；升麻、柴胡升阳举陷，升提下陷中气；阿胶养血止血；艾叶温经止血；乌贼骨收涩止血；炙甘草还可调和诸药。全方补气摄血。气虚帅血无力而夹瘀滞者，加益母草、炒蒲黄各 10 克化瘀止血。兼有肾气亏损者，可加菟丝子、仙灵脾、续断、肉苁蓉各 10 克补肾以固摄冲任。

### 2. 血热迫血

主要证候：实热者，产后恶露过期不止，量多、色深红或紫红、质黏稠、臭秽，胸胁胀闷，心烦易怒，口苦咽干，面色红赤，舌红，苔黄，脉弦数。虚热者，产后恶露过期不止，量少、色鲜红、质黏稠，面色潮红，口燥咽干，舌红，苔少，脉虚细数。

证候分析：产后情志不畅，肝郁化热，或产后过食辛辣温燥药食生热，或热邪内侵，热伏冲任，迫血妄行，则恶露过期不止、量多；热灼血液则色深红或紫红、质黏稠而臭秽；肝郁气滞则胸胁胀闷；肝郁化火，热扰心神，则心烦易怒；肝火上炎则口苦咽干，面色红赤；舌红，苔黄，脉弦数，实热之象。产后失血伤阴，阴虚生内热，热扰冲任，迫血妄行则恶露过期不止、量少；热灼阴液则色鲜红、质黏稠；虚热上扰则面色潮红；热灼津伤则口燥咽干；舌红，苔少，脉虚细数，虚热之象。

治疗法则：实热者，清热凉血止血，其中肝热者疏肝泄热、凉血止血；虚热者，滋阴凉血止血。

选方用药：实热者选用保阴煎加味。生地黄、熟地黄、白芍各 15 克，山药、续断、黄芩、黄柏各 10 克，生甘草 5 克，方外另加煅牡蛎 15 克、地榆炭 10 克。方中生地黄清热凉血，养阴生津；熟地黄、白芍养血敛阴；黄芩、黄柏清热泻火；山药、续断补脾肾，填精血；生甘草清热并调和诸药，加煅牡蛎固涩止血，地榆炭凉血止血。全方清热凉血，养血止血。肝热者，可用丹栀逍遥散加生地黄 15 克、地榆炭 10 克，疏肝泄热，凉血止血。虚热者，可选滋阴凉血调经方加煅牡蛎 15 克、地榆炭 10 克，滋阴凉血止血。

3. 血瘀阻滞

主要证候：产后恶露过期不止、淋漓不净、涩滞不爽，或时多时少、色黯、有块，小腹疼痛拒按、块下痛减，舌紫黯或有瘀点，脉弦涩。

证候分析：瘀血阻滞胞宫胞脉，新血不得归经，恶露过期不止、淋漓不净、涩滞不爽；瘀血内阻，血下则有块而色黯；瘀血阻滞不通则痛，小腹疼痛拒按，块下瘀滞稍通而痛减；舌紫黯或有瘀点，脉弦涩，瘀血阻滞之象。

治疗法则：化瘀通络，活血止血。

选方用药：生化汤加煅牡蛎、益母草各 15 克，香附、白及、炒蒲黄各 10 克，三七 3 克。生化汤养血化瘀，香附理冲任气血、行气解郁，益母草活血通经、缩宫止血，白及、炒蒲黄、三七化瘀止血，全方可化瘀通络，活血止血。此型可参考“产后腹痛”中“血行瘀滞”证型辨证施治，恶露量多者可酌加止血药。此型还可选用加味生化颗粒（当归、川芎、桃仁、益母草、赤芍、艾叶、炮姜、荆芥、阿胶、炙甘草，活血化瘀，养血止血，温经止痛）。

4. 湿热蕴结

主要证候：产后恶露过期不止、量或多或少、色深红或紫黯、质黏稠、有臭味，伴小腹疼痛或发热，小便短黄，舌红，苔黄腻，脉弦滑而数。

证候分析：产后余血未尽，复感湿热病邪，湿热与余血搏结，蕴阻胞脉，损伤胞宫，可致恶露过期不止、量或多或少、色深红或紫黯、质黏稠、有臭味；湿热损伤胞宫胞脉则小腹疼痛或发热；湿热内蕴则小便短黄；舌红，苔黄腻，脉弦滑而数，湿热内盛之象。

治疗法则：清热除湿，化瘀止血。

选方用药：湿热生化汤（金志春方）。生化汤加金刚藤 20 克，红藤、蛇舌草各 15 克，黄柏、黄芩、香附各 10 克。生化汤化瘀生血，金刚藤、红藤、蛇舌草、黄柏、黄芩清热解毒除湿，香附行气解郁以疏通蕴滞。全方可清除湿热毒邪，化解瘀血结滞，使湿热得去，瘀血得除，蕴滞得解，而恶露得止。恶露量多者，可酌加地榆炭、茜草各 10 克凉血止血。

### （三）其他施治

1. 针灸

针刺关元、三阴交、至阴，气虚加脾俞、足三里，血热加血海、水泉，血热血瘀用泻法，气虚用补法。针刺关元、气海、太溪、足三里、三阴交、肾俞、隐白、大敦，每次选 4 ~ 5 穴，平补平泻，留针 30 分钟，可针灸并用。

2. 耳针

针刺神门、交感、肝、子宫，或埋针，间歇刺激。

3. 敷药

可用前述生化汤细粉调糊敷脐或小腹，适用于血瘀者。

## 十、恶露不下

胎儿娩出后败血浊液滞留胞宫不下或下之甚少者，称为恶露不下，又称恶露不除。恶露不下与胎衣不下和产后腹痛关系密切，症状常兼见，应根据问题主次、症状轻重和病情缓急做出相应诊断。恶露不下可引起某些变证，如败血上冲引起产后血晕，败血淤积胞中引起产后腹痛，败血流注经络关节引起产后身痛，败血与邪热相结引起瘀毒发热，甚至邪毒深入营血、内陷心包引起高热、神昏等重症，淤积日久形成癥瘕。

恶露不下可见于西医学子宫复旧不全，子宫过度倾屈、子宫肌瘤宫腔突出、膀胱过度膨胀压迫等也可引起恶露下行不畅。

### （一）病因病机

恶露不下主要与寒凝血瘀或气滞血瘀而致败血浊液阻滞，或气血虚弱而致无力运血有关。

寒凝血瘀：素体阳虚内寒，或产后空虚、寒邪乘虚而入，寒凝而血瘀，败血浊液瘀阻胞宫而恶露不下。

气滞血瘀：素体抑郁，或产时、产后情志内伤，肝郁气滞，气滞而血瘀，败血浊液瘀滞胞宫而恶露不下。

气血虚弱：素体虚弱，产时亡血伤气，气血虚弱，气虚胞宫运血无力，败血浊液瘀滞胞宫而恶露不下。

### （二）辨证施治

1. 寒凝血瘀

主要证候：胎盘娩出后恶露不下或下之甚少、色紫黯、有块，小腹冷痛拒按、得热稍减，畏寒肢冷，面色青白，舌紫黯，苔薄白，脉沉紧。

证候分析：素体阳虚，或寒邪内侵，寒凝血瘀，败血浊液瘀阻胞宫而恶露不下或下之甚少、色紫黯、有块；阳虚寒盛则小腹冷痛拒按、得热稍减，畏寒肢冷；阳虚寒盛，阳气不达于面则面色青白；舌紫黯，苔薄白，脉沉紧，阳虚寒盛之象。

治疗法则：暖宫散寒，化瘀行血，促败血浊液下行。

选方用药：散寒生化汤（金志春方）加益母草、牛膝各 10 ~ 15 克，活血缩宫并引败血浊液下行。或用起枕散：白芍（酒炒）15 克，当归、川芎各 10 克，丹皮、肉桂、元胡、蒲黄、五灵脂、没药、白芷各 5 克，水煎服。方中当归养血活血；川芎、元胡、蒲黄、五灵脂、没药行气化瘀止痛；白芍养血，缓急止痛；肉桂温经散寒；白芷祛风散寒止痛。全方暖宫化瘀，养血活血，促瘀下行。

或用黑神散：熟地黄、当归、白芍、蒲黄、肉桂、炮姜、炙甘草各 1 份，黑豆 2 份，方外另加益母草、牛膝各 1 份，共研细末，每服 6 克，温酒调下；或作汤剂，剂量按比例调整，水煎服。方中熟地黄养血，白芍养血缓急，当归养血活血，蒲黄活血祛瘀，肉桂、炮姜温经散寒，益母草活血缩宫利尿，牛膝活血并引血下行。全方暖宫化瘀，养血活血，引血下行。

2. 气滞血瘀

主要证候：胎盘娩出后恶露不下或下之甚少、血紫黯或夹血块，小腹及胸胁胀痛，精神抑郁，舌黯或有瘀斑，脉弦涩。

证候分析：素体抑郁，或产时、产后情志内伤，肝郁气滞，气滞而血瘀，败血浊液瘀滞胞宫而恶露不下或下之甚少、血紫黯或夹血块；肝郁气滞，气机不畅，血行瘀滞则小腹及胸胁胀痛，精神抑郁；舌黯或有瘀斑，脉弦涩，气滞血瘀之象。

治疗法则：理气行滞，活血化瘀，促败血浊液下行。

选方用药：行气生化汤（金志春方）加益母草、牛膝各 10 ~ 15 克。或用通瘀煎加益母草、牛膝各 15 克。或用血府逐瘀汤加减。

3. 气血虚弱

主要证候：产后恶露不下或下之甚少、色淡红、质清稀，小腹隐痛或下坠不适、喜揉按，面色苍白或萎黄，头晕目眩，神疲乏力，心悸气短，舌淡，苔白，脉细弱无力。

证候分析：素体虚弱，产时亡血伤气，气血虚弱，气虚胞宫运血无力，败血浊液瘀滞胞宫而恶露不下或下之甚少、色淡红、质清稀；气血不足，胞脉失养则有小腹隐痛而喜按，气虚升举无力则有小腹下坠感；气血虚衰，心神失养，则头晕目眩，神疲乏力，心悸气短；血失过多则面色苍白，素体虚弱而气血不足时久则面色萎黄；舌淡苔白，脉细弱无力，气血虚弱之象。

治疗法则：益气养血，促败血浊液下行。

选方用药：益气生化汤（金志春方）加益母草、牛膝各 10 ~ 15 克。或用八珍汤加益母草、牛膝各 15 克。或用加减八珍汤。上述三方均可益气养血，缩宫而促败血浊液下行。心悸多梦者酌加夜交藤、枣仁各 10 克宁心安神，纳少便溏者酌加砂仁、神曲各 10 克以健脾醒胃，腹部冷痛者加肉桂 5 克和乌药、艾叶各 10 克以散寒止痛。

以上各类证型如复感邪毒，治宜清热解毒、凉血化瘀，方选银翘红酱解毒汤：金银花、连翘、红藤、败酱草各 30 克，桃仁、赤芍、山栀子、薏苡仁各 15 克，丹皮、元胡、川楝子各 10 克，乳香、没药各 5 ~ 10 克。

### （三）其他施治

1. 针灸

中极、关元、气海、气冲、血海、三阴交、地机，针灸并施，适用于寒凝血瘀者。针刺太冲、中极、气海、关元，用泻法，适用于气滞血瘀者。关元、血海、足三里、三阴交，针灸并施，行补法，温针灸或配合艾条温和灸，适用于气血虚弱者。艾灸三阴交、气海、关元，气滞加归来，血瘀加合谷、血海，每穴灸3～5壮，每日1～2次。

2. 耳针

针刺子宫、肝、肾上腺、内分泌、卵巢、神门，中强度刺激，每日2次，每次留针20～30分钟，亦可压豆或埋针。

3. 皮肤针

八髎、关元、中极、三阴交，重点叩打腰骶部、下腹部，每日1～2次，每次30～40分钟。

4. 敷贴

活血暖宫贴（金志春方）：当归、川芎、桃仁、红花、赤芍、三棱、莪术、香附、益母草、川牛膝、枳壳、元胡、炒蒲黄各30克，肉桂、干姜各15克，熬膏，取30克摊成膏药贴于丹田，2～3日一换，连用3～5日，适用于产后败血浊液留滞胞宫者。

## 十一、产后多汗

产后出汗显著增多，甚或湿衣，日久不止者，称为产后多汗。产后多汗有自汗和盗汗之别，清醒状态即出汗过多者谓之自汗，寐中汗出过多而醒后即止者谓之盗汗。产后多汗属产后三急之一。新产后一定量的多汗是生理现象，如《金匮要略》所言“产妇喜汗出者，亡阴血虚，阳气独盛，故当汗出，阴阳乃复”，此言“当汗出”是指新产后通过出汗增多达到阴阳平衡的目的，属生理现象，一般数日后营卫自调而缓解。但出汗过多，如“新产血虚，多汗出，喜中风，故令病痉”，是指新产出汗过多就会变生他病。因此，在诊治产后多汗时应注意产后失血伤津耗气和多虚多瘀的生理病理特点。

### （一）病因病机

产后多汗主要与产后伤血耗气有关，伤血多则阴虚阳亢、迫津外泄，耗气多则卫气不固、津液自泄。

阳气虚自汗：素体阳气虚弱，复因产时伤血耗气，气虚更甚，卫阳失固，腠理疏松，阳气不能敛阴，阴液外泄而自汗不止。阳气虚者，人不能自控而汗出，故谓气虚自汗。“产后汗出不止者，皆由阳气频虚，腠理不密，而津液妄泄也”（《校注妇人良方》）。

阴血虚盗汗：素体营阴不足，复因产时亡血伤津，阴虚更甚，阴不敛阳，阳气偏亢，迫津外泄而汗出不止。阳入于阴则寐，故寐后偏亢之阳入于阴而迫津外泄，故谓阴血虚者盗汗。“产后汗出不止，由阴虚而阳加之也。产后去血太多则阴虚，阳气独盛于外，故汗出久而不止”（《陈素庵妇科补解》）。

## （二）辨证施治

1. 阳气虚自汗

主要证候：产后汗出过多，不能自止，动则益甚，时或恶风身凉，亦有但头汗出、齐颈而还者，面色㿠白，气短懒言，倦怠乏力，舌淡，苔薄白，脉缓弱。

证候分析：素体阳气虚弱，复因产时伤血耗气，气虚更甚，阳气虚弱不能敛阴，阴液外泄而汗出过多，不能自止，动则耗气而汗出益甚；卫外阳气虚衰，自感身凉，且易恶风；头为诸阳之会，卫外阳气虚尚不十分显著时可能出现头部卫气虚弱为甚，如此则头部阴液外泄显著，出现但头汗出、齐颈而还的现象；气虚清阳不升，则面色㿠白；阳气不足，气虚中阳不振，则倦怠乏力，气短懒言；舌淡，苔薄白，脉缓弱，阳气不足之象。

治疗法则：以益气固表为主，和营敛阴而止汗，适当滋阴养血活血。

选方用药：黄芪汤（《济阴纲目》）加味。黄芪 15 克，白术、防风、茯苓各 10 克，熟地黄 12 克，煅牡蛎 30 克，麦冬、甘草各 6 克，大枣 3 克，可方外另加当归、川芎各 10 克。方中黄芪、白术、茯苓、甘草健脾益气固表，熟地黄、麦冬、大枣养血滋阴，防风疏散风邪，煅牡蛎固涩敛汗，当归、川芎养血活血。全方以益气固表为主，兼滋阴和营，养血活血，涩阴敛汗。

本证型或用麻黄根汤。

2. 阴血虚盗汗

主要证候：产后寐中汗出，甚或湿衣，醒来即止，伴面色潮红，头晕耳鸣，口燥咽干，五心烦热，午后尤甚，舌红或绛，苔少或无，脉细数无力。

证候分析：素体营阴不足，复因产时亡血伤津，阴虚更甚，阳气偏亢，寐后阳入于阴而迫津外泄，故寐中汗出，甚或湿衣，醒来即止；阴虚阳亢，虚阳上浮则面色潮红，上扰清窍则头晕耳鸣；阴虚生热，口燥咽干，五心烦热，午后尤其；舌红或绛，苔少或无，脉细数无力，阴虚内热之象。

治疗法则：以滋阴养血清热为主，兼益气活血，潜阳敛汗。

选方用药：两地汤合止汗散加煅牡蛎 30 克、川芎 10 克。两地汤滋阴清热，止汗散中人参益气生津，煅牡蛎潜阳固涩止汗，川芎行气活血。合方以滋阴养血清热为主，兼益气活血，潜阳敛汗。

## （三）其他施治

1. 针刺

针刺合谷、后溪，阳气虚自汗配心俞、肺俞，阴血虚盗汗配三阴交、阴郄，用补法。

2. 耳针

毫针刺内分泌、肾、肺、脾、三焦、皮质下，留针 30 分钟；或留行子贴压。

3. 敷脐

五倍子细粉，醋调糊状外敷脐部，每日 1 次。

# 十二、产后便秘

产后大便干燥，或数日不解，或艰涩疼痛难以解出者，称为产后便秘，又称产后大便难、产后大便不通、产后大便秘结。新产妇人，由于出血，“亡津液，胃燥，故大便难”，《金匮要略》将其列为新产三病之一。

## （一）病因病机

产后便秘主要与产后失血伤津、肠道失润，或产后失血耗气、肠道传导无力有关。

血虚津亏：素体血虚，产时、产后失血伤津，因产重虚，血虚津亏，肠道失濡，血虚不润，“水不足难以行舟”，故令大便难。

气虚失运：素体虚弱，因产用力耗气或气随血伤，其气愈虚，气虚不运，肠道传导无力而令大便难。

产后很少出现阳明腑实便秘，但极少者因便涩疼痛而畏惧排便，时久可致气机阻滞，积滞化热，糟粕壅塞肠道形成腑实。

## （二）辨证施治

### 1. 血虚津亏

主要证候：产后大便干燥，或数日不解，或解时艰涩难下，面色萎黄或苍白，头晕心悸，舌淡，苔薄，脉细弱。

证候分析：血虚津亏，肠道失于濡润而致大便干燥，或数日不解，或艰涩难下；血虚日久，不荣于面则面色萎黄，或产时失血过多则面色苍白；血虚，心神失养则头晕心悸；舌淡，苔薄，脉细弱，血虚之象。

治疗法则：滋阴养血，润燥通便。

选方用药：益血润肠丸。熟地黄 60 克，当归、杏仁、麻仁各 30 克，枳壳、橘红各 25 克，阿胶、肉苁蓉各 15 克，苏子、荆芥各 10 克，炼蜜为丸，如梧桐子大，每服 50 ~ 60 丸，或酌量水煎服。方中熟地黄、阿胶滋阴养血，当归养血活血，杏仁宣肺润肠通便，麻仁、肉苁蓉润肠通便，枳壳、橘红下行肠道气滞，苏子降气润肠通便，荆芥疏散郁遏之气。全方滋阴养血，润燥通便，兼下行肠道气滞。或用四物汤加肉苁蓉、柏子仁、生何首乌和火麻仁，水煎服，四物汤滋阴养血，另加入四味药润肠通便。兼内热者，症见口干、胸满腹胀、舌红、苔薄黄、脉细数，宜滋阴养血、润燥通便，佐以泻热，方用麻仁丸（麻仁、枳壳、人参、大黄）加生地黄、玄参、麦冬，共为末，炼蜜丸口服，或酌量水煎服。方中麻仁、麦冬滋阴润燥，生地黄、玄参滋阴清热，大黄泻热通便，枳壳行气宽中，人参益气扶正。

### 2. 气虚失运

主要证候：产后大便数日不解，解时艰涩，努责难出，便出不硬，神疲乏力或便后疲乏更甚，气短汗多，舌淡，苔薄白，脉缓弱。

证候分析：气虚不运，肠道传导无力而令大便难，数日不解，解时艰涩，努责难出；便难因气虚不行而非便结而致，故便出不硬；气虚则神疲乏力，努责伤气则便后疲乏更甚；气虚则气短，气虚不摄津则汗出；舌淡，苔薄白，脉缓弱，气虚之象。

治疗法则：益气养血，润肠通便。

选方用药：润燥汤（《万氏女科》）。人参、甘草、当归、麻仁、桃仁、枳壳、槟榔各10克，生地黄15克，水煎服。方中人参、甘草益气以生津，生地黄滋阴养血以润燥，当归养血活血，麻仁、桃仁润肠通便，桃仁还可活血，枳壳、槟榔宽中下气，全方益气养血，润燥滑肠，下气通便。或用人参黄芪汤加味：黄芪15克，人参、当归、白芍、白术、阿胶各10克，艾叶5克，方外另加火麻仁、郁李仁、枳壳各10克，方中人参、黄芪补气以生津，白术健脾益气，白芍、阿胶养血以滋阴，当归养血活血，火麻仁、郁李仁润肠通便，枳壳宽中下气，少佐艾叶以温阳气，全方以益气为主，兼以养血滋阴润肠并下气通便。或用麻仁丸，空腹温开水送下20丸，大便未通加量。

除上述两个证形外，如出现腑实便秘，症见脘腹胀满疼痛、身有微热、矢气臭秽、口臭或口舌生疮、舌红、苔黄或黄腻或黄燥、脉弦数，可用玉烛散。

### （三）其他施治

1. 口服

蜂蜜50～100克，开水冲化温服。或番泻叶5克，开水泡茶饮。或生大黄10克，开水泡茶饮。

2. 灌肠

温肥皂水，60～100毫升灌肠。或用液体石蜡灌肠。或开塞露纳入肛门内。

3. 针刺

膈俞、胆俞、照海、上巨虚、天枢、三阴交，用补法，每日1次。

4. 推拿

迎香，双手各一指以适当力度按压5～10分钟，或按压时手指向四周移动。

## 十三、产后泄泻

产后大便次数增多，稀溏，甚或下如水注者，称为产后泄泻，亦称产后腹泻、产后下利。因产后亡血耗气伤津，脏腑虚弱，若再发生泄泻，会引起津液再流失，影响生化之源和乳汁化生，不及时有效控制可能会发生液脱晕厥重症，故《张氏医通》视其为产后三急之一。本病证类似西医学产后消化功能不良或消化道感染性疾病。

### （一）病因病机

产后泄泻可由多种因素引起，《张氏医通》认为产后泄泻，“一者因胎前泄利未止，产后尤甚；一者因临产过伤饮食，产后滑脱；一者因新产骤食肥腥，不能克运；一者因新产烦渴恣饮，水谷混乱；一者因新产失护，脐腹脏腑受冷。其致泻之由虽异，一皆中气虚寒，传化失职之患”，此论述说明，“中气虚寒，传化失职”是产后泄泻的发病关键。

脾虚湿盛：素体脾虚，或产前泄泻未愈，复因产时劳力耗气，脾胃更虚，运化失常，升降失司，水谷糟粕并走大肠而生泄泻。

寒湿困脾：素体脾虚，产后体弱，感寒饮冷，寒湿内侵，损伤脾胃，困阻中阳，运化失职，升降失司，寒湿内盛，寒湿与水谷并走肠间而发泄泻。

脾肾阳虚：素体肾虚，因产劳伤，肾虚更甚，肾阳不足，命火不暖脾土，脾失健运，水谷不化，水谷糟粕并走大肠而发泄泻。

湿热下注：因产损伤，复感湿热邪气，或产后骤进厚味，酿生湿热，或湿浊内蕴化热，湿热蕴结中焦，困阻脾胃，运化失司，湿热下迫水谷糟粕下注大肠而生泄泻。

食伤胃肠：脾胃素虚，产后脏腑虚弱，饮食不节，食积胃肠，伤及脾胃，运化失常，传导失司，宿食糟粕并走大肠而生泄泻。

肝郁乘脾：素体脾虚，性情抑郁，产后因故不顺，抑郁更甚，肝郁不达而乘脾土，脾胃运化受制，气机升降失常，水谷不化，清浊不分，合走肠间而生泄泻。

### （二）辨证施治

1. 脾虚湿盛

主要证候：产后大便次数增多，时时溏泻，水谷不化，纳谷不香，食后脘闷腹胀，面色萎黄，神疲倦怠，舌淡，苔白，脉缓弱。

证候分析：脾气虚弱，运化不健，水谷不能运化，升降失司，水谷糟粕并走大肠而发为泄泻，大便次数增多，时时溏泻；脾胃运化不健，纳入水谷不能消化，食欲减退，纳谷不香；脾胃失运，升降失司，水谷停滞不化，食后脘闷腹胀；脾虚日久，气血生化不足，面色萎黄，神疲倦怠；舌淡，苔白，脉缓弱，脾胃虚弱之象。

治疗法则：健脾渗湿，和中止泻。

选方用药：参苓白术散或香砂六君子汤。

2. 寒湿困脾

主要证候：产后大便次数增多，泄泻清稀，肠鸣腹痛，脘腹胀满，手足逆冷，或有寒热，头身疼痛，苔白腻，脉濡缓。

证候分析：寒湿内侵，损伤脾阳，脾失运化，寒湿内盛，寒湿水谷并走肠间而生泄泻，大便次数增多，泄泻清稀，肠鸣腹痛；脾阳受损，气机升降失调，气机不畅则脘腹胀满；中阳受损，阳气不达四末，手足逆冷；外寒入侵，正气抗邪则发寒热；寒湿凝滞，气血不畅则头身疼痛；苔白腻，脉濡缓，阳虚寒湿之象。

治疗法则：温中散寒，健脾燥湿。

选方用药：藿香正气散。藿香 30 克，半夏曲、白术、陈皮、厚朴、桔梗各 20 克，大腹皮、紫苏、白芷、茯苓各 10 克，炙甘草 25 克，共为细末，每服 6 克，水 1 盏，生姜 3 片，大枣 1 枚，同煎至七分，热服；或作汤剂，水煎服，用量酌定。方中藿香、白芷、紫苏芳香化浊，半夏曲、陈皮、厚朴、大腹皮、桔梗理气燥湿，白术、茯苓健脾化湿止泻，姜、枣、炙甘草调和脾胃。全方解表散寒，健脾理气，和中止泻。恶寒发热较重、外寒偏盛者，加荆芥、防风疏风解表；肠鸣腹痛、形寒肢冷、内寒较重者，加附子、炮姜增强温中散寒之力。寒湿偏盛、泻呈水样者，可改用胃苓汤。

3. 脾肾阳虚

主要证候：产后每于清晨黎明之时下腹肠鸣，腹痛即泻，泻后则舒，泻下完谷不化，甚或泻下如水，滑脱失禁，腰膝酸软，小腹寒冷，四肢不温，舌淡，苔白，脉沉迟弱。

证候分析：肾阳虚衰，不暖脾土，脾失健运，水谷不化，水谷糟粕并走大肠而发泄泻，黎明之时肾阳命火最弱，胃关不固，此时易发，泻后觉舒；命门火衰，不暖脾土，运化失职，不能腐熟水谷，泻下则完谷不化，甚则如水，滑脱失禁；脾肾阳衰失于温煦，小腹寒冷，四肢不温，腰膝酸软；舌淡，苔白，脉沉迟弱，脾肾阳衰之象。

治疗法则：温肾健脾，涩肠止泻。

选方用药：四神丸合理中汤。四神丸：补骨脂40克，肉豆蔻、五味子各20克，吴茱萸10克，另取生姜、大枣各20克，前药为丸，每次5~10克，每日2~3次。理中汤：人参、干姜、炙甘草、白术各10克，前药为丸，每次5~10克，每日2~3次。或上述合方用作汤剂，水煎服，用量酌调。四神丸中，重用补骨脂辛苦大温，补命火以温脾土；肉豆蔻辛温，温脾暖胃，涩肠止泻；五味子酸温，固肾益气，涩精止泻；吴茱萸温暖脾胃，辛苦大热，以散阴寒；大枣补脾养胃；生姜温胃散寒，诸药合用，温肾暖脾，涩肠止泻。理中汤中，干姜辛热，温中焦脾胃，助阳祛寒；人参益气健脾，培补后天之本以助运化；白术健脾燥湿；炙甘草益气和中，缓急止痛，调和诸药，四药合用，温中焦之阳气，祛中焦之寒邪，健中焦之运化，解吐泻冷痛诸症。两方合用，具有较强的温肾暖脾、理中健脾、涩肠止泻之功。

4. 湿热下注

主要证候：产后大便次数增多，腹痛即泻，便稀黄臭，或暴注下迫，肛门灼热，心烦口渴，小便短赤，苔黄厚腻，脉濡数。

证候分析：湿热蕴结中焦，困阻脾胃，运化失司，湿热下迫水谷糟粕下注大肠而致大便次数增多；湿热蕴结肠中，暴注下迫，腹痛即泻，便稀黄臭；肠中热盛，大便热则灼肛门；热扰心神则心烦，伤津则口渴，小便短赤；苔黄厚腻，脉濡数，湿热内盛之象。

治疗法则：清热利湿。

选方用药：葛根芩连汤。兼有大便脓血者，酌加赤芍、丹皮、白头翁、秦皮各10克以清热凉血；兼有食滞而见脘腹痞满、嗳腐少食者，酌加山楂、神曲各10克以消食导滞。

5. 食伤胃肠

主要证候：产后大便次数增多，臭如败卵，腹痛即泻，泻后痛减，脘腹痞满，嗳腐不食，苔垢腻，脉滑数或沉弦。

证候分析：产后饮食不节，食积胃肠，伤及脾胃，运化失常，传导失司，宿食糟粕并走大肠而生泄泻，大便次数增多；食积胃肠不化，浊气阻滞，脘腹痞满，嗳腐不食；食积不化，浊气积聚，气机不畅，气胀而痛，胀则迫下即泻，泻后气疏则痛缓；苔垢腻，脉滑数或沉弦，食积之象。

治疗法则：消食导滞。

选方用药：保和丸。山楂60克，半夏、茯苓各30克，神曲20克，陈皮、连翘、莱菔子各10克，为丸，每服6~9克；或作汤剂，水煎服，用量酌定。方中重用山楂，消一切食积，尤善消肉食油腻之积；神曲消食健脾，善消酒食陈腐之积；莱菔子消食下气，善消谷面痰气之积；半夏、陈皮行气化滞，和胃止呕，消食阻气机；食积内停，易生湿化热，配茯苓健脾祛湿、和中止泻，配连翘清热散结。全方消食和胃，使食积得化，胃气得和。

6. 肝郁乘脾

主要证候：产后大便次数增多，腹痛即泻，泻后痛减，每因情绪影响而发作，肠鸣攻痛，矢气频作，胸胁胀闷，抑郁不乐，嗳气叹息，不思饮食，舌淡，苔白，脉弦滑。

证候分析：肝郁不达而乘脾土，脾胃运化受制，水谷不化，清浊不分，合走肠间而生泄泻，大便次数增多；情绪发作时，气机升降失常更甚，气郁下迫，腹痛即泻，肠鸣攻痛，矢气频作，泻后气滞减缓而痛减；抑郁不乐，气机郁滞，则胸胁胀闷，嗳气叹息；脾胃运化受制则不思饮食；舌淡，苔白，脉弦滑，肝郁乘脾之象。

治疗法则：抑肝扶脾，理气止泻。

选方用药：痛泻要方。肝郁较重、腹中痛、泄利下重明显、手足厥冷者，可合四逆散：柴胡、枳实、芍药、炙甘草各9克，为散，每服3克，或酌量与上方同煎服。柴胡疏解肝郁，升清阳而使郁热外透；芍药养血敛阴，与柴胡相配，一升一敛，透解郁热而不伤阴；枳实行气散结，疏畅气机；炙甘草缓急和中，调和诸药。全方可疏肝和脾，解郁透热。肝郁化火、肝火犯胃、泄泻随情绪波动而作、肛门灼热、嘈杂吐酸者，加左金丸：黄连、吴茱萸（剂量比6∶1），清肝泻火，和胃降逆；久泻不止可加乌梅、石榴皮、诃子1～2味药涩肠止泻。

### （三）其他施治

1. 针灸

针刺足三里、脾俞、大肠俞，湿热加下脘、合谷、内庭，寒湿加天枢、气海、中脘，伤食加胃俞、中脘，以上均用泻法；肾虚加命门、关元、百会、肾俞，用补法，可加灸。急性泄泻，取天枢、中脘、阴陵泉、足三里，偏寒者针灸并施，针刺用补法，偏热者针施泻法。慢性腹泻，足三里、脾俞、关元、命门、天枢，针施补法，重者可灸。每日1次。

2. 艾灸

艾灸关元、足三里，或加脾俞、大肠俞，每日1次。

## 十四、产后尿闭

产后小便点滴而出，甚至闭塞不通，并伴小腹胀急疼痛者，称为产后尿闭，亦称产后小便不通、产后癃闭。本病证以产后3日内多见，也有发生在产褥期者，以膀胱有尿液潴留并伴小腹胀急疼痛为特点。膀胱无尿液潴留者非本论范围。本病证类似于西医学产后尿潴留，以初产、难产、产程长和手术助产者多见。

### （一）病因病机

产后尿闭主要与膀胱气化不利有关，涉及脾肺气虚、肾气不足、气机阻滞、血行瘀滞、湿热蕴结。

脾肺气虚：素体虚弱，产时劳力伤气，或失血过多，气随血耗，以致脾肺气虚，不能通调水道，膀胱气化不利而致小便不通。

肾气不足：禀赋薄弱，元气不足，复因分娩损伤，以致肾气虚衰，气化失司，膀胱气化不利而致小便不通。

气机郁滞：产后情志不遂，肝气郁结，气机阻滞，清浊升降失常，膀胱气化不利而致小便不通。

血行瘀滞：难产滞产，久压膀胱，阻滞血行，气机不畅，或产后败血阻滞，闭塞水道，膀胱气化不利而致小便不通。

湿热蕴结：产时、产后创伤，或感染湿热毒邪，蕴结膀胱，干扰气化，膀胱气化不利而致小便不通。

### （二）辨证施治

1. 脾肺气虚

主要证候：产后小便不通，小腹胀急疼痛，精神萎靡，气短懒言，面色㿠白，舌淡，苔薄白，脉缓弱。

证候分析：脾肺气虚，不能通调水道，膀胱气化不利而致小便不通；尿闭脬中则小腹胀急疼痛；脾肺气虚，精神萎靡，气短懒言，面色㿠白；舌淡，苔薄白，脉缓弱，气虚之象。

治疗法则：益气升清，宣肺行水。

选方用药：补中益气汤加味。黄芪 20 克，人参、白术、炙甘草各 10 克，当归、陈皮、升麻、柴胡各 6 克，生姜 3 片，大枣 2 枚，方外另加茯苓、桔梗、通草各 10 克，水煎温服。方中黄芪、人参补益脾肺之气，气旺则水行；白术、炙甘草补气健脾；当归养血活血；陈皮理气和胃，使补而不滞；少佐升麻、柴胡升阳举陷；桔梗开提肺气；茯苓、通草渗利小便。全方可益气升清，宣肺行水。汗多不止、咽干口渴者，酌加沙参、葛根各 10 克以生津益肺。伴腰膝酸软者，酌加杜仲、巴戟天各 10 克以补肾壮腰膝。病初不甚者可用补气通脬饮：黄芪 20 克，麦冬、通草各 15 克，方中黄芪补脾肺之气，麦冬养阴滋液，通草甘淡利尿，全方益气生津利尿。

2. 肾气不足

主要证候：产后小便不通，小腹胀急疼痛，腰膝酸软，面色晦暗，舌淡，苔薄润，脉沉弱。

证候分析：肾气受损，肾阳不振，不能化气行水，膀胱气化不利，故令小便不通；尿闭脬中不得出，小腹胀急疼痛；肾虚失养则腰膝酸软；面色晦暗，肾虚之象；舌淡，苔薄润，脉沉弱，肾阳气虚之象。

治疗法则：温补肾阳，化气行水。

选方用药：济生肾气丸。炮附子、肉桂、熟地黄、川牛膝各 15 克，茯苓、泽泻、山茱萸、山药、车前子、丹皮各 30 克，为蜜丸，每服 9 克，每日 1～2 次；或改汤剂，水煎服，用量酌定。方中炮附子、肉桂温肾助阳化气；熟地黄、山药、山茱萸补肾滋阴；茯苓、泽泻、车前子、川牛膝利水通淋；丹皮泻肾中伏火。全方温肾阳，益肾阴，助气化，通小便。腰痛甚者，酌加巴戟天、杜仲、续断各10克以补肾强腰。气虚、小腹下坠者，酌加黄芪、党参各15克，升麻10克以益气升阳。

3. 气机阻滞

主要证候：产后小便不通，小腹胀急疼痛，情志抑郁，胸胁胀痛，烦闷不安，舌淡，苔薄白，脉弦。

证候分析：产后情志不遂，肝郁气滞，清浊升降之机壅滞，膀胱气化不利，小便不通；尿潴脬中，小腹胀急疼痛；肝气郁滞，气失条达，情志抑郁，胸胁胀痛，烦闷不安；舌淡，苔薄白，脉弦，气滞之象。

治疗法则：理气行滞，行水利尿。

选方用药：木通散。木通、枳壳、槟榔、冬葵子各10克，滑石15克，甘草5克。方中枳壳、槟榔理气行滞，气行则水行；木通、滑石、冬葵子利水通小便；甘草和中，调和诸药。全方理气行滞，调畅气机，通利小便。

肝气郁滞症状明显者，可用逍遥散：柴胡、当归、白芍、白术、茯苓各30克，炙甘草15克，为末，每服6克，加煨生姜1块，薄荷少许，水煎温服，或直接饮片水煎服，用量酌定。方中柴胡疏肝解郁；当归、白芍养血柔肝，当归还可活血；白术、茯苓、炙甘草健脾祛养心，利水渗湿；薄荷助柴胡散肝郁；煨生姜温胃和中，全方疏肝解郁，健脾化湿，气血同治。肝郁化火，症见心烦易怒、舌红、苔薄黄、脉弦数，酌加丹皮、栀子、黄芩各10克，清肝泻火。尿少色黄、尿时涩痛者，酌加益母草、蒲黄各10克，化瘀通淋利小便。

4. 血行瘀滞

主要证候：产后小便不通，小腹胀满刺痛，舌黯，苔薄白，脉沉涩。

证候分析：难产滞产久压膀胱，阻滞血行，气机不畅，闭塞水道，膀胱气化不利而致小便不通；尿潴脬中不得出而令小腹胀满刺痛；舌黯，苔薄白，脉弦涩，血瘀之象。

治疗法则：养血活血，化瘀利尿。

选方用药：加味四物汤（《医宗金鉴》）。熟地黄、白芍、当归、川芎、蒲黄、桃仁、牛膝、木香、瞿麦、滑石、木通、甘草梢各10克，水煎服。方中熟地黄、白芍养血，缓急止痛；当归、川芎养血活血；蒲黄、桃仁、牛膝活血祛瘀止痛；木香宣通气机；瞿麦、滑石、木通、甘草梢通利小便，全方养血活血，化瘀利尿。

5. 湿热蕴结

主要证候：产后小便不通或点滴淋漓涩痛，尿道灼热，尿黄赤或浑浊，口苦口燥，舌红，苔黄腻，脉滑数。

证候分析：湿热毒邪蕴结膀胱，干扰气化，膀胱气化不利而致小便不通；湿热蕴结不畅，灼伤尿道，小便虽可点滴而出但有涩痛，尿道灼热，尿黄赤或浑浊；湿热内灼则口苦口燥；舌红，苔黄腻，脉滑数，湿热内蕴之象。

治疗法则：清热利湿，利尿通淋。

选方用药：八正散。车前子、木通、瞿麦、扁蓄、山栀子各10克，滑石15克，大黄、甘草各6克，加灯心3克为引，前八味为散，每服6克，水一盏，入灯心煎七分，去渣温服；或作汤剂，水煎服，用量酌定。"热结膀胱，不能化气而水积下焦，故小腹硬满，小便不通焉。大黄下郁热而膀胱之气自化，滑石清六腑而水道闭塞自通，瞿麦清热利水道，木通降火利小水，扁蓄泻膀胱积水，山栀子清三焦郁火，车前子清热以通关窍，生草梢泻火以达茎中。为散，灯心汤煎，使热结顿化，则膀胱肃清而小便自利，小腹硬满自除矣。此泻热通闭之剂，为热结溺闭之专方"《医略六书》。本方集大队寒凉降泄之品，泻火与利湿合法，利尿与通腑并行，诸药合用，可直入膀胱清利而除邪，又通利大肠导浊以分消，清热泻火、利水通淋，使湿热从二便而去，乃清利下焦湿热之主剂。

### （三）其他施治

1. 针刺

针刺关元、气海、阴陵泉、水道、三阴交、足三里、涌泉、归来、曲骨、横骨等穴，捻转、震颤加小提插，每次选4～5穴，每日1～2次，两侧交替，适合各证型小便不通。

2. 推拿

拇指揉按中极、关元、曲骨，后重按足三里，再以掌骨揉按脐以下至毛际以上小腹区。或指压气海，先轻后重5～15分钟。

3. 敷药

生葱白250克，樟脑粉0.2克，混合调成糊，敷贴脐及下腹膀胱区。

## 十五、产后尿频和尿失禁

产后小便次数增多，甚至日夜数十次者，称为产后尿频，或称产后小便频数；产后小便不能自控而自出者，称产后尿失禁。产后尿频多为功能性病变，药治多有效；产后尿失禁多为器质性病变，常因产伤，药治多不显效，多宜手术。

### （一）病因病机

产后尿频和尿失禁主要与膀胱失于制约有关，涉及气虚不能制约水道、肾虚不能固摄膀胱和产伤损及膀胱。

气虚失约：素体虚弱，产伤气血，其气愈虚，气虚不能制约水道、固摄膀胱，膀胱失约而尿频或失禁。"产后小便数者，乃气虚不能制约故也"（《妇科大全良方》）。

肾虚失固：素体肾虚，产伤脏腑，肾气愈虚，肾虚不能化气行水、固摄膀胱，膀胱失固而尿频或失禁。"产后小便数且白，肾虚不固自遗尿"（《医宗金鉴》）。

产伤膀胱：产时接生不慎或产伤膀胱，致使膀胱成瘘，尿液从瘘而出，尿液淋漓失禁。"尝见收生者不谨，损破产妇尿脬，致病淋漓，遂成废疾"（《济阴纲目》引朱丹溪语）。

## （二）辨证施治

### 1. 气虚失约

主要证候：产后小便频数或失禁，小腹下坠，气短懒言，神疲乏力，面色㿠白，舌淡，苔薄白，脉缓弱。

证候分析：气虚不能制约水道、固摄膀胱，膀胱失约而尿频或失禁；气虚不能升提则小腹下坠；气虚失养，则气短懒言，神疲乏力，面色㿠白；舌淡，苔薄白，脉缓弱，气虚之象。

治疗法则：补气固脬。

选方用药：黄芪当归散加味。人参、黄芪、白术、当归、白芍各 10 克，甘草 5 克，生姜、大枣适量，方外另加桑螵蛸、金樱子各 10 克，水煎服。方中人参、黄芪、白术、甘草补气，当归、白芍养血活血；桑螵蛸、金樱子固精缩尿，全方补气以固脬，缩尿以止遗。或用补中益气汤加桑螵蛸、金樱子。

### 2. 肾虚失固

主要证候：产后小便频数或失禁，量多质清，夜间尤甚，头晕耳鸣，腰膝酸软，形寒肢冷，舌淡，苔润薄白，脉沉迟。

证候分析：肾虚不能化气行水、固摄膀胱，膀胱失固而尿频或失禁，量多质清，夜间尤甚；肾气虚损，精血不充，脑失所养，头晕耳鸣；肾虚腑失充养，腰膝酸软；肾阳虚衰，阳气不充，形寒肢冷；舌淡，苔润薄白，脉沉迟，肾阳虚衰之象。

治疗法则：补肾固脬。

选方用药：肾气丸。

### 3. 产伤膀胱

主要证候：产后小便失禁，小便淋漓不止，或从阴道漏出，多有产难产伤史，舌脉变化不显。

证候分析：产时接生不慎或产伤膀胱成瘘，尿液从瘘而出，尿液淋漓失禁。

治疗法则：益气养血，生肌补脬。此型药治效多不显，以手术为宜，药物早治者或有一定效果。

选方用药：完胞饮。人参、白术、当归各 30 克，黄芪、川芎各 15 克，茯苓、益母草各 9 克，白及、红花各 3 克，桃仁 10 粒，用猪胞或羊胞 1 个先煎汤，后煎药。方中人参、黄芪、白术、茯苓大补元气，当归补血活血，桃仁、红花、川芎、益母草活血散瘀，白及化瘀生肌，猪胞或羊胞补益精血。全方益气养血，生肌补脬，宜早用。

## （三）其他施治

### 1. 针灸

关元、中极、肾俞、膀胱俞、太溪等穴，尿频数加百会、次髎，针刺用补法并灸，留针 20～30 分钟，每日 1 次。小便失禁灸大敦。

### 2. 敷药

肉桂、公丁香细粉，按 3∶1 比例，白酒调糊敷脐。

## 十六、产后淋痛

产后出现尿意频数、淋漓涩痛者，称为产后淋痛，或称产后小便淋痛。本病类似于西医学产后尿路感染。

### （一）病因病机

产后淋痛主要与热迫膀胱有关，涉及湿热蕴结、虚热内扰和肝热郁结。

湿热蕴结：产后虚弱，湿热内侵，蕴于下焦，结于膀胱，湿热下迫，灼伤膀胱、尿道而致淋痛。

虚热内扰：素体阴虚，产时耗血伤津，阴液更虚，虚热内生，灼伤膀胱、尿道而致淋痛。

肝热郁结：素性忧郁，产后事扰，情志内伤，肝郁气滞化火，火移下焦，灼伤膀胱、尿道而致淋痛。

### （二）辨证施治

1. 湿热蕴结

主要证候：产后出现尿频、尿急、淋漓、灼热、刺痛，小腹疼痛满急，尿黄赤或混浊，心烦不宁，口渴饮冷，面赤唇红，舌红，苔黄或黄腻，脉数或滑数。

证候分析：湿热蕴结下焦，热灼损伤下迫膀胱、尿道，故尿频、尿急、淋漓、灼热、刺痛；灼伤重者，尿道排尿困难，小腹疼痛满急；湿热内灼，尿黄赤或混浊；湿热内扰伤阴，心烦不宁，口渴饮冷，面赤唇红；舌红，苔黄或黄腻，脉数或滑数，湿热内盛之象。

治疗法则：清热泻火，利湿通淋。

选方用药：八正散。

2. 虚热内扰

主要证候：产后出现尿频、尿急、淋漓、灼热、涩痛，尿少、色黄或赤，五心烦热，头晕耳鸣，腰膝酸软，舌红，苔少，脉细数。

证候分析：虚热灼伤膀胱、尿道则尿频、尿急、淋漓、灼热涩痛；阴虚津少而生热，则尿少、色黄或赤；虚火内扰则五心烦热；肾阴亏损，精血不足，髓海不充则头晕耳鸣；肾虚府失所养则腰膝酸软；舌红，苔少，脉细数，虚热之象。

治疗法则：滋阴清热，利尿通淋。

选方用药：化阴煎。生地黄、熟地黄、牛膝、猪苓、泽泻、黄柏、知母、龙胆草、绿豆、车前子各 10 克，加食盐少许，水煎服。方中知母、黄柏、龙胆草清泻虚火；猪苓、车前子、泽泻、牛膝利尿通淋；生地黄、熟地黄滋养肾阴；绿豆清热利水，全方泻中寓补，养中有泻，滋阴清热，利尿通淋。虚火内盛、潮热明显者，加地骨皮、玄参各 10 克；尿中带血、色红者，加白茅根、小蓟各 10 克；头晕耳鸣、心烦少寐者，加枸杞子、白芍、酸枣仁各 10 克；口渴引饮明显者，加天花粉、石斛各 10 克。

本证型可用知柏地黄汤加麦冬、五味子、玉米须各 10 克。

3. 肝热郁结

主要证候：产后尿频、尿急、淋漓、涩痛，尿色黄或赤，心情抑郁或心烦易怒，胸胁胀痛，小腹胀满，口苦口干，大便干结，舌红，苔黄，脉弦数。

证候分析：情志内伤，肝郁气滞化火，火移下焦，灼伤膀胱、尿道则产后尿频、尿急、淋漓、涩痛，尿色黄或赤；抑郁化火扰心则心情抑郁或心烦易怒；火热内灼伤津则口苦口干，大便干结；肝气郁滞不行则胸胁胀痛，小腹胀满；舌红，苔黄，脉弦数，肝经郁火之象。

治疗法则：疏肝泻火，利尿通淋。

选方用药：瞿麦汤。瞿麦、黄连、大黄、枳壳、当归、桔梗、牵牛子、大腹皮、木通、羌活、元胡、射干各15克，肉桂5克，前药为粗末，每服取20克，加生姜5片，水煎去滓温服。方中大腹皮、枳壳行气宽中，利水消胀；元胡利气活血止痛，通利小便；牵牛子利水通便；瞿麦、木通利尿通淋；桔梗开提肺气；当归养血活血；羌活“泻肝气”（《本草备要》）；大黄清热，下气通腑，利二便；黄连、射干清热泻火；少佐肉桂以防苦寒太过并温行阳气。全方行气泻火，利尿通淋。胸胁胀痛、小腹胀满明显者，加青皮、香附行气止痛；恶露日久不止、色黯夹块、小腹疼痛者，加益母草、炒蒲黄行气活血，缩宫止痛。

### （三）其他施治

针刺：针刺膀胱俞、中极、阴陵泉、行间、太溪，尿中带血加血海、三阴交，小腹胀满疼痛加曲泉，用泻法或平补平泻，留针30分钟，每日1次。

## 十七、产后乳痛

产后乳痛内容参见“乳痛”，将在“妇科杂病·乳房病证·乳痛”中详细论述。

## 十八、产后乳痈

产后乳痈内容参见“乳痈”，将在“妇科杂病·乳房病证·乳痈”中详细论述。

## 十九、产后缺乳

哺乳期间产妇乳汁甚少或全无，称为产后缺乳，亦称乳汁不行、乳汁不足。

### （一）病因病机

产后缺乳与乳汁化源不足和乳络堵塞不畅有关，主要涉及气血虚弱、肝气郁滞和痰滞乳络。

气血虚弱：素体气血虚弱，产时失血耗气，或脾胃虚弱，纳食偏少，气血生化不足，乳汁乏源而缺乳。

肝气郁滞：素性抑郁，或产后情志不舒，肝失条达，气机不畅，乳络堵塞瘀滞，乳汁运行不通而缺乳。

痰滞乳络：素体肥硕，痰浊壅积，或产后膏脂厚味，痰浊骤生，痰浊积滞乳络，乳汁难行而缺乳。

## （二）辨证施治

1. 气血虚弱

主要证候：产后乳少或全无，乳汁清稀，乳房柔软，无胀满感，神倦食少，面色无华，舌淡，苔少，脉细弱。

证候分析：气血虚弱，乳汁乏源，无乳可下而乳少或全无，乳汁清稀；乳中空虚，乳房柔软，无胀满感；脾失健运，气血不足，阳气不振，神倦食少；气虚血少，不能上荣，面色无华；舌淡，苔少，脉细弱，气血虚弱之象。

治疗法则：益气养血，佐以通乳。

选方用药：通乳丹。人参、黄芪各30克，当归60克，麦冬15克，木通（代以通草）、桔梗各10克，猪蹄两个，先用猪蹄煮汁，煎药服之。方中人参、黄芪大补元气，当归、麦冬养血生液，猪蹄补血通乳，木通宣络通乳，桔梗载药上行，全方益气养血、佐通乳络。兼见纳少便溏者，酌加白术、茯苓、山药各10克健脾止泻；头晕目眩、心悸怔忡者，酌加熟地黄、阿胶各10克，大枣10个补血养心；胸胁闷胀、嗳气不舒者，酌加柴胡、青皮、香附各10克疏肝行气。或用猪蹄汤：八珍汤加炙黄芪30克，漏芦、陈皮、木通各10克，猪蹄两个，先用猪蹄煮汁，煎药服之，或加天花粉30克。

2. 肝气郁滞

主要证候：产后乳汁涩少、浓稠，或乳汁不下、乳房胀硬疼痛，情志抑郁，胸胁胀闷，食欲不振，身有微热，舌淡红或红，苔薄白或薄黄，脉弦或弦数。

证候分析：情志不舒，肝气郁结，气机不畅，乳络瘀滞，乳汁难出而涩少；乳汁淤积则浓稠，乳房胀硬疼痛；肝气郁滞则胸胁胀闷；肝气不舒则情志抑郁；木郁克土，脾失健运，食欲不振；乳汁淤积化热则身有微热；舌淡红或红，苔薄白或薄黄，脉弦或弦数，肝郁气滞或化热之象。

治疗法则：疏肝解郁，通络下乳。

选方用药：下乳涌泉散。当归、川芎、白芍、生地黄、柴胡、天花粉各30克，青皮、漏芦、桔梗、白芷、木通、通草各15克，穿山甲45克，王不留行90克，甘草7.5克。上药为细末，每服6~9克，临卧时用黄酒调下。方中柴胡、青皮疏肝解郁，当归、川芎、白芍、生地黄、天花粉养血生液，穿山甲、王不留行、漏芦、木通、通草通络下乳，桔梗载药上行，甘草调和诸药，全方疏肝解郁，通络下乳。穿山甲现受动物保护，不是必用之药。乳房胀痛较剧或伴微热者，可酌加元胡10克，夏枯草、蒲公英各15克，散结止痛，清热凉血。或用通肝生乳汤：白芍、当归、白术、熟地黄、麦冬各15克，柴胡、通草、远志、甘草各10克，水煎服。方中白芍滋润肝脾，柴胡疏肝解郁，当归养血活血且通冲任，白术、茯苓健脾，熟地黄、麦冬滋阴生血化乳，通草疏通乳络，远志安神益智。全方疏解肝脾郁结，通达冲任经脉，乳络得通，乳汁可下。

3. 痰滞乳络

主要证候：产后乳汁稀少或点滴皆无，乳房丰满但松软而无胀感，形体肥硕，胸闷泛恶，大便溏薄，舌体胖大、有齿痕，苔白腻，脉沉滑。

证候分析：肥硕之人，痰浊壅积，或产后膏脂厚味，痰浊骤生，痰浊积滞乳络，乳汁稀少或点滴皆无，乳房丰满但松软而无胀感；肥人多脾虚痰浊，脾虚失运，痰浊停积，胸闷泛恶，大便溏薄；舌体胖大、有齿痕，苔白腻，脉沉滑，痰浊壅积之象。

治疗法则：化痰除浊，通络下乳。

选方用药：漏芦散。漏芦 75 克，蛇蜕（炙）10 条，瓜蒌（烧焦存性）10 个，上药为细末，每服 6 克，温酒调下。方中另加川贝母、半夏、陈皮、厚朴、白术、神曲、王不留行各 30 克，组成化痰增乳方（金志春方），同前药共为细末，每服 10 克，每日 2～3 次，或适量煎服。方中川贝母、瓜蒌、半夏祛湿化痰；白术、陈皮、厚朴、神曲健脾消食，化浊逐痰；漏芦、王不留行通络下乳；蛇蜕散结通络。全方可化痰除浊，通络下乳。此型平素多肥硕，乳腺发育不良，疗效欠佳。

### （三）其他施治

1. 针灸

针刺乳根、膻中、少泽，气血虚者加足三里、脾俞、肝俞、胃俞、膈俞，肝郁者加期门、内关、太冲、合谷、肝俞，痰滞者加丰隆、阴陵泉，实证用泻法或平补平泻，虚证用补法并可加艾灸。膻中、乳根平刺，针尖向乳头，刺入 1～1.5 寸。

2. 艾灸

取膻中、乳根，艾条温和灸 10～20 分钟，每日 2 次。

## 二十、产后乳漏

哺乳期间产妇乳汁不经吸吮或挤压而自然流出者，称为产后乳漏，亦称产后乳汁自出。

### （一）病因病机

产后乳漏主要与气虚失摄和热迫乳溢有关。

气虚失摄：平素气虚，产后失血伤气，其气更虚，气虚失摄，中气不固而乳汁自出。

热迫乳溢：产后情志抑郁，郁而化热，或怒火伤肝，疏泄太过，热迫乳溢而乳汁自出。

### （二）辨证施治

1. 气虚失摄

主要证候：产后乳汁自出、量少、质清稀，乳房柔软无胀感，神疲气短，面色少华，纳差便溏，舌淡，苔薄白，脉细弱。

证候分析：平素气虚，产后失血伤气，其气更虚，气虚失摄，中气不固，乳汁自出、量少、质清稀；气血不足，产乳量少，乳房柔软无胀感；中气不足，脾运失健，纳差便溏，神疲气短；气血两虚，面色少华；舌淡，苔薄白，脉细弱，气血虚弱之象。

治疗法则：补气养血，固涩乳汁。

选方用药：补气摄乳方（金志春方）。八珍汤加黄芪30克，五味子、芡实、五倍子各10克。方中八珍汤补益气血，重用黄芪益气固摄，五味子、芡实、五倍子固精涩乳。全方补气养血，固精涩乳。或用补中益气汤加五味子、芡实、五倍子各10克。

2. 热迫乳溢

主要证候：产后乳汁自出、量多、浓稠，乳房胀满或痛，胸胁胀满，烦躁易怒，口苦咽干，舌红或黯红，苔薄黄，脉弦数。

证候分析：产后情志抑郁，郁而化热，或怒火伤肝，疏泄太过，热迫乳溢而乳汁自出、量多、浓稠；肝郁化火，胸胁胀满，烦躁易怒，口苦咽干；舌红或黯红，苔薄黄，脉弦数，肝郁化火之象。

治疗法则：疏肝清热。

选方用药：丹栀逍遥散。肝郁化火较甚者，酌加生地黄、夏枯草以增强清肝凉血之力。乳房胀痛有块者，酌加蒲公英、连翘、瓜蒌各10克以解郁清热。

### （三）其他施治

1. 针灸

乳根、期门、内关、三阴交，针刺并灸，用泻法，适用于热迫乳溢。

2. 艾灸

艾灸百会、膻中、乳根，适用于气虚失摄乳漏。

### （四）回乳

产后不宜或不愿哺乳或拟断奶者，可予回乳。

麦芽煎：炒麦芽250克，煎汤代茶频服。

免怀散：红花、赤芍、当归尾、川牛膝各15克，水煎服，连服5剂，或加炒麦芽50克同煎。

芒硝外敷：芒硝120克，纱布袋分装，外敷两乳房，湿后更换。

针灸：针刺光明、足临泣，或足三里、内关，用泻法，可灸。

上述方法效多不佳。可联合应用。

西药泌乳素抑制药可考虑使用。

## 二十一、产后抑郁

产后抑郁是指产后出现以情绪低落为主要特征表现的一种精神障碍，如神思恍惚、喜哭、孤僻、失眠、悲观厌世、负罪感、疲乏等系列表现，常于产后1周开始出现，4～6周明显，平均持续6～8周，偶有数年者，可有自杀倾向或伤害行为，应及时干预。

### （一）病因病机

产后抑郁主要与心失所养、败血伤神有关，涉及血虚气弱、败血伤神。

血虚气弱：素体血虚，产时、产后伤血耗气，血气衰少，心神失养，神不守舍，而出现产后抑郁反应。

败血伤神：产后败血停积，上冲心神，闭阻清窍，心神清窍受损，则出现产后抑郁反应。

## （二）辨证施治

1. 血虚气弱

主要证候：产后恍惚、焦虑、伤心、内疚、流泪、失眠，伴有疲乏，纳差，气短懒言，头晕心悸，昏困，面色苍白，唇淡，恶露量少、色淡、质清稀，舌淡，苔少或无，脉沉细弱。

证候分析：产后血气衰少，心气衰弱，心神失养，神不守舍，则心神恍惚、焦虑、伤心、内疚、流泪、失眠，伴有疲乏，纳差，气短懒言，头晕心悸，昏困，面色苍白，唇淡；气血不足，则恶露量少、色淡、质清稀；舌淡，苔少或无，脉沉细弱，血气衰少之象。

治疗法则：补血益气，养心安神。

选方用药：茯神散。当归 60 克，生地黄 45 克，茯神 30 克，桂心 15 克，人参、黄芪、赤芍、牛膝、琥珀、龙齿各 5 克，共为末，每服 10 克，水煎服。方中当归养血活血，生地黄滋阴养血，茯神养心安神，桂心温通经脉，人参、黄芪补益元气，赤芍凉血散瘀，牛膝逐瘀通经，琥珀、龙齿宁心安神。全方补血益气，养心安神。或用归脾汤或养心汤加减治疗。

2. 败血伤神

主要证候：产后神思恍惚，默默不语，焦虑，易哭无声，记忆力下降，伴有心前憋闷刺痛，恶露淋漓日久、色黯有块，面色晦暗，唇舌紫黯或有瘀点，脉沉涩。

证候分析：产后败血停积，上冲心神，闭阻清窍，心神清窍受损，神思恍惚，默默不语，焦虑，易哭无声，记忆力下降；心窍闭阻，血行不畅，心前憋闷刺痛；败血停积，恶露淋漓日久、色黯有块；面色晦暗，唇舌紫黯或有瘀点，脉沉涩，败血瘀阻之象。

治疗法则：活血化瘀，镇心安神。

选方用药：调经散。当归、肉桂、没药（另研）、琥珀（另研）、赤芍各 30 克，细辛、麝香（别研）各 15 克，为细末混匀，每服 3 克，温酒入生姜汁少许调匀服。方中当归养血活血，没药、赤芍活血化瘀，肉桂温通血脉，琥珀镇心安神，麝香开窍醒神，细辛散寒通窍止痛。全方化瘀止痛，镇心安神。或用芎归泻心汤：当归尾、川芎、元胡、蒲黄、丹皮各 3 克，桂心 2 克，水煎，另研五灵脂末 3 克，食后服。方中当归尾、川芎、元胡、蒲黄、丹皮、五灵脂通利血脉、活血化瘀，桂心温通经脉。全方重在活血化瘀，散瘀以宁心神。

## （三）其他施治

1. 心理抚慰

本病心理治疗很重要，要针对每位患者具体心理问题进行心理抚慰。

2. 西药

必要时配合西药行抗抑郁治疗。

3. 针刺

针刺肝俞、心俞、内关、神门、三阴交，施捻转补法，中强刺激，留针 30 分钟，每日 1 次。

4. 耳针

取脑点、脑干、神门、卵巢、内分泌、皮质下，留行子贴压、揉按。

## 二十二、产后虚劳

妇人产后（一般百日内）身体状态未能恢复并仍表现出系列虚弱证候者，称为产后虚劳，亦称产后虚羸、蓐劳、产后痨。

中医所言虚劳，又称虚损，是由禀赋薄弱、后天失养及外感内伤等多种原因引起的，以脏腑功能衰退、气血阴阳亏损、日久不复为主要病机，以五脏虚证为主要临床表现的多种慢性虚弱证候的总称。产后虚劳属虚劳范畴，病因明确，是因产时血气暴失引起的虚劳病变。产后虚劳与产后虚弱不同。一般而言，产后因伤血耗气，机体短期出现脏腑功能失衡、气血阴阳不足等产后虚弱现象是常态，经过一段时期（常言盈月）即可平复；如果超过百日仍未平复，就要考虑脏腑和气血阴阳损伤严重而出现了产后虚劳。产后虚劳也不同于痨虫所致的肺痨。

产后虚劳最早见于《金匮要略》“产后腹中㽲痛，当归生姜羊肉汤主之，并治腹中寒疝，虚劳不足”，提出了“产后虚劳”。另据《千金要方》记载，《金匮要略》原有“当归建中汤，治妇人产后虚羸不足，腹中刺痛不止，吸吸少气，或苦少腹中急挛，痛引腰背，不能食饮，产后一月，日得服四五剂为善，令人强壮宜”论述，并提出“产后虚羸”。此后《诸病源候论》设“产后虚羸候”专论，“夫产损动腑脏，劳伤气血。轻者，节养将摄，盈月便得平复；重者，其日月虽满，气血犹未调和，故虚羸也。然产后虚羸，将养失所，多沉滞劳瘠，乍起乍卧。风冷多则辟瘦，颜色枯黑，食饮不消；风热多则腲退虚乏，颜色无异于常，食亦无味；甚损伤者，皆着床，此劳瘠也”，并提出“产后风冷虚劳”，认为“产则血气劳伤，腑脏虚弱，而风冷客之，风冷搏血气，血气则不能自温于肌肤，使人虚乏疲顿，致羸损不平复，谓之风冷虚劳。若久不瘥，风冷乘虚而入腹，搏于血则痞涩；入肠则下痢不能养，或食不消；入子脏，并胞脏冷，亦使无子也”，此乃产后虚弱并感受风寒后引起的产后虚劳病变。《经效产宝》认为“产后虚弱，喘乏作寒热，状如疟，名为蓐劳”，首次提出“蓐劳”病名。《妇科玉尺》又提出“产后痨”，“或血气既亏，为风冷所搏，则不能温于肌肤，使人虚羸憔悴，饮食不消；又或风邪两感于肺，肺受微寒，喘嗽口干头昏，百节痛；又或风邪侵于营卫，流于脏腑，寒热如疟，盗汗，背膊烦闷，四肢沉重，名曰蓐劳，俗总谓之产后痨”，此处所言与《诸病源候论》所言“产后风冷虚劳”类似。经过历代医家的努力，本病的病因病机、临床表现、诊治预防等诸方面逐渐完善。

结合现代西医学认识，产后虚劳是指产时阴血暴失，气血损伤严重，导致日后出现月经停闭，性欲丧失，性器萎缩，伴有表情淡漠、容颜憔悴、毛发枯黄脱落、形寒怕冷、乍起乍卧、虚乏劳倦等系列虚羸证候者，类似于西医学所言席汉综合征等病变。由于产后虚劳与产后阴血暴失有关，后世有称“产后血劳”者。及时治疗，预后可能良好，严重者难以恢复。

### （一）病因病机

产后虚劳是因产时阴血暴失而引起的脏腑虚损、气血阴阳虚衰未能恢复而出现的系列虚弱证候。主要病机是产时阴血暴失，脑髓失养，脏腑虚损成劳，病损涉及五脏六腑和气血阴阳，不同个体其脏腑和气血阴阳受损会有一定的差异，临床表现会有一定的不同，而精气血亏损、肺脾肾虚衰是产后虚劳的关键，具体表现在以下几个方面。

肺气虚损：产后亡血伤气，肺气受损，卫外不固，易感外邪，引起肺失宣肃、水道通调失职等虚损表现。

脾胃虚弱：产后亡血伤气，脾胃受损，运化失司，升降失职，引起运化失常、气机升降失调等虚损表现。

肾气虚衰：产后亡血伤气，肾气受损，肾气虚衰，命火不足，引起阳气温化、推动功能减退等虚损表现。

肾精虚惫：产后亡血伤气，肾精受损，肾精虚惫，精血不足，引起精血滋养、濡润功能减退等虚损表现。

精气衰竭：产后亡血伤气，精气血俱损，阴阳俱伤，五脏虚弱，全身衰竭。

书本叙述虽分几型，但临证个体会有差异，或多脏受损或以某脏为重，或气血阴阳衰弱偏颇，或多证并见，等等。

### （二）辨证施治

1. 肺气虚损

主要证候：产后盈月，仍然咳嗽痰逆，气短汗出，皮毛憔悴，胸闷，喘不得卧，伴发热恶寒，关节疼痛，舌淡，苔白，脉沉弱。

证候分析：产后血气暴失，肺气虚损严重，肺失清肃，肺气上逆而咳嗽痰逆；肺气虚弱，卫外不固，气短汗出；肺气虚损，皮毛失于濡煦则憔悴；肺气虚损，水道通调失职，聚水成饮，积于胸中，胸闷并喘不得卧；肺气虚损，卫气不足，腠理不固，易受外邪侵袭，常有外感，正邪相争则发热恶寒，邪滞营卫则关节疼痛；舌淡，苔白，脉沉弱，肺气虚损之象。

治疗法则：补肺益气。

选方用药：补肺汤。人参、黄芪、五味子、紫菀各6克，桑白皮、熟地黄各12克，水煎服。方以人参、黄芪、熟地黄扶助正气，“肺虚而用参芪者，脾为肺母，气为水母也，虚则补其母；用熟地者，肾为肺子，子虚必盗母气以自养，故用肾药先滋其水，且熟地亦化痰之妙品也”（《医方集解》）；以五味子酸温敛肺、桑白皮甘寒泻肺、紫菀辛能润肺，补虚、宣敛并用，祛痰而不伤正。兼外邪袭表者，出现发热恶寒、关节疼痛等症，可酌加解表药以祛表邪，如荆芥、防风等。

2. 脾胃虚弱

主要证候：产后少思饮食，腹胀便溏，少气懒言，体倦乏力，喜眠卧，肌肉消瘦，手足不温，面色萎黄，舌淡，苔白，脉沉弱。

证候分析：产后血气暴失，脾胃受损，运化失司，水谷难化，少思饮食；脾气本虚，食后脾胃益困，气机升降失司则滞而腹胀，水谷清浊不分并走肠中则便溏；脾胃为气血生化之源，脾主肌肉四肢，脾虚日久，气血虚弱则少气懒言、体倦乏力、喜眠卧，身体失养则肌肉消瘦、面色萎黄，阳气虚、不达四肢则手足不温；舌淡，苔白，脉沉弱，脾胃虚弱之象。

治疗法则：健脾益气。

选方用药：补中益气汤。补气健脾以治气虚之本，升阳举陷以求清升浊降，于是脾胃和调，水谷精微生化有源，脾胃气虚诸证可除。

3. 肾气虚衰

主要证候：产后头晕耳鸣，神疲乏力，腰膝酸软，畏寒肢冷，小便频多，性欲淡漠，面色晦暗，舌淡，苔白润，脉沉迟而弱。

证候分析：产后血气暴失，肾气受损，肾虚髓海不足，清窍失养，而头晕耳鸣；肾虚腑失所养，腰膝酸软；肾气不足，命门火衰，气化无力，则神疲乏力，畏寒肢冷，小便频多，性欲淡漠，面色晦暗；舌淡，苔白润，脉沉迟而弱，肾气虚衰之象。

治疗法则：补益肾气。

选方用药：金匮肾气丸。干地黄 24 克，山药、山茱萸各 12 克，泽泻、茯苓、丹皮各 9 克，桂枝、炮附子各 3 克。上药为细末，炼蜜为丸，每服 6 克，可加至 10 克，每日 2 次；或作汤剂，水煎服，用量酌定。方用炮附子温壮元阳，桂枝温通阳气，两药温肾助阳化气。重用干地黄滋补肾阴，用山茱萸、山药补肝脾益精血。一阳一阴，阳得阴生则温而不燥，阴得阳化则滋而不腻，即所谓"善补阳者，必于阴中求阳"。方中补阳药少而滋阴药多，立方之旨在于"少火生气"。佐泽泻通调水道，茯苓健脾渗湿，丹皮清泻肝火，三味寓泻于补，制诸药之弊。诸药合用，助阳之弱以化水，滋阴之虚以生气，使肾阳振奋，气化复常。本证型可选用右归丸加减。

4. 肾精虚惫

主要证候：产后头晕耳鸣，腰膝酸软，表情淡漠，容颜憔悴，毛发枯黄脱落，潮热盗汗，手足心热，两颧红赤，舌干红，无苔，脉沉细数。

证候分析：产后血气暴失，肾精受损，肾精虚惫，髓海不足，清窍失养，头晕耳鸣；肾虚腑失所养，腰膝酸软；肾精亏虚，阴血不足，君相火旺，潮热盗汗，手足心热，两颧红赤；舌干红，无苔，脉沉细数，肾精阴血虚弱之象。

治疗法则：滋补肾精。

选方用药：六味地黄丸。本证型可选用归肾丸或左归丸加减。

5. 精气衰竭

主要证候：头晕目眩，腰膝酸软，表情淡漠，容颜憔悴，毛发枯黄脱落，肌肤不荣，四肢不举，形寒怕冷，少气懒言，心悸少寐，月经停闭，性欲丧失，性器萎缩，舌淡，苔白，脉沉迟而弱。

证候分析：产后血气暴失，精气血俱损，阴阳俱伤，五脏虚弱，从而表现出全身衰竭现象，上述证候均是精气血衰竭之象，尤其是性器萎缩，影响生殖与性功能。

治疗法则：滋阴养血，益气温阳，填精益髓。

选方用药：人参鳖甲汤。鳖甲、黄芪各 30 克，人参、桂心、当归、茯苓、白芍、桃仁、熟地黄、桑寄生、麦冬、甘草各 15 克，续断、牛膝各 10 克，上药为细末，先以猪肾 1 对，去筋膜，以水两大盏、生姜 1.5 克、大枣 3 个，煎至一盏，去猪肾、生姜、大枣，入药末 6 克，加葱 3 寸、乌梅1个、荆芥5穗，煎至七分熟，去滓，晚食前温服。方中人参、黄芪大补元气；鳖甲滋阴潜阳；当归养血活血；白芍养血柔肝敛阴；熟地黄滋阴养血，填精益髓；茯苓健脾和胃，宁心安神；麦冬养阴生津，润肺清心；桂心温通阳气；续断、桑寄生补肝肾，强筋骨；桃仁、牛膝活血；甘草调和诸药；加猪肾补益肾精，少佐乌梅敛阴生津，荆芥疏散郁遏之气，生姜、大枣调和胃气。全方可滋阴养血，益气温阳，填精益髓。

# 第十三章

# 妇科杂病

凡不属经、带、胎、产疾病范畴，而又与女性生理特点有密切关系的疾病，称为妇科杂病。

本书介绍的妇科杂病包括不孕、癥瘕、妇人小腹痛、前阴病证、热入血室、脏躁、乳房病证、交合病证和计划生育并发症等内容。

## 第一节 不 孕

女子婚后，夫妇同居2年以上，配偶生殖功能正常，未避孕而未受孕者，或曾孕育过后未避孕又2年以上未再受孕者，称为不孕，前者称为原发性不孕，后者称为继发性不孕。古称前者为全不产、绝产、绝子、无子、绝嗣、无嗣，后者为断绪。不孕分为绝对性不孕和相对性不孕。绝对性不孕是指由先天性或后天性解剖缺陷、遗传物质异常，无法纠正而不能妊娠者，如中医所言“五不女”，即女性五种先天解剖缺陷——螺、纹、鼓、角、脉（此种现代可以纠正）。相对性不孕是指由某些因素妨碍受孕，而这些因素可以纠正，在纠正后可能妊娠者。随着医学技术的不断发展，某些过去认为属绝对性不孕者，现在可以采取措施达到受孕目的，如输卵管阻塞可以通过体外授精－胚胎移植技术达到受孕目的。绝对性不孕药物不能奏效，本节不予论述。

在长期临床工作中，本书作者创立了“辨证活血助孕法”“免疫调节助孕法”等助孕法，逐渐建立“中西医结合助孕体系”，部分内容已公开发表，可资参考。本书主要从宏观角度讲述不孕的中医诊治。

### （一）病因病机

受孕是一个复杂的过程。“女子七岁，肾气盛，齿更发长；二七而天癸至，任脉通，太冲脉盛，月经以时下，故有子……七七任脉虚，太冲脉衰少，天癸竭，地道不通，故形坏而无子也”（《素问·上古天真论》）。“男子以精为主，女子以血为主，阳精溢泻而不竭，阴血时下而不愆，阴阳交畅，精血合凝，胚胎结而生育滋矣”。“两精相搏，合而成形”（《灵枢·决气》）。以上论述说明，受孕关键是在肾气、天癸和两精（或说男精女血，男女生殖之精）物质基础之上，女子在二七之年后至七七之年前，肾气旺盛，天癸成熟，任脉冲脉通盛，两精相搏（精血合凝），合而成形，入于胞宫发育而成胎孕。除先天性缺陷（如五不女）和后天器质性损伤（如子宫切除）等因素外，引起不孕的因素主要与肾、冲任和精血密切相关，凡干扰肾脏功能、冲任气血通盛和精血生成等的因素，均可能引起不孕，临床常见的证型有肾虚、肝郁、血虚、血瘀、痰湿、湿热、寒凝等类型。

肾虚：从生殖角度，肾虚涉及肾精虚、肾气虚、肾阴虚、肾阳虚，以及肾阴阳俱虚。关于肾精，先天生殖之精是生殖的基础，后天之精是维持生殖功能的协同条件。先天之精虚衰则缺乏生殖种子而影响生育。后天之精虚衰，一是影响先天之精可维持时间和质量，二是影响肾气产生、肾阴和肾阳功能行使，从而间接影响生育。关于肾气，肾精化生肾气，肾气是肾精表现出的一种功能状态，当肾精虚衰时化生肾气不足而出现肾气虚，表现出肾功能活动低下状态。关于肾阴和肾阳，两者均由肾气所化，相互对立，相互依存，对机体有温煦、激发、兴奋、蒸化、封藏和制约阴寒等作用者为肾阳（亦为元阳、真阳、真火），对机体有滋润、宁静、成形和抑制过度阳热等作用者称为肾阴（亦为元阴、真阴、真水）。肾阳能促进人体新陈代谢（即气化过程），促进精血津液化生并使之转化为能量，使人体各种生理活动进程加快，产热增加，精神振奋；肾阴则抑制或减缓人体过度的新陈代谢过程，使精血津液转化为能量减少，人体各种生理活动减缓，产热相对减少，并使气聚成形而为精血津液，精神趋于宁静内守。肾阴、肾阳两者相辅相成，共同调控人体脏腑功能活动和精血津液代谢过程。就肾虚对生殖功能影响而言，有三个层面问题，一是先天肾精（即生殖之精）虚衰，会直接引起生殖功能提前减退或衰竭，类似于中医所言“经水早断”（包括经水早断之前的一段时间功能减退）或西医所言“卵巢早衰”（包括卵巢早衰之前的“早发性卵巢功能不全”）；二是后天之精生成减少，化生肾气不足，或肾气消耗增多加快而出现肾气虚衰，产生天癸不足，引起月经失调、不孕及肾脏功能不足的其他表现；三是肾精虚衰化生肾气不足，继而影响肾阴和（或）肾阳功能，或肾阴和（或）肾阳消耗增多加快，引起肾阴虚或肾阳虚或肾阴肾阳俱虚，出现月经失调和不孕以及肾阴虚和（或）肾阳虚的其他表现。肾虚不孕可由两方面因素引起，一是先天禀赋不足，先天生殖之精薄弱；二是后天肾精、肾气、肾阴和肾阳消耗增多、加快，同时又充养不足（如早婚多育、房室不节、劳欲伤肾、大病久病耗损、年高体弱、脾生化精血功能减弱等），引起后天之肾精、肾气、肾阴、肾阳或肾阴阳俱虚而干扰生殖功能。

肝郁：素性忧郁，或情志内伤，肝失条达，肝气郁结，气血失和，冲任失调，不能摄精成孕。“产育由于气血，气血由于情怀，情怀不畅则冲任不充，冲任不充则胎孕不受”（《景岳全书·妇人归》）。

血虚：身体素虚，营血不足，或脾胃虚损，化源减少，或久病失血，冲任血虚，胞脉失养，不能摄精成孕。“妇人无子者，率由血少不足以摄精也”（《格致余论》）。

血瘀：经期或产后余血未净，摄生不慎，涉水感寒，寒湿或湿热邪毒久恋下焦，邪与血结，瘀阻胞脉，壅塞胞宫，不能摄精成孕。“或因宿血积于胞中，新血不能成孕”（《医宗金鉴·妇人心法要诀》）。

痰湿：素体肥胖，或恣食膏粱厚味，痰湿内盛，阻塞气机，冲任失司，躯脂满溢，闭塞胞宫，或脾失健运，饮食不节，痰湿内生，湿浊流注下焦，滞于冲任，湿壅胞脉，都可导致不能摄精成孕。

湿热：手术、产后、经期，感染湿邪，湿蕴化热，或感染湿热，湿热壅结下焦，湿阻则冲任气血不畅，热伏则冲任胞宫被灼，不能摄精成孕。

寒凝：寒凝不孕涉及阳虚内寒、寒凝血瘀、寒凝癥瘕、寒湿凝滞等因寒而致的不孕，俗称宫寒不孕。所言宫寒，不只是胞宫寒冷，常包括胞宫、胞脉、胞络，甚或全身寒性病理变化。寒凝形成，可因素体阳气虚衰，或阳衰化气行水失司而寒湿内生，或素食生冷或久居寒凉或寒湿之地而感寒（或寒湿）损伤阳气，导致阳虚内寒（或阳虚寒湿），或寒凝血瘀（或寒湿凝滞血瘀），或日久瘀结不散而形成寒凝（或寒湿凝滞）癥瘕病变。寒性病变，阳气受损，机体功能减退，精血化生不足，胞宫胞脉气血虚滞，而不能摄精成孕，此即傅青主所言“寒冰之地不生草木，重阴之渊不长鱼龙”。

## （二）辨证施治

1. 肾虚

1）肾气虚

主要证候：不孕，月经不调或停经，经量或多或少，头晕耳鸣，神疲乏力，腰膝酸软，排尿无力，小便频数，或有水肿，舌淡，苔薄白，脉沉弱，两尺尤甚。

证候分析：肾气不足，冲任虚衰，不能摄精成孕；冲任失调，血海失司，故月经不调或停经，经量或多或少；肾主骨生髓，腰为肾府，肾虚髓海不足则头晕耳鸣、神疲乏力，肾府不充则腰膝酸软；肾气虚，气化失常则排尿无力，小便频数，或有水肿。舌淡，苔薄白，脉沉弱，两尺尤甚，肾气虚弱之象。

治疗法则：补肾益气，温养冲任。

选方用药：毓麟珠。熟地黄、菟丝子、当归各120克，人参、白术、茯苓、芍药、杜仲、鹿角霜、川椒各60克，川芎、炙甘草各30克，为蜜丸，每服6~9克，每日2~3次；可改作汤剂，水煎服，药量酌调。方中熟地黄、当归、人参、白术、茯苓、芍药、川芎、炙甘草益气血，调冲任；菟丝子、杜仲、鹿角霜温肾强腰膝；川椒温督脉以扶阳。全方先后天同补，气血同调，意在充养肾气，通盛冲任，以利摄精成孕。性欲淡漠者酌加仙灵脾、仙茅、肉苁蓉等药。作者常用补肾益气方（金志春方）加减。

2）肾阳虚

主要证候：不孕，月经后期或稀发，经量少、色淡，甚或闭经，腰膝酸软，畏寒肢冷，腰腹寒凉，性欲淡漠，面色晦暗，带下量多，大便不实，小便数多清长，舌淡，苔白滑，脉沉细迟或沉迟无力。

证候分析：肾阳不足，命门火衰，虚寒内生，冲任胞宫失于温煦，不能摄精成孕；阳气虚弱，不能生血行血，冲任空虚，血海不能按时满溢，月经后期或稀发，经量少、色淡，甚或闭经；肾阳虚衰，肾府失充则腰膝酸软；肾阳不足，命门火衰，胞脉失煦，面色晦暗，畏寒肢冷，腰腹寒凉，性欲淡漠；肾阳虚衰，气化失常，水湿内停下注，带下量多；肾火不暖脾土，大便不实；肾阳不足，膀胱气化不利，水液下趋则小便数多清长。舌淡，苔白滑，脉沉细而迟或沉迟无力，肾阳不足之象。

治疗法则：温肾益气，暖宫祛寒，调养冲任。

选方用药：温胞饮。白术、巴戟天各30克，杜仲、炒黑菟丝子、炒山药、炒芡实、人参、补骨脂各10克，炒肉桂6克，盐附子3克，水煎服。方中白术补气健脾，滋养化源，土炒增入脾补土之力；巴戟天温肾暖宫，温养元阳，盐水浸后更增入肾补火之力。两药均重用，一培后天之土，一补先天之火。人参、炒山药助白术补气健脾，杜仲、炒黑菟丝子、盐附子助巴戟天补肾益精、温肾壮阳；芡实甘平，补肾益精、收敛固涩，“得水土之阴者能抑火”，可抑桂附辛热耗伤精气；肉桂入肾，补命门真火且益心阳，益火消阴，祛沉寒痼冷；补骨脂苦温入心肾，温肾壮阳。十药相合，温肾暖宫，益火消阴，祛寒除冷，养精益气，以助胞宫摄精成孕。肾虚寒甚者可加重肉桂、附子用量。本证型亦可选用温肾丸或艾附暖宫丸。作者常用补肾温阳方（金志春方）加减。

3）肾阴虚

主要证候：不孕，月经后期，经量少、色淡，形体消瘦，头晕耳鸣，腰酸腿软，皮肤不润，面色萎黄，舌淡，苔少，脉沉细。

证候分析：肾阴虚损，阴血不足，冲任空虚，不能凝精成孕，正如《妇科玉尺》所言“肾水亏者，子宫燥涸，禾苗无雨露之濡，亦成萎黄，必有堕胎之患”，同时会伴有月经后期，经量少、色淡；精血衰少，不能上荣清窍，则头晕耳鸣；肾府失充则腰腿酸软；精血衰少，不荣内外肌肤，则形体消瘦，皮肤不润，面色萎黄。舌淡，苔少，脉沉细，精血亏虚之象。

治疗法则：滋肾养阴，补益精血，调养冲任。

选方用药：养精种玉汤。熟地黄30克，当归、白芍、山茱萸各15克，水煎服。方中熟地黄、山茱萸滋肾水而益精血，当归、白芍养血调经。全方滋肾生精，养血调经，调补冲任。本证型亦可选用左归丸。作者常用补肾滋阴方（金志春方）加减。

肾阴虚，阴虚生火者，月经先期，经量少、色红，腰酸腿软，手足心热，潮热盗汗，口燥咽干，颧赤唇红，舌红而干，脉细数。治宜养阴清热，方用养精种玉汤合清骨滋肾汤，或用清血养阴汤加减，兼有潮热者酌加知母、青蒿、龟版、炙鳖甲等以增滋阴清虚热之力。作者常用补肾降火方（金志春方）加减。

4）肾精虚

主要证候：从妇科生殖角度，肾精虚多是较重阶段，成人肾精不足，可引起肾气虚、肾阴虚和（或）肾阳虚，出现生殖与性功能减退，如天癸早衰－早竭（类似卵巢储备减退－卵巢早衰）等，常见的表现可有月经周期紊乱，经量少或闭经，不孕，性欲低下或全无，头晕耳鸣，神疲健忘，腰膝酸软，牙齿松动，头发脱落，身体老化，舌淡，脉细弱。

证候分析：肾精虚衰，化生肾气不足，肾阴和（或）肾阳功能减退，引起生殖与性功能减退，女性可出现天癸早衰－早竭；精血不足，元气衰弱，则会出现一系列人体衰老表现，月经周期紊乱，经量少或闭经，不孕，头晕耳鸣，神疲健忘，腰膝酸软，牙齿松动，头发脱落，身体老化；舌淡，脉细弱，精血元气虚衰之象。

治疗法则：补肾生精，调和气血，调理冲任。

选方用药：河车大造丸。人参60克，黄芪、白术各90克，当归、白芍、山药、茯苓、枣仁、远志各45克，枸杞子、熟地黄各120克，紫河车1具，鹿角480克，龟版240克，上药为细末，炼蜜为丸，每服6～9克，每日2～3次；亦可作为汤剂煎服，用量酌减。方中枸杞子滋肾补肝润肺；紫河车补元气、益精血；龟版滋阴潜阳，补肾健骨；鹿角温补肾阳，强骨益髓；人参、黄芪补益元气；白术、茯苓健脾益气；当归养血活血；熟地黄生精血，滋肾水，填骨髓；白芍养血柔肝；枣仁、远志养心安神。全方补肾生精，滋阴温肾，益气养血，调理冲任。本证型亦可选用麒麟丸，或用补肾生精调和气血方（金志春方）加减。

除上述肾气虚、肾阳虚、肾阴虚、肾精虚四种证型外，还可出现肾阴阳俱虚证型。肾阴虚日久不能化生阳气，可在肾阴虚基础上出现肾阳虚，或肾阳虚日久不能滋生肾阴，可在肾阳虚基础上出现肾阴虚，从而出现肾阴阳俱虚。肾阴阳俱虚治疗应肾阴、肾阳同补，气血同生，可用二仙汤或左归丸与右归丸合方加减。

2. 肝郁

主要证候：不孕，月经愆期，经量或多或少、夹血块，经前乳房胀痛，胸闷胁痛，小腹胀痛，精神抑郁，烦躁易怒，口干口苦，舌红或黯红，苔薄，脉弦。

证候分析：情志不舒，肝失条达，肝气郁结，气血失和，冲任失调，不利摄精成孕；肝郁，疏泄失常，血海失司，月经愆期，经量或多或少、夹血块；精神抑郁，肝郁气滞，乳络不畅则经前乳房胀痛；肝郁伐脾则胸闷胁痛，小腹胀痛；肝郁化火则烦躁易怒，口干口苦；舌红或黯红，苔薄，脉弦，肝郁之象。

治疗法则：疏肝解郁，理血调经；肝郁化火则疏肝解郁，清泄肝火。

选方用药：开郁种玉汤。白芍30克，当归、白术各15克，香附、丹皮、茯苓各9克，花粉6克。方中当归、白芍养血柔肝，以实肝体；白术、茯苓健脾培中，以旺后天生化之源；香附疏肝解郁以遂肝用，顺其条达之性，气通则血和；丹皮凉血活血，天花粉生津清热，两药合用既防郁久化火之变，又制香燥药物伤阴之弊。全方疏肝解郁，养血扶脾，调理冲任。乳胀有结块者，酌加王不留行、路路通、橘核各15克；乳房胀痛灼热者，酌加川楝子6克、蒲公英15克；梦多寐差者，酌加炒枣仁、夜交藤各15克。本证型亦可选百灵调肝汤，作者常用疏肝行气方（金志春方）加减。

肝郁化火者，可选用丹栀逍遥散加减。

肝郁之人，木易生火而致心肝郁火，可在肝郁化火基础上出现心神不宁、夜寐不安、失眠多梦等表现，治当解郁清肝、泻火宁心，可用清心泻肝方（金志春方），或用丹栀逍遥散合黄连清心汤加减。

3. 血虚

主要证候：不孕，月经后期，经量少、色淡，形体瘦弱，面色萎黄，头晕目眩，皮肤不润，舌淡，苔薄，脉细弱。

证候分析：素体虚弱，营血不足，或久病失血，以致冲任血虚，胞脉失养，不能摄精成孕；营血不足，胞脉空虚，经行后期，经量少、色淡；血虚，不营于身则形体瘦弱；不荣于面则面色萎黄；不养于头目则头昏目眩；不濡于皮肤则皮肤不润。舌淡，苔薄，脉细弱，血虚之象。

治疗法则：健脾养血，调补冲任。

选方用药：加味四物汤（《济阴纲目》）。当归、川芎、白芍、熟地黄、阿胶、白术、茯苓、香附、续断各10克，橘红、炙甘草各5克，水煎服。方中当归、川芎、白芍、熟地黄、阿胶养血调经，调养冲任；白术、茯苓、橘红、甘草健脾和胃，益生化之源；续断补益肝肾；香附行气活血。全方健脾养血，调补冲任。气血两虚、神疲乏力者，酌加党参、黄芪各15克以增强补气之力。

4. 血瘀

主要证候：不孕，月经后期，经量少或多、色紫黑、夹血块，经行不畅，甚或漏下不止，少腹或腰骶骨疼痛拒按，经前痛剧，或有下腹积块癥瘕，舌紫黯或有瘀点，脉弦涩。

证候分析：瘀血内停，冲任受阻，胞脉不通，不能摄精成孕；瘀血阻滞，经行不畅而滞缓，经行后期，经量少或多、色紫黑、夹血块；血瘀阻滞则血不归经而致漏下不止；胞脉瘀阻不通则痛，少腹或腰骶骨疼痛拒按，经前痛剧；舌紫黯或有瘀点，脉弦涩，瘀血阻滞之象。

治疗法则：活血化瘀，调理冲任胞宫。

选方用药：少腹逐瘀汤。血瘀日久化热者，症见小腹灼痛、拒按，经量多、色红、质黏有块，舌红，苔黄，脉滑数，治宜清热解毒、活血化瘀，方用血府逐瘀汤酌加红藤、败酱草、薏苡仁、金银花等。若血瘀甚者，兼有肌肤甲错、两目黯黑、积块坚硬者，可用大黄䗪虫丸。

关于血瘀不孕，本书作者建立了“辨证活血助孕法”，并公开发表，在此将方证列出如下，供参考。

瘀血既是病理产物，又是致病因素，病变复杂多样，临床可有疼痛、出血、发热、经水不利、癥瘕积聚、肌肤甲错、两目黯黑、舌紫黯或有瘀点、脉涩不利等表现。瘀血可与其他病因相兼致病，变生诸症，故临床可见多个证型。肾虚血瘀不孕，可见月经迟发或经闭、头晕耳鸣、腰膝酸软、舌黯淡、苔薄白、脉沉弱涩，治宜补肾活血，可用补肾活血助孕方（金志春方）加减，或用补肾活血汤加减；脾虚（气虚）血瘀不孕，可见月经或多或少、食少纳呆、疲乏无力、舌黯淡、苔薄白、脉沉弱涩，治宜健脾益气活血，可用健脾益气活血助孕方（金志春方）加减；肝郁（气滞）血瘀不孕，可见月经或先或后、胸胁和乳房胀痛、烦躁易怒、善太息、舌黯、苔薄白、脉弦涩，治宜疏肝行气活血，可用疏肝活血助孕方（金志春方）加减；血虚血瘀不孕，可见月经后期、经量少、经闭不行、面色萎黄、心悸气短、舌黯淡、苔薄白、脉涩弱，治宜养血活血，可用养血活血助孕方（金志春方）加减；阴虚血瘀不孕，可见月经量少、手足心热、颧红盗汗、口干喜饮、舌黯、苔薄黄、脉细数或涩，治宜滋阴活血，可用滋阴活血助孕方（金志春方）加减；阳虚寒凝血瘀不孕，可见月经后期、经行血块较多且色紫黑、经行不畅甚或漏下不止、小腹冷痛、畏寒肢冷、手足冰凉、舌黯、苔薄白、脉沉涩，治宜温阳散寒活血，可用温阳活血助孕方（金志春方）加减；痰湿血瘀不孕，可见月经稀发或渐至停闭、形体肥胖、胸闷泛恶、痰多体倦、舌黯、苔白腻、脉濡或涩，治宜化痰除湿活血，可用化痰除湿活血助孕方（金志春方）加减。临床上有的患者病情复杂，可能同时存在多个证型兼夹，此时应进行辨证，采取联法活血，如脾肾两虚血瘀者治宜补肾健脾活血，可用补肾健脾活血助孕方（金志春方）加减。上述各证型，如果瘀血显著可酌加元胡、三棱、莪术、土鳖虫等药，但必须注意用药量效关系，不可过用。

5. 痰湿

主要证候：不孕，经行延后，经量少，甚或闭经，带下量多、色白、质黏、无臭，形体肥胖，头晕心悸，胸闷泛恶，苔白腻，脉滑。

证候分析：肥胖之人，痰湿内盛，脂膜肥厚，阻滞冲任，壅塞胞宫，不能摄精成孕；冲任胞宫阻塞程度不同，轻者经行延后，经量少，甚者经闭；痰湿中阻，清阳不升则头晕；痰湿停于心下则心悸，胸闷泛恶；湿浊下注，带下量多、色白、质黏、无臭；苔白腻，脉滑，痰湿内蕴之象。

治疗法则：化痰除湿，祛脂调经。

选方用药：启宫丸。白术、川芎、半夏曲、香附各30克，茯苓、神曲各15克，橘红、甘草各5克，共为细末作丸，每服10克，或水煎服。方中白术健脾燥湿，茯苓健脾利水，两者去体内之湿，除生痰之源；二陈汤（橘红、半夏、茯苓、炙甘草）中半夏换为半夏曲，炙甘草换为甘草，燥湿化痰，理气和胃，治一切痰饮为病；神曲助中焦脾胃，消食下气，化滞调中，由此运化水谷，逐痰积，可谓半夏曲助手；川芎散郁活血，香附理气，两者疏畅胞宫气血；甘草清热和中。多味合用，健脾消食，燥湿利水，化痰除脂，行气解郁，达到祛湿排痰消脂、通启胞宫作用。呕恶胸满甚者，酌加厚朴、枳壳、竹茹各10克行气除痰；痰湿内盛、胸闷气短者，酌加瓜蒌、南星、石菖蒲各10克利气宽胸以化痰湿；经量过多者，去川芎，酌加黄芪、续断各15克补气益肾以固冲任；心悸者，酌加远志15克以祛痰宁心；肾虚痰湿、月经后期或闭经者，酌加菟丝子、仙灵脾、巴戟天、鹿角胶各10克补肾调经。痰瘀互结成癥者，酌加三棱、莪术、土鳖虫各10克化瘀消癥。

6. 湿热

主要证候：不孕，月经先期或经期延长，淋漓不尽，赤白带下，腰骶酸痛，少腹坠痛，低热起伏，舌红，苔黄腻，脉弦数。

证候分析：湿热蕴结下焦，湿阻则冲任气血不畅，热伏则冲任胞宫被灼，不能摄精成孕；热迫血行，月经先期或经期延长，淋漓不尽；湿热下注，损伤带脉，出现赤白带下，腰骶酸痛，少腹坠痛；湿热黏滞，热郁于内，低热起伏；舌红，苔黄腻，脉弦数，湿热之象。

治疗法则：清热除湿，调理胞宫胞脉。

选方用药：四妙丸加味。黄柏（盐炒）、苍术、牛膝、薏苡仁各10克，方外另加金刚藤、红藤、败酱草各20～30克，香附10克，水煎服。方中黄柏清热燥湿，苍术燥湿健脾，薏苡仁祛湿热、利筋络，金刚藤、红藤、败酱草清热除湿解毒，牛膝补肝肾、强筋骨，香附行气解郁。全方清热除湿解毒，调理胞宫胞脉。湿热兼有瘀滞者，加当归、赤芍、元胡各10克以活血行瘀；经行腹痛加重者，加泽兰、三棱、莪术各10克以化瘀止痛。

7. 寒凝

主要证候：阳虚内寒，可出现不孕，月经后期或稀发，经量少、色淡，神疲乏力，畏寒肢冷，腰背小腹冷痛，腰膝酸痛，面色晦暗，小便清长；或寒凝血瘀，出现不孕，月经后期或稀发，经量少或多，经行血块较多、色紫黑，经行不畅，甚或漏下不止，少腹或腰骶冷痛拒按，经前、经期痛剧；或寒凝血瘀日久，出现寒凝癥瘕（包括子宫或附件肿块性病变，如子宫肌瘤、腺肌瘤、附件肿瘤或囊肿、子宫内膜异位病灶等）；或寒湿凝滞日久，出现不孕，月经后期，经量少、色黯、有块，平素带下量多、色白、质稀，经前或经期小腹冷痛，痛引腰背，得热痛减，畏寒肢冷，或有便溏。舌淡或紫黯或有瘀点，苔白或白腻，脉弦涩或沉紧。

证候分析：素体阳气虚衰，或素食生冷或久居寒凉之地感寒伤阳，阳损不甚时虽有阳虚内寒，但影响血行不显，主要以阳损内寒表现为主，可引起冲任胞宫失于温煦，不能摄精成孕，并出现月经后期或稀发，经量少、色淡，神疲乏力，畏寒肢冷，腰背小腹冷痛，腰膝酸痛，面色晦暗，小便清长。阳损较甚，寒气加重，可致寒凝血瘀，血行不畅，出现寒凝冲任胞宫，不能摄精成孕，还可出现月经后期或稀发，经量少或多，经行血块较多、色紫黑，经行不畅，甚或漏下不止，少腹或腰骶冷痛拒按，经前、经期痛剧。寒凝血瘀日久，瘀结不散，出现瘀块并日渐增大，形成寒凝癥瘕病变。寒性病变，除阳虚寒自内生或外寒内侵损伤阳气导致外，常有寒湿为患，此种寒湿，或由寒湿之邪内侵，或由阳气虚衰不能化气行水而内生。不论外感寒湿或寒湿内生，寒湿在体内凝滞日久都可出现阳虚寒湿，引起不孕，月经后期，经量少、色黯、有块，平素带下量多、色白、质稀，经前或经期小腹冷痛，痛引腰背，得热痛减，畏寒肢冷，或有便溏。舌淡或紫黯或有瘀点，苔白或白腻，脉弦涩或沉紧，阳虚寒生或阳虚寒湿之象。

治疗法则：阳虚内寒当温肾益气，暖宫祛寒，调养冲任；寒凝血瘀当温肾散寒，活血化瘀，调和冲任；寒凝癥瘕当温肾散寒，活血化瘀，消癥除瘕；寒湿凝滞当温肾散寒除湿，活血化瘀，调和冲任。

选方用药：阳虚内寒见前述“肾阳虚”。寒凝血瘀可选用少腹逐瘀汤或良方温经汤加减，作者多用温阳活血助孕方（金志春方）加减。寒凝癥瘕可选用少腹逐瘀汤合桂枝茯苓丸加减。寒湿凝滞可选用少腹逐瘀汤酌加苍术、茯苓等。

### （三）其他施治

针刺：肾阴虚者，针刺关元、肾俞、三阴交、太溪、照海，用补法。肾阳虚者，针刺中极、命门、肾俞、太溪、三阴交、大赫，用补法，中极可加灸法。肝郁者，针刺关元、三阴交、肝俞、太冲、期门、内关，其中关元、三阴交用补法，余穴用泻法。宫寒者，针刺中极、气海、命门、归来、足三里、三阴交，用平补法，中极、气海可针灸同用。寒湿者，针刺中极、脾俞、气海、足三里、丰隆、阴陵泉，前四穴用补法，后两穴用泻法。

灸法：温经暖宫者，艾条灸关元、神阙、命门、肾俞，每穴 10 分钟，隔日 1 次，或用隔姜灸，中等艾炷，每穴 5 ~ 10 分钟，隔日 1 次。

耳针：内分泌、肾、子宫、皮质下、卵巢，每次 2 ~ 3 穴，针刺中等刺激，隔日 1 次；或埋针每次 2 ~ 3 穴，每 3 日 1 次，双耳交替；或用留行子贴压，每日加压 2 ~ 3 次，双耳交替。

## 第二节　癥　瘕

妇人小腹（指生殖器官）有包块，或胀，或满，或痛者，称为癥瘕。其中，坚硬不移、痛有定处者为癥，属血分病；聚散无常、痛无定处者为瘕，属气分病。古人认为癥瘕同属一类疾病，常先气聚为瘕，日久气病及血，血瘀成癥，故将癥瘕并称。现在看来，癥瘕未必是一类疾病。从癥瘕概念推论，癥病是有形之病，相当于西医学所言生殖器官包块性疾病，如生殖器官肿瘤、盆腔炎性包块、子宫内膜异位性包块等；而瘕病是无形之病，相当于西医学所言何病难以对应，只是患者的感受，值得探讨。若包块质地坚硬、凸凹不平、增长速度快，要注意恶性病变可能。

## （一）病因病机

癥瘕多因脏腑不调，气机阻滞，瘀血内积，痰瘀相结，以致气滞为瘕，血瘀成癥，或痰瘀互结成块，日久不消，以气滞、血瘀、痰瘀互结为主要病理机制，且痰湿瘀血积结日久可能化毒，出现热毒瘀结或寒毒瘀结为患。

气滞瘕聚：七情所伤，肝气郁结，气血运行受阻，结滞小腹，滞于冲任胞宫，气聚成瘕。

瘀血成癥：经期产后，胞脉空虚，余血未尽而房事不节，或邪气侵袭，凝滞气血，或暴怒伤肝，气逆血留，或忧思伤脾，气虚血滞，瘀血停留，积久成癥。

痰瘀互结：素体脾虚或饮食伤脾，脾虚湿聚，湿聚为痰，下注胞脉胞宫与血搏结，或胞脉胞宫宿停瘀血，下注痰湿与之交结，日久不消，积久成癥。

热毒或寒毒瘀结：经期产后，胞脉空虚，感染湿热毒邪或寒湿毒邪，与血搏结，瘀结胞脉胞宫，或痰湿瘀血积滞日久，或从热化毒形成热毒瘀结癥瘕，或从寒化毒形成寒毒瘀结癥瘕。

## （二）辨证施治

辨别包块的大小、部位、病程、性质善恶、兼症和月经情况，分清在气在血、痰瘀、热毒或寒毒。治以活血化瘀、轻坚散结为主，佐以行气、化痰，兼调寒热。注意体质强弱、病情虚实，酌用攻补，随证施治，遵循“衰其大半而止”原则，避免攻伐太过，损伤元气，必要时施以中西医结合诊治。

### 1. 气滞瘕聚

主要证候：小腹包块，质软，推之可移，时聚时散，或上或下，时或疼痛，痛无定处，小腹胀满，胸闷不舒，精神抑郁，月经不调，舌红，苔薄，脉沉弦。

证候分析：气聚成瘕，故小腹包块，质软，推之可移，时聚时散，或上或下；气滞则痛，气散则止，故时痛时止，痛无定处；肝失条达，气机不畅，故小腹胀满，胸闷不舒，精神抑郁；气滞冲任失司，则月经不调；舌红，苔薄，脉沉弦，气滞之象。

治疗法则：疏肝解郁，行气散结。

选方用药：香棱丸。木香、丁香各15克，三棱、莪术、青皮、枳壳、川楝子、小茴香各30克，共为细末，面糊为丸（原方朱砂为衣），如梧桐子大，每服20丸，或适当剂量水煎服。方中木香、丁香、小茴香温经理气；青皮疏肝解郁，消积行滞；川楝子、枳壳除下焦郁结，行气止痛；三棱、莪术行气破血，消瘕散结。全方疏肝解郁，行气散结，消除气瘕。本证型本书作者常用行气消瘕方（金志春方）加减。

2. 瘀血成癥

主要证候：小腹包块，质硬，固定不移，疼痛拒按，肌肤少泽，口干不欲饮，月经延后，淋漓不断，面色晦暗，舌紫黯，脉沉涩有力。

证候分析：瘀血积结，气血不畅，日久成癥，可见小腹包块，质硬，固定不移，疼痛拒按；瘀阻脉络，肌肤失养，肌肤少泽，面色晦暗；瘀血内阻，津液不能上承，口干不欲饮；瘀阻冲任，血不归经，月经延后，淋漓不止；舌紫黯，脉沉涩有力，血瘀之象。

治疗法则：活血破瘀，散结消癥。

选方用药：桂枝茯苓丸。桂枝、茯苓、桃仁、丹皮、赤芍各等份，研细末，炼蜜为丸，亦可适当剂量水煎服。方中桃仁、丹皮活血化瘀；赤芍养血和血，以去瘀生新；桂枝温通血脉以助活血，得赤芍以调和气血；茯苓消痰利水，渗湿健脾。全方化瘀生新、调和气血，为化瘀消癥轻缓之剂。积块坚牢者，酌加鳖甲、土鳖虫以软坚散结，化瘀消癥；疼痛剧烈者，酌加元胡、莪术、姜黄以行气活血止痛；小腹冷痛者，酌加小茴香、炮姜以温经散寒；月经过多、崩漏不止者，酌加三七粉、炒蒲黄、血余炭等化瘀止血。本证型症状较重者，宜桂枝茯苓丸与活络效灵丹合用，以增强破瘀消癥之力。本证型本书作者常用化瘀消癥方（金志春方）加减。

若血瘀甚，兼肌肤甲错、两目黯黑，用大黄䗪虫丸，本方重在用虫类搜剔脉络，祛瘀消癥；或用化癥回生丹。

3. 痰瘀互结

主要证候：小腹包块，触之坚硬，时或作痛，带下量多、色白、黏稠，胸脘痞闷，时欲呕恶，经行愆期，甚或闭而不行，舌胖黯紫，苔白腻，脉弦滑。

证候分析：痰湿与瘀血相结胞宫或胞脉，日久不消，积结成癥，按之坚硬，时或作痛；痰湿内结，则胸脘痞闷；痰湿聚滞中焦，则恶心泛呕；痰湿阻滞冲任，则月经愆期，甚或经闭不行；湿痰下注，则带下量多、色白、黏稠；舌胖黯紫，苔白腻，脉弦滑，痰瘀内阻之象。

治疗法则：除湿化痰，破瘀消癥。

选方用药：散聚汤合活络效灵丹。散聚汤：半夏、槟榔、当归各22克，陈皮、杏仁、桂心各60克，茯苓、炙甘草、炮附子、川芎、枳壳、厚朴（姜汁制）、吴茱萸各30克。活络效灵丹：当归、丹参、乳香、没药各30克，每用15克煎服，或作丸散服。合方中，半夏消痰涤饮，陈皮利气除痰，茯苓渗水饮以和脾，杏仁消痰降气，炙甘草缓中气以益胃，炮附子温阳气以散寒，桂心除积冷以通脉，吴茱萸散寒以止痛，槟榔、枳壳、厚朴行气以消积，川芎行血中之气以活血，丹参、当归养血并活血，乳香、没药破瘀以消癥。全方涤痰逐饮，行气破结，化瘀消癥，通络止痛。脾胃虚弱、纳差神疲者，酌加党参、白术健脾益气，大便不利者，加大黄以通便；气滞血瘀显著者，酌加三棱、莪术破血行气以增消癥之力。本证型亦可选用开郁二陈汤合用活络效灵丹加减。本证型本书作者常用化痰消癥方（金志春方）加减。

4. 热毒瘀结

主要证候：小腹包块拒按，小腹和腰骶疼痛，带下量多、色黄或五色杂下，经期提前或延长，经血量多，经前腹痛加重，发热口渴，便秘溲黄，舌红，苔黄腻，脉弦滑数。

证候分析：湿热积聚，蓄久成毒，阻滞胞脉胞宫，气滞血瘀而结成癥瘕，小腹包块拒按，小腹和腰骶疼痛；热毒蕴结，损伤任带，带脉失约，湿浊下注，带下量多、色黄或五色杂下；热扰冲任，迫血妄行，且有瘀血内阻，血不归经，可出现经期提前或延长，经血量多；瘀血内停，气机不畅，经前血海盛满，瘀滞更甚，经前腹痛加重；毒热壅盛，营卫不和，发热口渴；热邪伤津，便秘溲黄；舌红，苔黄腻，脉弦滑数，湿热毒邪内蕴之象。

治疗法则：解毒除湿，破瘀消癥。

选方用药：黄连解毒汤合活络效灵丹。黄连解毒汤清热燥湿、泻火解毒，用于热毒内蕴、三焦湿热导致的病证。活络效灵丹化瘀消癥、通络止痛。两方相合，水煎服或制作丸散服，清热解毒除湿，破瘀活络消癥，可用于热毒蕴盛、瘀血内结之癥瘕。兼大便秘结者，黄连解毒汤加入大黄，名栀子金花汤。小腹包块疼痛，兼带下量多、色黄、稠如脓，或五色带杂下，臭秽难闻，疑为恶性病变者，可在合方中酌加半枝莲、穿心莲、蛇舌草、蚤休以清热解毒消癥。本证型本书作者常用热毒消癥方（金志春方）加减。

5. 寒毒瘀结

主要证候：小腹包块拒按，小腹和腰骶疼痛，带下量多、色白或五色杂下，月经周期延长，经血量多、色黯，经前、经期腹痛加重，小腹冷痛，舌淡或淡胖，苔白腻，脉沉弱。

证候分析：寒湿积聚，蓄久成毒，寒湿毒邪凝滞，阻滞胞脉胞宫，气滞血瘀而结成癥瘕，小腹包块拒按，小腹和腰骶疼痛；寒湿内盛下注，损伤带脉，带下量多、色白或五色杂下；寒湿凝滞，血行不畅，冲任受阻，月经周期延长，经血量多、色黯，经前、经期腹痛加重，小腹冷痛；舌淡或淡胖，苔白腻，脉沉弱，寒湿内盛之象。

治疗法则：温阳逐寒，除湿解毒，化瘀消癥。

选方用药：五积散合活络效灵丹加减。五积散：当归、川芎、苍术、姜半夏、川朴、羌活、茯苓、芍药、枳壳、桔梗各10克，陈皮、甘草各5克，肉桂、干姜各3克，无表证去麻黄、白芷。方中苍术燥湿运脾，川朴行气消积、燥湿除满，肉桂、干姜温里和中，姜半夏、陈皮、茯苓、甘草燥湿化痰，羌活祛风除湿，桔梗、枳壳升降并用以调畅气机，当归、川芎、芍药补血活血、通经行滞。全方温阳逐寒，化湿除痰，理气和血，因非表证者去麻黄、白芷。加活络效灵丹化瘀消癥、通络止痛。两方合用，温阳逐寒，除湿化痰解毒，化瘀消癥。本证型本书作者常用寒毒消癥方（金志春方）加减。

## （三）其他施治

针灸：气滞血瘀者，针刺气海、气冲、三阴交、合谷，瘀血较甚者配血海、次髎、膈俞、石门，用泻法或平补平泻法，强刺激。痰湿者，针刺关元、水道、足三里、三阴交，实证用泻法，虚证用补法。

耳针：子宫、内分泌、交感、肝、肾，留行子贴豆按压，每周2次。

火针：取关元、中极、水道、归来，快速进退针，每周2次，适用虚寒证。

推拿：气滞血瘀者，取气海、中极、八髎、合谷、三阴交、血海，推擦任脉；点揉气海、中极，使小腹有胀感；点按八髎，使胀麻感向腹部扩散；点按合谷、三阴交、血海，每穴2分钟。

## 第三节　妇人小腹痛

妇人不在行经、妊娠及产后期间发生小腹疼痛，甚则痛连腰骶者，称为妇人小腹痛，亦称妇人腹中痛。妇人腹痛记载最早见于《金匮要略》“妇人腹中诸疾痛，当归芍药散主之”。妇人小腹痛记载最早见于《妇人大全良方》“夫妇人小腹疼痛者，此由胞络之间夙有风冷，搏于血气，停结小腹，因风虚发动与血相击，故痛也”。本病相当于西医学所言盆腔炎、宫颈炎、子宫肥大症及盆腔淤血综合征等引起的腹痛。

### （一）病因病机

妇人小腹痛主要是因冲任虚衰，胞宫胞脉失养，“不荣则痛”，或冲任阻滞，胞宫胞脉失畅，“不通则痛”。临床主要有邪毒壅盛、湿热瘀结、寒湿凝滞、痰瘀互结、气滞血瘀、气血虚弱、阳虚寒滞和虚热内扰等证型。

邪毒壅盛：经期产后，血室正开，若有邪毒乘虚而入，或子宫、小腹手术消毒不严，感染邪毒，邪毒毒蚀损伤胞宫胞脉，瘀阻气血而痛。

湿热瘀结：湿热宿蕴，流注下焦，或经期产后，余血未尽，感受湿热之邪，与血搏结，瘀阻冲任，胞宫胞脉血行不畅，不通而痛。

寒湿凝滞：经期产后，余血未尽，冒雨涉水，感寒饮冷，或久居寒湿之地，寒湿损伤胞宫胞脉，血为寒湿所凝，冲任阻滞，胞宫胞脉血行不畅，不通而痛。

痰瘀互结：素体脾虚或饮食伤脾，脾虚湿聚，湿聚为痰，下注胞脉胞宫与血搏结，或胞脉胞宫宿停瘀血，下注痰湿与之交结，日久不散或积结成块，血行不畅，小腹作痛。

气滞血瘀：素性抑郁，或愤怒伤肝，气机郁滞，气滞则血瘀，冲任阻滞，胞宫胞脉血行不畅，不通而痛。

气血虚弱：素禀体虚，精血不足，或忧思太过，饮食不节，劳役过度，损伤脾胃，化源匮乏，或大病久病，耗伤精血，以致冲任血虚，胞宫胞脉失养而痛。

阳虚寒滞：先天禀赋不足，肾阳虚衰，或房劳过度，损伤肾气，或经期产后摄生不慎，感寒入里，损伤肾阳，命门火衰，虚寒内生，胞宫胞脉失于温煦，血行迟滞而痛。

虚热内扰：素体阴虚，或多产房劳，耗伤阴血，或大病久病，阴血受损，以致虚热内生，热扰胞宫胞脉，阴血不荣并虚热内扰而痛。

### （二）辨证施治

#### 1. 邪毒壅盛

主要证候：小腹疼痛急剧、拒按，带下量多、色黄或赤白相兼或五色杂下、质稠味臭，高热寒战，头身疼痛，口干欲饮，溲赤便结，舌红，苔黄厚腻，脉滑数或洪数。

证候分析：感染邪毒，起病急骤，邪毒炽盛，正邪相争，高热寒战；邪毒侵蚀胞宫胞脉，气血壅塞损伤，小腹疼痛剧烈、拒按；任带受损，气血壅腐，带下量多、色黄或赤白相兼或五色杂下、质稠味臭；邪毒弥漫全身，壅塞经脉，气血不畅，头身疼痛；邪毒内灼，损津伤液，口干欲饮，溲赤便结；舌红，苔黄厚腻，脉滑数或洪数，邪毒炽盛之象。

治疗法则：清热解毒，活血止痛。

选方用药：五味消毒饮合大黄丹皮汤。五味消毒饮：金银花20克，野菊花、蒲公英、紫花地丁、紫背天葵子各15克。大黄丹皮汤：大黄、桃仁各10克，丹皮15克，冬瓜子30克，芒硝6克，水煎去滓，纳芒硝烊化后服。五味消毒饮中，金银花清热解毒、消散痈肿，紫花地丁、蒲公英、野菊花、紫背天葵子清热解毒、凉血消肿散结。五味合用，清热解毒、散结消肿。大黄丹皮汤中，大黄清热解毒、祛瘀通便，丹皮凉血散瘀，芒硝清热解毒、泻下通便，桃仁活血化瘀，冬瓜子排脓散结。五味合用，泻热逐瘀、散结消痈。两方相合，清热解毒，凉血活血，消肿止痛。热结血瘀、热毒甚者，可见高热不退、神昏谵语、腹痛拒按，宜泻热化瘀散结，可用桃核承气汤加味：桃仁15克，大黄12克，桂枝、炙甘草、芒硝各6克，方外另加金银花15克、连翘10克、蛇舌草20克，水煎，去滓，纳芒硝，再上火微沸，温服，当有微利。

2. 湿热瘀结

主要证候：小腹疼痛拒按、灼热，或有积块，带下量多、黄稠、味臭，腰骶胀痛，低热起伏，小便短黄，舌红，苔黄腻，脉弦滑数。

证候分析：湿热之邪与血搏结，瘀阻胞宫胞脉，血行不畅，小腹疼痛拒按，有灼热感，湿热淤积不散可有积块；湿热之邪伤及任带、胞宫，带下量多、黄稠、味臭；胞脉系于肾，湿热损伤胞脉，系连于肾，可伴腰骶胀痛；湿热缠绵，低热起伏；湿热壅遏下焦，小便短黄；舌红，苔黄腻，脉弦滑数，湿热瘀结之象。

治疗法则：清热除湿，化瘀止痛。

选方用药：清热调血汤加味。生地黄、当归、川芎、白芍（可改用赤芍）、黄连、香附、桃仁、红花、延胡索、丹皮、莪术各10克，方外另加红藤、败酱草、薏苡仁、土茯苓各15克，黄柏10克。方中黄连清热解毒燥湿，当归、川芎、桃仁、红花、莪术活血散瘀，香附、延胡索行气活血止痛，生地黄、丹皮、赤芍凉血清热，丹皮、赤芍还可凉血化瘀，红藤、败酱草、薏苡仁、土茯苓、黄柏增强清热解毒利湿之力。诸药合用，清热凉血，解毒利湿，化瘀止痛。热象明显者，酌加柴胡、黄芩；腰骶酸痛者，酌加枸杞子、菟丝子、桑寄生等；经前或经期小腹疼痛或坠胀不适，有灼热感，或痛连腰骶，或平时小腹疼痛、经前加剧，酌加乳香、没药等；病程较久，有困倦、乏力等气虚症状，酌加黄芪、党参、白术等；脾失健运者，酌加木香、砂仁；有包块者，酌加三棱。

3. 寒湿凝滞

主要证候：小腹冷痛，痛处不移，得温痛减，带下量多、色白、质稀，形寒肢冷，面色青白，唇舌紫黯，苔白腻，脉沉紧。

证候分析：寒湿之邪，重浊凝滞，客于冲任胞中，与血搏结，瘀阻经脉，血行不畅，小腹冷痛，痛处不移，得温则瘀滞稍通而痛减；寒湿生浊，下注冲任，带脉失约，带下量多、色白、质稀；寒湿伤阳，形寒肢冷，面色青白；寒湿凝滞，气血不畅，唇舌紫黯；苔白腻，脉沉紧，寒湿凝滞之象。

治疗法则：散寒除湿，化瘀止痛。

选方用药：少腹逐瘀汤加味。当归、川芎、赤芍、元胡各10克，肉桂、小茴香、干姜、没药、生蒲黄、五灵脂各5克，方外另加苍术、茯苓、独活各10克。少腹逐瘀汤温经散寒，祛瘀止痛；苍术、茯苓、独活健脾祛湿，通痹止痛，与少腹逐瘀汤合用，可散寒除湿，化瘀止痛，适用于小腹寒湿凝滞者。

4. 痰瘀互结

主要证候：小腹时或作痛，或有包块、触不坚硬，带下量多、色白、黏稠，胸脘痞闷，时欲呕恶，经行愆期，甚或闭而不行，舌胖黯紫，苔白腻，脉弦滑。

证候分析：痰湿与瘀血相结胞宫或胞脉，血行不畅，小腹时或作痛，或有痰瘀互结日久，积结成块，触不坚硬；痰湿内结，胸脘痞闷；痰湿聚滞中焦，恶心泛呕；痰湿阻滞冲任，月经愆期，甚或经闭不行；湿痰下注，带下量多、色白、黏稠；舌胖黯紫，苔白腻，脉弦滑，痰瘀内阻之象。

治疗法则：除湿化痰，化瘀止痛。

选方用药：散聚汤合活络效灵丹。两方相合，涤痰逐饮，行气破结，化瘀消癥，通络止痛。脾胃虚弱、纳差神疲者，酌加党参、白术健脾益气；气滞血瘀显著者，酌加三棱、莪术破血行气消瘀结。本证型亦可选用开郁二陈汤合用活络效灵丹加减。

5. 气滞血瘀

主要证候：小腹或少腹胀痛、拒按，胸胁、乳房胀痛，烦躁易怒，时欲太息，脘腹胀满，食欲欠佳，舌紫黯或有瘀点，脉弦涩。

证候分析：肝郁气滞，血行不畅，冲任阻滞，不通则痛，小腹或少腹胀痛、拒按；肝脉不舒，气机不畅，胸胁、乳房胀痛，烦躁易怒，时欲太息；肝郁克脾，气机不畅，脾失健运，脘腹胀满，食欲欠佳；舌紫黯或有瘀点，脉弦涩，气滞血瘀之象。

治疗法则：行气活血，化瘀止痛。

选方用药：牡丹散。丹皮、桂心、当归、延胡索各30克，三棱45克，莪术、牛膝、赤芍各60克，为粗末，每用10克，水煎温服。方中当归、赤芍养血活血，牛膝、丹皮活血化瘀，三棱、莪术、延胡索行气活血止痛，桂心温经通络。全方行气活血，化瘀止痛。

6. 气血虚弱

主要证候：小腹隐痛、喜按，神疲乏力，头晕眼花，面色萎黄，唇甲色淡，心悸气短，失眠多梦，大便燥结，月经量少、色淡，舌淡，苔少，脉细弱。

证候分析：气血虚弱，胞宫胞脉失于濡养，小腹隐痛、喜按；气血虚弱，不能养神供能则神疲乏力，不能上荣清窍则头晕眼花，不荣于心则心悸气短、失眠多梦；气虚肠道运行乏力，血虚肠道失濡，大便燥结；气血虚弱，冲任失养，血海不足，月经量少、色淡；舌淡，苔少，脉细弱，血虚之象。

治疗法则：益气养血止痛。

选方用药：八珍胡附汤（金志春方）。熟地黄15克，白芍20克，人参、白术、茯苓、当归、川芎、元胡、香附各10克，炙甘草5克，水煎温服。本方由八珍汤加元胡、香附而成。八珍汤可补益气血，元胡、香附行气活血止痛，白芍重用并与甘草相合，可缓急止痛。全方可益气养血止痛。

7. 阳虚寒滞

主要证候：小腹冷痛下坠，喜温喜按，头晕耳鸣，腰膝酸软，畏寒肢冷，小便频数，夜尿量多，大便不实，舌淡，苔白滑，脉沉弱。

证候分析：肾阳虚衰，虚寒内生，胞脉胞宫失于温煦，小腹冷痛下坠，喜温喜按；肾虚，髓海不足则头晕耳鸣，外府失荣则腰酸膝软；阳虚，阳气不能外达，畏寒肢冷；肾阳虚衰，膀胱气化失常，小便频数，夜尿量多；火不暖土，大便不实；舌淡，苔白滑，脉沉弱，肾阳虚衰之象。

治疗法则：温肾助阳，暖宫止痛。

选方用药：温胞饮。

8. 虚热内扰

主要证候：小腹坠痛，午后潮热，盗汗，颧赤唇红，手足心热，咽干口燥，闭经或月经不定期或经期提前，经量少、色红、质稠，舌红，苔少或薄黄，脉细数。

证候分析：阴虚血热，冲任胞宫受扰，胞脉血少且受灼而瘀，小腹坠痛不适；阴虚生内热，多见午后潮热，盗汗，手足心热；阴血不足，血海不能按时满溢或溢而不多，闭经或月经不定期；阴虚血热，扰动血海，经期提前，经量少、色红、质稠；舌红，苔少或薄黄，脉细数，阴虚血热之象。

治疗法则：养阴清热，凉血止痛。

选方用药：两地汤加味。生地黄、玄参各30克，白芍、麦冬各15克，阿胶、地骨皮各10克，方外另加丹参15克，丹皮、香附、甘草各10克，除阿胶外水煎，取汁后，阿胶入药汁烊化，温服。方中生地黄、玄参、麦冬滋阴降火，清热凉血；地骨皮凉血以清虚热；白芍和血敛阴，与甘草相合，缓急止痛；阿胶滋阴补血；丹参清热除烦，养血活血，通经止痛；丹皮凉血活血；香附行气活血止痛，并防阴虚血少而凉滞。全方滋阴清热，凉血活血，通经止痛。月经过少者，加枸杞子、何首乌滋肾填精以生血；五心烦热甚者，加白薇、生龟版、青蒿以清热退蒸；心烦不寐者，加龙骨、牡蛎、柏子仁、炒枣仁以镇静安神；月经过多者，加女贞子、旱莲草、龟版胶以滋阴止血；头晕耳鸣者，加龟版、石决明以潜阳。

## （三）其他施治

针灸：针刺，主穴取中极、关元、气海，配穴取八髎、三阴交、阴陵泉，用虚补实泻法。艾灸，主穴取气海、中极、归来，配穴取大肠俞、次髎，鲜姜片置穴位处，艾炷置姜片上灸之，每穴灸3壮。

耳针：取穴子宫、卵巢、内分泌、肾上腺、盆腔、交感等，留行子贴豆按压。

电针：取穴次髎、肾俞、三阴交，电针，负极接次髎或肾俞，正极接三阴交。

拔罐：取穴肾俞、关元俞、八髎、神阙，腰骶部腧穴闪罐后留罐10分钟，神阙用大罐，留罐

5分钟。

推拿：取穴气海、关元、归来、肾俞、次髎、三阴交、阴陵泉，掌摩气海、关元、归来，掌擦腰骶部督脉，腰骶部膀胱经施以滚法，均以透热为度，按揉肾俞、次髎、三阴交、阴陵泉各1分钟。

直肠给药：妇人小腹痛病位主要在盆腔，可以采用直肠保留灌肠法或直肠滴注法，药物可以使用前述辨证施治药液或其他辨证处方药液。

## 第四节 前阴病证

妇人前阴（包括阴户、玉门、阴道）发生的病变，称为前阴病。

前阴是女性生殖系统的一部分，通过经络与脏腑相联系。足厥阴肝经“入毛中，过阴器，抵少腹”。足少阳胆经“入毛际，合于厥阴”。“前阴者，宗筋之所聚”（《素问·厥论》），足厥阴、足少阴之筋皆“结于阴器”，足太阴、足阳明之筋皆“聚于阴器”。冲脉“与阳明合于宗筋”；任脉出于会阴，过阴器，“以上毛际”；督脉“女子入系廷孔”，“其络循阴器”。上述说明，前阴通过经络、经筋及冲、任、督三脉与肝、脾、肾等脏腑直接或间接联系。

前阴病发病机制有直接和间接两个方面。间接机制是脏腑功能失常累及前阴而发生病变，如肝肾亏损、阴部筋脉或肌肤失养可致阴痒、阴痛等病证。直接机制是前阴局部感染邪毒、病虫，或受外伤等，可致阴痒、阴疮等病证。冲任经络出于会阴，循毛际，上过乳头；乳头属肝，足厥阴肝经上膈，布胸胁绕乳头而行；足少阴肾经，上贯肝膈而与乳联，故前阴病证常与乳房有一定关联。

前阴病治疗，一般采用内治与外治相结合、整体与局部治疗相结合，内服药整体调理脏腑以治本，局部外治以治标。外治要注意“治外必本诸内”原则，遵循辨证施治。前阴病重在防护，如注意前阴清洁卫生，防止邪毒、病虫感染和损伤，十分重要。

常见的前阴病有阴痒、阴肿、阴痛、阴疮、阴挺、阴冷、阴吹，狐惑病也有发生。

### 一、阴痒

妇人外阴和（或）阴道瘙痒，甚则痒痛难忍，坐卧不宁，或伴带下增多者，称为阴痒。其中，仅阴道口瘙痒者，称为阴门瘙痒；仅阴道瘙痒者，称为阴道痒、阴中痒；仅外阴瘙痒者，称为外阴痒；外阴剧痒，并伴有皮肤变白、粗糙增厚或干枯萎缩或皲裂破溃者，可称之为外阴白痒。本病相当于西医学所言外阴瘙痒症、外阴炎、阴道炎及外阴营养不良等疾病。外阴白痒，类似于外阴营养不良，过去曾称为外阴白色病变、外阴白斑，病属难治。伴带下病引起的阴痒，诊治可参考“带下病”。

#### （一）病因病机

阴痒发病机制有虚实两个方面。虚者，肝肾阴虚，燥火生风，或营血不足，血虚生风；实者，湿热下注，浸渍阴户，或湿浊生虫，虫蚀阴中。常见有燥火生风、血虚生风、湿热浸渍、阴虫蚀阴等证型。

燥火生风：素体阴虚，或大病久病，或产多乳众，耗伤精血，以致肝肾阴虚，燥火内生，阴部失养并燥火生风而痒。

血虚生风：素体脾虚化源不足，或失血过多，或久病大病，或产多乳众，耗伤精血，阴部血虚失养并化燥生风而痒。

湿热浸渍：素体脾虚或饮食劳倦伤脾，或肝郁损脾，脾虚湿聚，湿蕴化热，下注损伤任带，带下量多，浸渍阴部而痒。

阴虫蚀阴：素体脾虚湿盛，流注下焦，蕴热生虫，或摄生不洁，虫入阴中，或久居湿地，湿浊生虫，阴虫蚀阴而痒。

## （二）辨证施治

### 1. 燥火生风

主要证候：阴部干涩、灼热，奇痒难忍，夜间痒甚，阴部皮肤变白、粗糙增厚或干枯萎缩或皲裂破溃，白带减少或全无，头晕目眩，五心烦热，烘热汗出，腰酸腿软，舌红，苔少，脉细数。

证候分析：阴户为肝肾分野，肝肾阴虚，精血不足，燥火内生，阴部失养，燥火生风，阴户干涩、灼热，奇痒难忍，夜间痒甚（阴血不足，夜间阴气甚有助抗邪，夜间痒甚）；肝肾阴虚，精血不足，阴部肌肤失养，皮肤变白、粗糙增厚或干枯萎缩或皲裂破溃；肝肾阴虚，白带减少，甚或全无；肝肾阴虚，肝阳偏亢，头晕目眩，烘热汗出，五心烦热；肾虚外府失养，腰酸腿软；舌红，苔少，脉细数，肝肾阴虚之象。

治疗法则：调补肝肾，滋阴降火，祛风止痒。

选方用药：知柏地黄丸加味。熟地黄 24 克，山茱萸、山药各 12 克，茯苓、泽泻、丹皮、知母、黄柏各 9 克，方外另加制何首乌、当归、白藓皮、防风各 10 克，水煎服。知柏地黄丸由六味地黄丸加知母、黄柏而成。六味地黄丸滋肾肝脾之阴，以滋肾阴为主，其中熟地黄、山茱萸、山药是谓“三补”；泽泻利湿浊而泻火，丹皮泻相火，茯苓渗脾湿以泻火，是谓“三泻”；知母、黄柏降相火，泻肾火，故知柏地黄丸补益肝肾、滋阴降火。方外另加制何首乌补益精血，当归养血活血，白藓皮、防风祛风止痒。全方调补肝肾，养血生精，滋阴降火，祛风止痒。

### 2. 血虚生风

主要证候：阴部瘙痒，夜晚尤甚难止，阴部皮肤干涩，缺乏光泽，或见脱屑，甚或皲裂，白带量少或全无，可伴头晕眼花，心慌心悸，失眠多梦，大便燥结，舌淡，苔薄白，脉细或细数无力。

证候分析：血虚化燥生风则阴部瘙痒，夜间阴气甚有助抗邪而见夜间痒甚难止；血虚不能濡养阴部，阴部皮肤干涩，缺乏光泽，或见脱屑，甚或皲裂；血少津亏，白带减少，甚或全无；血虚，不能上荣于脑则头晕，不能上濡于目则眼花，不能养于心则心慌心悸、失眠多梦，不能濡润肠道则大便燥结；舌淡，苔薄白，脉细或细数无力，血虚之象。

治疗法则：养血润燥，祛风止痒。

选方用药：当归饮子加味。当归、白芍、川芎、生地黄、白蒺藜、防风、荆芥穗各 30 克，何首乌、黄芪、甘草各 15 克，方外另加牛膝、鸡血藤各 10 克，水煎服。方中当归、白芍、川芎、生地黄、何首乌养血润燥，荆芥、防风祛风止痒，白蒺藜疏肝泄风，黄芪益气固表，鸡血藤养血活血，甘草益气和中、调和诸药，牛膝补益肝肾、引药下行。全方养血润燥，祛风止痒。

3. 湿热浸渍

主要证候：阴部瘙痒，外阴红肿灼痛，带下量多、色黄如脓、黏稠臭秽；肝经湿热下注者，头晕目眩，口苦咽干，心烦易怒，目赤肿痛，或耳聋耳肿，胸胁胀痛，便秘溲赤，舌红，苔黄腻，脉弦滑而数；脾虚湿热下注者，脘闷纳差，口苦口腻，大便溏而不爽，舌红，苔黄腻，脉濡数或滑数。

证候分析：肝郁损脾，湿聚蕴热，湿热循肝经下注，浸渍损伤阴部，红肿瘙痒，甚则灼痛。肝经湿热下注，损伤任带，带下量多、色黄如脓、黏稠臭秽；肝经湿热，熏蒸头目，头晕目眩、目赤肿痛；热盛伤津则咽干，热扰心神则心烦易怒；肝病及胆，胆火上炎，口干、耳聋耳肿；肝经郁结，胸胁胀痛；热盛伤津，便秘溲赤；舌红，苔黄腻，脉弦滑而数，肝经湿热之象。脾虚湿聚，脘闷纳差，口苦口腻，大便溏而不爽；舌红，苔黄腻，脉濡数或滑数，湿热内蕴之象。

治疗法则：肝经湿热下注者，泻肝清热，除湿止痒；脾虚湿热下注者，理脾泄热，渗湿止痒。

选方用药：肝经湿热下注者，方选龙胆泻肝汤。龙胆草 15 克，黄芩、栀子、泽泻、木通、车前子、当归、生地黄、柴胡各 10 克，甘草 5 克，水煎服。方中龙胆草泻肝胆，去湿热；黄芩、栀子助清热去湿之力；木通、车前子、泽泻清利湿热，使湿热从溲中出；为防火邪、湿热和苦燥淡利药伤阴，以生地黄、当归滋养阴血以柔肝；肝胆性喜条达，火邪或湿热犯之易致气机郁滞，用柴胡疏之，并作为引经药；甘草助清热解毒，调和诸药，并防苦寒伤胃。全方泻中有补，疏中有养，泻肝保肝结合，攻不伤正，养不留邪，为泻肝胆、利湿热良方。火热炽盛、大便秘结者，加大黄 5～10 克，使火热从大便而去。

脾虚湿热者，方选易黄汤：山药、芡实各 30 克，黄柏、车前子、白果各 10 克，水煎服。方中山药、芡实健脾运湿，芡实还可固涩止带；白果收敛止带，兼除湿热；车前子利水渗湿；黄柏清热燥湿。诸药配伍，重在补涩，佐以清利，意在脾虚得复，热清湿去，带下、阴痒可止。若要增加清热利湿之力，可酌加茵陈、茯苓、椿根皮等药。

4. 阴虫蚀阴

主要证候：阴部瘙痒，如虫行状，甚则奇痒难忍；湿热生虫者，阴部灼热疼痛，带下量多、色黄或呈泡沫状、臭秽，心烦少寐，胸闷呃逆，口苦咽干，小便黄赤，舌红，苔黄腻，脉滑数；湿浊生虫者，带下量多、色白或如豆渣状、腥臭，胸闷呃逆，舌淡，苔白腻，脉濡。

证候分析：湿浊或湿热与阴虫互相滋生，虫蚀阴中，阴部瘙痒，如虫行状，甚则奇痒难忍。湿热生虫者，阴部灼热疼痛，湿热秽液下流，带下量多、色黄或呈泡沫状、臭秽；湿热内扰，虫蚀阴中，心神不宁，心烦少寐；湿热内蕴，胸闷呃逆；湿热熏蒸，口苦咽干；湿热伤津，小便黄赤；舌红，苔黄腻，脉滑数，湿热内蕴之象。湿浊生虫者，湿浊下注，带下量多、色白或如豆渣状、腥臭；湿浊内蕴，胸闷呃逆；舌淡，苔白腻，脉濡，湿浊内蕴之象。

治疗法则：湿热生虫者，清热利湿，杀虫止痒；湿浊生虫者，利湿除浊，杀虫止痒。

选方用药：湿热生虫者，选用萆薢渗湿汤加味。萆薢、薏苡仁、滑石各 30 克，黄柏、丹皮、赤茯苓、泽泻各 15 克，通草 6 克，方外另加白头翁、苦参、白藓皮、白蒺藜、防风，水煎服。方中萆薢利水祛湿，分清化浊；黄柏清热利湿，解毒疗疮；丹皮凉血化瘀，清膀胱湿热，泻肾经相火；泽泻渗湿泄热；薏苡仁利水渗湿；赤茯苓分利湿热；滑石利水通泄；通草清热滑窍，通利小便，使湿热随小便而出；白头翁、苦参、白藓皮杀虫止痒；白蒺藜、防风疏风止痒。全方合用，利湿清热，杀虫止痒。湿热较盛者，可酌加龙胆草、栀子。湿浊生虫者，在湿热基础用药上，去黄柏、丹皮，酌加土茯苓、苍术、藿香以增强祛湿浊之力。

### （三）其他施治

外洗：蛇床子散。蛇床子、川椒、明矾、苦参、百部各 15 克，煎汤熏洗坐浴，每日 1～2 次，连用 7～10 日，适用于湿热下注或虫蚀阴中者，表皮破损者去川椒。塌痒汤：鹤虱 30 克，苦参、威灵仙、当归尾、蛇床子、狼毒各 15 克，煎汤熏洗坐浴，临用时加猪胆汁更佳，每日 1～2 次，连用 7～10 日，适用于湿热下注或虫蚀阴中者，表皮破损者不宜。

外搽：珍珠散，表皮破损者可用。珍珠、青黛、雄黄各 3 克，黄柏 9 克，儿茶 6 克，冰片 0.3 克，共研细末外搽，每日 1～2 次。或紫草芝麻油：紫草、芝麻油适量，配成 4% 的紫草油，局部洗净后外涂，每日 1～2 次。

阴道坐药：苦参蛇床方。苦参、蛇床子各 50 克，制成细粉，阴道冲洗后，将 2 克左右粉剂撒入阴道壁，每日 1 次，连用 7～10 次。或阴道栓：蛇床子、百部、黄连、苦参、枯矾各 15 克，制成栓剂，每日睡时放置阴道深处，连用 7～10 日，适用于虫蚀阴中者。

针灸：毫针刺中极、下髎、血海、三阴交、阴陵泉，奇痒难忍者加曲骨、大敦，用泻法，适用湿热蕴结者；针刺肝俞、肾俞、太溪、三阴交、曲骨、会阴，用补法，适用于阴虚血亏者。

耳针：针刺神门、肝、脾、外生殖器、卵巢、肾，中强度刺激，每次 3～4 穴，留针 15～30 分钟，每日 1 次，亦可埋针或贴豆。

## 二、阴肿

妇人阴中或阴户肿胀者，称为阴肿；肿胀伴疼痛者，称为阴肿痛。生疮溃烂者不属阴肿范畴。西医学之外阴阴道炎、外阴阴道水肿、前庭大腺囊肿、外阴阴道血肿等阴肿者可参考施治。

### （一）病因病机

阴肿是指阴中或阴户出现以肿胀为特征的病证，可有气肿、水肿、血肿、毒肿，主要是因瘀滞则肿。气肿者，因气机郁滞阴部而肿；水肿者，因水湿下注、停留阴部而肿；血肿者，因阴部外伤、手术创伤或血行瘀滞等，出现出血或血瘀而肿；毒肿者，因感染毒邪、毒损阴部而肿。

## （二）辨证施治

1. 气肿

主要证候：肝郁气滞者，阴部肿或肿胀，胸胁、乳房胀或胀痛，神情抑郁或烦躁易怒，脘腹胀满，舌紫黯或有瘀点，脉弦涩；气虚下陷者，阴部肿胀而坠，神疲乏力，气短懒言，面色少华，舌淡，苔薄，脉沉弱。

证候分析：素性抑郁，若遇忧伤愤怒，肝郁气滞，气滞阴部而肿或肿胀；肝经气滞则经脉所行之处胸胁、乳房胀或胀痛；肝郁之人易于抑郁，过郁化火而烦躁易怒；木郁克土，脾胃受制则气机不畅而见脘腹胀满；舌紫黯或有瘀点，脉弦涩，气机阻滞之象。素体虚弱，复加劳倦伤气，气虚甚者升举无力、阳气下陷，陷于阴部，可有阴部肿胀而坠；阳气虚乏，可见神疲乏力，气短懒言，面色少华；舌淡，苔薄，脉沉弱，气虚之象。

治疗法则：肝郁气滞者，疏肝行气；气虚下陷者，益气升陷。

选方用药：疏肝行气可选逍遥散加减，益气升陷可选补中益气汤加减。

2. 水肿

主要证候：阴部肿或肿胀，皮薄光亮，按之凹陷，食欲减退，肢倦乏力，脘腹胀满，大便溏泄，面色苍白，腰膝酸软，畏寒肢冷，头晕耳鸣，舌淡胖，苔白润，脉沉弱。

证候分析：素体虚弱，脾虚水湿不运，或肾虚膀胱气化不利，水湿内停，下注阴部则阴肿或肿胀，皮薄光亮，按之凹陷；脾阳虚弱，运化失职则食欲减退，肢倦乏力，大便溏泄；气机升降不利则脘腹胀满；脾阳不足则面色苍白；肾阳虚弱，阳气失煦则畏寒肢冷；肾府空虚则腰膝酸软；肾虚脑髓失充则头晕耳鸣；舌淡胖，苔白润，脉沉弱，脾肾阳虚之象。

治疗法则：脾阳虚弱者，温阳健脾，行气利水消肿；肾阳虚弱者，温肾化气，行水消肿。

选方用药：脾气虚弱者选用实脾饮。附子、白术、茯苓、厚朴、木香、草果仁、大腹皮、木瓜各6克，干姜、甘草各3克，生姜3片，大枣3枚，每日1剂，水煎分服。方中，脾湿以大腹皮、茯苓利之；脾虚以白术、茯苓、甘草补之；脾寒以干姜、附子、草果仁温之；脾满以木香、厚朴导之；然土之不足，由于木之有余，木瓜酸温，能于土中泻木，兼能行水，与木香同为平肝之品，使木不克土而肝和，则土能制水而脾实矣。全方温阳健脾，行气利水消肿。本证型亦可选用白术散或参苓白术散加减。肾阳虚弱者选用真武汤合五苓散加减。

3. 血肿

主要证候：阴部外伤或手术后或因血行瘀滞等出现局部肿胀，重者可有疼痛，局部可见紫黯，舌正常或稍黯，脉正常或涩。

证候分析：阴部外伤或手术后出血或因血行瘀滞等，瘀阻阴部，引起肿胀，重者不通则痛；局部因出血瘀结而现紫黯；局部出血，舌脉可正常，严重者可见舌黯或脉涩。

治疗法则：活血化瘀，消肿止痛。

选方用药：本病证型虽非胸中血府血瘀，但亦为血瘀气滞，可用血府逐瘀汤为基础加减，如酌加香附10克、三七5～10克以增强行气化瘀止血之力。

4. 毒肿

主要证候：阴中或阴户红肿，初期可无疼痛，逐渐出现肿痛，常伴发热，口苦咽干，带下量多、黄稠臭秽，大便秘结，小便短黄，舌红，苔黄或黄腻，脉滑数。

证候分析：热毒内侵或湿热下注，结于阴部，始发红肿时可无疼痛，随热毒聚集，损血腐肉，肿胀加剧并伴疼痛；热毒内蕴或湿热蕴毒，常伴发热；热毒结于下焦或湿热下注，带下量多、黄稠臭秽；热盛伤津，口苦咽干；热壅下焦，伤津损液，大便秘结，小便短黄；舌红，苔黄或黄腻，脉数或滑数，热毒或湿热之象。

治疗法则：清热解毒或清热除湿解毒，消肿止痛。

选方用药：清热解毒方（金志春方）。黄连、黄芩、黄柏、栀子、金银花、连翘、蒲公英、紫花地丁、赤芍、丹皮、车前子、泽泻、当归各10克，生地黄15克，每日1剂，水煎分服。方中黄连、黄芩、黄柏、栀子清热燥湿、泻火解毒；金银花、连翘、蒲公英、紫花地丁清热解毒、消肿散结；赤芍、丹皮凉血活血；车前子、泽泻清热利湿，引热毒或湿热从小便而出；当归养血活血，生地黄凉血清热，两者质润，养血益阴，可制苦燥清利伤阴之弊。全方具有较强的清热泻火、除湿解毒、消肿止痛作用，适宜于热毒或湿热毒邪所致病证。本证型亦可选用龙胆泻肝汤加蒲公英、紫花地丁等药治疗。

### （三）其他施治

针刺：湿热下注者，针刺肝俞、中极、血海、三阴交、蠡沟、阴陵泉，用泻法。气虚下陷者，针刺气海、足三里、三阴交、百会、阴陵泉、长强，用补法，或针灸并用。

## 三、阴痛

妇人阴中或阴户疼痛，甚或牵引小腹，上连两乳，而局部无明显异常可见者，称为阴痛，亦称阴中痛、阴户痛、小户嫁痛等。西医学所言之盆腔炎、阴道炎、外阴炎、子宫内膜异位症、盆腔淤血综合征、性交痛等引起的阴痛者，可参考施治。

### （一）病因病机

阴痛主要病机涉及两个方面，即“不通则通”和“不荣则痛”。临床主要有肝郁气滞、寒滞肝脉、血瘀阻滞、湿热瘀结、肝肾虚损、气虚下陷等证型。

肝郁气滞：情志抑郁或愤怒伤肝，肝郁气滞，脉络不利，气血运行不畅，可致阴器抽痛，甚或牵引少腹、乳房而痛。

寒滞肝脉：久居阴寒之处，寒邪内侵，或经期产后，寒邪乘虚客入下焦，凝滞气血，经脉不畅，血滞阴部，不通而痛。

血瘀阻滞：肝郁气滞，或寒凝血瘀，或外力损伤，瘀血内停，经脉不畅，瘀滞阴部，阴部疼痛，固定不移，或如针刺。

湿热瘀结：湿热宿蕴，流注下焦，或经期产后，感受湿热，或肝郁损脾，湿聚蕴热，与血搏结，瘀阻阴部，不通而痛。

肝肾虚损：禀赋不足，房劳多产，耗伤精血，或七七之年或未老先衰，肝肾虚损，精血不足，阴部筋脉失养，抽掣疼痛。

气虚下陷：禀赋薄弱，素体气虚，或劳倦内伤，或大病久病，或产后体虚，脾虚气弱，气虚下陷，宗筋弛纵，阴户坠痛。

### （二）辨证施治

1. 肝郁气滞

主要证候：阴部掣痛，连及少腹，甚或两肋、乳房牵引作痛，烦躁易怒，胸闷太息，舌红，苔薄，脉弦。

证候分析：情志不舒，肝郁气滞，经脉不畅，不通则痛，牵掣阴中疼痛，连及肝脉所过少腹、甚或两胁、乳房作痛；肝气郁滞，气机不利，胸闷太息，易于化火而烦躁易怒；舌红，苔薄，脉弦，肝郁气滞之象。

治疗法则：疏肝解郁，行气止痛。

选方用药：逍遥散加香附、元胡、川楝子。方中柴胡 10 克，疏肝解郁；当归 10 克，养血活血；白芍 10 克，养肝柔肝和血；白术、茯苓、炙甘草各 10 克，健脾渗湿；香附、元胡、川楝子各 10 克，疏肝理气止痛；生姜 5 克，和胃；薄荷 10 克，辛散疏肝。全方调和肝脾，疏肝解郁，行气止痛。肝郁化火、阴部胀痛灼热、口苦咽干者，用丹栀逍遥散以清泄肝火。本证型或用延胡索汤加减治疗。

2. 寒滞肝脉

主要证候：阴部拘急抽掣冷痛，痛不可忍，畏寒肢冷，关节疼痛，舌黯，苔白，脉沉紧。

证候分析：寒入肝脉，客于下焦，凝滞气血，滞于阴部，寒主收引，阴部拘急抽掣冷痛，痛不可忍；寒伤阳气，阳气受损，畏寒肢冷；肝主筋，寒滞肝脉，筋脉收引，关节疼痛；舌黯，苔白，脉沉紧，寒滞肝脉之象。

治疗法则：暖肝散寒，行滞止痛。

选方用药：川楝汤。川楝子、大茴香、小茴香、猪苓、泽泻、白术各 10 克，乌药、槟榔、乳香、元胡各 8 克，木香、麻黄各 6 克，生姜 3 片，葱 1 根，水煎服。方以川楝子为主药，与元胡相配（即金铃子散），为疏肝理气止痛常用方；寒凝气滞，用大茴香、小茴香、木香、乌药、乳香、槟榔辛香理气、温经散寒止痛；白术健脾化湿，猪苓、泽泻利湿；麻黄、生姜、葱辛温散寒。全方温通肝脉，行气止痛。兼乳房胀痛者，加夏枯草、皂角刺以理气散结止痛；小腹冷痛明显者，酌加艾叶、吴茱萸以增强暖肝散寒之力。

3. 血瘀阻滞

主要证候：阴部疼痛，固定不移，或如针刺，经行不畅，月经量少、色黯、有血块，舌紫黯或有瘀点，脉弦涩。

证候分析：瘀血内停，经脉不畅，瘀滞阴部，阴部疼痛，固定不移，或如针刺；血行不畅，冲任血海瘀滞，经行不畅，月经量少、色黯、有血块；舌紫黯或有瘀点，脉弦涩，瘀血阻滞之象。

治疗法则：活血化瘀，通络止痛。

选方用药：少腹逐瘀汤合活络效灵丹。

4. 湿热瘀结

主要证候：阴部疼痛灼热或伴肿胀，带下量多、黄稠臭秽，头晕目眩，口苦咽干，小便短黄，低热起伏，舌红，苔黄腻，脉弦滑数。

证候分析：湿热内蕴，流注下焦，与血搏结，血行不畅，滞于阴部，阴部疼痛灼热或伴肿胀；湿热下注，带下量多、黄稠臭秽；湿热循肝经上熏头目，头晕目眩；肝胆热盛伤津，口苦咽干；湿热壅遏下焦，小便短黄；湿热缠绵，低热起伏；舌红，苔黄腻，脉弦滑数，肝经湿热之象。

治疗法则：泻肝清热除湿，活血止痛。

选方用药：龙胆泻肝汤加黄柏、郁金、香附、元胡各 10 克。龙胆泻肝汤清泻肝胆湿热，加黄柏增强清热除湿之力，加郁金、香附和元胡行气活血止痛。

5. 肝肾虚损

主要证候：阴部疼痛或阴中干涩疼痛，抽掣疼痛，带下量少或无，腰酸腿软，头晕耳鸣，两目干涩，神倦乏力，舌淡，苔薄，脉沉细。

证候分析：多为年高体弱或未老先衰之人，肝肾虚损，精血不足，阴道失于濡润则阴中干涩疼痛，阴部筋脉失于濡养则筋脉抽掣疼痛，带下量少或无；肾虚外府失充，腰膝酸软；肝肾不足，髓海失充，肢体失养，头晕耳鸣，两目干涩，神倦乏力；舌淡，苔薄，脉沉细，肝肾虚损之象。

治疗法则：滋养肝肾，补益精血，缓急止痛。

选方用药：当归地黄饮加味。熟地黄 15 克，当归、山药、杜仲、牛膝、山茱萸各 10 克，甘草 5 克，方外另加白芍 15 克、元胡 10 克。方中当归、熟地黄、山茱萸滋补肝肾精血；杜仲补肝肾，壮腰膝；山药扶脾益肾；牛膝补肝肾，引药下行；甘草与白芍相配，缓急止痛；元胡行气止痛。全方滋养肝肾，补益精血，缓急止痛。阴中灼热、大便干涩者，酌加知母、黄柏各 10 克以滋阴清热；头晕目眩者，加枸杞子、钩藤各 10 克以养肝平肝；心悸气短者，加黄芪、党参各 10 克以益气。

6. 气虚下陷

主要证候：阴部坠痛，小腹坠胀，带下量多、色白、质稀，头晕目眩，神疲乏力，气短懒言，面色少华，纳谷不香，舌淡，苔薄，脉沉弱。

证候分析：脾虚气弱，中气不足，气虚下陷，宗筋弛纵，阴部坠痛，小腹坠胀；脾虚水湿内停，流注下焦，带下量多、色白、质稀；气虚血少，不荣于头面，清窍失养，头晕目眩，神疲乏力，气短懒言，面色少华；脾虚失运，纳谷不香；舌淡，苔薄，脉沉弱，气虚之象。

治疗法则：补中益气，升陷止痛。

选方用药：补中益气汤。补中益气，升阳举陷，以缓下陷之坠痛。

## （三）其他施治

针灸：肝经湿热者，针刺肝俞、中极、血海、三阴交、阴陵泉、蠡沟，用泻法；气虚下陷者，针刺气海、足三里、三阴交、百会、阴陵泉、长强，用补法，或针灸并用。

耳针：取交感、神门、外生殖器、肝、脾、肾，针刺中强度刺激，或埋针或埋豆。

## 四、阴疮

妇人阴户生疮，甚则溃疡，脓水淋漓，局部肿痛者，称为阴疮，又称阴蚀、阴蚀疮、阴𧏾疮等。本病相当于西医学非特异性外阴溃疡、前庭大腺炎脓肿破溃、外阴肿瘤继发感染等疾病。

### （一）病因病机

本病多因湿热蕴结，或寒湿凝结所致。

湿热蕴毒：外感湿热，蕴积下焦，或郁怒伤肝，肝气损脾，脾虚湿盛，湿蕴成热，热结成毒，积于阴部，腐肉成疮。

寒湿凝结：久居寒湿之地，或经期产后感寒涉水，寒湿凝滞气血，阻滞阴部血脉，肌肤失养，日久溃腐成疮。

### （二）辨证施治

1. 湿热蕴毒

主要证候：阴部生疮，红肿热痛，甚则溃烂流脓，黏稠臭秽，头晕目眩，口苦咽干，身热心烦，大便干结，舌红，苔黄腻，脉滑数；热结成毒者，发热不退，渴喜冷饮，溃脓臭秽，舌红，苔黄，脉滑数。

证候分析：下焦湿热，蕴结成毒，腐肉成脓，阴部生疮，红肿热痛，溃腐流脓，黏稠臭秽；湿热熏蒸头目，头晕目眩，口苦咽干；热毒内蕴，心烦身热，大便干结；舌红，苔黄腻，脉滑数，湿热蕴积之象。热结成毒，可出现发热不退，渴喜冷饮，溃脓臭秽，舌红，苔黄，脉滑数。

治疗法则：泻肝清热，除湿解毒；热结成毒者，清热解毒，除湿化瘀。

选方用药：清热解毒方或龙胆泻肝汤加黄柏、土茯苓、蒲公英。龙胆泻肝汤清泻肝经湿热，加黄柏、土茯苓、蒲公英增强清热除湿解毒之力。热结成毒者，方选仙方活命饮，方中金银花清热解毒；白芷、防风散风祛湿；赤芍、当归尾、乳香、没药活血化瘀，消肿止痛；穿山甲、皂角刺活血软坚散结；陈皮、贝母理气化痰；天花粉养阴清热；甘草解毒和中。疮久不愈、正气不足、邪毒内陷者，治宜扶正托毒，方用补中益气汤。

2. 寒湿凝结

主要证候：阴疮坚硬，皮色不变，或有疼痛，溃后脓水淋漓，神疲倦怠，食少纳呆，舌淡，苔白腻，脉细弱。

证候分析：寒湿凝结，气血阻滞，肌肤失养，阴疮坚硬，皮色不变，或有疼痛，溃后脓水淋漓；寒湿凝滞，损伤阳气，脾阳不振，神疲倦怠，食少纳呆；舌淡，苔白腻，脉细弱，寒湿凝结之象。

治疗法则：温经化湿，逐瘀散结。

选方用药：阳和汤加苍术、茯苓、三棱、莪术、皂角刺。方中熟地黄补养精血，鹿角胶温补肝肾、益精养血，肉桂、姜炭温经通脉，麻黄辛温发散通阳，白芥子化痰散结、通络止痛，三棱、莪术、皂角刺行气逐瘀散结，苍术、茯苓燥湿利水，生甘草解毒而调和诸药。全方温经通脉，散寒化湿，逐瘀散结。正虚邪盛者，症见疮久不敛、心悸气短，治宜托里消毒，方用托里消毒散。方中人参、黄芪益气，白术、甘草健脾益气，当归、白芍、川芎养血和血，金银花、白芷、皂角刺解毒消肿以排脓，黄芪配桔梗外提托毒。全方补益气血，解毒散结，托毒外出。

### （三）其他施治

针灸：寒湿凝结者，艾灸关元、气海、足三里、血俞。

外敷：完疮散。滑石 30 克、赤石脂 15 克、甘草 10 克，为细末，干撒局部或麻油调敷，或加枯矾 3 克，痒者极宜。珍珠散：珍珠、青黛、雄黄各 3 克，黄柏 9 克，儿茶 6 克，冰片 0.3 克，共为细末，局部外敷。

## 五、阴挺

妇人阴中有物下坠，甚至挺出阴户之外者，称为阴挺，亦称阴脱、阴菌、阴痔、阴茄等。本病常发生于体力劳动者，以产后损伤多见。本病类似于西医学子宫脱垂。重度子宫脱垂，药物治疗难以奏效，以手术治疗为宜。

### （一）病因病机

本病病因病机主要是冲任不固，提摄无力。主要有脾气虚和肾气虚两型。阴挺出阴户外后，可引起继发损伤。

脾气虚：素体虚弱，中气不足，或分娩损伤，或产后劳倦，或久嗽、便秘努责，损伤中气，中气下陷，冲任不固，系胞无力，阴挺下脱。

肾气虚：禀赋薄弱，先天不足，或房劳多产，或大病久病，或年老体弱，肾气亏虚，冲任不固，系胞无力，阴挺下脱。

继发损伤：挺出阴户之外部分，受衣物摩擦，可引起继发损伤。

### （二）辨证施治

1. 脾气虚

主要证候：子宫下移，或脱出阴户外，劳则加剧，小腹下坠，神倦乏力，少气懒言，小便频数，带下量多、色白、质稀，舌淡，苔薄，脉缓弱。

证候分析：脾气虚，中气不足，气虚下陷，冲任不固，无力系胞，子宫下移，或脱出阴户外；劳则气耗，阴挺加剧，小腹下坠；脾主四肢，脾虚中阳不振，神倦乏力，少气懒言；气虚下陷，膀胱失约，小便频数；脾虚不能运化水湿，湿浊下注，带下量多、色白、质稀；舌淡，苔薄，脉缓弱，气虚之象。

治疗法则：健脾益气，补气升提。

选方用药：补中益气汤加枳壳20克、益母草15克。补中益气汤升阳举陷，加枳壳、益母草收缩子宫，促进升提。带下量多、色白、质稀显著者，酌加山药、芡实、桑螵蛸以止带固脱。

2. 肾气虚

主要证候：子宫下移，或脱出阴户外，劳则加剧，小腹下坠，腰酸腿软，头晕耳鸣，小便频数，舌淡，苔薄，脉沉弱。

证候分析：肾气虚，冲任不固，带脉失约，不能系胞，子宫下移，或脱出阴户外；劳则气耗，阴挺加剧，小腹下坠；肾虚精血不足，外府及髓海失养，腰酸腿软，头晕耳鸣；肾气不足，下焦不固，膀胱失约，小便频数；舌淡，苔薄，脉沉细，肾虚之象。

治疗法则：补肾固脱。

选方用药：大补元煎加味。熟地黄、山药、杜仲、当归、山茱萸、枸杞子各15克，人参、炙甘草各10克，方外另加鹿角胶、升麻各10克，枳壳15克。方中人参大补元气，熟地黄、当归滋阴补血，人参与熟地黄相配即是张景岳之两仪膏，善治精气大虚之证；枸杞子、山茱萸、山药补肝肾；杜仲温补肾阳；炙甘草助补益而和诸药。全方大补元气，补肾养血，故张景岳称此方为“救本培元第一要方”。方外另加鹿角胶温补肝肾、益精养血，升麻、枳壳缩宫升提，以增强补肾固脱之力。肾阳虚而多寒者，酌加附子、肉桂、炮姜；气虚明显者，酌加黄芪、白术。

3. 继发损伤

挺出阴户外部分，受衣物摩擦，引起继发损伤，局部红肿、溃烂、疼痛，黄水淋漓，气味臭秽，类似湿热下注表现。治疗可在脾气虚或肾气虚基础上，加黄柏、苍术、土茯苓、车前子等清热利湿之药，或合用龙胆泻肝汤加减治疗。

### （三）其他施治

针灸：针刺维胞或子宫，进针后大幅度捻转，以患者有子宫收缩感为度；或针刺三阴交配长强、百会、阴陵泉，每周2～3次，2～3周1个疗程。脾气虚者，取气海、曲骨、维胞、子宫、提托、足三里、中极；肾气虚者，取关元、子宫、维胞、肾俞、照海、次髎、三阴交，用补法或加温针灸。湿热下注者，针刺中极、子宫、维胞、带脉、大敦、曲骨、阴陵泉，用泻法。取穴百会、足三里、气海、八髎，艾条温和灸、隔姜灸、隔附子饼灸或温针灸。

耳针：取穴子宫、交感、脾、肾、外生殖器，毫针中等刺激，或埋针，或埋豆。

水针：取穴子宫、维胞、提托、足三里或三阴交，每次选3～4穴，每次穴位注射当归注射液2毫升，隔日1次。

熏洗：熏洗方。炒枳壳12克，透骨草、五倍子各9克，麻黄、小茴香各6克，用布包，温水浸泡15分钟后煎数沸，趁热先熏后洗，然后还纳子宫，卧床休息。

## 六、阴冷

妇人阴道和外阴寒冷，甚或冷及小腹、尻股间者，称为阴冷，亦称阴寒。

## （一）病因病机

阴冷总因于寒，与肾阳不足、寒滞肝脉、痰湿下注、湿热遏阳有关。

肾阳不足：禀赋不足，或大病久病，或多产房劳，损伤肾阳，命门火衰，下元虚寒，阴部失煦而发阴冷。

寒滞肝脉：经期产后，胞宫胞脉空虚，寒邪乘虚而入，客于肝脉，滞于阴部，阳气受损，阴部失煦而冷。

痰湿下注：素体肥胖，多湿多痰，或饮食劳倦损脾，运化失施，聚湿生痰，流注阴部，痰湿伤阳，失煦而冷。

湿热遏阳：抑郁愤怒，伤肝损脾，脾虚生湿，湿蕴生热，或外感湿热，蕴结阴部，阻遏阳气，阳气不布而冷。

## （二）辨证施治

1. 肾阳不足

主要证候：阴道和外阴寒冷，甚或冷及小腹、尻股间，畏寒肢冷，腰膝酸软，带下量多、色白、质稀，大便稀溏或五更泄泻，小便频数清长，舌淡，苔白，脉沉迟。

证候分析：肾阳不足，命门火衰，下元虚寒，阴道和外阴失于温煦则发阴冷，甚者冷及小腹和尻股间，全身伴有畏寒肢冷感；肾阳虚衰，腰腑不充，腰膝酸软；肾阳虚衰，气化失常，不能化气行水，寒湿内盛，带脉失约，任脉不固，带下量多、色白、质稀；肾不暖脾，大便稀溏或五更泄泻；肾阳不足，膀胱失于温化，气化不利，小便频数清长；舌淡，苔白，脉沉迟，肾阳不足之象。

治疗法则：温肾壮阳。

选方用药：金匮肾气丸。干地黄 24 克，山药、山茱萸各 12 克，泽泻、茯苓、丹皮各 9 克，桂枝、附子各 3 克，上为末，炼蜜为丸，如梧桐子大，每服 15 丸（约 6 克），根据病情可加至 25 丸（约 10 克），每日 2 次，亦可适量作汤剂煎服。附子大辛大热、温阳补火，桂枝辛甘而温、温通阳气，桂附相合，补肾阳，助气化。干地黄滋阴补肾生精，配伍山茱萸、山药补肝养脾益精，阴生则阳长。方中补阳药少而滋阴药多，并非峻补元阳，而在微微生火，鼓舞肾气，即“少火生气”。泽泻、茯苓利水渗湿，配桂枝又善温化痰饮；丹皮活血散瘀，伍桂枝可调血分之滞，此三味寓泻于补，俾邪去而补药得力，并制诸滋阴药碍湿之虞。诸药合用，助阳之弱以化水，滋阴之虚以生气，使肾阳振奋，气化复常。对于肾阳虚衰显著者，可用右归丸：熟地黄 24 克，山药、枸杞子、鹿角胶各 12 克，山茱萸、菟丝子、杜仲、当归各 9 克，肉桂 6 克（可加至 12 克），制附子 6 克（可加至 18 克），共为细末，炼蜜为丸，每服 9 克，每日 2 次，亦可适量煎服。本方由金匮肾气丸去泽泻、丹皮、茯苓“三泻”，加鹿角胶、菟丝子、杜仲、枸杞子、当归而成，集温补药与滋补药于一体，纯补无泻，补肾壮阳之力颇著，且补阳药与补阴药合用，体现“阴中求阳”法则，为填精温阳峻剂，适用于肾阳不足、命门火衰证。

2. 寒滞肝脉

主要证候：阴部寒冷，小腹冷痛，遇热则舒，畏寒肢冷，舌淡，苔白，脉沉紧。

证候分析：寒邪内侵，客于肝脉，滞于阴部，阳气受损，阴部失煦而冷，寒重则小腹冷痛，遇热则寒减而舒；寒伤阳气，阳伤则畏寒肢冷；舌淡，苔白，脉沉紧，寒客体内之象。

治疗法则：温经散寒，暖肝止痛。

选方用药：良方温经汤。寒气盛、冷痛明显者，酌加吴茱萸、附子、艾叶、乌药以增强温经散寒、暖肝、行气止痛之力。

3. 痰湿下注

主要证候：外阴和阴道寒冷，胸脘痞闷，少食纳呆，形体肥胖，月经推迟，甚或数月一行或闭经，带下量多、色白、质稠，舌淡，苔白腻，脉濡缓。

证候分析：痰湿为阴邪，易伤阳气，痰湿内盛，下注阴部，伤阳并蕴阻阳气敷布，阴部寒冷；痰湿内蕴，困阻中阳，运化受损，胸脘痞闷，少食纳呆；痰湿下注，蕴塞胞宫，月经推迟，甚或数月一行或闭经；痰湿内蕴，水湿下流，带下量多、色白、质稠；痰湿内盛之人，脂膜蕴积，多有肥胖，而肥胖加剧痰湿积蓄并伤阳下注；舌淡，苔白腻，脉濡缓，痰湿蕴盛之象。

治疗法则：除湿化痰。

选方用药：苍附导痰汤。苍术、香附各12克，枳壳、茯苓、陈皮、神曲各9克，胆南星、半夏、炙甘草各6克，生姜3片，水煎服。方中半夏、陈皮、茯苓、炙甘草健脾和胃，化痰燥湿；苍术燥湿健脾；香附、枳壳理气行滞；神曲健脾消食、化湿除脂；胆南星燥湿化痰；生姜温中和胃。全方健脾除湿，化痰行气，使湿除痰化，气机得行，阳气布达。

4. 湿热遏阳

主要证候：阴部寒冷，带下量多、色黄、质稠、臭秽，胸胁、少腹胀痛，小便黄赤，舌红，苔黄腻，脉滑数。

证候分析：湿热黏滞，重浊下流，蕴结阴部，阻遏阳气，阳气不布阴部，失于温煦而冷；湿热蕴积下注，损伤任带，带下量多、色黄、质稠、臭秽；热盛灼津，小便黄赤；湿热内盛，壅滞气机，胸胁、少腹胀痛；舌红，苔黄腻，脉滑数，湿热内盛之象。

治疗法则：清热利湿，理气行滞。

选方用药：龙胆泻肝汤加香附、郁金各10克。此阴冷非阳虚，而是湿热蕴遏，阳气不达所致。龙胆泻肝汤清热利湿，香附、郁金理气行滞，使气机畅行，湿除热清，阳气布达则阴冷自除。

## （三）其他施治

针灸：取穴肾俞、命门、关元、曲骨、气海、大赫，毫针刺，用补法或加温针灸，或艾灸（或隔姜或附子饼灸），每日或隔日1次，适用于肾阳不足者。

推拿：取穴肾俞、命门、关元、归来、三阴交，患者坐位，医者以拇指点按肾俞，横搓命门；患者仰卧，点按关元、归来；提拿足三阴法，点按三阴交，适用于肾阳不足者。

熏洗：苦参、蛇床子、黄柏、百部、白藓皮各25克，适用于湿热者；蛇床子、川椒、艾叶、小茴香、良姜各 20 克，适用于阳虚、寒湿者。前药煎汤熏洗阴部，每日 1 次，每次 20～30 分钟，连续 10 次左右。

## 七、阴吹

妇人阴中时有气出声响，状如矢气者，称为阴吹。阴吹如无不适者不作病论。

### （一）病因病机

本病总因于气下，或中气不足，气虚下陷，或肠燥便结，滞胀谷气从阴瘘旁出或迫阴气下出，或虫蚀阴中，产气排出。

气虚下陷：多发生于产后妇女，特别是多产体弱者，气血大虚，中气下陷，脏器下坠，逼迫宽松中空阴道所纳气体下出，状若吹哨。宽松中空阴道，平卧时气纳阴道，起身后下坠脏器下迫阴道令其气出，与阴道纳气和中气不足不能托提脏器有关。

谷气迫阴：肠道燥结，大便坚硬，排便不利，此时腹中谷气滞胀，逼迫宽松中空阴道所纳之气下出，发出声响。

谷气瘘出：肠道燥结，大便坚硬，排便不利，此时若有直肠阴道瘘（多因产伤引起），直肠与阴道有瘘相通，滞胀谷气不能从谷道排出，被迫经瘘从阴道而出，发出声响。

阴虫产气：有的阴虫（如厌氧菌或滴虫）蚀于阴中，可产生气体，气从阴中排出而有声响。

### （二）辨证施治

1. 气虚下陷

主要证候：阴吹，声音低沉，时断时续，神疲乏力，气短懒言，小腹下坠，面色㿠白，舌淡，苔白，脉缓弱。

证候分析：多产体弱，气血大虚，尤其脾气大伤，中气不足者，宽松中空阴道所纳气体，随中气下陷之下坠脏器下迫阴道气出而成阴吹；因属气虚下陷而致，气出无力，故声音低沉，时断时续；脾气大伤，中气不足者，神疲乏力，气短懒言，小腹下坠，面色㿠白；舌淡，苔白，脉缓弱，气虚之象。

治疗法则：健脾益气，升提脏器，升清降浊。

选方用药：补中益气汤加枳壳、益母草各 20 克。补中益气汤健脾益气、升提脏器，加枳壳、益母草增强升清降浊之力。

2. 谷气迫阴

主要证候：阴中气出有声，口燥咽干，大便秘结，腹部胀满，舌红，苔黄，脉滑数。

证候分析：素体阳盛，热结肠胃，灼津伤液，则大便不通，腹部胀满；腹中谷气滞胀，逼迫宽松中空阴道所纳之气下出，发出声响；热结肠胃，灼津伤液，则口燥咽干；舌红，苔黄，脉滑数，热结之象。

治疗法则：润燥泻热，行气通便。

选方用药：麻子仁丸。麻仁、大黄各50克，枳实、厚朴、芍药、杏仁各25克，上药为末，炼蜜为丸，每次9克，每日1～2次，以效为度，或适量煎服。本方是由轻下热结、除满消痞之小承气汤加润下之麻仁、杏仁、芍药而成，和蜜为丸，缓下消满而不伤正。燥者濡之，润之以麻仁、芍药、杏仁；结者攻之，下之以大黄、枳实、厚朴，共成润下之剂，谷道通利则不迫阴道。

3. 谷气瘘出

主要证候：与上述“谷气迫阴”类似，但局部检查时可发现直肠阴道瘘。

证候分析：热结腹胀，大便不通，滞胀谷气不能从谷道排出，被迫经阴道直肠瘘从阴道而出，发出声响。

治疗法则：同“谷气迫阴”。

选方用药：同“谷气迫阴”。无阴道漏粪者可不行手术治瘘，若有漏粪者应行手术治瘘。

4. 阴虫产气

产气阴虫蚀于阴中，产生气体，气从阴中排出而有声响。本证型诊治参见“阴痒·阴虫蚀阴”。

### （三）其他施治

针刺：取穴会阴、归来、大肠俞，气虚下陷者配气海、脾俞、胃俞，腑气不通者配天枢、上巨虚，毫针刺，虚补实泻法。

推拿：调理气机，取穴气海、归来、曲骨、太冲，患者仰卧，医者单掌置于脐中，沿顺时针方向施摩，点按加震颤气海、归来、曲骨，提拿足三阳，点按太冲。

## 八、狐惑病

狐惑病是以口、眼、生殖器出现溃疡为主要特征，常伴目赤如鸠眼，甚或化脓，三部病变相联或先后交替出现、反复发作的一种疾病。口腔溃疡有周期性反复发作与月经常有关。上部口眼蚀烂者为惑，下部二阴蚀烂者为狐。本病发病率低，男女皆有，以中青年女性多见。本病类似于西医学口－眼－生殖器综合征（亦称白塞综合征）。

### （一）病因病机

本病主要是因湿热蕴结，蕴久化毒，热毒瘀损所致。早期多为湿热内蕴，循肝经上蒸下迫；中期湿热蕴毒，热毒瘀结；后期热毒损伤元气，“五脏之伤，穷必及肾”，出现肝肾阴虚、脾肾阳虚等病变。病情严重者可有热毒入血，引起心脑损伤。下面按湿热蕴结、热毒瘀结、肝肾阴虚、脾肾阳虚分型论治。

### （二）辨证施治

1. 湿热蕴结

主要证候：口腔和二阴先后出现多发性溃疡，色红或有脓，反复发作数月或数年不愈，常见发热或心中烦热，精神恍惚，痛苦莫名，常伴目赤如鸠眼或前房翻发酿脓，视力下降，关节酸痛，口苦咽干，或见双下肢皮肤环形红斑，带下量多、色黄、秽臭，便结溲赤，舌红，苔黄腻，脉弦滑数。

证候分析：外感湿热邪气，或肝郁脾虚，湿浊内生，湿蕴化热，湿热蕴结，循肝经走窜，侵蚀上下，损伤口、眼、二阴、关节、皮肤等，发为狐惑病。

治疗法则：清热利湿。

选方用药：甘草泻心汤加味。甘草20克，黄芩、人参、干姜、半夏各15克，黄连10克，大枣12枚，方外另加苦参10克、龙胆草15克，水煎服。甘草甘平，甘缓补中，健脾益胃；人参、大枣甘温，补益脾胃；干姜、半夏温中散寒，降逆止呕，开结消痞；黄芩、黄连苦寒，清热燥湿；加苦参、龙胆草增强清热除湿之力。诸药相合，寒热并用，消补兼施，辛开苦降，清热利湿。

2. 热毒瘀结

主要证候：口腔和二阴反复溃疡数月或数年，时起时伏，常伴目赤或化脓，视物不清，心中烦热，或时有发热难退，或见下肢结节性红斑，或关节痛，口苦咽干，带下量多、色黄、秽臭，便结溲赤，舌黯红，苔黄腻，脉弦滑数。

证候分析：湿热蕴结不散，日久成毒，损经伤脉，毒与血结而成热毒瘀结，以致口腔和二阴反复溃疡数月或数年，时起时伏；热毒伤目，目赤或化脓，视物不清；热毒内扰，心中烦热，或时有发热难退，或见下肢结节性红斑，或关节痛，口苦咽干，便结溲赤；湿热毒邪伤及任带，带下量多、色黄、秽臭；舌黯红，苔黄腻，脉弦滑数，湿热毒邪瘀结之象。

治疗法则：清热解毒，化湿消瘀。

选方用药：温清饮加味。黄连、黄芩、黄柏、当归、川芎各10克，栀子、白芍各15克，生地黄20克，方外可酌加丹参、丹皮各10克，水煎服。温清饮由黄连解毒汤合四物汤（原方为熟地黄）而成，既清又温，故名温清饮。黄连解毒汤苦寒清热，解毒除湿，凉血止血；四物汤温补，养血活血，熟地黄改生地黄以增清热凉血之力。两方合成温清饮，清热解毒化湿，凉血活血消瘀；酌加丹参、丹皮，以增凉血化瘀之效。口腔溃疡明显者，去当归、川芎，加麦冬、石斛、玄参滋阴清热；下阴溃疡疼痛者，加龙胆草、苦参、徐长卿解毒止痛，并以苦参汤冲洗阴部、坐浴；目赤或化脓、视物不清者，去当归、川芎，加桑叶、杭菊、枸杞子以清肝明目；病情严重者，气血两燔，高热不退，损伤心脑，可选清瘟败毒饮加减，以清营凉血解毒。

3. 肝肾阴虚

主要证候：口腔溃烂反复发作，相继下阴溃疡，目赤肿痛，此起彼伏，缠绵数月或数年，或经治好转，劳则复发，低热起伏，五心烦热，头晕耳鸣，失眠多梦，口咽干燥，心悸怔忡，神疲乏力，腰膝酸软，月经不调，阴中干涩，舌红，苔少，脉细数。

证候分析：后期，热毒蕴久，损伤元气，耗伤元阴，劫灼肝肾阴精，出现肝肾阴虚，阴伤不能濡润孔窍而破溃，反复发作口腔溃烂和下阴溃疡，目赤肿痛，此起彼伏，缠绵数月或数年，或经治好转，劳则复发；阴虚不复，虚热内生，扰动心神，低热起伏，五心烦热，头晕耳鸣，失眠多梦，心悸怔忡，口咽干燥，阴中干涩；元气受损，肾府失充，神疲乏力，腰膝酸软；冲任不调则月经失常；舌红，苔少，脉细数，阴虚内热之象。

治疗法则：补养肝肾，滋阴清热，益气活血。

选方用药：一贯煎加味。生地黄20～30克，枸杞子10～20克，沙参、麦冬、当归各10克，川楝子5克，方外另加知母、龟版、黄芪、鸡血藤各15克，黄柏10克。方中重用生地黄，滋阴养血，补益肝肾；沙参、麦冬、枸杞子、当归益阴养血柔肝，育阴而涵阳；少佐川楝子疏肝泄热，理气止痛，遂肝木条达之性。诸药合用，滋养肝肾，柔肝疏肝。方外酌加知母、龟版、黄柏滋阴清热，鸡血藤活血补血、舒筋活络，黄芪益气补虚。全方补养肝肾，滋阴清热，益气活血。反复口腔溃疡者，可合用玉女煎，滋肾阴、清胃热；眼疾反复发作者，可合用杞菊地黄丸，滋阴降火，清肝明目；关节痛、皮肤红斑者，可合用四妙勇安汤，增强清热解毒、活血止痛之力。

4. 脾肾阳虚

主要证候：反复出现口腔和二阴溃疡，基底色较淡黯，目赤肿痛，视物不清，常在劳累或遇冷加重，伴神疲乏力，气短懒言，腰膝酸软，畏寒肢冷，四肢不温，大便溏薄，关节肿痛，月经不调，舌淡或淡胖，苔白或白腻，脉沉弱。

证候分析：后期，热毒蕴久，损伤元气，耗伤元阴，阴损及阳，以致脾肾阳虚，水湿内停，浸淫上下，同时阳虚寒生，凝血阻络，反复出现口腔和二阴溃疡，基底色较淡黯，目赤肿痛，视物不清；劳累或遇冷加重阳气损耗，常在劳累或遇冷加重；脾肾阳气虚弱，寒气内生，出现神疲乏力，气短懒言，腰膝酸软，畏寒肢冷，四肢不温，大便溏薄，关节肿痛；脾肾虚弱，化生气血不足，阳虚寒凝，冲任失调，月经失常；舌淡或淡胖，苔白或白腻，脉沉弱，脾肾阳虚或兼湿浊内停之象。

治疗法则：温肾健脾，益气养血，活血通脉。

选方用药：右归丸合附子理中汤加川芎、丹参、鸡血藤各10克。右归丸益肾填精，温补肾阳；附子理中汤补气回阳，温中散寒；川芎、丹参、鸡血藤养血活血。全方温肾健脾，益气养血，活血通脉。

### （三）其他施治

针灸：取穴太冲、阳陵泉、足三里，配关元、三阴交。太冲、阳陵泉用泻法，足三里、关元、三阴交用补法，均留针10分钟，每日1次，连用10次。

熏洗：二阴溃疡者，可行熏洗，参见“阴冷”熏洗内容。

## 第五节　热入血室

热入血室是最早见于《伤寒论》的一个病名，原意指适值经期，邪热乘虚入侵血室（胞宫、冲脉），引起胸胁下满，发热恶寒，甚则昼日神清、暮则谵语等表现者。结合现代医学综合分析，热入血室是指妇人在经期（可扩展至分娩、流产和引产后等）邪热乘虚由表入里、侵入血室（冲脉、胞宫）而引起的病变，现认为多属盆腔炎性疾病（包括子宫体炎、输卵管卵巢炎、盆腔结缔组织炎、盆腔腹膜炎）和产褥感染等疾病范畴，其他如经期感冒、经期神志异常、产后发热、产褥期精神病、产后阴道血肿、流产后眩晕等病证按照“热入血室”理论治疗也取得了良好的效果。

### （一）病因病机

热入血室，是因邪热乘虚（经期，或分娩、流产和引产后等）由表入里，从太阳或阳明内陷血室（胞宫、冲脉），侵入少阳，与血搏结，少阳经气不利、枢机不运，气血不通，正邪相争，寒热交替，并可热灼伤津、热陷心营，多在经期或分娩、流产和引产后发病，出现恶寒发热，寒热往来如疟，胸胁小腹满痛，严重者出现神昏谵语等精神症状，并可出现经血骤止或量多、淋漓不净等，同时可见火热炽盛、损伤津液证候，主要有少阳邪热、瘀热内阻、热入心营等证型。

### （二）辨证施治

主要证候：少阳邪热证，可见寒热往来如疟，胸胁胀满，经水时来时断，量多或少，色红，舌红，苔薄黄，脉弦数；瘀热内阻证，可见身热，胸胁、小腹胀满疼痛，经水骤止或下血，色紫夹块，舌紫黯，脉弦滑数或涩；热入心营证，可见高热烦躁，日轻夜重，神昏谵语，口渴不饮，经水时来时断，量多色红，舌绛，苔少，脉细数。

治疗法则：少阳邪热证，和解少阳；瘀热内阻证，清热化瘀；热入心营证，清心凉营。

选方用药：少阳邪热证用小柴胡汤加减；瘀热内阻证用小柴胡汤合血府逐瘀汤加减；热入心营证用清营汤加减。

## 第六节　脏　　躁

妇人精神忧郁，烦躁不宁，无故悲泣，喜怒不定，哭笑无常，不能自控者，称为脏躁。神躁不宁、哭笑无常、自悲自哭自笑是其典型特征。发生在孕期者，为孕妇脏躁，名曰孕悲；发生在产后者，称为产后脏躁。本病类似于西医学癔症、神经官能症等。

### （一）病因病机

脏躁始见于“妇人脏躁，喜悲伤欲哭，象如神灵所作，数欠伸，甘麦大枣汤主之”（《金匮要略》），历代诸多医家将其“躁”当“燥”解。“躁，疾也”（《说文》）。躁本义是指性急、不冷静。故脏躁之“躁”不应是“干燥”，应是“躁动”，表现出心肝气躁、心神躁动、神志失常。心神躁动的原因，与心阴血虚、心神失养，或心肝郁火、火扰心神，或心肾不交、虚火扰心，或痰火内盛、扰动心神等有关。

心神失养：忧思太过，损伤脾气，化源不足，肝藏血衰少则肝阳易浮，心血心阴心气虚乏则心神失养，而致心肝气躁，神不守舍，出现悲伤欲哭、心中烦乱、哭笑无常等心神躁动反应。

心肝郁火：情志抑郁或愤怒伤肝，肝气郁滞，气郁化火，肝属木，心属火，肝郁之人木易生火而致心肝郁火，心肝气躁，神不守舍，出现哭笑无常、喜笑不休、失眠多梦等心神躁动反应。

心肾不交：心属火，肾属水，心火下降于肾而使肾水不寒，肾水上济于心而使心火不亢，心肾相交，水火相济。若素体阴虚，或大病伤阴，或房劳伤肾，肾水不足不能上济于心而致心火偏亢，心火躁动，扰动心神而使心神不安，出现哭笑无常、心烦失眠等心神躁动反应。

痰火扰心：素体脾虚，化湿生痰，痰湿内蕴化火，或五志过极化火，熬津成痰，痰火扰心，心神不安，出现哭笑无常、烦乱易怒等心神躁动反应。

## （二）辨证施治

### 1. 心神失养

主要证候：悲伤欲哭，心中烦乱，呵欠频作，易于激动，哭笑无常，神志恍惚，少寐多梦，神疲乏力，心悸气短，舌淡红，苔薄白，脉细弱无力。

证候分析：忧思太过，损伤脾气，化源不足，肝藏血虚少则肝阳易浮，心血心阴心气虚乏则心神失养，以致心肝气躁，神不守舍，出现悲伤欲哭，心中烦乱，易于激动，哭笑无常，神志恍惚，少寐多梦；心气虚乏则呵欠频作，神疲乏力，心悸气短；舌淡红，苔薄白，脉细弱无力，气血虚弱之象。

治疗法则：健脾益气，柔肝缓急，养心安神。

选方用药：甘麦大枣汤。甘草 10 克，小麦 30 克，大枣 10 枚，水煎服。方中小麦甘凉，归心肝经，养心补肝，安神除烦；甘草甘平，补养心气，和中缓急，资生化之源；大枣甘平质润，助甘草缓急柔肝、补中益气。三味合用，甘润滋补，补脾益气，柔肝缓急，养心安神。为增强疗效，可酌加生地黄 15 克，茯神、麦冬、酸枣仁、郁金各 10 克。其中生地黄、麦冬滋养阴液，茯神健脾安神，酸枣仁养心安神，郁金疏肝解郁。

### 2. 心肝郁火

主要证候：哭笑无常，喜笑不休，失眠多梦，心烦心悸，头部胀闷烘热，胸闷不舒，两胁胀痛，口干口苦，平时烦躁易怒或郁郁寡欢，小便黄赤，舌红，苔黄，脉弦数。

证候分析：肝郁之人，木易生火而致心肝郁火，心肝气躁，神不守舍，出现哭笑无常，喜笑不休，失眠多梦，心烦心悸；心肝郁火上炎，熏蒸于头，头部胀闷烘热；肝郁气滞，气郁化火，胸闷不舒，两胁胀痛，口干口苦，平时烦躁易怒或郁郁寡欢；火热内盛，小便黄赤；舌红，苔黄，脉弦数，心肝郁火之象。

治疗法则：疏肝泻火，清心安神。

选方用药：丹栀逍遥散合黄连清心汤。丹栀逍遥散疏肝解郁，清泄肝火。黄连清心汤由凉膈散加黄连而成，黄连、连翘各 18 克，大黄、朴硝、甘草各 9 克，山栀子、薄荷、黄芩各 5 克，竹叶 10 片，水煎取汁，食后温服。凉膈散中，连翘轻清透散，清透上焦之热，长于清热解毒；黄芩清透上焦胸膈之热；山栀子清利三焦之热，通利小便，引火下行；大黄、朴硝泻下通便以泄热；薄荷清利头目，疏散风热，疏肝行气，透散郁热；竹叶清热除烦，利尿泻火，散上焦之热；甘草缓硝黄峻泻之力，并调和脾胃。故凉膈散可清上泻下、泻火解毒，再加入黄连以清心泻火，则泻心火之力更强。黄连清心汤火证通治，主治上中焦郁热，以清泻心火为良。丹栀逍遥散与黄连清心汤两方合用，清泄心肝郁火，使火去神安。应用时应注意身体状态，不可过于泄泻。

3. 心肾不交

主要证候：哭笑无常，心烦失眠，心悸不安，头晕耳鸣，手足心热，潮热盗汗，口燥咽干，腰膝酸软，便秘溲赤，舌红，苔少，脉细数。

证候分析：肾阴虚损，肾水不能上济于心而致心火偏亢，心火躁动，扰动心神，心神不安，出现哭笑无常，心烦失眠，心悸不安；心火上炎，扰动清窍，头晕耳鸣；阴虚失濡，虚热内生，手足心热，潮热盗汗，口燥咽干，便秘溲赤；肾阴虚损，外腑不充，腰膝酸软；舌红，苔少，脉细数，阴虚生火之象。

治疗法则：滋阴降火，交通心肾，清心安神。

选方用药：六味地黄丸合交泰丸。交泰丸由黄连18克、肉桂心3克组成，炼蜜为丸，每服1.5～2.5克，空腹淡盐汤下。方中重用黄连清心降火，轻用肉桂心引火归元，使心肾水火相济、心火不得偏亢，专治心肾不交、心火偏亢之失眠、怔忡。六味地黄丸滋补肾阴，交泰丸清心安神、交通心肾，两方合用可滋补肾阴、清降心火、交通心肾、安定心神。两方可酌量改用煎剂口服。

4. 痰火扰心

主要证候：哭笑无常，心胸痞闷，口腻痰多，喉中痰黏，恶心干呕，烦乱易怒，甚则狂怒，意识不清，语无伦次，舌红，苔黄腻，脉弦滑。

证候分析：脾虚痰湿内生，内蕴化火，或五志过极化火，熬津成痰，痰火扰心，心神不安，出现哭笑无常，烦乱易怒，心胸痞闷，口腻痰多，喉中痰黏，恶心干呕，烦乱易怒，甚则狂怒，意识不清，语无伦次；舌红，苔黄腻，脉弦滑，痰火内扰之象。

治疗法则：清热涤痰，开窍安神。

选方用药：黄连温胆汤。黄连、陈皮各6克，半夏、茯苓、竹茹、枳实各9克，甘草3克，生姜2片，大枣1枚，水煎服。方中半夏降逆和胃、燥湿化痰，枳实行气消痰，竹茹清热化痰、除烦止呕，陈皮理气燥湿化痰，茯苓健脾渗湿消痰，黄连清热燥湿、清心泻火，甘草、生姜、大枣益脾和胃以绝生痰之源。本方由温胆汤加黄连而成，温胆汤理气化痰、利胆和胃，加黄连清热除烦，痰热扰心者此方堪用。此证型可选用淡竹茹汤加减。

### （三）其他施治

针灸：取期门、少冲、内关、心俞、膈俞，毫针轻刺激。

耳针：取神门、心区，埋针。

## 第七节 乳房病证

妇人乳房部位发生的病变称为乳房病。

乳房泌乳，哺育婴儿。乳房与肾、肝、脾胃和冲任经脉关系密切。足阳明胃经行贯乳中；足太阴脾经络胃上膈，布于胸中；足厥阴肝经上膈，布胸胁绕乳头而行；足少阴肾经上贯肝膈而与乳联。冲任两脉起于胞中，任脉循腹里，上关元至胸中；冲脉夹脐上行，至胸中而散。乳房发育以肾气为主导，肾气盛，天癸至，冲任通盛，乳房发育；青春期和育龄期，肾气盛，乳房丰满；绝经后，肾气衰，乳房萎缩。乳汁来源于脾胃化生的气血，脾胃气盛则乳汁多而浓，反之则少而淡。乳房泌乳与肝有关，肝主疏泄，肝气疏泄正常则泌乳顺畅；肝气疏泄不利，可出现泌乳异常和导致乳房疾病。冲任连通胞宫与乳房，气血经冲任上行为乳汁，下行为经水，哺乳期气血上行化为乳汁则月经闭止。

乳房病发病主要与肾、脾、胃、肝和冲任关系密切。肾气虚弱则乳房发育受限，泌乳功能不良。胃弱脾虚，哺乳期气血生化不足则泌乳量少，非哺乳期津液运化失常则变生痰浊而阻滞乳络产生乳疾。肝失疏泄，影响气血运行，疏泄太过，哺乳期可乳汁自出，非哺乳期可反而溢乳；疏泄不及，哺乳期乳汁淤积而乳汁难行，非哺乳期气滞血瘀，阻滞乳络而变生乳疾。冲任气血运行失常，可影响乳汁分泌和月经来潮。瘀滞气血常与痰浊互结，阻滞乳络，或久瘀成毒，变生多种乳疾。

乳房病治疗，哺乳期重点是乳汁化生与排泄，要关注脾胃生化气血不足和肝失疏泄而乳汁排泄失度，治疗分别健运脾胃、化生气血，疏肝行气、排泄乳汁；非哺乳期要注意肝失疏泄而气血运行失常，脾胃失运而生痰阻络，且瘀滞气血易与痰浊相结，治疗分别疏肝解郁、行气化瘀，健运脾胃、化痰除浊，行气化瘀、除痰散结联合应用。

乳房疾病主要有三类病证，一是乳房发育病证，二是哺乳相关病证，三是乳房损伤病证。乳房发育病证，如乳房发育不良，本书不予专论。哺乳相关病证，如产后缺乳、产后乳漏等，在“产后病证”介绍；乳房损伤病证，本书介绍乳痈、乳痛、乳溢、乳癖、乳核、乳岩、乳衄。乳房属体表器官，检查相对容易，病变容易发现，定期体检有助于早发现、早治疗，有效减少恶性结果的发生。

## 一、乳痈

乳痈是以乳房红肿疼痛，乳汁排出不畅，致结脓成痈的病证。多发于产后哺乳产妇，初产妇多见，俗称奶疮。根据发病时期不同，发生于哺乳期者称为外吹乳痈，发生于孕期者称为内吹乳痈，发生于非哺乳期和非孕期者称为非哺乳期乳痈。乳痈发病过程可分为郁乳期、成脓期和溃脓期三个阶段。郁乳期：患侧乳房肿胀疼痛，出现硬块，乳汁排出不畅，再发展可有发热、寒战、头痛骨楚、食欲不振等症状。治疗后寒热消退，肿消痛减，病将痊愈。成脓期：上症加重，硬块渐大，继而皮肤发红，灼热，疼痛，或有高热不退，此为化脓征象。若硬块中央渐软，按之有波动感者，脓肿已熟。溃脓期：脓肿自然破溃或切开排脓后，肿消痛减，寒热渐退，逐渐向愈。若脓流不畅，肿热不消，疼痛不减，身热不退，可能形成袋脓，或脓液波及其他乳囊（乳腺叶），形成“传囊乳痈”，亦可形成败血症。若有乳汁从疮口溢出，久治不愈，可形成乳漏。乳痈属于西医学急性化脓性乳腺炎范畴。

### （一）病因病机

“凡乳汁不得泄，内结名妒乳，乃急于痈”（《肘后备急方》），“乳房阳明所经，乳头厥阴所属”，

“乳子之母，不知调养，怒忿所逆，郁闷所遏，厚味所酿，以致厥阴之气不行，故窍不得通而汁不得出，阳明之血沸腾，故热盛而化脓”（《丹溪心法》）。故乳痈多因肝胃经气郁滞，乳汁壅积生热，热盛肉腐而成。

肝经郁热：乳头属足厥阴肝经，肝主疏泄，调节乳汁分泌。情志伤肝，肝失疏泄，乳络不通而乳汁壅积结块而化热，肝经热盛，热盛肉腐而成痈。

胃经壅热：乳房属足阳明胃经，气血化生乳汁。产后恣食肥甘厚味，产乳量多，壅积胃经，阻滞乳络，乳积化热，胃经热盛，热盛肉腐而成痈。

乳汁淤积：乳头过小、乳头破损或凹陷，妨碍哺乳，乳汁排出不畅，或乳汁量多难以吸空，余乳积存量多，致使乳络闭阻，乳汁淤积化热，热盛肉腐而成痈。

## （二）辨证施治

### 1. 气滞热蕴（郁乳期）

主要证候：乳房肿胀疼痛，皮色不变或微红，乳汁排泄不畅，恶寒发热，头痛骨楚，口渴，便秘，舌红，苔薄黄，脉数或弦数。

证候分析：肝郁气滞，或胃经气血壅积，郁而化热，初期热尚不甚，可见乳房肿胀疼痛，皮色不变或微红；随着郁滞加剧，乳汁排泄不畅，郁热加重，可出现恶寒发热、头痛骨楚、口渴、便秘等热盛反应；舌红，苔薄黄，脉数或弦数，气滞热蕴之象。

治疗法则：疏肝清胃，通乳消肿。

选方用药：瓜蒌牛蒡汤。瓜蒌仁、牛蒡子、天花粉、黄芩、山栀子、金银花、连翘、皂角刺、生甘草各10克，青皮、陈皮、柴胡各5克，水煎服。乳汁壅滞太甚者，加漏芦、王不留行、路路通各10克；乳汁过多者，加生山楂30克、生麦芽60克；乳房肿块明显者，加赤芍、川芎、当归各10克；偏热盛者，加生石膏25克、鲜生地黄15克；偏气郁者，加金铃子、合欢皮、炒枳壳各10克；新产妇恶露未尽者，加当归、川芎各10克，益母草15克，减黄芩、山栀子；便秘者，加生大黄（后下）、火麻仁各6克；表寒重者，加荆芥、防风各10克。

### 2. 热毒炽盛（成脓期）

主要证候：肿块逐渐增大，皮肤焮红、灼热，疼痛如鸡啄，肿块中央渐软，有应指感，可伴壮热，口渴饮冷，面红目赤，烦躁不宁，大便秘结，小便短赤，舌红，苔黄干，脉数或滑数。

证候分析：郁热加剧，热盛肉腐，病情加重，正邪交争，出现肿块逐渐增大，皮肤焮红、灼热，疼痛如鸡啄，可伴壮热，口渴饮冷，面红目赤，烦躁不宁，大便秘结，小便短赤；肿块中央渐软并有应指感者，脓液开始形成；舌红，苔黄干，脉数或滑数，热毒炽盛之象。

治疗法则：清热解毒，托毒透脓。

选方用药：透脓散。黄芪15克，当归、川芎、皂角刺各10克，穿山甲3克。方中黄芪益气升阳，托毒外泄；当归、川芎养血活血；穿山甲、皂角刺软坚透脓。全方补虚托毒，溃疮透脓，在于痈肿不消、成脓不易、消之不可、手术切开又不适宜的情况下使用最为适宜。热毒炽盛、红肿热痛者，酌加金银花、蒲公英、紫花地丁各10克清热解毒；脓甚胀痛者，加桔梗、薏苡仁、冬瓜仁排脓消肿。

3. 正虚邪恋（溃脓期）

主要证候：溃破后乳房肿痛减轻，但疮口脓水不断，脓汁清稀，愈合缓慢，或乳汁从疮口溢出形成乳漏，面色少华，全身乏力，头晕目眩，低热不退，食欲不振，舌淡，苔薄，脉弱无力。

证候分析：正气胜邪，脓肿溃破脓液排出，疼痛减轻，逐渐愈合；正气不足，邪未排净，则可出现疮口脓水不断，脓汁清稀，愈合缓慢，或乳汁从疮口溢出形成乳漏，面色少华，全身乏力，头晕目眩，低热不退，食欲不振；舌淡，苔薄，脉弱无力，气血虚弱之象。

治疗法则：补益气血，透毒敛疮。

选方用药：托里消毒散。人参、黄芪、当归、川芎、白芍、白术、茯苓、金银花各10克，白芷、皂角刺、桔梗、甘草各5克，水煎服。方中人参、黄芪、白术、茯苓、甘草以益气分；当归、川芎、白芍以滋血分；金银花、白芷以解毒；皂角刺、桔梗以排脓消肿。全方补益气血，透毒敛疮。

### （三）其他施治

郁乳期：用金黄散以冷开水或醋调敷，或用金黄膏敷贴；或用鲜野菊花、鲜蒲公英、鲜地丁草、仙人掌等洗净捣烂外敷；或用20%芒硝溶液湿敷；或用大黄、芒硝各等份研末，适量凡士林调敷。

成脓期：局部按之有波动感或穿刺抽得脓液者，及时切开引流。

溃脓期：切开排脓后用八二丹、九一丹药线或凡士林纱条引流，外敷金黄散或金黄膏；脓尽改用生肌散收口，外用生肌玉红膏盖贴。

## 二、乳痛

乳痛是指以乳头或乳房疼痛为主要表现的病证。乳痛有生理性乳痛和病变性乳痛。生理性乳痛，如经行前、孕期、产后或流产后出现乳房胀痛并可自行缓解，若能忍受者可不用治疗。病变性乳痛是指因乳房病变引起的疼痛，如乳痈、乳癖、乳核、乳岩等。由于病变不同，疼痛程度和预后也不一样，应注意评估与诊治。此处以减缓疼痛为主进行论述，各种病变诊治参考相关内容。

### （一）病因病机

乳头属厥阴肝经，乳房属阳明胃经，故乳痛多与肝、胃关系密切，主要与肝郁气滞、肝郁痰凝、气滞血瘀、乳汁淤积等有关，久病伤肾则可出现肝郁肾虚证，严重者可出现痰凝瘀毒证。

肝郁气滞：肝主疏泄，调节乳络通畅。郁怒伤肝，肝郁气滞，疏泄不畅，乳络不通，则乳房胀痛。

肝郁痰凝：肝郁气滞，木旺克脾，日久胃气不足，脾虚生痰，痰滞乳络，乳络不通，则乳房胀痛。

气滞血瘀：肝郁气滞，疏泄不畅，冲任瘀滞，气血不行，乳络不通，日久乳中结块，乳房胀痛或刺痛。

乳汁淤积：乳汁排出不畅，或乳多难以排空，余乳积滞，郁堵乳络，乳房胀满疼痛，郁久可化热伤乳。

肝郁肾虚：肝气郁结，乳络不畅，乳房疼痛，肝郁化火，日久耗精损液，伤肝损肾，引起肝肾阴虚。

痰凝瘀毒：气滞血瘀日久，瘀痰凝结，久结成毒，或成痰热毒邪，或成寒痰毒邪，损络伤乳，肿块坚痛。

## （二）辨证施治

### 1. 肝郁气滞

主要证候：乳房胀痛，经前加重，经后减缓，疼痛可随喜怒消长，或孕期、产后、流产后出现乳房胀痛并可自行缓解，或伴胸闷胁胀，善郁叹息，或伴月经失调、后期量少，甚或经闭，舌淡红，苔薄白，脉弦或沉弦。肝郁化热者，乳房胀痛灼热，烦躁易怒，口苦口干，伴月经失调、先期量多，舌红，苔薄黄，脉弦数。

证候分析：郁怒伤肝，肝郁气滞，乳络不畅，乳房胀痛，经前乳络气血更盛，郁滞加重而痛甚，经后气血稍减而痛缓；孕期气血旺盛，产后或流产后气血聚于乳络以生乳汁，故孕期、产后乳络易出现乳房胀痛，多能自行缓解；肝气郁滞，则易胸闷胁胀，善郁叹息；肝郁气滞，冲任气血不畅，或伴月经失调、后期量少，甚或经闭；舌淡红，苔薄白，脉弦或沉弦，肝气郁滞之象。肝郁不解，郁久郁重而化热者，可出现乳房胀痛且有灼热感；肝火内扰，烦躁易怒，口苦口干；肝火迫血，月经失调、先期量多；舌红，苔薄黄，脉弦数，肝火旺盛之象。

治疗法则：疏肝解郁，行气止痛；肝郁化热者，疏肝清火，行气止痛。

选方用药：逍遥散或柴胡疏肝散加减，疏肝解郁，行气止痛。肝郁化热者，丹栀逍遥散或柴胡疏肝散加青皮、黄连、山栀子，疏肝清热，行气止痛；肝郁化热者亦可用柴胡清肝饮加减。

### 2. 肝郁痰凝

主要证候：乳房疼痛，经前加重，经后减缓，可随喜怒消长，乳中有肿块，胸闷胁胀，善郁易怒，神疲倦怠，头晕乏力，月经失调，经量少、色淡，甚或经闭，舌淡红，苔薄白，脉弦或沉弦。

证候分析：肝郁气滞，木旺克脾，日久胃气不足，脾虚生痰，痰阻乳络，经前气血更盛，阻滞更剧，出现乳房胀痛，经前加重，经后气血减弱而疼痛减缓；怒则气急，喜则气缓，乳房肿块疼痛可随喜怒消长；肝郁气滞，则胸闷胁胀，善郁易怒；脾虚气弱，神疲倦怠，头晕乏力；肝郁痰凝，影响冲任，以致冲任失调，上行冲任失调则乳痛肿块，下行冲任失调则月经不调，经量少、色淡，甚或闭经不行；舌淡红，苔薄白，脉弦或沉弦，肝郁脾虚之象。

治疗法则：疏肝解郁，健脾化痰，散结止痛，月经不调者兼调冲任。

选方用药：逍遥蒌贝散。柴胡、当归、白芍、茯苓、白术、瓜蒌、贝母、法半夏、制南星各10克，生牡蛎（先煎）30克，山慈菇15克。柴胡、当归、白芍、茯苓、白术疏肝解郁，健脾补中；瓜蒌涤痰散结、行气宽胸；贝母、法半夏、制南星化痰；生牡蛎、山慈菇散结。全方疏肝解郁，健脾化痰，散结止痛。月经不调者兼调冲任，根据情况适当加减，如酌加香附、川芎各10克以行冲任经气，有利冲任通畅而调经。

3. 气滞血瘀

主要证候：乳房胀痛或刺痛，乳中有肿块，胸闷胁胀，善郁易怒，月经失调，经量少、色黯、有血块，痛经，甚或经闭，面色偏暗，舌黯或有瘀点，苔薄白，脉沉弦或沉涩。

证候分析：冲任不畅，乳络郁滞，乳房胀痛或刺痛；乳络郁滞日久，气血凝结则乳中结块；下行胞宫经脉郁滞，冲任不畅，气血下行化为月水受阻，月经失调，经量少、色黯、有血块，经行疼痛，甚或瘀阻不通而经闭；面色偏暗，舌黯或有瘀点，苔薄白，脉沉弦或沉涩，气血郁滞之象。

治疗法则：理气化瘀，调理冲任，通络止痛。

选方用药：血府逐瘀汤（行气化瘀）加香附、郁金、元胡各 10 克（行气活血、通络止痛）。

4. 乳汁淤积

主要证候：哺乳妇女，乳房或乳房局部胀满疼痛难忍，乳汁排泄不畅，甚或淤积化热，局部灼热，或有寒热表现，进一步发展或可成为乳痈，舌淡黯或红，苔薄白或薄黄，脉弦或弦数。

证候分析：乳头过小、凹陷、乳头破损或皲裂，妨碍哺乳，乳汁排出不畅，或乳汁量多难以排空，余乳壅积，致使乳络不通，胀满疼痛，胀剧者疼痛难忍；乳汁排出不畅，可淤积化热，出现寒热表现，甚者热盛肉腐形成乳痈；舌淡黯或红，苔薄白或薄黄，脉弦或弦数，乳汁淤积或化热之象。

治疗法则：行气化瘀，通络止痛。

选方用药：柴胡疏肝散（疏肝行气、化瘀止痛）加瓜蒌仁、皂角刺、王不留行各 10 克（通络止痛），加生山楂 30 克和生麦芽 60 克［退乳（欲退乳者）以减少淤积］，加牛蒡子、连翘各 10 克（清热）。全方行气化瘀，减少乳积，通络止痛。对于乳汁淤积，药治同时可采用促进乳汁排出措施，减少淤积，如热敷、理疗、吸乳等。

5. 肝郁肾虚

主要证候：乳房疼痛，腰膝酸软，潮热盗汗，头晕目眩，耳鸣，心烦失眠，口苦口干，月经不调，舌红，苔少，脉弦细数。

证候分析：情志不舒，肝气郁结，乳络不畅，乳房疼痛；肝郁化火，日久耗精损液，伤肝损肾，引起肝肾阴虚，虚热内生，出现腰膝酸软，潮热盗汗，头晕目眩，耳鸣，心烦失眠，口苦口干；肝肾不足，冲任血少，胞宫不能按时满溢行经，出现月经失调；舌红，苔少，脉弦细数，肝郁肾虚之象。

治疗法则：疏肝解郁，滋养肝肾，柔肝止痛。

选方用药：丹栀逍遥散合知柏地黄丸加减。

6. 痰凝瘀毒

主要证候：乳房疼痛，肿块坚硬，凹凸不平，固定不移，表面溃破，难以收口；热证者，口干舌燥，便秘溲黄，舌红绛，苔黄腻，脉弦数或滑数；寒证者，身寒怕冷，四肢冰凉，舌淡或淡胖，苔白腻，脉沉弱。

证候分析：此型多为恶性病变晚期反应。气滞血瘀，瘀痰凝结，肿块坚硬，凹凸不平，固定不移，疼痛难忍，或有表面溃破，难以收口。热证者，瘀热毒邪凝结，热毒内盛，口干舌燥，便秘溲黄；舌红绛，苔黄腻，脉弦数，瘀热毒邪凝结之象。寒证者，寒痰毒邪凝结，寒毒内盛，身寒怕冷，四肢冰凉；舌淡或淡胖，苔白腻，脉沉弱，寒痰毒邪凝结之象。

治疗法则：热证，化瘀消痰，清热解毒，散结止痛；寒证，化瘀消痰，除寒解毒，散结止痛。

选方用药：热证，黄连解毒汤合神效瓜蒌散加减，或热毒消瘤方（金志春方）加减。寒证，五积散合神效瓜蒌散加减，或寒毒消瘤方（金志春方）加减。此型证治可参阅“乳岩”。

## 三、乳溢

非哺乳期出现乳房自溢乳汁者称为乳溢，或称溢乳。西医学所言闭经泌乳综合征属乳溢范畴。

### （一）病因病机

乳汁和月经皆由气血所化。气血经冲任下行胞宫化为月水，上行乳房化为乳汁。乳头为厥阴肝经所属，乳房为阳明胃经所司。乳溢主要与肝疏太过、胃气失固及冲任郁滞有关。

肝疏太过：肝主疏泄，调节冲任气血运行。郁怒伤肝，肝气太盛，肝气化热，疏泄太过，气血上行乳房，乳房化为乳汁而溢。

胃气失固：阳明胃经多气多血，需胃气固摄。素体中气不足，胃气虚弱，不能固摄气血，气血上行乳房，乳房化为乳汁而溢。

冲任郁滞：气血下行为月水，上行为乳汁。下行胞宫之冲任经脉郁滞，气血则会循冲任经脉上行乳房，乳房化为乳汁而溢。

### （二）辨证施治

1. 肝疏太过

主要证候：非哺乳期溢乳，量或多或少、色黄白、质稠，伴有精神抑郁，胸闷叹息，口苦口干，乳房胀或胀痛、灼热，舌红，苔黄，脉弦数。

证候分析：郁怒伤肝，肝气太盛，肝气化热，疏泄太过，气血上行乳房，乳房化为乳汁外泄而溢；肝郁气滞，则精神抑郁，胸闷叹息；肝郁化火，口苦口干，乳房胀或胀痛、灼热；舌红，苔黄，脉弦数，肝郁化热之象。

治疗法则：疏肝泻火，佐以退乳。

选方用药：丹栀逍遥散（疏肝泻火）酌加炒麦芽60克、山楂20克（退乳）。

2. 胃气失固

主要证候：非哺乳期溢乳，量少、质稀，伴气短神疲，面色少华，舌淡，苔白，脉沉弱。

证候分析：素体中气不足，胃气虚弱，不能固摄气血而致气血上行乳房，化为乳汁而溢；中气不足，气短神疲，面色少华；舌淡，苔白，脉沉弱，中气不足、胃气虚弱之象。

治疗法则：益气固摄，佐以退乳。

选方用药：补中益气汤（健运脾胃、益气以固摄）酌加炒麦芽60克、山楂20克（退乳）。

3. 冲任郁滞

主要证候：非哺乳期溢乳，伴月经紊乱或闭经，不孕，面色偏暗，舌黯，苔薄白，脉沉涩。

证候分析：冲任不畅，下行胞宫之经脉郁滞，气血不能下行化为月水，上逆乳房化为乳汁而外溢；冲任不畅，气血失调，月经紊乱或闭经、不孕；面色偏暗，舌黯，苔薄白，脉沉涩，气血郁滞之象。

治疗法则：理气化瘀，调理冲任，佐以退乳。

选方用药：血府逐瘀汤（行气化瘀）加香附 10 克（行气活血调冲），加炒麦芽 60 克、山楂 20 克（退乳）。

## 四、乳癖

乳癖是以乳房有形状、大小不一的肿块，疼痛，与月经周期相关为主要临床表现的乳腺组织良性增生性疾病。“癖”通“痞”，有“痞塞不畅”之意。“乳癖乃乳中结核，形如丸卵，或坠重作痛，或不痛，皮色不变，其核随喜怒消长，多由思虑伤脾，忧怒伤肝，郁结而成”（《外科正宗》），“乳癖……年少气盛，患一二载者……可消散；若年老气衰，患经数载者不治，宜节饮食，息恼怒，庶免乳岩之变”（《外科真诠》），以上说明乳癖的临床特点是肿块与疼痛，年轻者多发，轻者可自愈，年长久病者偶可恶变。乳癖好发于青中年女性，月经未来潮或已绝经者很少发生。肿块大小不等、形态不一、边界不清、质地不硬。根据临床表现特点，乳癖与西医乳腺增生症基本相同。

### （一）病因病机

乳癖，“多由思虑伤脾，忧怒伤肝，郁结而成”（《外科正宗》），主要与肝郁气滞、脾虚痰凝有关，病变主要涉及肝郁痰凝、冲任失调两个方面。情志不畅，肝郁气滞，木克脾土，脾失健运，痰浊内生，以致肝郁痰凝，阻滞乳络，出现乳房肿块；肝郁痰凝，郁滞冲任，可引起冲任失调，冲任失调在上则乳房痰浊凝结而生乳癖，在下则胞宫气血紊乱而致月经不调。

### （二）辨证施治

主要证候：乳房胀痛或刺痛，经前加重，经后减缓，乳房肿块疼痛可随喜怒消长，胸闷胁胀，善郁易怒，神疲倦怠，头晕乏力，月经失调，经量少、色淡，甚或经闭，舌淡红，苔薄白，脉弦或沉弦。

证候分析：肝郁气滞，脾虚痰凝，阻滞乳络，且经前气血更盛，阻滞更剧，出现乳房胀痛或刺痛，经前加重，经后减缓；怒则气急，喜则气缓，乳房肿块疼痛可随喜怒消长；肝郁气滞，则胸闷胁胀，善郁易怒；脾虚气弱，则神疲倦怠，头晕乏力；肝郁痰凝，影响冲任，以致冲任失调，上行冲任失调则生乳癖，下行冲任失调则月经不调，经量少、色淡，甚或闭经不行；舌淡红，苔薄白，脉弦或沉弦，肝郁脾虚之象。

治疗法则：疏肝解郁，健脾化痰，散结止痛；冲任失调者兼调冲任。

选方用药：逍遥蒌贝散。冲任失调者兼调冲任，根据情况适当加减，如上方酌加香附、川芎各 10 克以通行冲任经气，有利冲任通畅而经调。

### （三）其他施治

乳增宁片、小金丸（胶囊）、乳癖消胶囊等中成药口服。

## 五、乳核

乳核是指乳房良性肿块性病证。特征是乳中有核，形如丸卵，边界清楚，表面光滑，推之可移。肿块一个或多个，大小不一，多呈圆形或扁圆，质地实韧，皮色不变，多无触痛，活动度大，增大缓慢，少数患者月经期或有轻微胀痛。乳核类似于西医学乳腺纤维腺瘤等乳腺良性肿瘤疾病。

### （一）病因病机

乳核的发生主要与肝郁痰凝有关。郁怒伤肝，肝郁气滞，木旺乘脾，脾虚生痰，痰气交结，阻滞乳络，日久凝为结块。

### （二）辨证施治

主要证候：乳房结块，一个或多个，大小不一，形如丸卵，边界清楚，表面光滑，推之可移，质地实韧，皮色不变，多无触痛，月经期轻微胀痛，胸闷叹息，善郁易怒，神疲乏力，月经失调，痛经，舌淡红，苔薄白，脉弦。

证候分析：郁怒伤肝，肝郁气滞，木旺乘脾，脾虚生痰，痰气交结，阻滞乳络，日久凝为结块；结块较大时阻滞乳络或有月经期轻微胀痛；肝郁不舒，气机不畅，胸闷叹息，善郁易怒；肝郁乘脾，脾气若虚则神疲乏力；肝郁气滞，冲任不畅，或伴月经失调、痛经；舌淡红，苔薄白，脉弦，肝郁之象。

治疗法则：疏肝行气，化痰散结，佐以活血。

选方用药：逍遥蒌贝散（疏肝解郁、化痰散结）酌加香附、川芎各 10 克（行气活血）。

### （三）其他施治

乳增宁片、小金丸（胶囊）、乳癖消胶囊等中成药口服。或阳和解凝膏外贴。

## 六、乳岩

乳岩是指发生在乳房的恶性肿块性病证，因肿块高低不平、坚硬如石、状如山岩而得名。乳岩病名首见于《妇人大全良方》:“若初起内结小核，或如鳖棋子，不赤不痛，积之岁月渐大，岩崩破如熟榴，或内溃深洞，血水滴沥，此属肝脾郁怒，气血亏损，名曰乳岩。”临床特征是乳房肿块，坚硬不移，不红，不热，不痛，经久不消，渐渐而大，始生疼痛，痛则无解，渐渐溃烂，溃后凸如泛莲或状如菜花。乳岩类似于乳腺恶性肿瘤性疾病。

### （一）病因病机

乳岩发生的病因病机复杂，情志内伤、气机阻滞、痰瘀互结、正气虚损是重要因素，在这些因素影响下，气滞痰凝、痰瘀互结、毒邪蕴盛和正气衰败是发病的关键过程。

气滞痰凝：郁怒伤肝，肝郁气滞，气滞则水气不利而生痰，痰气交阻乳络，久凝成块。

痰瘀互结：气滞血瘀，痰浊内凝，痰瘀互结，凝积结滞成块，日久不消，按之坚硬。

毒邪壅盛：瘀滞气血与痰浊凝结，日久郁结成毒，毒郁化热则为热毒，毒损阳气则为寒毒。

正气衰败：乳岩晚期，毒损机体，正气大伤，气血衰败，肿块则破溃外翻，疼痛难忍。

## （二）辨证施治

*1. 气滞痰凝*

主要证候：乳房结块，质地较硬，皮色如常，神情郁闷，沉默寡言，易愁多感，性情急躁，胸闷不适，苔薄白，脉弦缓或弦滑。

证候分析：此期气郁，痰浊凝结。"忧郁伤肝，思虑伤脾，积想在心，所愿不得，致经络痞涩，聚结成核"（《外科正宗》）。肝郁气滞，气滞则水气运行不利而内生痰浊，痰气交阻，凝结成块，质地较硬，皮色如常；肝气郁结，则神情郁闷，沉默寡言，易愁多感，性情急躁，胸闷不适；苔薄白，脉弦缓或弦滑，肝郁痰凝之象。

治疗法则：行气解郁，化痰散结。

选方用药：开郁散。柴胡、当归、白芍、香附、郁金、白术、茯苓、白芥子、天葵草各 10 克，炙甘草 6 克，全蝎 3 个，水煎服。方中柴胡、郁金、香附疏肝解郁；当归、白芍养血柔肝；白术、茯苓健脾利湿；白芥子善去寒痰，消皮里膜外之结块；全蝎、天葵子解毒消岩肿；炙甘草调和诸药。开郁散所主之病，皆由肝气不舒、脾失健运、痰湿内生所致，凡肝郁痰凝之证皆可治之。

*2. 痰瘀互结*

主要证候：乳房结块，质地坚硬，时或作痛，皮色不变，胸脘痞闷，月经失调，经行伴瘀块、疼痛，甚或闭经不行，舌胖紫黯，苔白腻，脉弦滑或涩。

证候分析：此期痰浊与瘀血相结。痰瘀积结成块，日久不消，按之坚硬，时或作痛；痰浊内结胸脘，胸脘痞闷；痰瘀阻滞冲任，月经失调，经行不畅，或伴瘀块、疼痛，甚或经闭不行；舌胖紫黯，苔白腻，脉弦滑或涩，痰瘀内结之象。

治疗法则：行气逐瘀，化痰散结。

选方用药：神效瓜蒌散合血府逐瘀汤加减。神效瓜蒌散：瓜蒌、当归、甘草各 10 克，乳香、没药各 6 克。方中瓜蒌化痰散结、行气宽胸，当归养血活血，乳香、没药化瘀止痛，甘草调中补虚、调和诸药，全方行气化瘀、化痰散结。血府逐瘀汤行气宽胸、化瘀止痛。两方相合，行气逐瘀、化痰散结之力更强，适宜痰瘀内结证。

*3. 毒邪壅盛*

主要证候：乳房结块，青筋显露，乳窍常流血水，臭秽不堪，疼痛难忍，身体渐瘦。热毒壅结者，口苦口干，大便干结，舌紫黯，苔黄腻，脉弦数。寒毒壅结者，形寒畏冷，口唇发紫，四肢发凉，舌淡或淡胖，苔白腻，脉沉弱。

证候分析：此期毒邪蕴盛，正气伤损。瘀滞气血易与痰浊凝结不散，日久郁结成毒，伤损正气，以致乳房结块，青筋显露，毒蚀肌肤则乳窍常流血水，臭秽不堪，疼痛难忍；毒损正气，身体渐瘦。毒郁化热则为热毒，热毒蕴结，可伴口苦口干，大便干结，舌紫黯，苔黄腻，脉弦数。毒损阳气，寒邪内蕴则为寒毒，寒毒蕴结，或伴形寒畏冷，口唇发紫，四肢发凉，舌淡或淡胖，苔白腻，脉沉弱。

治疗法则：热毒蕴结，清热解毒，破瘀化痰消结；寒毒蕴结，散寒解毒，破瘀化痰消结。

选方用药：热毒蕴结，选用黄连解毒汤（清热燥湿、泻火解毒）联合神效瓜蒌散（行气化瘀、化痰散结）酌加半枝莲、穿心莲、蛇舌草、蚤休（增强解毒作用）。寒毒蕴结，选用五积散（温阳逐寒、化湿除痰、理气和血）联合神效瓜蒌散（行气化瘀、化痰散结）酌加半枝莲、穿心莲、蛇舌草、蚤休（增强解毒作用）。

4. 正气衰败

主要证候：乳岩晚期，肿块破溃外翻，疼痛难忍，形体消瘦，面色无华，心悸气短，纳呆食少，大便溏薄，舌淡，脉沉细弱。

证候分析：此期脏器受损，气血衰败。乳岩晚期，毒损机体，正气大伤，气血衰败，肿块破溃外翻，疼痛难忍，形体消瘦，面色无华，心悸气短，纳呆食少，大便溏薄；舌淡，脉沉细弱，气血衰败之象。

治疗法则：扶正祛邪，益气养血，逐瘀解毒。

选方用药：香贝养荣汤加味。熟地黄 15 克，人参、白术、茯苓、当归、川芎、白芍、贝母、陈皮、香附各 10 克，桔梗、甘草各 6 克，生姜 3 片，大枣 2 枚，方外另加黄芪、蛇舌草、半枝莲各 15 克，水煎服。方中人参、白术、茯苓、甘草补气，熟地黄、当归、白芍、川芎养血，气血两补，匡扶正气；桔梗、茯苓、贝母化痰凝，散积滞；香附、陈皮行厥阴之气，通调三焦，除滞消肿；生姜、大枣调和脾；黄芪补气；蛇舌草、半枝莲解毒。全方补中寓攻，补为攻设，攻补兼施。疼痛剧烈者，加徐长卿、延胡索粉适量。

### （三）其他施治

溃前：阿魏化痞膏外贴。

溃后：海浮散用红油膏外敷。

## 七、乳衄

乳衄是以乳窍溢出血性液体为主要表现的病证。“妇人乳房并不坚肿结核，惟乳窍常流鲜血，此名乳衄”（《疡医大全》）。乳衄多见于乳腺导管内乳头状瘤或癌。乳衄要注意排除乳房恶性病变和监测。

### （一）病因病机

乳衄的发生主要与肝郁化火和脾不统血有关。

肝郁化火：郁怒伤肝，肝气不舒，郁而化火，灼伤血络，迫血妄行，血从乳窍外溢。

脾不统血：思虑伤脾，脾气受损，脾气虚弱，统血无权，血流胃经，血从乳窍外溢。

### （二）辨证施治

1. 肝郁化火

主要证候：乳头溢血，血色鲜红或黯红，胸闷胁痛，烦躁易怒，口苦口干，失眠多梦，舌红，苔薄黄，脉弦数。

证候分析：肝气郁结，郁而化火，灼伤血络，乳头溢血，新血外出则色鲜红，出血遗留后而出则黯红；肝气郁滞，胸闷胁痛；肝火过旺，内扰心神，烦躁易怒，失眠多梦；舌红，苔薄黄，脉弦数，肝郁化热之象。

治疗法则：疏肝解郁，凉血止血。

选方用药：丹栀逍遥散（疏肝解郁凉血）酌加白及 10 克（收敛止血）。

2. 脾不统血

主要证候：乳头溢血，血色多淡红，神疲乏力，四肢倦怠，食欲不振，面色少华，舌淡，苔薄白，脉细弱。

证候分析：思虑伤脾，脾气虚弱，统血无权，血流胃经，溢于乳络，外溢乳窍；脾气虚弱，运化无力，气血亏虚，血色淡红，神疲乏力，四肢倦怠，食欲不振，面色少华；舌淡，苔薄白，脉细弱，脾虚气血不足之象。

治疗法则：健脾益气，养血止血。

选方用药：归脾汤（健脾益气养血）酌加阿胶 10 克（养血止血）。

## 第八节　交 合 病 证

本书所言交合病证是指女性不能或不能良好进行或完成所期望的性活动以及出现与交合有关的病证，包括交合障碍、交感异常、交合出血、失交症、梦交症及交合染毒。因先天性因素引起的交合病证，非本书讨论范畴。

### 一、交合障碍

本书谈论的交合障碍是指排除先天性畸形后交合不能进行者，主要有交合痛和阴缩。

### （一）交合痛

因交合而发生的疼痛，称为交合痛，亦称性交痛。疼痛发生在交合时或交合后数日，疼痛部位在阴部，或牵掣腰腹或背部，或平素即有疼痛而交合后疼痛加剧。中医所言小户嫁痛、嫁痛、新室嫁孔痛等即指交合痛。交合痛会减少交合兴趣，影响再次交合意愿。西医学所言生殖系统炎性疾病、子宫内膜异位症、子宫腺肌病等引起的性交痛可参考诊治。

1. 病因病机

交合痛的发生涉及心性和身性两方面因素。心性因素是指交合知识缺乏和双方情感不和。交合知识缺乏，盲目交合，或情感不和，配合不谐，以致交合之气不至，无以化生交合之津，无津滋润，强交则痛。身性因素是指身体疾病，或有先天禀赋异常，或因后天身体疾病。先天禀赋异常，如阴户阴道畸形，不利交合，交则受损而痛，本书不予论述。身体疾病，发病机制主要涉及不通则痛和不荣则痛。主要有瘀血内伏、湿热蕴伏、肝肾阴虚证型。

瘀血内伏：肝郁气滞，或阳虚寒凝，或气虚血滞，血行不畅，瘀血内伏，轻者平素不痛或痛而不显，重者或有疼痛，交合触动瘀血而痛或痛剧。

湿热蕴伏：肝郁脾虚，生湿蕴热，或外感湿热，下注小腹和阴部，蕴伏体内，湿滞热灼，轻者平素疼痛不显，重者平素疼痛，交合则痛或痛剧。

肝肾阴虚：肝肾阴虚，阴虚生燥，阴器失于滋养，平素阴部干涩或干涩疼痛，交合时难以化生交合之津，无津滋润不利交合，交合则痛或痛剧。

2. 辨证施治

1）瘀血内伏

主要证候：交合疼痛，或平素腹痛，交合加剧，常拒交合，胸胁、乳房胀痛，情志抑郁或烦躁易怒，腰腹寒凉，四肢发凉，下腹、肛门坠胀，时有便意，神疲乏力，舌黯，苔薄白，脉弦紧或沉弱。

证候分析：郁怒伤肝，肝郁气滞而血瘀，或阳虚生寒，寒凝而血瘀，或脾虚气弱，气不帅血而血瘀，均可导致瘀血内伏，轻者平素不痛或痛而不显，重者或有疼痛，交合触动瘀血则痛或痛剧，常拒交合；肝气郁滞则胸胁、乳房胀痛，情志抑郁或烦躁易怒；阳虚寒凝则腰腹寒冷，四肢发凉；气血虚弱，中气下陷，气不载物，则有下腹、肛门胀坠，时有便意，神疲乏力；舌黯，苔薄白，血瘀之象；脉弦紧，肝郁或寒或痛之象；脉沉弱，气虚之象。

治疗法则：气滞血瘀者，疏肝解郁，行气止痛；寒凝血瘀者，温阳散寒，化瘀止痛；气虚下陷者，补中益气，升阳止痛。

选方用药：气滞血瘀者选用逍遥散或柴胡疏肝散酌加元胡、郁金各 10 克；肝郁化热者用丹栀逍遥散或用柴胡疏肝散加青皮、黄连、山栀子各 10 克，或用柴胡清肝饮加减；寒凝血瘀者可选用少腹逐瘀汤或良方温经汤加减；气虚下陷者可选用补中益气汤加减。

2）湿热蕴伏

主要证候：交合疼痛，或平素腹痛，交合加剧，下腹灼热，带下量多、色黄，口干口苦，大便不爽，小便短赤，舌红，苔黄腻，脉濡数。

证候分析：肝郁脾虚，湿邪内生，湿蕴化热，或外感湿热，蕴伏体内，湿热下注小腹和阴部，湿滞气血运行，热灼经络筋脉，轻者平素疼痛不显，交合加剧，重者平素疼痛，交合加剧；湿热蕴伏，下腹灼热；湿热下注，带下量多、色黄；湿热内伏，口干口苦，大便不爽，小便短赤；舌红，苔黄腻，脉濡数，湿热蕴伏之象。

治疗法则：清热除湿，行气止痛。

选方用药：龙胆泻肝汤加减。

3）肝肾阴虚

主要证候：交合疼痛，平素自觉阴部干涩或干涩疼痛，交合痛剧，外阴可见萎缩，带下量极少或全无，头晕耳鸣，两目干涩，腰膝酸软，口干咽燥，五心燥热，舌红，苔少，脉细数。

证候分析：肝肾阴虚，阴虚生燥，阴器失于滋养，平素阴部干涩或干涩疼痛，交合时交合之津难以化生，无津滋润不利交合，交合则痛或疼痛加剧；平时阴精亏损，外阴较长时间失于濡养可见外阴萎缩，带下量极少或全无；肝肾阴虚，阴虚太过则生虚热，头晕耳鸣，两目干涩，腰膝酸软，口干咽燥，五心燥热；舌红，苔少，脉细数，阴虚生火之象。

治疗法则：滋养肝肾，养血生精，阴虚生火者滋阴降火。

选方用药：六味地黄丸或左归丸加减，阴虚生火者可选知柏地黄丸加减。

## （二）阴缩

欲交或交合时阴道口部出现非自主性痉挛或缩窄而致不能交合，或阴茎插入后阴道口痉挛而致阴茎不能拔出者，称为阴缩。本病类似西医所言阴道痉挛。

1. 病因病机

阴缩主要因阴部经络不畅、筋脉舒缩不利所致，与心肝火升、寒凝肝脉、肝经湿热和肝肾虚损有关。

心肝火升：平素心肝郁火内伏，欲交或交合之时性情紧张，交合之气引动郁火，心肝火升而致交合器官（阴道）功能过强，收缩痉挛，不能自控，难以交合。

寒凝肝脉：寒滞肝经，收引筋脉，凝滞气血，经络不通，欲交或交合之时交合之气引动筋脉收缩，阴缩疼痛，难以交合。

肝经湿热：湿浊内生，蕴而化热，或湿热内侵，循肝经下注阴器，熏灼阴部，交合之气引动湿热，筋脉拘急，不利交合。

肝肾虚损：肾精亏损，肝阴不足，精血虚损，阴部失养，经络筋脉萎弱挛缩，难以交合。

2. 辨证施治

1）心肝火升

主要证候：欲交或交合之时，情绪紧张，阴道收缩不能自制，难以交合或伴疼痛，平素性情易于郁怒，胸胁胀痛，喜叹息，经前两乳胀痛，失眠多梦，心烦不安，舌红，苔薄黄，脉弦数。

证候分析：平素心肝郁火内伏，欲交或交合之时性情紧张，交合之气引动郁火，心肝火升而致交合器官（阴道）功能过强，收缩痉挛，不能自控，难以交合；平素易于郁怒则肝气不畅，胸胁胀痛，喜叹息，经前两乳胀痛；肝郁之人，木易生火而致心肝郁火，郁火内伏，或有情绪不宁，心火浮动，失眠多梦，心烦不安；舌红，苔薄黄，脉弦数，心肝郁火之象。

治疗法则：疏肝泻火，清心缓急。

选方用药：四逆散加味。柴胡、枳实、芍药、炙甘草各10克，方外另加郁金、黄连、莲子心各10克，水煎服。四逆散全方疏肝和脾，解郁透热，加入郁金、黄连、莲子心后则可疏肝泻火，清心缓急。本证型亦可用清心泻肝方或丹栀逍遥散合黄连清心汤加减。

2）寒凝肝脉

主要证候：欲交或交合之时，阴缩疼痛，痛引少腹，难以交合，四肢厥冷，面色苍白，冷汗自出，舌淡黯，苔白滑，脉沉紧。

证候分析：寒滞肝经，收引筋脉，凝滞气血，经络不通，欲交或交合之时交合之气引动筋脉收缩，阴缩疼痛，难以交合；寒凝伤阳，阳气不足，阳不胜阴，四肢厥冷，面色苍白，冷汗自出；舌淡黯，苔白滑，脉沉紧，寒凝肝脉之象。

治疗法则：温经散寒，缓急止痛。

选方用药：当归四逆汤。当归15克，桂枝、芍药各10克，细辛3克，通草、甘草各6克，大枣8枚。方中当归甘温，养血和血；桂枝辛温，温经散寒，温通血脉；细辛温经散寒，助桂枝温通血脉；芍药养血和营，助当归补益营血；通草通经脉以畅血行；重用大枣，合归芍以补营血，防桂枝、细辛辛燥伤阴血；甘草兼调药性；大枣、甘草还可益气健脾以养血。全方温阳与散寒并用，养血与通脉兼施，温而不燥，补而不滞，共具温经散寒、养血通脉之功，可缓急止痛。

3）肝经湿热

主要证候：欲交或交合之时，阴缩灼痛，少腹胀坠，外阴肿痛，赤白带下量多，小便短赤，大便不爽，口干口苦，舌红，苔黄腻，脉弦数或滑数。

证候分析：湿浊内生，蕴而化热，或湿热内侵，循肝脉下注阴器，湿热熏灼阴部，交合之气引动湿热，筋脉拘急，阴缩灼痛，不利交合；肝经湿热下注，湿滞热灼，少腹胀坠；湿热内蕴熏灼，外阴肿痛，赤白带下量多，小便短赤，大便不爽，口干口苦；舌红，苔黄腻，脉弦数或滑数，肝经湿热之象。

治疗法则：清肝利湿，缓急止痛。

选方用药：龙胆泻肝汤加减。

4）肝肾虚损

主要证候：阴道干涩或阴部萎缩，难以交合，交合则痛，腰膝酸软，头晕耳鸣，两目干涩，口干咽燥，五心烦热，舌红，苔少或无，脉细数。

证候分析：肾精亏损，肝阴不足，精血虚损，阴部失养，经络筋脉萎弱挛缩，难以交合，交合则痛；肝肾虚衰，阴精不足，腰府空虚，髓海失养，口目失润，腰膝酸软，头晕耳鸣，两目干涩，口干咽燥；阴虚不能制阳，阳气虚浮，五心烦热；舌红，苔少或无，脉细数，阴虚生热之象。

治疗法则：滋补肝肾，润阴缓急。

选方用药：六味地黄丸合二至丸。六味地黄丸滋补肝肾，养血生精；二至丸中，女贞子甘苦而凉，旱莲草甘酸而寒，两者性皆平和，善滋养肝肾之阴，补肝肾而不腻。两方相合，滋补肝肾，养血生精，润阴缓急。

## 二、交感异常

交感异常是指对性活动感受异常者，包括性冷淡、性厌恶、性亢进、阴痿、交合昏厥等。

## （一）性冷淡

性冷淡是指对性活动缺乏主观愿望和兴趣，性欲低下或全无。

1. 病因病机

性冷淡病因病机涉及心性和身性两方面因素。多数与心性因素有关，如性知识缺乏、情感不和、害怕受孕和交合染病、工作生活压力大等，都会降低性活动兴趣。身性因素涉及多种身体疾病，如引起交合痛、性活动疲劳和不适等诸多病证。此外，某些药物可能会降低性活动兴趣。中医学认为，性冷淡主要与肾虚、心肝郁滞、心脾虚弱等有关。

肾虚：涉及肾气虚、肾阳虚、肾阴虚、肾精虚和肾阴阳俱虚多个方面。先天不足或后天损伤均可引起肾虚。其中，肾气虚者，难生交合之气；肾阳虚者，命门火衰，难兴交合之气；肾阴虚者，阴血不足，难生肾气，交合之气和交合之津难以滋生；肾精虚者，化生肾气不足，肾阴和（或）肾阳功能减退，交合气津难生，均可引起性欲低下或全无。

心肝郁滞：平素性情抑郁，情怀不畅，肝郁气滞，或心神不宁，心神失养，以致心肝郁滞，气机不畅，有碍交合之气运行，性欲低下。

心脾虚弱：思虑过度，劳伤心脾，或饮食劳倦，损伤脾气，或多病久病，耗损气血，以致心脾虚弱，气血虚损，心无所滋，身乏所养，体力不支，弱不思欲，缺乏交合之气，性欲低下。

2. 辨证施治

1）肾虚

（1）肾气虚。

主要证候：性欲低下或全无，或有不孕，月经不调或停经，头晕耳鸣，神疲乏力，腰膝酸软，排尿无力，小便频数，舌淡，苔薄白，脉沉弱，两尺尤甚。

证候分析：肾气不足，难生交合之气，性欲低下或全无，即或被迫交合也难生交合之气；肾气虚弱，天癸难至，冲任虚衰，不能摄精成孕；冲任失调，血海失司，月经不调或停经；肾主骨生髓，腰为肾府，肾虚髓海不足则头晕耳鸣、神疲乏力，肾府不充则腰膝酸软；肾气虚弱，气化失常，排尿无力，小便频数；舌淡，苔薄白，脉沉弱，两尺尤甚，肾气虚弱之象。

治疗法则：补肾益气，温养冲任。

选方用药：毓麟珠加味。熟地黄、菟丝子、当归各120克，人参、白术、茯苓、芍药、杜仲、鹿角霜、川椒各60克，川芎、炙甘草各30克，方外另加仙灵脾、仙茅、肉苁蓉各120克，为蜜丸，每服10～15克，每日2～3次；可改作汤剂，水煎服，药量酌配。方中熟地黄、当归、人参、白术、茯苓、芍药、川芎、炙甘草益气血，调冲任；菟丝子、杜仲、鹿角霜温肾强腰膝；川椒温督脉以扶阳；仙灵脾、仙茅、肉苁蓉温肾助阳。全方先后天同补，气血同调，意在充养肾气，通盛冲任，有助于温补肾气，并有利于摄精成孕。本证型亦可用补肾益气方（金志春方）加减。

（2）肾阳虚。

主要证候：性欲低下或全无，或有不孕，月经后期或稀发，经量少、色淡，甚或闭经，腰膝酸软，畏寒肢冷，腰腹寒凉，性欲淡漠，面色晦暗，带下量多，大便不实，小便数多清长，舌淡，苔白滑，脉沉细迟或沉迟无力。

证候分析：肾阳不足，命门火衰，难兴交合之气，性欲低下或全无，即或被迫交合也难以产生交合之气；冲任胞宫失于温煦，不能摄精成孕；阳气虚弱，不能生血行血，冲任空虚，血海不能按时满溢，月经后期或稀发，经量少、色淡，甚或闭经；肾阳虚衰，肾府失充则腰膝酸软；肾阳不足，命门火衰，胞脉失煦，面色晦暗，畏寒肢冷，腰腹寒凉，性欲淡漠；肾阳虚衰，气化失常，水湿内停下注，带下量多；肾火不暖脾土，大便不实；肾阳不足，膀胱气化不利，水液下趋则小便数多清长；舌淡，苔白滑，脉沉细而迟或沉迟无力，肾阳不足之象。

治疗法则：温肾益气，暖宫祛寒，调养冲任。

选方用药：温胞饮。肾虚寒甚者可加重肉桂、附子用量。本证型亦可选用温肾丸或艾附暖宫丸，或用补肾温阳方（金志春方）加减。

（3）肾阴虚。

主要证候：性欲低下或全无，或有不孕，月经后期，经量少、色淡，形体消瘦，头晕耳鸣，腰酸腿软，皮肤不润，面色萎黄，舌淡，苔少，脉沉细。

证候分析：肾阴虚损，阴血不足，难生肾气，交合之气难以滋生；冲任空虚，不能凝精成孕，同时可伴有月经后期，经量少、色淡；精血衰少，不能上荣清窍则头晕耳鸣；肾府失充则腰腿酸软；精血衰少，不荣内外肌肤，形体消瘦，皮肤不润，面色萎黄；舌淡，苔少，脉沉细，肾阴亏虚之象。

治疗法则：滋肾养阴，补益精血，调养冲任。

选方用药：养精种玉汤。本证型亦可选用左归丸或补肾滋阴方（金志春方）加减。肾阴虚，阴虚生火者，月经先期，经量少、色红，腰酸腿软，手足心热，潮热盗汗，口燥咽干，颧赤唇红，舌红而干，脉细数。治宜养阴清热，方用养精种玉汤合清骨滋肾汤，或用清血养阴汤加减，兼有潮热者酌加知母、青蒿、龟版、炙鳖甲等以增滋阴清虚热之力。亦可用补肾降火方（金志春方）加减。

（4）肾精虚。

主要证候：肾精虚多是较重阶段，成人肾精不足，可引起肾气虚、肾阴虚和（或）肾阳虚，出现生殖与性功能减退，常见的表现有性欲低下或全无，月经周期紊乱，经量少或闭经，不孕，头晕耳鸣，神疲健忘，腰膝酸软，牙齿松动，头发脱落，身体老化，舌淡，脉细弱。

证候分析：肾精虚衰，化生肾气不足，肾阴和（或）肾阳功能减退，引起生殖与性功能减退；精血不足，元气衰弱，性欲低下或全无，月经周期紊乱，经量少或闭经，不孕，头晕耳鸣，神疲健忘，腰膝酸软，牙齿松动，头发脱落，身体老化；舌淡，脉细弱，精血元气虚衰之象。

治疗法则：补肾生精，调和气血，调理冲任。

选方用药：河车大造丸。本证型亦可选用麒麟丸，或用补肾生精调和气血方（金志春方）加减。

除上述肾气虚、肾阳虚、肾阴虚、肾精虚四种证型外，还可出现肾阴阳俱虚证型。肾阴虚日久不能化生阳气，可在肾阴虚基础上出现肾阳虚，或肾阳虚日久不能滋生肾阴，可在肾阳虚基础上出现肾阴虚，从而出现肾阴阳俱虚。肾阴阳俱虚治疗应肾阴、肾阳同补，气血同生，可用二仙汤或左归丸与右归丸合方加减。

2）心肝郁滞

主要证候：性欲低下，神情抑郁，喜叹善悲，胸胁、乳房胀痛，心神不宁，失眠多梦，记忆衰减，月经不定期，经行不畅，舌淡红或略黯，苔薄白，脉沉弦。

证候分析：平素性情抑郁，情怀不畅，肝郁气滞，或心神不宁，心神失养，出现心肝郁滞，气机不畅，有碍交合之气运行，性欲低下；心肝气滞，神情抑郁，喜叹善悲；肝郁气滞，胸胁、乳房胀痛；心神失养，则心神不宁，失眠多梦，记忆衰减；心肝郁滞，气血运行失调，疏泄不及或太过，可出现月经不定期；舌淡红或略黯，苔薄白，脉沉弦，心肝郁滞之象。

治疗法则：疏肝解郁，养心安神。

选方用药：柴胡疏肝散加香附、郁金、酸枣仁、远志、石菖蒲各 10 克。香附行气解郁，调经止痛；郁金行气解郁，清心凉血，活血止痛；酸枣仁养心补肝，宁心安神，敛汗生津；远志安神益智，交通心肾；石菖蒲理气活血，开窍醒神。全方疏肝解郁，养心安神，调养性情。抑郁、失眠显著而有瘀滞者，酌加合欢皮解郁安神、活血消肿；失眠多梦显著者，酌加夜交藤养心安神，并可通络。

3）心脾虚弱

主要证候：性欲低下，多思善虑，头晕神疲，肢软乏力，心悸失眠，面色少华，食欲不振，月经后期，经量少、色淡，舌淡，苔薄白，脉沉细弱。

证候分析：心脾虚弱，气血虚损，心无所滋，身乏所养，体力不支，弱不思欲，缺乏交合之气，性欲低下；心脾虚弱，气血不足，神明失养则头晕神疲，心血不足则心悸失眠、面色少华；脾气虚，肢软乏力，食欲不振；气血虚弱，冲任不足，月经后期，经量少、色淡；舌淡，苔薄白，脉沉细弱，气血虚弱之象。

治疗法则：健脾养心，益气生血。

选方用药：归脾汤加减。

## （二）性厌恶

性厌恶是指对性活动持续性反感和憎恶，轻者厌恶，重者可有恶心、心悸等反应。患者表现的只是心性反感和憎恶，非功能障碍，身体仍可产生交合之气并可完成交合和形成高潮，在胁迫交合下有可能勉强完成交合。

1. 病因病机

性厌恶是一种心性障碍，主要是因曾有过性恐惧和性创伤的经历，或因精神异常而产生异常的性心性反应，导致性厌恶。中医学认为，性厌恶与不良情志有关，主要涉及郁怒伤肝、忧虑伤心和惊恐伤肾。

郁怒伤肝：曾受性创伤刺激，伤及肝魂，魂乱则抑郁愤怒，神魂紊乱，厌恶性活动。

忧虑伤心：曾受性创伤刺激，伤及心神，神伤则心气涣散，心神紊乱，憎恶性活动。

惊恐伤肾：曾受性创伤性恐惧刺激，惊恐伤肾，肾志受损，神志紊乱，恐惧性活动。

2. 辨证施治

1）郁怒伤肝

主要证候：厌恶性活动，郁闷不乐，烦躁易怒，胸胁、乳房胀痛，月经不定期，舌淡，苔薄白，脉弦。

证候分析：曾受性活动创伤刺激，伤及肝魂，魂乱则抑郁愤怒，神魂紊乱，郁闷不乐，烦躁易怒，厌恶性活动；郁怒伤肝，肝郁气滞，胸胁、乳房胀痛；肝郁气滞，疏泄失常，冲任不调，月经不定期；舌淡，苔薄白，脉弦，肝郁之象。

治疗法则：疏肝解郁，安定神志。

选方用药：逍遥散加香附、郁金、合欢皮各10克。香附行气解郁、调经止痛，郁金行气解郁、清心凉血、活血止痛，合欢皮解郁安神、活血消肿，与逍遥散相合，疏肝解郁，行气活血，调畅气机，安定神志。

2）忧虑伤心

主要证候：憎恶性活动，神志不安，心烦失眠，心悸怔忡，神疲健忘，面色萎黄，舌淡红，苔薄白，脉细弱。

证候分析：曾受性创伤刺激，伤及心神，神伤则心气涣散，心神紊乱，神志不安，憎恶性活动，心烦失眠；心神受损，心气涣散，心悸怔忡，神疲健忘；心气受损，不能化赤为血，生血不足，面色萎黄；舌淡红，苔薄白，脉细弱，心气不足之象。

治疗法则：益气补血，养心安神。

选方用药：柏子养心丸。茯苓200克，炙黄芪、当归、川芎、半夏曲各100克，党参、柏子仁、酸枣仁、远志、五味子、肉桂各25克，炙甘草10克，朱砂30克，上药为细粉，炼蜜为丸，每服6～10克，每日2次；或改汤剂，剂量酌调。方中柏子仁、酸枣仁养心安神，炙黄芪、党参益气以生血，当归补血以润燥，川芎行气以活血，茯苓、远志养心安神，朱砂镇心安神，五味子益气敛阴，肉桂温里散寒，半夏曲燥湿化痰，炙甘草补心脾之气并调和诸药。全方益气补血、养心安神，收敛涣散之心神。

若出现阴虚血少、神志不安、心悸怔忡、虚烦失眠、神疲健忘、手足心热、口舌生疮、大便干结、舌红、苔少、脉细数，可用天王补心丹：人参、茯苓、玄参、丹参、桔梗、远志各15克，当归、五味子、麦冬、天冬、柏子仁、酸枣仁各30克，生地黄120克，上药为细末，炼蜜为丸，朱砂为衣每服6～10克；或改汤剂，用量酌调。方中重用生地黄滋阴养血，天冬、麦冬滋阴清热，酸枣仁、柏子仁养心安神，当归补血润燥，玄参滋阴降火，茯苓、远志养心安神，人参补气以生血并能安神益智，五味子酸以敛心气、安心神，丹参清心养血活血，朱砂镇心安神，桔梗为舟楫，载药上行，以使药力缓留于上部心经。本方配伍，滋阴补血以治本，养心安神以治标，标本兼治，心肾兼顾，以补心为主，共奏滋阴养血、补心安神之功。

3. 惊恐伤肾

主要证候：厌恶恐惧性活动，焦虑易惊，神志忧郁，夜寐不安，腰背酸痛，头晕耳鸣，神疲乏力，舌红，苔少，脉沉细。

证候分析：曾受性创伤性恐惧刺激，惊恐伤肾，肾志受损，神志紊乱，恐惧性活动；肾志紊乱，心神不宁，焦虑易惊，神志忧郁，夜寐不安；恐惧伤肾，肾精、肾气受损，肾府失充则腰背酸痛，肾精虚损、清窍失养则头晕耳鸣、神疲乏力；舌红，苔少，脉沉细，肾精、肾气虚损之象。

治疗法则：补益肾气，滋养肾精。

选方用药：归肾丸加味。熟地黄24克，山药、山茱萸、茯苓、当归、枸杞、杜仲、菟丝子各12克，方外另加黄芪、党参各15克，仙灵脾、肉苁蓉、酸枣仁、柏子仁、香附各10克，水煎服，亦可制丸服。归肾丸重用熟地黄滋阴养血，益精填髓，为君药；山茱萸滋补肝肾、涩精止遗，山药滋肾补脾，杜仲补肾阳、强筋骨，菟丝子补肾益精，共为臣药；枸杞养阴补血、益精明目，当归补血调经、活血止痛，茯苓渗湿健脾，合为佐使药。全方以滋阴为主，兼补肾阳，养血填精，适用于肾阴不足、精衰血少之证。方外酌加黄芪、党参益气健脾，仙灵脾温肾阳、益精气，肉苁蓉补肾阳、益精血，酸枣仁、柏子仁安神定志，香附行气活血以使补而不滞，诸药与归肾丸合用，肾阴阳同补，精气血同调，并可安神定志。

## （三）性亢进

性亢进是以对性活动要求过于强烈为主要特征的疾病。性活动过频，常常交合，不分昼夜，一日数次仍不满足，甚至不避亲疏，也可表现为性兴奋出现过快、过强，甚至拥抱、接吻、触及阴部即可产生强烈的性兴奋高潮，可出现一些身体不适，有的可伴有精神异常。精神异常伴有性亢进者，中医称为花癫，“妇人病花癫，妇人忽然癫痫，见男子则抱住不肯放。此乃思慕男子不可得，忽然病如暴风疾雨，罔识羞耻，见男子则以为情人也”（《石室秘录》）。妇人花癫表现为欲念萦怀，见男如怡，遇女甚怒，思欲男子而不可得，情绪易激动，性欲亢进，出现交合幻觉，不识羞耻，或赤身露体，衣被不敛，亲疏不避，近乎疯狂，甚或出现四肢抽搐、牙关拘紧等，亦称花痴、花风、花心风、花旋风，此病属癫狂病（精神病）范畴，已超过单纯性亢进范畴。

1. 病因病机

性亢进主要因淫念萦怀，思欲过度，以致相火妄动、火旺扰心。主要有肝火炽盛、心火亢盛和痰火扰心证型。

肝火炽盛：“盖妇女肝木最不宜旺，旺则木中生火，火逼心而焚烧，则心中不安，有外行之失矣”（《辨证录》）。思淫不断，或郁怒伤肝，或思男而不可得，肝郁化火，火扰心神，神不守舍，心有所思，频欲交合；若肝火炽盛，扰乱心神可成癫。

心火亢盛：淫念萦心，心气不宁，气聚成火，心火日盛，或肾水亏于下而不能上济于心，以致心火独亢，火扰心神，神不守舍，心有所思，频欲交合；若心火过亢，扰乱心神可成癫。

痰火扰心：平素肝郁脾虚，水湿内聚而生痰，痰蕴日久化成痰火，或心肝火盛，炼液成痰而为痰火，痰蒙火扰心神，神不守舍，心有所思，频欲交合；若痰火过盛，扰乱心神可成癫。

2. 辨证施治

1）肝火炽盛

主要证候：性欲亢进，频欲交合，不能自制，或交合频多，亦不满足，甚或思婚急嫁而吵嚷不休，或一时发癫，全不识羞，见男如怡，逢男即拉，拒之则打骂，赤身露体，伴暴躁易怒，头晕耳鸣，面红目赤，口苦口干，胸胁、乳房胀痛，便秘溲赤，舌红，苔黄，脉弦数。

证候分析：思淫不断，或郁怒伤肝，或思男而不可得，肝郁化火，火扰心神，神不守舍，心有所思，频欲交合，性欲亢进，不能自制，或交合频多，亦不满足；肝火炽盛，扰乱心神以致成癫，出现思婚急嫁而吵嚷不休，或一时发癫，全不识羞，见男如怡，逢男即拉，拒之则打骂，赤身露体；肝郁化火，暴躁易怒，头晕耳鸣，面红目赤，口苦口干，胸胁、乳房胀痛；火灼液少，便秘溲赤；舌红，苔黄，脉弦数，肝火炽盛之象。

治疗法则：清肝泻火，安定心神。

选方用药：单纯性亢进可用散花丹。炒栀子、茯神各15克，熟地黄、玄参、白芍各60克，当归、生地黄各30克，柴胡、天花粉各10克，陈皮3克，水煎服。散花丹是《辨证录》中治花癫之方，可泻肝火、补肾水、舒郁气，适用于肝火炽盛、肝气郁结之花癫。方中大剂量滋阴，意在增肾水以息木火，并认为“此方全去泻肝之火，不去耗肝之血；疏肝之郁，不去散肝之气；补肾中之精，不去救心中之焰。水足则木得所养，而火自息于木内；火息则神得所安，而魂自返于肝中，况有消痰利水之剂，则痰气尽消，各化为水，同趋于膀胱而出矣”，谓其“一剂而癫轻，二剂而羞恶生，三剂而癫失，必闭门不见人也”。散花丹宜加丹皮以去相火。《辨证录》还认为，此证用栀连泻火汤（生地黄30克，当归、丹皮各15克，炒栀子、天花粉各9克，黄连6克，吴茱萸3克）亦甚效，水煎服，一剂而癫轻，二剂痊愈，并谓此方加柴胡3克可兼治热入血室。

肝火炽盛花癫可用清肝泻火散花汤（丁桂遴方）：石决明、大黄（后下）、代赭石、珍珠母各30克，龙胆草24克，生地黄20克，白芍18克，黄芩、栀子各15克，黄连、芦荟各9克，甘草10克，生铁落60克（布包先煎），朱砂6克（研末分3次冲服），水煎服。大便秘结者，加大黄至45～80克，症状减轻后即减量。素蕴痰热，肝火暴涨炽冲，鼓动痰热上逆而致面红，滑而多垢，目赤多眵，口苦，胁肋胀痛，烦躁易怒，耳鸣，舌边尖红，苔黄浊腻，脉弦滑数，且语多亵秽而粗野，缺乏条理而近于荒诞，狂暴下流，常裸体怒吼而追挟男子狎之，宜于上方加浙贝母、半夏各15克，天竺黄、矾制郁金各24克，胆南星、远志、菖蒲各9克，海浮石、礞石各30克。

2）心火亢盛

主要证候：欲意频频，情欲旺盛，难以自控，交而不止，或梦多交合，甚或浓妆艳抹而娇姿多媚，思婚慕男而卖弄风情，每见年少辄倾心如醉而追之不已，羞耻罔顾，抱之狂吻，大放惬意笑声，伴有心中烦热少寐，心悸心慌，头晕目眩，目赤面红，手足心热，渴喜冷饮，小溲短赤，月经先期，经量多、色鲜红，舌红，苔薄黄而干，脉洪数。心肾不交者，临床除性亢进外，可见心悸怔忡，虚烦失眠，夜寐不安，头晕耳鸣，五心烦热，咽干口燥，口舌生疮，腰膝酸软，舌红，脉细数。

证候分析：淫念萦心，心气不宁，气聚成火，心火日盛，或肾水亏于下而不能上济于心，以致心火独亢，火扰心神，神不守舍，心有所思，欲意频频，情欲旺盛，难以自控，交而不止，或梦多交合；心火过亢，扰乱心神以致成癫，表现出浓妆艳抹而娇姿多媚，思婚慕男而卖弄风情，每见年少辄倾心如醉而追之不已，羞耻罔顾，抱之狂吻，大放惬意笑声；心火亢盛，干扰心神则心中烦热少寐，心悸心慌，头晕目眩；火热内盛，目赤面红，手足心热，渴喜冷饮，小溲短赤；火热扰动冲任，血海不宁，月经先期，经量多、色鲜红；舌红，苔薄黄而干，脉洪数，心火亢盛之象。心肾不交者，肾水不足，水亏于下，不能上济于心，以致心火独亢，出现性亢进，心悸怔忡，虚烦失眠，夜寐不安，头晕耳鸣，五心烦热，咽干口燥，口舌生疮，腰膝酸软，舌红，脉细数。

治疗法则：清心泻火，安定心神；心肾不交则补肾水，降心火，交通心肾。

选方用药：单纯性亢进可用清心汤或清心莲子饮加减。心肾不交者可用心肾交泰丸：生地黄30克，白芍、沙参、麦冬各20克，黄连15克，当归、茯神、远志各10克，肉桂3克，炙甘草5克，水煎服。

心火亢盛花癫可用清心泻火散花汤（丁浮艇方）：黄连12克，黄芩、栀子各21克，连翘15克，生地黄、玄参、麦冬、龙齿各30克，大黄30～45克（后下），珍珠母、寒水石各60克，木通、竹叶、甘草各9克，朱砂6克（研末分3次冲服），水煎服。火盛伤阴，或久病阴精耗伤，阴虚阳亢，虚火上扰，以致肤瘦形羸，颧红咽干，潮热盗汗，舌红而干，脉细数，并见性亢进，梦交频繁，亵语狂笑，常撕衣露阴而踉跄奔走，逢男便拉，或相思某男而昼夜呼唤，声嘶音哑，治宜滋阴降火，方用滋阴降火散花汤（丁浮艇方）：熟地黄、枸杞子、酸枣仁、龙齿、珍珠母、牡蛎、灵磁石各30克，山茱萸、阿胶（烊化）各15克，麦冬、生地黄、玄参各20克，黄连、甘草9克，茯苓12克，灯草5克，朱砂6克（研末分3次冲服）。

3）痰火扰心

主要证候：性欲亢进，交合频多，梦多交合，难以自控，兴奋狂乱，敞胸露乳，口出淫秽之言，或当众拉夫欲交，拒之则撒娇哭啼，或逢男便抱狎亵，遭斥却毫无觍颜，伴有心烦心悸，少眠多梦，口苦口干，面红目赤，溲黄便秘，舌尖红，苔黄腻，脉滑数。

证候分析：痰蕴日久化成痰火，或心肝火盛，炼液成痰而为痰火，痰蒙火扰心神，神不守舍，心有所思，性欲亢进，交合频多，难以自控；痰火过盛，扰乱心神以致成癫，兴奋狂乱，敞胸露乳，口出淫秽之言，或当众拉夫欲交，拒之则撒娇哭啼，或逢男便抱狎亵，遭斥却毫无觍颜；痰火内盛，扰动心神，心烦心悸，少眠多梦，口苦口干，面红目赤，溲黄便秘；舌尖红，苔黄腻，脉滑数，痰火内盛之象。

治疗法则：清心化痰，开窍定神。

选方用药：单纯性亢进可用黄连温胆汤或加味温胆汤加石菖蒲10～15克豁痰开窍。

痰火扰心花癫可用清心化痰散花汤（丁桂遴方）：黄连12克，黄芩、栀子各21克，郁金、天竺黄各24克，大黄（后下）、海浮石、礞石、寒水石各30克，生石膏60克，远志、石菖蒲各9克，竹茹、木通、甘草各10克，朱砂（研末分3次冲服）、胆星各6克。大便秘结者，增大黄至45～60克，加芒硝30克（冲化），症状减轻后减量。

## （四）阴痿

阴痿是指妇人有交合欲，但与男人交合接触时阴中交合之津旋即排泄（似若男子早泄），交合欲随即消失，交合毫无快感，或交合时无交合之津，阴中干涩疼痛，难以忍受，或交合时全身发抖，意识朦胧甚或昏厥，或交合后气息奄奄，全身无力。阴痿类似于男人阳痿（阴茎痿软，无法交合），但有区别，妇人阴痿时，只要男人无阳痿，交合仍然可以进行，只是妇人感到不适或难受，日久会导致性冷淡，甚或无交合欲望。

1. 病因病机

阴痿病因病机涉及心性和身性两方面因素。多数与心性因素有关，如性知识缺乏、情感不和、害怕受孕和交合染病、工作生活压力大等，都会降低交合欲。身性因素涉及多种身体疾病，如引起交合痛、身体虚弱和不适等诸多病证。中医学认为，阴痿主要与肾虚、心肝郁滞、心脾虚弱、瘀血内伏和痰湿内蕴等有关。

肾虚：涉及肾气虚、肾阳虚、肾阴虚、肾精虚和肾阴阳俱虚多个方面，均可引起性欲低下，即或有交合之欲者，亦因交合气津产生虚少，施即消失，不利交合。

心肝郁滞：平素性情抑郁，情怀不畅，肝郁气滞，或心神不宁，心神失养，出现心肝郁滞，气机不畅，当交合欲兴起后，交合之气不畅，旋即交合之津下泄，甚或心肝气郁，气血不畅，清窍一时气血阻滞而全身发抖、意识朦胧，甚或昏厥。

心脾虚弱：思虑过度，劳伤心脾，或饮食劳倦，损伤脾气，或多病久病，耗损气血，以致心脾虚弱，气血虚损，心无所滋，气摄无力，交合欲兴起后随即交合之津下泄，交合欲消失；气血不足，身乏所养，体力不支，交合时力不从心，交合后气息奄奄，全身无力。

瘀血内伏：郁怒伤肝，肝郁气滞而血瘀，或阳虚生寒，寒凝而血瘀，或脾虚气弱，气不帅血而血瘀，均可导致瘀血内伏，轻者平素不痛或痛而不显，重者或有疼痛。交合兴起，交合之气化而交合之津生，若交合触动瘀血则生疼痛或疼痛加剧，交合之兴急折，旋即交合之气泄而交合之津消，交合难再进行。

痰湿内蕴：肥胖之人，痰湿内盛，交合时交合之气升腾，引动痰湿，阻碍气机，清窍受蒙，一时昏厥，移时气畅苏醒；痰湿内蕴，妨碍气机畅行，交合之气受阻，常无交合快感。

2. 辨证施治

1）肾虚

（1）肾气虚。

主要证候：交合欲兴起后旋即交合之津下泄，交合欲随即消失，平素性欲多低下，或有不孕、反复胎殒，月经不调或停经，头晕耳鸣，神疲乏力，腰膝酸软，排尿无力，小便频数，舌淡，苔薄白，脉沉弱，两尺尤甚。

证候分析：肾气不足，生成交合之气不多，维持时间短暂，化生交合之津较少，即或有交合之欲，很快津泄欲消；肾气不足，不易产生交合之气，平素性欲多较低下；肾气不足，天癸不健，冲任血海多有空虚，不易受孕，即使受孕亦易胎殒，并常出现月经不调或停经；肾主骨生髓，腰为肾府，肾虚髓海不足则头晕耳鸣、神疲乏力，肾府不充则腰膝酸软；肾气虚弱，气化失常，排尿无力，小便频数；舌淡，苔薄白，脉沉弱，两尺尤甚，肾气虚弱之象。

治疗法则：补肾益气，温养冲任。

选方用药：毓麟珠加味。熟地黄、菟丝子、当归各120克，人参、白术、茯苓、芍药、杜仲、鹿角霜、川椒各60克，川芎、炙甘草各30克，方外另加仙灵脾、仙茅、肉苁蓉各120克，为蜜丸，每服10～15克，每日2～3次，可改作汤剂水煎服，药量酌配。本证型亦可用补肾益气方（金志春方）加减。

（2）肾阳虚。

主要证候：交合欲兴起后旋即交合之津下泄，交合欲随即消失，多有性欲低下，或有不孕，月经后期或稀发，经量少、色淡，甚或闭经，腰膝酸软，畏寒肢冷，腰腹寒凉，性欲淡漠，面色晦暗，带下量多，大便不实，小便数多清长，舌淡，苔白滑，脉沉细迟或沉迟无力。

证候分析：肾阳不足，命门火衰，难兴交合之气，多有性欲低下，即使有交合之欲，产生交合之气也会较少，生成交合之津亦会不多，一旦交合之欲兴起，旋即气消津泄，交合欲随即消失；肾阳不足，冲任胞宫失于温煦，难以摄精成孕；阳气虚弱，不能生血行血，冲任空虚，血海不能按时满溢，月经后期或稀发，经量少、色淡，甚或闭经；肾阳虚衰，肾府失充则腰膝酸软；肾阳不足，命门火衰，胞脉失煦，面色晦暗，畏寒肢冷，腰腹寒凉，性欲淡漠；肾阳虚衰，气化失常，水湿内停下注，带下量多；肾火不暖脾土，大便不实；肾阳不足，膀胱气化不利，水液下趋则小便数多清长；舌淡，苔白滑，脉沉细而迟或沉迟无力，肾阳不足之象。

治疗法则：温肾益气，暖宫祛寒，调养冲任。

选方用药：温胞饮。肾虚寒甚者可加重肉桂、附子用量。本证型亦可选用温肾丸或艾附暖宫丸，或用补肾温阳方（金志春方）加减。

（3）肾阴虚。

主要证候：交合欲兴起后交合之津难生，阴道干涩，难以交合，强交则痛，性欲多低下，或有不孕，月经后期，经量少、色淡，形体消瘦，头晕耳鸣，腰酸腿软，皮肤不润，面色萎黄，舌淡，苔少，脉沉细。

证候分析：肾阴虚损，阴血不足，难生肾气，交合之气难以化生，多有性欲低下，即使有交合之欲，持续时间甚短，交合之气不足而难生交合之津，阴道干涩，难以交合，强交则痛；肾阴不足，冲任空虚，难以凝精成孕，同时可伴有月经后期，经量少、色淡；精血衰少，不能上荣清窍则头晕耳鸣；肾府失充则腰腿酸软；精血衰少，不荣内外肌肤，形体消瘦，皮肤不润，面色萎黄；舌淡，苔少，脉沉细，肾阴亏虚之象。

治疗法则：滋肾养阴，补益精血，调养冲任。

选方用药：养精种玉汤。本证型亦可选用左归丸或补肾滋阴方（金志春方）加减。肾阴虚，阴虚生火者，月经先期，经量少、色红，腰酸腿软，手足心热，潮热盗汗，口燥咽干，颧赤唇红，舌红而干，脉细数。治宜养阴清热，方用养精种玉汤合清骨滋肾汤，或用清血养阴汤加减，兼有潮热者酌加知母、青蒿、龟版、炙鳖甲等以增滋阴清虚热之力。亦可用补肾降火方（金志春方）加减。

（4）肾精虚。

主要证候：肾精虚多是较重阶段，成人肾精不足，可引起肾气虚、肾阴虚和（或）肾阳虚，出现生殖与性功能减退，常见的表现有性欲低下，即使有交合之欲，维持时短，即兴即消，阴道干涩，交合难以完成，强交则痛，并伴有月经周期紊乱，经量少或闭经，不孕，头晕耳鸣，神疲健忘，腰膝酸软，牙齿松动，头发脱落，身体老化，舌淡，脉细弱。

证候分析：肾精虚衰，化生肾气不足，肾阴和（或）肾阳功能减退，引起生殖与性功能减退，出现性欲低下，即使有交合之欲，亦会因阴精虚少和阳气不足，产生交合之气和交合之津甚少，交合之欲维持时短，即兴即消，阴道干涩，交合难以完成，强交则痛；精血不足，元气衰弱，月经周期紊乱，经量少或闭经，不孕，头晕耳鸣，神疲健忘，腰膝酸软，牙齿松动，头发脱落，身体老化；舌淡，脉细弱，精血元气虚衰之象。

治疗法则：补肾生精，调和气血，调理冲任。

选方用药：河车大造丸。本证型亦可选用麒麟丸，或用补肾生精调和气血方（金志春方）加减。

除上述肾气虚、肾阳虚、肾阴虚、肾精虚四种证型外，可出现肾阴阳俱虚证型。肾阴虚日久不能化生阳气，可在肾阴虚基础上出现肾阳虚，或肾阳虚日久不能滋生肾阴，可在肾阳虚基础上出现肾阴虚，从而出现肾阴阳俱虚。肾阴阳俱虚治疗应肾阴、肾阳同补，气血同生，可用二仙汤或左归丸与右归丸合方加减。

2）心肝郁滞

主要证候：交合欲兴起后随即交合之津下泄，交合欲消失，甚或交合时全身发抖、意识朦胧，甚或昏厥，性欲低下，神情抑郁，喜叹善悲，胸胁、乳房胀痛，心神不宁，失眠多梦，记忆衰减，月经后期，经行不畅，舌淡红或略黯，苔薄白，脉沉弦。

证候分析：平素性情抑郁，情怀不畅，肝郁气滞，或心神不宁，心神失养，出现心肝郁滞，气机不畅，当交合欲兴起后，交合之气不畅，旋即交合之津下泄，甚或心肝气郁，气血不畅，清窍一时气血阻滞而全身发抖、意识朦胧，甚或昏厥；平素肝郁气滞，心神失养，性欲低下；心肝气滞，神情抑郁，喜叹善悲；肝郁气滞，胸胁、乳房胀痛；心神失养，心神不宁，失眠多梦，记忆衰减；心肝郁滞，气血运行失调，疏泄不及，月经后期，经行不畅；舌淡红或略黯，苔薄白，脉沉弦，心肝郁滞之象。

治疗法则：疏肝解郁，调心安神。

选方用药：疏肝调心方（金志春方）。由柴胡疏肝散加郁金、酸枣仁、远志、石菖蒲、合欢皮各10克而成。郁金行气解郁，清心凉血，活血止痛；酸枣仁养心补肝，宁心安神，敛汗生津；远志安神益智，交通心肾；石菖蒲理气活血，开窍醒神；合欢皮解郁安神，活血消肿。全方疏肝行气，解郁舒心，调养心神。失眠多梦显著者，酌加夜交藤养心安神，并可通络。

3）心脾虚弱

主要证候：交合欲兴起后随即交合之津下泄，交合欲消失，或交合时力不从心，交合后气息奄奄，全身无力，平素性欲低下，头晕神疲，肢软乏力，心悸失眠，面色少华，食欲不振，月经后期，经量少、色淡，舌淡，苔薄白，脉沉细弱。

证候分析：心脾虚弱，气血虚损，心无所滋，气摄无力，交合欲兴起后随即交合之津下泄，交合欲消失；气血不足，身乏所养，体力不支，交合时力不从心，交合后气息奄奄，全身无力；弱不思欲，平素体弱，缺乏交合之气，性欲低下；心脾虚弱，气血不足，神明失养则头晕神疲，心血不足则心悸失眠、面色少华；脾气虚，肢软乏力，食欲不振；气血虚弱，冲任不足，月经后期，经量少、色淡；舌淡，苔薄白，脉沉细弱，气血虚弱之象。

治疗法则：健脾养心，益气生血。

选方用药：归脾汤加减。

4）瘀血内伏

主要证候：交合兴起后，若交合疼痛，旋即交合之气泄而交合之津消，交合难再进行，平素或有腹痛，交合加剧，常拒交合，胸胁、乳房胀痛，情志抑郁或烦躁易怒，腰腹寒凉，四肢发凉，下腹、肛门坠胀，时有便意，神疲乏力，舌黯，苔薄白，脉弦紧或沉弱。

证候分析：肝郁气滞、阳虚寒凝、脾虚气弱均可导致瘀血内伏，轻者平素不痛或痛而不显，重者或有疼痛。交合兴起，交合之气化而交合之津生，若交合触动瘀血则生疼痛或疼痛加剧，交合之兴急折，旋即交合之气泄而交合之津消，交合难再进行；瘀血内伏，平素或有腹痛，交合加剧，常拒交合；肝气郁滞则胸胁、乳房胀痛，情志抑郁或烦躁易怒；阳虚寒凝则腰腹寒冷，四肢发凉；气血虚弱，中气下陷，气不载物，下腹、肛门胀坠，时有便意，神疲乏力；舌黯，苔薄白，血瘀之象；脉弦紧，肝郁或寒或痛之象；脉沉弱，气虚之象。

治疗法则：气滞血瘀者，疏肝解郁，行气止痛；寒凝血瘀者，温阳散寒，化瘀止痛；气虚下陷者，补中益气，升阳止痛。

选方用药：气滞血瘀者选用逍遥散或柴胡疏肝散酌加元胡、郁金各10克。肝郁化热者用丹栀逍遥散或用柴胡疏肝散加青皮、黄连、山栀子各10克疏肝清热、行气止痛，或用柴胡清肝饮加减。寒凝血瘀者可选用少腹逐瘀汤或良方温经汤加减。气虚下陷者可选用补中益气汤加减。

5）痰湿内蕴

主要证候：交合之时或突发昏厥，移时苏醒，交合常无快感，或有不孕，月经后期，经量少，甚或闭经，带下量多、色白、质黏、无臭，形体肥胖，头晕心悸，胸闷泛恶，苔白腻，脉滑。

证候分析：肥胖之人，痰湿内盛，交合时交合之气升腾，引动痰湿，阻碍气机，清窍受蒙，一时昏厥，移时气畅苏醒；痰湿内蕴，妨碍气机畅行，交合之气受阻，常无交合快感；脂膜肥厚，阻滞冲任，壅塞胞宫，不能摄精成孕；冲任胞宫阻塞程度不同，轻者月经后期、经量少，甚者闭经；痰湿中阻，清阳不升则头晕；痰湿停于心下则心悸，胸闷泛恶；湿浊下注，带下量多、色白、质黏、无臭；苔白腻，脉滑，痰湿内蕴之象。

治疗法则：化痰除湿，祛脂调经。

选方用药：启宫丸。呕恶胸满甚者，酌加厚朴、枳壳、竹茹各10克行气除痰；痰湿内盛、胸闷气短者，酌加瓜蒌、南星、石菖蒲各10克利气宽胸以化痰湿；经量过多者，去川芎，酌加黄芪、续断各15克补气益肾以固冲任；心悸者，酌加远志15克以祛痰宁心；肾虚痰湿、月经后期或闭经者，酌加菟丝子、仙灵脾、巴戟天、鹿角胶各10克补肾调经。痰瘀互结成癥者，酌加三棱、莪术、土鳖虫各10克化瘀消癥。

### （五）交合昏厥

交合昏厥是指交合时或交合后突然出现昏厥、不省人事、四肢厥冷者，亦称色厥、脱阴；也有将交合时出现的昏厥称为马上风，将交合后出现的昏厥称为马下风。

1. 病因病机

交合昏厥多是因交合之时情志过极引起的心身反应，主要有肝郁气闭、风痰闭窍、虚火上冲和阳气虚脱等。但应注意排除交合诱发的严重身性疾病，如交合诱发真心痛、中风等。

肝郁气闭：素性抑郁，肝失条达，疏泄失司，交合之时，情志过极，交合之气升腾，郁闭气机，气闭清窍而昏厥。

风痰闭窍：素体肝郁脾虚，肝郁气结，痰湿内蕴，交合之时，情欲高涨，交合之气引动风痰，内闭清窍而厥不知人。

虚火上冲：素体阴虚，虚火内伏，交合之时，情志过极，交合之气引动虚火，气火上冲，扰动清窍而厥不知人。

阳气虚脱：素体阳气虚弱，或大病久病之后阳气不足，交合太过或交时情志过极，阳气骤脱，神随气走而昏不知人。

2. 辨证施治

1）肝郁气闭

主要证候：交合昏厥，气闭唇青，平素情志抑郁或烦躁易怒，胸胁胀闷不舒，经前乳房胀痛，经行不畅或有血块，舌淡红，苔薄白，脉弦。

证候分析：肝郁气滞，疏泄失司，交合之时，情志过极，交合之气升腾，郁闭气机，气闭清窍，厥而唇青；平素情志抑郁，肝郁气滞，胸胁胀闷不舒，经前乳房胀痛，经行不畅或有血块；肝郁化火则烦躁易怒；舌淡红，苔薄白，脉弦，肝郁之象。

治疗法则：疏肝行气，解郁调神。

选方用药：柴胡疏肝散加郁金、合欢皮各 10 克。柴胡疏肝散疏肝行气解郁，郁金行气解郁、清心凉血、活血止痛，合欢皮解郁安神、活血消肿，全方疏肝行气、解郁调神。

2）风痰闭窍

主要证候：交合昏厥，甚或不省人事，或交后眩晕、呕吐，形体肥胖，口黏多痰，神疲肢倦，纳呆便溏，白带量多、色白、黏稠，舌淡，苔白腻，脉滑或弦滑。

证候分析：肝郁气结，痰湿内蕴，交合之时，情欲高涨，交合之气引动风痰，内闭清窍，厥不知人；风痰内扰，清窍不宁，交后眩晕、呕吐；肥胖者痰多，口黏多痰；脾虚生痰，气血化生不足，神疲肢倦，纳呆便溏；脾虚湿盛，下注成带，白带量多、色白、黏稠；舌淡，苔白腻，脉滑或弦滑，痰湿内蕴之象。

治疗法则：化痰熄风，开窍醒神。

选方用药：半夏白术天麻汤加石菖蒲、僵蚕各 10 克。半夏白术天麻汤健脾化痰、平肝熄风，石菖蒲豁痰开窍醒神，僵蚕化痰祛风定惊，全方化痰熄风、开窍醒神。

3）虚火上冲

主要证候：交合昏厥，平素心烦不寐，口咽干燥，手足心热，夜寐多汗，便秘溲黄，舌红，苔少或无，脉细数。

证候分析：虚火内伏，交合之时，情志过极，交合之气引动虚火，气火上冲，扰动清窍，厥不知人；平素虚火内伏，扰动心神，心烦不寐；虚火内伏，阴虚液少，口咽干燥，手足心热，夜寐多汗，便秘溲黄；舌红，苔少或无，脉细数，虚火之象。

治疗法则：滋阴降火，凉血安神。

选方用药：加减一阴煎加黄连、川牛膝各10克。加减一阴煎养血滋阴清热；黄连清心降火；川牛膝逐瘀、利尿并可引血下行，使上冲虚火下降。

4）阳气虚脱

主要证候：交合昏厥，面色苍白，冷汗淋漓，四肢厥冷，气微声低，舌淡，脉微欲绝。

证候分析：阳气不足，交合太过，或情志过极，阳气骤脱，神随气走，昏不知人，面色苍白，冷汗淋漓，四肢厥冷，气微声低；舌淡，脉微欲绝，阳气欲脱之象。

治疗法则：温阳补气，固脱救逆。

选方用药：参附汤。

## 三、交合出血

交合出血是指每于交合或交合后阴户出血者，或称交接出血、交感出血、性交出血。偶尔一次或处女交合出血不作病论。交合出血应辨清阴道、子门和子宫之良恶性病变。

### （一）病因病机

交合出血与心、脾、肝、肾和冲任有关，心主血，脾统血，肝藏血，肾主闭藏，冲任司血海，均与血液运行有关，一旦出现影响血液运行的因素，即可能引起交合出血。主要有心脾虚弱、脾肾不足、肝肾阴虚、肝郁化火、湿热下注和阴器损伤等证型。

心脾虚弱：心脾虚弱，气血不足，心虚无力主血，脾虚无力摄血，交合伤气动血而使气血更虚，血失统摄而外溢。

脾肾不足：脾肾阳气不足，难以统摄气血，交合复损阳气，无力统固血脉而血溢脉外。

肝肾阴虚：肝肾阴虚，虚火内伏，交合之气助生龙雷之火，火势更盛，火灼络伤而血溢于外。

肝郁化火：肝郁化火，火热内伏，交合之气助生龙雷之火，火势更盛，火灼络伤而血溢于外。

湿热下注：湿热下注阴部，热伏冲任血海，交合之气助生龙雷之火，火势更盛，火灼络伤而血溢于外。

阴器损伤：体虚或因病致虚，或交合频多，或交合方式粗暴，损伤阴器或冲任而血溢脉外。

### （二）辨证施治

1. 心脾虚弱

主要证候：交合出血，血色淡，或有阴户隐痛，面色萎黄，神疲不寐，心悸健忘，体倦乏力，食少纳差，舌淡，苔薄白，脉沉弱。

证候分析：心脾虚弱，气血不足，心虚无力主血，脾虚无力摄血，交合伤气动血而使气血更虚，血失统摄而外溢，血色淡，或有气血失养而有阴户隐痛；气血不足，体失所养则体倦乏力，心神失养则神疲不寐、心悸健忘，面失所充则面色萎黄；脾虚失运则食少纳差；舌淡，苔薄白，脉沉弱，心脾虚弱之象。

治疗法则：健脾养心，补益气血，兼以止血。

选方用药：归脾汤加仙鹤草、白及各 10 克。归脾汤健脾养心、补益气血，仙鹤草、白及收敛止血。食少腹胀者，酌加麦芽、砂仁、陈皮各 10 克健脾理气；出血量多者，去生姜、当归，酌加乌贼骨 20 克、陈棕炭 15 克增强止血之力；阴户疼痛者，酌加白芍 15 克缓急止痛。

2. 脾肾不足

主要证候：交合出血，血色淡，伴有阴户、少腹、腰背寒凉，面色㿠白，神疲乏力，腰膝酸痛，舌淡，苔薄白，脉沉弱。

证候分析：脾肾阳气不足，难以统摄气血，交合复损阳气，无力统固血脉而血溢脉外，血色淡；阳气虚弱，失于温煦则阴户、少腹、腰背寒凉，阳气难以布达于头面则面色㿠白、神疲乏力；肾阳虚弱，肾府失养，腰膝酸痛；舌淡，苔薄白，脉沉弱，脾肾阳气不足之象。

治疗法则：补肾健脾，温补阳气，兼以止血。

选方用药：右归丸合理中汤加艾叶炭、地榆炭各 10 克。右归丸温补肾阳、益肾填精，理中汤温中散寒、补气回阳，艾叶炭、地榆炭收涩止血。出血量多者，可加杜仲炭 15 克、三七粉 3 克（冲服）增强止血之力。

3. 肝肾阴虚

主要证候：交合出血，血色红，或有阴部热痛，头晕耳鸣，面色潮红，心烦失眠，手足心热，口舌干燥，盗汗，腰膝酸软，舌红，苔少、色黄，脉细数。

证候分析：肝肾阴虚，虚火内伏，交合时交合之气助生龙雷之火，火势更盛，火灼络伤，血溢于外，血色红，阴部可有灼热疼痛；阴液不足，虚火内生，阳亢于上则头晕耳鸣、面色潮红，虚火扰心则心烦失眠，阴不潜阳、阳气外浮则手足心热、盗汗，阴虚火旺则口舌干燥；肾阴不足，腰府失养则腰膝酸软。

治疗法则：滋补肝肾，凉血止血。

选方用药：保阴煎加玄参 20 克，丹皮、仙鹤草、地榆炭各 15 克。保阴煎清热凉血，玄参滋阴凉血，丹皮清热凉血，仙鹤草、地榆炭凉血止血。

4. 肝郁化火

主要证候：交合出血，血色鲜红，胸胁、乳房胀痛，心烦易怒，口苦咽干，便秘溲黄，经行先期或量多，舌红，苔薄黄，脉弦数。

证候分析：肝郁化火，火热内伏，交合时交合之气助生龙雷之火，火势更盛，火灼络伤，血溢于外，血色鲜红；肝经郁火内伏，胸胁、乳房胀痛，心烦易怒，口苦咽干，便秘溲黄；肝火扰动冲任血海，经行先期或量多；舌红，苔薄黄，脉弦数，肝经郁火之象。

治疗法则：疏肝清火，凉血止血。

选方用药：丹栀逍遥散加仙鹤草、地榆炭、茜草炭各 15 克。丹栀逍遥散疏肝解郁、清泻肝火，仙鹤草、地榆炭、茜草炭凉血止血。

5. 湿热下注

主要证候：交合出血，血色红，或有阴部灼痛，面红目赤，烦热胸闷，口苦咽干，小便黄赤，带下量多、色黄、味臭，下腹疼痛，阴肿阴痛，舌红，苔黄腻，脉滑数。

证候分析：湿热下注阴部，热伏冲任血海，交合时交合之气助生龙雷之火，火势更盛，火灼络伤，血溢于外，血色红，或有阴部灼痛；湿热内蕴，火热炎上则面红目赤，湿热郁于胸中阻滞气机则烦热胸闷，火盛伤津则口苦咽干、小便黄赤；湿热熏灼下焦，下腹疼痛，阴肿阴痛；舌红，苔黄腻，脉滑数，湿热内蕴之象。

治疗法则：清热利湿，凉血止血。

选方用药：龙胆泻肝汤加仙鹤草、地榆炭、白茅根炭各 15 克。龙胆泻肝汤清热利湿，仙鹤草、地榆炭、白茅根炭凉血止血。

6. 阴器损伤

主要证候：交合出血，血色红或黯红或有块，阴部、少腹疼痛，体虚乏力，舌淡红，苔薄白，脉象正常或沉弱。

证候分析：体虚或因病致虚，或交合频多，或交合方式粗暴，损伤阴器或冲任，血溢脉外，交合损伤之时出血色红，交合后出血色黯或有块；体虚或因病致虚，或交合频多，伤身损气，体虚乏力。

治疗法则：益气补虚，化瘀止血。

选方用药：引精止血汤加味。熟地黄、白术各 30 克，人参、山茱萸各 15 克，茯苓、车前子、荆芥穗各 10 克，黄柏 1.5 克，黑姜 3 克，方外另加仙鹤草、白及各 15 克，三七粉 3 克（冲服）。方中人参、白术补气，熟地黄、山茱萸补精，精气既旺，血管流通；茯苓、车前子利水窍，水利则血管亦利；少佐黄柏为引，直入血管之中；荆芥穗引败血出于血管之内；黑姜以止血管之口；仙鹤草、白及、三七粉化瘀止血。全方益气补虚，化瘀止血。手足心热者，加女贞子、旱莲草以滋补肾阴；腰膝酸软者，加黄精、杜仲以补益肾气；气血不足、头晕目眩者，加当归、黄芪以补气养血。临证之时，尚需根据具体损伤而治。

### （三）其他施治

针灸：断红，先针后灸，留针 20 分钟，适用于阴器损伤者。出血较多者，可灸隐白、百会、神阙和关元。

## 四、失合症

失合症是指妇人性欲亢盛而未能与男子交合，思合日久不得发泄，欲火内伤心身的一种病症，好发于年轻寡居或性欲旺盛而不遂者，亦称失交症。“室女寡妇师尼，恶风体倦，乍寒乍热，面赤心烦，有时自汗，症类时疫，但肝脉弦长，欲男子而不可得”（《寿世保元》），“妇人久居寡室，淫火妄而又郁，郁而又妄，邪火久注，多致阴中作痒生虫，此虫食人五内，阴中腐烂，攻刺疼痛，臭水淋漓，口干发热，形削不食，有此症者，非药能愈，终归于死，又名失合症也”（《外科正宗》）。

### （一）病因病机

失合症主要是因淫欲扰心、心肝郁火，发病过程可分心肝气郁、心肝郁火和郁火伤身三个证型阶段，逐渐发展。“妇人心气郁结，胸腹动甚，寒热交作，经行常衍期，多梦惊惕，鬼交漏精，身体渐就羸瘦，其状恰似痨瘵，孀妇室女，情欲妄动而不遂者多有此证”（《皇汉医学·类聚方广义》）。

心肝气郁：欲念萦怀，交男不得，情怀不畅，肝郁气滞，木郁气盛，心肝郁滞。

心肝郁火：心肝气郁，日久化火升腾，扰动心神，诱发心君火盛，神魂不安。

郁火伤身：久欲不得，郁火内焚，扰乱心神，损伤肝肾阴津，耗损精血。

### （二）辨证施治

1. 心肝气郁

主要证候：常欲交合，欲交不得，精神抑郁，善喜叹息，不欲劳作，烦躁易怒，心神不宁，难眠不寐，胸胁胀满，经行延期或不行，舌淡或黯，苔薄白，脉弦。

证候分析：欲念萦怀，交男不得，神思所向，精神抑郁，善喜叹息，不欲劳作；肝喜条达，肝木不伸，精神抑郁；木郁气盛，神魂不安，烦躁易怒，心神不宁，难眠不寐；肝郁气滞，经气不利，胸胁胀满；肝气郁滞，冲任不畅，轻则经行延期，重者不行；舌淡或黯，苔薄白，脉弦，心肝气郁之象。

治疗法则：疏肝行气，调心安神。

选方用药：疏肝调心方。亦可选用逍遥散加郁金、酸枣仁、远志、石菖蒲、合欢皮。

2. 心肝郁火

主要证候：情欲深重，难交日久，神情躁扰，心烦不宁，失眠梦交，面赤烘热，气息急促，乍寒乍热，经行紊乱或不行，舌红，苔薄黄，脉弦数。

证候分析：心肝气郁日久，化火升腾，扰动心神，神魂不安，神情躁扰，心烦不宁，失眠梦交；心肝郁火，火升则面赤烘热、气息急促，火郁火升交作则乍寒乍热；舌红，苔薄黄，脉弦数，心肝郁火之象。

治疗法则：疏肝解郁，清心泻肝。

选方用药：清心泻肝方加石菖蒲、合欢皮各10克。清心泻肝方清泻心肝郁火，石菖蒲理气活血，开窍醒神，合欢皮解郁安神，活血消肿。合方疏肝解郁，清心泻肝，安定神志。亦可选用丹栀逍遥散加石菖蒲、合欢皮。

3. 郁火伤身

主要证候：久欲不得，心烦不宁，失眠不寐，多梦鬼交，惊惕身抖，重者或发花癫，身体渐瘦渐羸，其状恰似痨瘵，经乱或经闭，舌红，苔黄或无，脉细数。

证候分析：久欲不得，郁火内焚，扰乱心神，心烦不宁，失眠不寐，多梦鬼交，惊惕身抖，重者或发花癫；郁火亢盛，久则损伤肝肾阴津，耗损精血，致使身体渐瘦渐羸、状似痨瘵，经乱或不行；舌红，苔黄或无，脉细数，火盛劫阴之象。

治疗法则：滋阴生精，潜降虚火，安定神魂。

选方用药：加减一阴煎（《会约医镜》）加合欢皮、石菖蒲各 10 克和珍珠母 30 克。加减一阴煎（《会约医镜》）在加减一阴煎（《景岳全书》）滋阴清火基础上，加黄芩和栀子以增加泻火之力。合欢皮解郁安神、活血消肿，石菖蒲理气活血、开窍醒神，珍珠母平肝潜阳、安定神魂。合方滋阴生精，潜降虚火，安定神魂。出现花癫表现者，可参考本章“性亢进”相关内容辨治。

## 五、梦交症

梦交是指睡梦中与异性发生交合行为，亦称性梦。大多数人梦交中的感受是以性快感为主，也可能伴有忧虑、恐惧等情绪反应。梦中形象越生动，交合行为越剧烈、畅快，引起的性兴奋和性快感就越强，男性常有阴茎勃起、射精，女性则有阴道湿润、交合之津流出并伴阴道和子宫收缩。性活动频繁期男女，偶尔梦交属生理现象，对心身不会产生太大影响。频繁梦交并引起心身不适时称为梦交症。梦交时引起性兴奋和子宫、阴道收缩，对怀孕会产生不利影响，甚或引起胎殒。

### （一）病因病机

梦交症主要与欲念萦扰、情志郁结、神不守舍有关，涉及心、肝、肾三脏，主要有心气不足、心脾气虚、心肾不交、肝郁化火、湿热内蕴、瘀血阻滞、阴阳两虚等证型。

心气不足：心气不足，心神失养，神志不宁，神不守舍，梦交时作。

心脾气虚：脾气虚弱，生化乏源，心血不足，心神失养，发为梦交。

心肾不交：肾水亏乏，不能上济于心，心火亢于上，水火不能相济，心神不安，发为梦交。

肝郁化火：情志不遂，郁怒伤肝，肝气郁结，久郁化火，火热内扰，神魂不守，梦交频作。

湿热内蕴：湿热内蕴，阻滞气机，火扰心神，神不守舍，发生梦交。

瘀血阻滞：瘀血内阻，气血不通，心神失养，神不守舍，发生梦交。

阴阳两虚：先天不足，后天失养，阴阳两虚，不相维系，神志不宁，发生梦交。

### （二）辨证施治

1. 心气不足

主要证候：梦交时作，精神恍惚，多疑善惊，悲伤叹息，心悸气短，动则尤甚，疲乏无力，失眠多梦，舌淡嫩，脉虚细无力或结代。

证候分析：心气不足，心神失养，神志不宁，神不守舍，梦交时作，精神恍惚，多疑善惊，悲伤叹息；心气不足，心养所养，心悸气短，动则尤甚；心气不足，心神失养，失眠多梦，疲乏无力；舌淡嫩，脉虚细无力或结代，心气无力之象。

治疗法则：补养心气，安神定志。

选方用药：妙香散加减。煨木香 75 克，黄芪、山药、茯神、茯苓、炙远志各 30 克，人参、桔梗、炙甘草各15克，减去麝香（药性开散且无药源）和辰砂（有毒），方外另加龙齿30克、琥珀末5克（另研）、酸枣仁15克，上药为细末，每服6～10克；或改为汤剂，水煎服，用量酌调。妙香散补气宁神、行气开郁，为治心气不足、志意不定、惊悸恐怖、悲忧惨戚、虚烦少睡、喜怒无常、夜多盗汗、饮食无味、头昏目眩、梦遗失精等症而设。“此手足少阴药也。心，君火也，君火一动，相火随之，相火寄于肝胆，肾之阴虚则精不藏，肝之阳强则气不固，故精脱而成梦矣。山药益阴清热，兼能涩精，故以为君；人参、黄芪所以固其气，远志、二茯所以宁其神，神宁气固则精自守其位矣，且二茯下行利水，又以泄肾中之邪火也，桔梗清肺散滞，木香疏肝和脾，丹砂镇心安神，麝香通窍解郁，二药又能辟邪，亦所以治其邪感也，加甘草者，用于交和于中也。是方不用固涩之剂，但安神正气，使精与神气相依而自固矣。以安神利气，故亦治惊悸郁结”（《医方集解》）。此方加减后，山药固肾涩精，人参、黄芪、甘草补心固气，远志、酸枣仁、茯神宁心安神，龙齿、琥珀镇心定志，茯苓健运脾气，木香疏肝和脾，桔梗开肺气并引药上行，诸药合用益气安神、理气开郁。兼腰膝酸软、头晕目眩等肾虚证者，酌加山茱萸、熟地黄补肾益精；有多疑善惊、悲伤叹息者，酌加小麦、大枣、石菖蒲，并加重甘草用量，即合安神定志丸、甘麦大枣汤，以增强益心安神作用；心悸气短明显者，酌加麦冬、五味子，即合生脉散，以养阴敛气；出现气阴两虚，兼有自汗、盗汗、口干渴、舌红、脉细数者，可用天王补心丹加减，以益气养阴、宁心安神。

2. 心脾气虚

主要证候：梦交时作，多梦健忘，心悸怔忡，面色无华，神疲乏力，气短懒言，纳呆腹胀，月经量多、色淡、质稀，带下清稀，舌淡，脉虚细。

证候分析：脾气虚弱，生化乏源，心血不足，心神失养，梦交时作，多梦健忘；心脾气虚，心失所养，心悸怔忡，气短懒言；心脾气虚，气血生化不足，心神失养则神疲乏力，面失血充则面色无华；脾气虚弱，运化无力，纳呆腹胀；脾虚湿生，下注任带，带下清稀；气血不足，中气不固，月经量多、色淡、质稀；舌淡，脉虚细，气血不足之象。

治疗法则：补益心脾，养心安神。

选方用药：归脾汤。有腰膝酸软、头晕目眩等肾虚兼症者，酌加熟地黄、山茱萸、山药补肾益精；纳少腹胀者，酌加砂仁、陈皮理气和胃。本证型亦可用甘麦大枣汤和加味定志丸合方加减，药用甘草、小麦、枣仁、人参、茯神、远志、石菖蒲、琥珀、郁金、当归等以健脾养心。

3. 心肾不交

主要证候：梦交频作，心悸易惊，失眠健忘，精神不振，眩晕耳鸣，潮热盗汗，五心烦热，形体消瘦，口干咽燥，便秘溲黄，腰膝酸软，舌红干，苔少，脉细数。

证候分析：肾水亏乏，不能上济于心，心火亢于上，水火不能相济，心神不安，梦交频作，心悸易惊，失眠健忘；肾水不足，虚热内生，腰膝酸软，潮热盗汗，五心烦热，口干咽燥，形体消瘦，便秘溲黄；肾水亏虚，精血不足，清窍失养，眩晕耳鸣，精神不振；舌红干，苔少，脉细数，虚火之象。

治疗法则：补肾水，清心火，交通心肾。

选方用药：黄连清心饮合知柏地黄汤加减。黄连、知母各10克，山茱萸、生地黄、熟地黄、茯神、莲子、酸枣仁各15克，黄柏6克，肉桂（后下）2克。方中生地黄、黄连、莲子清心泻火，熟地黄、山茱萸补肾阴，知母、黄柏清泻相火，黄连、肉桂交通心肾，酸枣仁、茯神养心安神。全方补肾水、清心火、交通心肾。潮热盗汗、五心烦热显著者，酌加地骨皮、炙鳖甲滋阴液、退虚热；气虚而神疲乏力者，酌加黄芪、党参益气健脾；阴中不断出水样液体者，酌加石莲肉、金樱子固摄津液。本证型亦可用清心莲子饮合六味地黄丸加减。

4. 肝郁化火

主要证候：梦交频作，夜寐不安，烦躁易怒，善叹息，胸胁胀痛，头晕目眩，耳鸣，口干口苦，月经不调，舌红，苔薄黄，脉弦数。

证候分析：情志不遂，郁怒伤肝，肝气郁结，久郁化火，火热内扰，神魂不守，梦交频作，夜寐不安，烦躁易怒，善叹息；肝郁气滞，胸胁胀痛；肝火上扰清窍，头晕目眩，耳鸣；肝火灼津，口干口苦；肝郁气滞或肝郁化火，冲任失调，月经不调；舌红，苔薄黄，脉弦数，肝郁化火之象。

治疗法则：疏肝解郁，清肝泻火。

选方用药：丹栀逍遥散。心肝火旺者，酌加黄连、龙胆草清心泻肝。

5. 湿热内蕴

主要证候：梦交时作，性欲亢进，烦躁易怒，带下量多、色黄，外阴瘙痒，手足心热，小便黄，舌红，苔黄腻，脉弦滑数。

证候分析：湿热内蕴，阻滞气机，火扰心神，神不守舍，梦交时作，性欲亢进，烦躁易怒；湿热下注，伤损任带，带下量多、色黄，外阴瘙痒；湿热蕴内，手足心热，小便黄；舌红，苔黄腻，脉弦滑数，湿热内蕴之象。

治疗法则：清利湿热。

选方用药：四妙丸合固经丸加减。黄芩、黄柏、椿根皮、赤芍、苍术、炙龟版（先煎）、川牛膝各10克，龙骨、牡蛎（均先煎）、薏苡仁各15克。方中黄柏、黄芩清热利湿，苍术健脾燥湿，椿根皮清热利湿止带，赤芍凉血清热，薏苡仁利湿，炙龟版、龙骨、牡蛎镇静安神、收摄敛阴，川牛膝活血通络并引药下行。全方清利湿热，镇静安神。肝火重，兼口苦心烦显著者，酌加龙胆草、山栀子清肝泻火；湿邪甚，兼带下量多、外阴瘙痒显著者，酌加车前子、泽泻利湿。本证型亦可用龙胆泻肝汤加减。

6. 瘀血阻滞

主要证候：夜寐多梦，梦则交合，胸胁胀闷，胸中似物重压，少腹疼痛，月经不调、色紫黑量少、有血块，甚或闭经，舌紫黯、有瘀点，脉细涩。

证候分析：瘀血内阻，气血不通，心神受扰，神不守舍。

治疗法则：活血化瘀。

选方用药：血府逐瘀汤加减。以少腹血瘀为主者可用少腹逐瘀汤加减。

7. 阴阳两虚

主要证候：梦交时作，头晕神疲，面黄肌瘦，心悸，目眩，少腹拘急，自汗盗汗，阴中寒冷，性欲减退，白带清稀，月经色淡、量少，舌淡，苔薄，脉沉细弱。

证候分析：先天不足，后天失养，阴阳两虚，不相维系，心神失养，神志不宁，梦交时作，头晕神疲，心悸；阴虚营弱，失于滋养，面黄肌瘦，少腹拘急，目眩；阳气不足，失于温煦固摄，阴中寒冷，自汗盗汗，白带清稀，性欲减退；舌淡，苔薄，脉沉细弱，阴阳两虚之象。

治疗法则：调和阴阳，镇心安神。

选方用药：桂枝加龙骨牡蛎汤。桂枝、白芍、炙甘草各10克，生龙骨、生牡蛎各15克（均先煎），生姜5片，大枣10枚。方中桂枝通阳，白芍敛阴，生龙骨、生牡蛎镇心安神，炙甘草、生姜、大枣和胃，诸药共用，养阴和阳、调和营卫、镇心安神。心神不宁者，酌加石菖蒲、远志、茯神养心安神；腰膝酸软者，酌加川续断、杜仲补肾；阳虚形寒者，酌加附子温阳；阴虚内热者，酌加白薇、黄芩滋阴清热。

### （三）其他施治

针刺：毫针，取穴百会、关元、三阴交、神门，平补平泻，留针30分钟，其间行针2~3次，每日1次，7~10次为1个疗程。耳针，取穴肾、皮质下、神门、内分泌，每次用单侧，左右交替，王不留行子敷贴固定，自行按压2~3次，每3日1次，7~10次为1个疗程。

## 六、交合染毒

交合染毒是指不洁交合染毒所致的一类病证。因源于“寻花问柳”，古称花柳病，即现今所言性传播疾病。性传播疾病范围较大，疾病较多，常见的有淋病、梅毒、尖锐湿疣、非淋菌性泌尿生殖道炎和艾滋病等。我国古医籍记录有霉疮、杨梅疮、翻花疮、疳疮、恶疮等。由于古时没有认识到此类疾病是由病原微生物引起的，而责之于淫毒、疳虫等毒邪，故以“毒”立论进行防治，具有一定疗效。本书以“交合染毒”统称，以辨证施治方法指导临床诊治。本书所言交合染毒所致病证，除交合染毒传染（直接传染）外，还可间接传染，如接触毒邪污染之物（如血液、排泄物、衣物、浴巾、用具等）或由胎传而来。拟诊本类病证，应进行现代病因学相关检查。

交合染毒引起的临床损害主要有疳、痃、疣、疹、痛、痒、淋、利八大病症。其中，疳指下疳，主要是外生殖器皮肤黏膜损害，并随交合方式改变可发生在肛周、唇舌、乳房、手指和眼睑等部位；痃即横痃，泛指腹股沟淋巴结炎性损害；疣指疣状赘生物，多发生在皮肤和黏膜交界处；疹指皮疹，可有多种形态；痛、痒是病变引起的感受；淋指小便频数、短涩、滴沥刺痛、欲出不尽，小腹拘急或痛引腰腹；利指下利，由口淫而引起的肠道感染。

从辨证施治角度，本书以淋病毒性病证、梅毒毒性病证、性病疣毒性病证、非淋菌性泌尿生殖道炎毒性病证和艾滋病毒性病证论述。

### （一）淋病毒性病证

淋病是由淋病奈瑟球菌引起的泌尿生殖系统化脓性炎症，可扩散至全身。典型表现有尿痛或尿道烧灼痛，尿频，尿急，下腹疼痛拒按，可发寒热，白带黄臭、量多，多有月经延长或不规则阴道出血，或有皮肤水疮或脓疮等，日久不愈可发展为慢性淋病。

1. 病因病机

淋病毒性为一种湿热毒，在此简称淋毒。不洁交合，感染毒邪，淋毒内侵，蕴结阴道、胞宫胞络及溺道，或损伤阴器，侵蚀溺窍，湿热毒盛，泛溢全身；或湿毒内蕴，结滞气血；或日久淋毒伤脾，脾虚毒蕴；或热盛伤阴，阴虚毒滞；或耗损阳气，寒湿毒凝，迁延难愈。

2. 辨证施治

主要证候：淋毒内侵，湿热毒盛者，初起小便涩痛，尿频，少腹急痛拒按或隐痛，小腹坠胀或疼痛拒按，或阴部钝痛、肿胀不适，或高热寒战，带下黄稠、味臭、量多，伴有心烦口渴，大便秘结，舌红或红绛，苔黄腻，脉滑数或濡数。毒邪未清，湿毒内蕴者，腰酸腹痛，小便涩痛，带下臭秽，或低热起伏，反复发作，舌红或黯红，苔黄腻，脉濡数。淋毒伤脾，脾虚毒蕴者，前症未愈又添纳差食少、神疲乏力、大便稀溏等症，舌体胖大、有齿印，苔黄厚，脉濡数。淋毒日久，热盛伤阴，阴虚毒滞者，前症未愈又见腰膝酸软，头晕耳鸣，或有五心烦热，舌红，苔少或花剥、有裂纹，脉细数无力。淋毒日久，耗损阳气，阳虚寒化，寒湿毒凝者，下腹隐痛坠胀，腰骶酸痛或冷痛，凝聚癥瘕，腹部或阴部出现包块，舌淡，苔白腻，脉沉弱或涩。

治疗法则：湿热毒盛者，治当清热凉血，除湿解毒；湿毒内蕴者，治宜清热利湿，解毒散瘀；脾虚毒蕴，治应健脾利湿，清热解毒；阴虚毒滞者，治须清热解毒，养阴生津；阳虚寒湿毒凝者，治以温散寒湿，解毒散结。

选方用药：湿热毒盛者，可用银花解毒汤合黄连解毒汤加减。金银花、紫花地丁各 30 克，水牛角（代犀角）、黄连、黄芩、黄柏、栀子各 10 克，赤茯苓 20 克，连翘、丹皮、夏枯草各 15 克。合方中，金银花、连翘、紫花地丁清热解毒，黄连、黄芩、黄柏、栀子清热解毒除湿，水牛角清热解毒凉血，丹皮清热凉血，夏枯草泻火解郁散结以消肿，赤茯苓利水以泄毒。诸药合用，清热凉血，除湿解毒。热毒盛者，可酌加赤芍、大青叶各 15 克；高热便秘者，可酌加大黄 10 克；肿痛甚者，可酌加乳香、没药各 10 克，土贝母、蚤休各 15 克；咽喉肿痛者，可酌加板蓝根、山豆根、射干各 10 克。本证型可用清热除湿解毒方（金志春方）加减。

湿毒内蕴者，可选银翘红酱解毒汤加味：金银花、连翘、红藤、败酱草各 20 克，桃仁、赤芍、栀子、薏苡仁各 15 克，丹皮、元胡、川楝子各 10 克，乳香、没药各 5 ~ 10 克，方外另加土茯苓 30 克。方中金银花、连翘清热解毒，红藤、败酱草清热解毒、活血散瘀，土茯苓解毒除湿，栀子清热解毒除湿，薏苡仁健脾渗湿，赤芍、丹皮清热凉血化瘀，元胡行气活血止痛，川楝子疏肝泄热、行气止痛，乳香、没药行气化瘀、消肿止痛，全方可清热利湿、解毒散瘀、消肿止痛。或选用解毒渗湿汤（金志春方）加减。

脾虚毒蕴者，可用完带汤加味：白术、山药各 30 克，白芍 15 克，人参、苍术、车前子、陈皮各 10 克，柴胡、黑芥穗、甘草各 5 克，方外另加红藤、败酱草、栀子、土茯苓各 30 克。方中重用白术、山药健脾祛湿；人参补益中气，助脾运湿；苍术燥湿运脾；车前子利湿清热，从小便分消湿浊；白芍柔肝而理脾，条达肝木而勿犯脾土；陈皮理气燥湿，使补而不滞；柴胡、黑芥穗辛散，得白术而升发脾胃清阳，配白芍以疏肝解郁，黑芥穗还入血分祛风胜湿；甘草和中调药；红藤、败酱草清热解毒，活血散瘀；土茯苓解毒除湿；栀子清热解毒除湿。诸药相配，补中兼散，健脾化湿，清热解毒。

阴虚毒滞者，可用滋阴除湿解毒方（金志春方）：生地黄、玄参各15克，知母、白芍、丹皮、当归、黄芩、泽泻各10克，红藤、败酱草、栀子各20克，土茯苓30克。方中生地黄、玄参、知母、白芍滋阴清热，丹皮凉血活血，当归养血活血，黄芩清热解毒，红藤、败酱草清热解毒、活血散瘀，栀子清热解毒除湿，土茯苓解毒除湿，泽泻利水渗湿，全方滋阴清热、凉血活血、除湿解毒。

阳虚寒湿毒凝者，可用祛寒除湿解毒方（金志春方）：制附子5～10克，黄芪、薏苡仁、红藤、蛇舌草各30克，肉桂、吴茱萸、干姜、白术、茯苓、猪苓、泽泻、当归、川芎、香附、元胡各10克。方中肉桂、制附子温阳散寒，吴茱萸暖肝散寒止痛，干姜温中散寒，黄芪益气，白术、茯苓、薏苡仁健脾利湿，猪苓、泽泻利水渗湿，当归、川芎、香附、元胡行气活血止痛，红藤清热解毒、活血散瘀，蛇舌草清热解毒、活血化瘀、利湿退黄，全方温阳散寒、利湿解毒、化瘀止痛。腹部或阴部包块明显者，可用寒毒消癥方（金志春方）加减。

### （二）梅毒毒性病证

梅毒是由梅毒螺旋体引起的生殖器及其附属淋巴结以及全身病变的慢性传染病。早期主要侵犯皮肤、黏膜，可有发热、头痛、骨关节酸痛及反复发作梅毒疹等，晚期可侵犯全身组织器官，特别是心脏和神经系统，引发全身多部位损害和多样病灶。梅毒的标志性特征是硬下疳，为无痛、无痒、圆形或椭圆形、边界清晰的溃疡，高出皮面，似软骨硬度，可自愈，好发于尿道口、阴唇、阴蒂、宫颈、肛门、肛管、唇、舌、乳房等处，部分患者有腹股沟或近卫淋巴结肿大，质硬、不粘连、不破溃、无痛。一期梅毒，一般感染后4～8周侵入部位出现红色丘疹并很快糜烂形成无痛性溃疡。二期梅毒，通常感染6～12周后出现皮疹，可为一过性或存在数月，多数为皮肤、黏膜病损，半数全身淋巴结肿大，少数有眼、骨关节、脑膜、肾、肝、脾等病损。三期梅毒，典型病损为树胶肿，破坏性大，可发生在皮肤、喉、鼻、心血管、淋巴结、肝、脑、骨、子宫和卵巢等部位。从辨证施治角度，本书将梅毒螺旋体称为梅毒，所致疾病称为梅毒毒性病证。

1. 病因病机

梅毒毒性为一种湿热火毒，“总由湿热邪火所化”（《疡医大全》）。不洁交合，感染梅毒，梅毒内侵，或毒伤肺脾，毒结肌肤，营卫不和，气血凝滞，引起肺脾湿毒，“大抵翻花杨梅疮者是湿热之盛，表虚而毒猖獗”（《外科启玄》）；或湿毒稽留肝肾二经，熏蒸而发，伤损肝肾而致肝肾湿毒；或湿毒熏蒸肌肤，伤损筋骨和脏腑，病势日甚，湿热毒盛；或毒力太过，入于骨髓，或病损日久，或数十年不愈，耗损肝肾，以致肝肾虚损，精气衰败，迁延难愈。

2. 辨证施治

主要证候：肺脾湿毒者，多见于间接感染，梅疮小而干，多首发于上部和肌肤，可见于口、舌、乳房、手指等部位，皮肤作痒，舌淡红，苔薄黄，脉滑或滑数。肝肾湿毒者，阴部红斑泛起，或凸起红赤，或形如杨梅，糜烂流黄脓，口干口苦，便秘溲黄，舌红，苔薄黄，脉弦滑。湿热毒盛者，周身红斑或杨梅疮疹，或溃腐成脓，或色如黄蜡，或溃烂肉翻，口舌生疮，咽干口渴，大便燥结，舌红绛，苔黄，津少，脉滑数。肝肾虚损、精气衰败者，头晕目眩，腰膝酸软，容颜憔悴，毛发枯黄脱落，筋骨疼痛，肌肤麻木，四肢不举，形寒怕冷，少气懒言，心悸少寐，月经停闭，性欲丧失，性器萎缩，舌淡，苔少或无，脉沉迟细弱。

治疗法则：肺脾湿毒者，清热除湿，散邪解毒；肝肾湿毒者，清热除湿，解毒消疮；湿热毒盛者，清热凉血，除湿解毒；肝肾虚损、精气衰败者，补养肝肾，益气生精，扶正祛邪，解毒疗疮。

选方用药：肺脾湿毒者，选用荆防败毒散加减。羌活、独活、柴胡、前胡、枳壳、茯苓、荆芥、防风、桔梗、川芎各10克，甘草5克，方外另加金银花、连翘、蒲公英各15克。方中荆芥解表散风、透疹消疮，防风解表祛风、胜湿止痛，羌活解表祛风胜湿，柴胡退热解表、和解表里，独活祛风除湿，川芎活血祛风止痛，前胡、桔梗宣畅肺气，枳壳理气宽中，茯苓利湿，甘草调和诸药，金银花、连翘、蒲公英清热解毒、退解表热。诸药协同，可疏风解表，清热除湿，透毒外出。皮肤痒甚者，酌加苦参、蝉蜕、薄荷、牛蒡子、白鲜皮各10克，清热除湿、祛风止痒。

肝肾湿毒者，可选用龙胆泻肝汤加土茯苓30克，解毒利湿。疮痒不止者，加地肤子、白鲜皮各10克，清热祛风止痒。

湿热毒盛者，可选用银花解毒汤合忍冬汤加减：金银花、紫花地丁、土茯苓各30克，赤茯苓20克，水牛角（代犀角）、连翘、赤芍、丹皮、栀子、夏枯草各15克，黄连10克，甘草5克。合方中，金银花、连翘、紫花地丁、甘草清热解毒，水牛角清热凉血解毒，赤芍、丹皮清热凉血活血，栀子、黄连清热解毒除湿，土茯苓解毒利湿，赤茯苓利水泄毒，夏枯草泻火解郁。诸药合用，清热凉血，除湿解毒。

肝肾虚损、精气衰败者，可选用人参鳖甲汤加金银花、连翘各15克，土茯苓30克。形体消瘦、午后潮热或五心烦热者，酌加知母、地骨皮、丹皮各15克清退虚热。

### （三）性病疣毒性病证

性病疣即尖锐湿疣，是由人乳头状瘤病毒引起的以外生殖器和肛门部位增生性损害为主要表现的性传播疾病，由细小淡红色丘疹逐渐增大、增多，形成乳头样、鸡冠状或菜花样突起，疣体聚集或散发，常无自觉症状，部分患者可出现异物感、痛痒感或性交痛。

1. 病因病机

性病疣病毒毒性为一种寒湿毒，在此简称疣毒。不洁交合，感染毒邪，阳气不足者毒邪易入，疣毒与气血搏于皮肤、黏膜，寒湿毒凝，蕴结气血而成疣；蕴结时久可化热而成湿热毒蕴。

2. 辨证施治

主要证候：外阴或肛门部位可见大小、数量不等的柔软疣体，症状多不明显，或有异物感、痛痒感或性交痛，疣体大、易摩擦者不适感明显。寒湿毒凝者疣体色白，带下量多、清稀或腥臭，舌淡，苔薄白，脉沉缓弱。湿热毒聚者，疣体可呈淡红色，带下量多、色黄、质稠、臭秽，舌红，苔黄腻，脉数。

治疗法则：寒湿毒凝者，温散寒湿，解毒散结；湿热毒蕴者，清热利湿，解毒散结。

选方用药：寒湿毒凝者，可选祛寒除湿解毒方（金志春方）加土茯苓、板蓝根各30克。湿热毒蕴者，可选龙胆泻肝汤加土茯苓、薏苡仁、板蓝根各30克。

3. 其他施治

外治：可用消疣汤煎水坐浴，或煎液浓缩后局部外擦。消疣汤：板蓝根、紫草、蛇舌草、薏苡仁、木鳖子、蛇床子各30克。

## （四）非淋菌性泌尿生殖道炎毒性病证

非淋菌性泌尿生殖道炎是因感染淋病奈瑟球菌以外的病原体（主要是沙眼衣原体和支原体）引起的一种泌尿生殖道炎症，女性多无症状，部分患者有尿急、尿频及排尿困难，无尿痛或有轻微尿痛，宫颈是主要感染部位，可引起盆腔炎症，可有白带增多、阴痒及下腹部不适等。

1. 病因病机

非淋菌性泌尿生殖道炎毒性为一种寒湿毒。不洁交合，感染毒邪，阳气不足者毒邪易入，侵损性器，侵蚀溺窍，寒湿毒凝而发病；毒邪蕴滞日久可化热，形成湿热毒滞。

2. 辨证施治

主要证候：症状多不明显，部分患者有尿急、尿频、排尿困难，无尿痛或有轻微尿痛，或有阴痒和下腹不适，白带增多。寒湿毒凝者，排尿异常多较轻，阴痒多不明显或有阴冷感，下腹或有冷痛，白带量多、清稀，舌淡，苔薄白，脉沉弱。湿热毒蕴者，排尿异常可加重，阴痒多明显或有灼热，下腹或有热痛，白带量多、色黄、有臭味，舌红，苔薄黄，脉沉数。

治疗法则：寒湿毒凝者，温散寒湿，解毒散结；湿热毒蕴者，清热利湿，解毒散滞。

选方用药：寒湿毒凝者，可选祛寒除湿解毒方（金志春方）加土茯苓、板蓝根各30克。湿热毒蕴者，可选龙胆泻肝汤加土茯苓、薏苡仁、板蓝根各30克。

## （五）艾滋病毒性病证

艾滋病（即获得性免疫缺陷综合征）是由感染人类免疫缺陷病毒引起的性传播疾病。感染病毒后经过数年或数十年潜伏期发病，潜伏期内可能没有任何症状。病毒攻击免疫系统最重要的CD4 T淋巴细胞，使人体丧失免疫功能，抵抗力极度下降，出现多种继发感染，如带状疱疹、口腔霉菌感染、肺结核，特殊病原体引起的肠炎、肺炎、脑炎，以及念珠菌、肺孢子虫等多种病原体引起的严重感染，后期常发生恶性肿瘤，并发生长期消耗，以致全身衰竭而死亡。

1. 病因病机

艾滋病病毒为一种虚毒，引起身体虚损而发病。不洁交合，毒邪感染后藏伏体内，慢慢损伤正气，耗损精血，使人逐渐衰败，经历潜伏期、隐性期、发病前期和发病期。潜伏期出现无特异性外感症状，感染后最初几周可有发热、不适、皮疹、关节痛和全身淋巴结病；之后进入隐性期，除淋巴结外，前症消失，正胜邪伏，可无症状数年；之后再进入发病前期，此期病情逐渐加重，出现气血阴阳等正气损伤，出现相关诸证，如全身淋巴结肿大，体重减轻，间歇热，嗜睡，慢性腹泻，淋巴细胞、白细胞、红细胞、血小板减少，鹅口疮等；之后因正气受损严重而不能抵抗外邪侵袭和自我抗病力差，出现多种疾病，表现出多种病原体的条件性感染以及各种原发性和继发性肿瘤，此时已是疾病后期严重阶段。整个疾病过程经历初期（染毒）、正胜邪伏、正气损伤、发病（正虚邪盛）几个阶段。

2. *辨证施治*

主要证候：初期，毒邪外侵，可有发热、皮疹、关节痛和全身不适等外感表证；正胜邪伏期可无表现，正气尚盛，可遏制毒邪；正气损伤期有一些表现，出现相关虚损诸证，如外感发热证（由于正气开始受损，易受外邪侵袭，常出现低热、恶风、头痛、汗出、咽痛、咳嗽、舌红、苔少、脉浮细弱数等），脾肺气虚证（神疲乏力、气短懒言、自汗畏风、面色皖白、易于感冒、食少纳呆、大便溏薄、舌淡、苔薄白、脉虚弱），气血虚弱证（身体较弱、神疲乏力、气短懒言、失眠健忘、舌淡、苔薄白、脉沉细弱），阴虚证（潮热盗汗、头晕目眩、失眠健忘、咽干口燥、五心烦热、形体消瘦、舌红嫩、苔少、脉细数），阳虚证（畏寒肢冷、面色灰白、下利清谷或五更泄泻、小便清长、腰膝及小腹冷痛、腰膝酸软、舌淡、苔白滑、脉细弱）；发病期，病情已较严重，可见多种证候，如痰火内盛证（神情呆滞、昏迷、不省人事、四肢抽搐、胸闷心痛、苔黄腻、脉滑数），痰瘀阻络证（腹部积块，甚或疼痛，痛处不移，颈项、腋下、胯间等处瘰疬横生，皮下结块，皮色如常，精神不振，形体消瘦，唇甲黯紫，舌紫黯或有瘀斑、瘀点，苔腻，脉弦），阴阳两衰证（形体羸弱、大肉尽脱、心悸目眩、精神萎靡、口舌糜烂、舌红、苔无、津少、脉微细数或虚大无力），等等。

治疗法则：初期外感，祛邪解表、清热解毒；正胜邪伏期，虽无症状，但正气已开始受损，当扶正固本、益气养血、兼祛伏毒；正气损伤期，外感发热当及时清热解表、祛邪解毒，脾肺气虚当补肺健脾，气血虚弱当益气养血，阴虚当滋阴清热，阳虚当温补脾肾；发病期，痰火内盛当清热化痰、开窍熄风，痰瘀阻络当理气活血、涤痰散结，阴阳两衰当滋阴补阳、扶助正气。

选方用药：初期外感，可选用银翘散加减。正胜邪伏期，可选用扶正解毒丸加减。正气损伤期，外感发热可选用扶正解表汤加减，脾肺气虚可选用参苓白术散合玉屏风散加减，气血虚弱可选用归脾汤加减，阴虚可选用一贯煎合六味地黄丸加减，阳虚可选用附子理中汤合右归丸加减。发病期，痰火内盛可选涤痰汤合镇肝熄风汤加减，痰瘀阻络可选膈下逐瘀汤合消瘰丸加减，阴阳两衰可选补天大造丸加减。

## 第九节　计划生育并发症

计划生育措施包括两个方面，一是主动措施，即孕前避孕；二是被动措施，即孕后终止妊娠。就女性而言，避孕措施有体外排精、避孕套、安全期避孕、口服避孕药和宫内节育器等，主要措施则是口服避孕药和宫内节育器。终止妊娠措施主要是人工流产。避孕措施和终止妊娠措施可能导致一些并发症，有的并发症必须处理。

## 一、避孕措施并发症

避孕药是由人工合成的雌激素和孕激素配制而成，含有少量雌激素和高效、大剂量孕激素。避孕药的避孕原理主要是抑制排卵、阻碍受精和改变子宫内膜环境。口服避孕药有短效、长效和速效三类，作用稍有差别，但作用原理基本相似。避孕药有副作用，可引起并发症，如体重增加、月经过少或闭经、类早孕反应、阴道出血、面部色斑沉着等。这些并发症在绝大多数人身上都很轻微，有的人适应一段时间，症状就会减轻或消失（如类早孕反应），月经量少、面部色斑沉着等可不处理。有的人可出现经期延长，或阴道出血少量、间断性出现，很影响情绪和生活。因此，一部分人常需接受治疗。

宫内节育器的避孕原理主要是局部组织对异物产生炎性反应而影响受精卵着床和发育，活性节育器还与所含活性物有关，如铜离子对精子有毒性作用，含孕激素节育器可抑制排卵、抑制子宫内膜发育而不利于受精卵着床、使宫颈黏液变稠而不利于精子穿过宫颈。宫内节育器也有副作用，可引起并发症，最主要的是经期延长，阴道出血少量、间断性出现，与避孕药类似，有的人会出现白带增多、下腹或腰骶不适或疼痛等。以上反应，部分人在经过一段时间后症状可减轻或消失，但也有部分人症状仍然存在。

### （一）病因病机

从中医学角度思考，避孕药抑制排卵、阻止卵泡生长发育，类似于阻扰月经周期阴阳变化规律，以致冲任血海阴气不能滋生，阳气不得长养，从而出现冲任血海阴阳气血虚弱状态；宫内节育器居于宫内，可阻扰冲任血海气血运行，同时含药节育器与避孕药类似而干扰冲任血海阴阳变化规律，从而引起阴道出血。

### （二）辨证施治

主要证候：使用避孕措施期间，出现经期延长，阴道少量下血，色淡、质稀，或间断出现，或淋漓不断，或经量少，或闭经，腰膝酸软，头晕乏力，舌淡，苔薄白，脉沉弱。宫内节育器还易出现白带增多、下腹或腰骶不适或疼痛。有的人可出现抑郁、烦躁易怒、神疲气短、心烦失眠多梦等症状。

证候分析：避孕药阻扰冲任血海阴气滋生和阳气长养，阴阳气血相对不足，冲任血海相对空虚，阴气虚则阳气不能潜藏而迫血，阳气虚则阴血不能固摄外溢，出现经期延长，或阴道少量下血，色淡、质稀，或间断出现，或淋漓不断，或经量少，或闭经；肾虚明显者则腰膝酸软；气血不足则头晕乏力；舌淡，苔薄白，脉沉弱，阴阳气血虚弱之象。宫内节育器留滞宫内，影响气血运行，可出现白带增多、下腹或腰骶不适或疼痛。有的人因出血日久不止、情绪不宁，引起肝郁而出现抑郁表现，或肝郁化火而烦躁易怒，或气血损伤而神疲气短，或心肝郁火而心烦失眠多梦。

治疗法则：滋阴温阳，补益气血，固摄冲任，并结合个体状态辨证施治。

选方用药：补肾固冲丸加味。菟丝子、枸杞子、熟地黄、党参各 15 克，续断、巴戟天、杜仲、当归、鹿角霜、阿胶、白术、砂仁各 10 克，大枣 5 枚，方外另加仙鹤草、地榆炭、白及各 10 克，改汤剂，水煎服，每日1剂。方中菟丝子、续断、巴戟天、杜仲、鹿角霜温肾益精固冲；当归、熟地黄、枸杞子、阿胶滋肾填精养血；党参、白术、大枣健脾益气；砂仁理气健脾，补而不滞；仙鹤草、地榆炭、白及止血。全方滋阴温阳，益气养血，固摄冲任。偏肾阴虚者，症见腰膝酸软、头晕耳鸣、面赤唇红、五心烦热、潮热盗汗、口咽干燥、舌红、苔少、脉沉细数，可酌加山茱萸、女贞子、旱莲草、地骨皮各10克滋养肾阴。偏肾阳虚者，症见腰膝酸软、畏寒肢冷、小便清长、面色晦暗、舌淡、苔白滑、脉沉迟，酌加仙灵脾、补骨脂、肉苁蓉各15克温补肾阳。出血量多、时长者，可酌加海螵蛸、龙骨、牡蛎各15克收涩止血。宫内节育器引起出血者可每日酌加三七粉（冲服）3～5克，化瘀止血。

由于平素个人基础状态和体质差异，临证时当结合个体状态辨证加减，如肝郁者可用逍遥散加减，肝郁化火者可用丹栀逍遥散加减，气血损伤者可用八珍散加减，心肝郁火者可用清心泻肝方加减，出血时上述各方可酌加仙鹤草、地榆炭、白及等药止血。

## 二、终止妊娠措施并发症

妊娠后用手术或药物方法终止妊娠者称为人工流产，用来作为避孕失败和意外妊娠的补救措施，也用于因疾病不宜继续妊娠和先天性畸形或遗传性疾病而需终止妊娠者。人工流产有手术流产和药物流产两种方法。不论手术还是药物终止妊娠，都是人为干预妊娠过程，对身体会有一定程度的损害，可引起一些并发症，如下腹及腰骶疼痛、子宫内膜损伤或粘连、子宫穿孔、人工流产不全、大出血甚或休克、炎症反应、月经异常或继发不孕，等等。及时防止和治疗并发症，减少伤害，很有必要。中医药在促进子宫内膜修复、减少出血、预防炎症、促进残留妊娠物吸收、减少再次清宫等方面有一定作用，此处所论不仅适用于终止妊娠，因其他因素而行清宫者亦可参考。

### （一）病因病机

从中医学角度来看，人工流产为人为损伤，引起冲任胞宫损伤、气滞血瘀、血不循经，可出现下腹及腰骶疼痛、子宫内膜损伤或粘连、子宫穿孔、人工流产不全、大出血甚或休克、炎症反应、月经异常或继发不孕等。人工流产后的主要反应是子宫新损、气滞血瘀，人流不全、胞宫瘀阻，邪毒内侵、湿热壅滞，胞宫虚损、痰瘀结滞。

子宫新损、气滞血瘀：人工流产，子宫损伤，短时间内存在气滞血瘀，出现疼痛不适和少量出血，需待自身修复。

人流不全、胞宫瘀阻：人工流产不全，胚胎残留物瘀阻胞宫，经络不畅，新血不能归经，出血不止，或有疼痛。

邪毒内侵、湿热壅滞：人工流产消毒不严或摄身不慎，湿热毒邪内侵与瘀血蕴结胞宫，气血不畅，热迫血行，出血或疼痛。

胞宫虚损、痰瘀结滞：人工流产，损伤胞宫，瘀阻血海，日久痰瘀互结，胞宫虚损，经血难生，经少或经闭，或下腹疼痛。

### （二）辨证施治

1. 子宫新损、气滞血瘀

主要证候：人工流产后，下腹疼痛不适，少量出血，一般数日可止。

证候分析：无论手术还是药物流产，强行把胚胎从子宫取出，引起子宫损伤，短时间出现疼痛不适和少量出血，此是常态。子宫新损，不是所有妊娠物都已清理干净，或多或少会有一部分妊娠物仍存宫内，自然存在一定程度的气滞血瘀现象，需要人体自身排出、吸收和修复。此时采取某些有利于妊娠物排出、吸收和促进子宫修复的措施是有益的。

治疗法则：理气活血，调和阴阳，促进修复。

选方用药：八珍益母丸。八珍益母丸（《古今医统》）由八珍汤加益母草而成，益母草120克，熟地黄100克，人参、白术、茯苓、炙甘草、当归、川芎、白芍各50克，诸药为末，炼蜜为丸，如弹子大，每服1丸，空腹时蜜汤送下。此方补气血、调月经，主治妇人气血两虚、脾胃并弱、饮食少思、四肢无力、月经违期或先期而至或腰疼腹胀缓而不至或愆期不收或断或续、赤白带下、身作寒热、久不受孕等病证。脾胃虚寒者加砂仁30克（姜汁炒），腹中胀闷者加山楂30克，素常多郁者加香附子30克。八珍益母丸（《摄生秘剖》）由八珍汤加香附、阿胶和益母膏而成，行气养血、调经种子，主治胎前产后诸虚百损、月事不调、子宫虚寒、久不受孕等病证。“盖气为卫属阳，血为营属阴，此人身之两仪，生化之原也。纯用四物则独阴不长，纯用四君子则孤阳不生，二方合用则气血有调和之益，而阴阳无偏胜之虞矣。香附引气生血，解郁散结；阿胶调经理血，治带止崩；益母膏者活血行气，有补阴之功。凡胎前产后有所恃者，气血也。胎前无滞，产后无虚，是其行中有补矣。命名益母者，所以利有子也”（《摄生总要》）。两种八珍益母丸都具有良好的补气血、调月经作用，对人工流产后促进身体和子宫恢复有益，对预防宫腔粘连等并发症是否有效值得思索与探究。人工流产后可适当应用加味生化颗粒（当归、桃仁、益母草、赤芍、艾叶、川芎、炙甘草、炮姜、荆芥、阿胶，养血活血，温经化瘀）。

2. 人流不全、胞宫瘀阻

主要证候：人工流产后，出血时多时少或淋漓不净，色紫黑、有血块，腰腹阵发性疼痛，腰骶酸胀，头昏乏力，舌紫黯，脉细涩。超声检查可见宫内有残留物。

证候分析：流产不全，残留物瘀阻，经络不畅，新血不能归经，出血不止，时多时少，有血块、色紫黑；冲任胞宫瘀阻，气血不畅，腰骶酸胀，腰腹阵发性疼痛；出血不止，失血伤气，可见头昏乏力；舌紫黯，脉细涩，血瘀血虚之象。

治疗法则：活血化瘀，固冲止血。

选方用药：生化汤加味。当归15～20克，川芎、桃仁、三棱、元胡各10克，肉桂、肉姜、炙甘草各5克（各药剂量重调），方外可另加益母草15～20克，莪术10克，党参、黄芪各15～20克，杜仲炭15克。方中当归活血养血、祛瘀生新，川芎活血行气，桃仁活血化瘀，三棱、莪术破血行气、消积止痛，元胡活血行气、化瘀止痛，肉桂温通经脉、散寒止痛，肉姜（此处炮姜更宜）温经止痛，党参、黄芪、炙甘草益气补中，杜仲炭补肾固冲止血，益母草化瘀缩宫，诸药合用可活血化瘀、温经通脉、补肾固冲、益气止血、行气止痛，适用于人工流产后或产后宫内残留瘀滞者。临床加减应用可参考“产后腹痛”生化汤相关内容。

3. 邪毒内侵、湿热壅滞

主要证候：人工流产后，出血时多时少，色紫红或紫黯、质黏稠、有血块、有臭味，小腹疼痛拒按，或有发热，多为身热不扬或低热，胸脘痞闷不舒，纳呆呕恶，小便短黄，舌红，苔黄腻，脉滑数或濡数。

证候分析：人工流产消毒不严或摄身不慎，湿热毒邪内侵，与瘀血蕴结胞宫，气血运行不畅，热迫血行，出血时多时少，色紫红或紫黯、质黏稠、有血块，小腹疼痛拒按；湿热蕴腐残物败血而有臭味；湿热内蕴或有发热，湿遏热伏，郁蒸于内，热难透达，身热不扬或低热；湿热蕴结中焦，壅遏气机，升降失调，胸脘痞闷不舒，纳呆呕恶；湿热蕴遏下焦，熏灼津液，小便短黄；舌红，苔黄腻，脉滑数或濡数，湿热内蕴之象。

治疗法则：清热除湿，解毒化瘀。

选方用药：清热调血汤加味。生地黄 15 克，当归、川芎、白芍、香附、桃仁、红花、元胡、黄连、丹皮、莪术各 10 克，方外另加红藤、败酱草、薏苡仁、土茯苓各 15 克，黄柏 10 克。方中生地黄、白芍凉血清热，黄连、黄柏、薏苡仁、土茯苓清热除湿，当归、川芎、桃仁、红花、丹皮、莪术活血化瘀，香附、元胡理气化瘀止痛，红藤、败酱草清热解毒，全方清热除湿、活血化瘀、行气止痛。亦可方外选加蛇舌草 20 克、金刚藤 30 克，蛇舌草清热解毒、活血化瘀、利湿退黄，金刚藤清热解毒、散瘀止痛。

4. 胞宫虚损、痰瘀结滞

主要证候：人工流产后，经量显著减少或闭经，经色深红或紫黯，下腹周期性疼痛与经行相应，疼痛或轻或重，舌黯红或有瘀点，脉沉涩或沉弦。超声检查可有宫腔粘连表现。

证候分析：人工流产，损伤胞宫，瘀阻血海，日久痰瘀互结，胞宫虚损，经血难生，经量显著减少或闭经，经色深红或紫黯；血海虽阻，如仍有部分功能时，经行可出现下腹周期性疼痛并与经行相应，疼痛轻重与阻滞程度相关，血多阻重则痛剧，血少阻轻则痛轻；舌黯红或有瘀点，脉沉涩或沉弦，瘀阻之象。

治疗法则：活血化瘀，除湿化痰。

选方用药：散聚汤合活络效灵丹。脾胃虚弱、纳差神疲者，酌加党参、白术健脾益气；大便不利者，加大黄以通便；气滞血瘀显著者，酌加三棱、莪术破血行气以增消癥之力。本证型亦可选用开郁二陈汤合用活络效灵丹加减。本证型本书作者常用化痰消癥方（金志春方）加减。本证型应结合西医宫腔镜检查，有宫腔粘连者宜先行宫腔镜分离粘连，之后再行中医药修复子宫内膜治疗。对于无宫腔粘连的胞宫虚损或宫腔镜术后需要修复子宫内膜者，不宜过用破瘀消癥药，以活血力度稍轻的活血化瘀药为宜。

附录

# 方剂药物组成

## A

安冲汤（《医学衷中参西录》）：黄芪、生地黄、白术、白芍、海螵蛸、生龙骨、生牡蛎、茜草根、川续断。

艾附暖宫丸（《沈氏尊生书》）：艾叶、香附、当归、川芎、白芍、生地黄、黄芪、续断、吴茱萸、肉桂。

安宫牛黄丸（《温病条辨》）：牛黄、犀角、麝香、珍珠、朱砂、雄黄、黄连、黄芩、栀子、郁金、冰片，有市售。

安老汤（《傅青主女科》）：人参、黄芪、熟地黄、白术、当归、山茱萸、阿胶、黑芥穗、香附、木耳炭、甘草。

安神定志丸（《医学心悟》）：人参、茯苓、茯神、远志、石菖蒲、龙齿、辰砂。

阿魏化痞膏（《证治准绳》）：香附、厚朴、三棱、莪术、当归、生草乌、生川乌、大蒜、使君子、白芷、穿山甲、木鳖子、蜣螂、胡黄连、大黄、蓖麻子、乳香、没药、芦荟、血竭、雄黄、肉桂、樟脑、阿魏。

## B

百合地黄汤（《金匮要略》）：百合、生地黄。

百合固金汤（《慎斋遗书》）：生地黄、熟地黄、当归、白芍、玄参、贝母、麦冬、百合、桔梗、甘草。

百灵调肝汤（《百灵妇科》）：当归、芍药、牛膝、通草、川楝子、瓜蒌、皂角刺、枳实、青皮、甘草、王不留行。

百灵育阴汤（《百灵妇科》）：熟地黄、山茱萸、山药、白芍、阿胶、川续断、桑寄生、杜仲、龟版、乌贼骨、生牡蛎。

白虎加人参汤（《伤寒论》）：白虎汤、人参。

白虎汤（《伤寒论》）：石膏、知母、甘草、粳米。

白术散（《全生指迷方》）：白术、茯苓、大腹皮、陈皮、生姜皮。

半夏白术天麻汤（《医学心悟》）：半夏、白术、天麻、茯苓、橘红、甘草、生姜、大枣。

半夏茯苓汤（《千金要方》）：半夏、茯苓、人参、陈皮、炙甘草、熟地黄、细辛、芍药、川芎、旋覆花、桔梗、生姜。《三因极一病证方论》中旋覆花为紫苏叶。

保产神效方（《傅青主女科》）：当归、川芎、白芍、菟丝子、川贝母、厚朴、枳壳、羌活、黄芪、荆芥穗、蕲艾、炙甘草、生姜。

保妇康栓（《中华人民共和国药典》）：莪术油、冰片。

保和丸（《丹溪心法》）：山楂、半夏、茯苓、神曲、陈皮、连翘、莱菔子。

保阴煎（《景岳全书》）：生地黄、熟地黄、黄芩、黄柏、白芍、山药、川续断、生甘草。

保元汤（《博爱心鉴》）：人参、黄芪、肉桂、甘草。

八味行经方（金志春方）：当归、川芎、桃仁、红花、益母草、川牛膝、泽兰、艾叶。

八物汤（《济阴纲目》）：当归、川芎、芍药、熟地黄、延胡索、川楝子、木香、槟榔。

八仙饮（《产科发蒙》）：当归、川芎、土茯苓、金银花、茯苓、生大黄、木通、陈皮。

八正散（《太平惠民和剂局方》）：车前子、木通、瞿麦、扁蓄、山栀子、滑石、大黄、甘草，灯心为引。

八珍汤（《瑞竹堂经验方》）：人参、白术、茯苓、炙甘草、熟地黄、白芍、当归、川芎。

八珍胡附汤（金志春方）：人参、白术、茯苓、熟地黄、当归、川芎、白芍、元胡、香附、炙甘草。

八珍养胎饮（《叶氏女科证治》）：人参、白术、茯苓、炙甘草、白芍、熟地黄、当归、川芎、香附、砂仁、生姜、大枣。

八珍益母丸（《古今医统》）：人参、白术、茯苓、炙甘草、白芍、熟地黄、当归、川芎、益母草。

八珍益母丸（《摄生秘剖》）：人参、白术、茯苓、炙甘草、白芍、熟地黄、当归、川芎、益母膏、香附、阿胶。

萆薢渗湿汤（《疡科心得集》）：萆薢、薏苡仁、黄柏、丹皮、赤茯苓、泽泻、滑石、通草。

萆薢分清饮（《杨氏家藏方》，可称杨氏萆薢分清饮）：益智仁、萆薢、石菖蒲、乌药。

萆薢分清饮（《医学心悟》，可称程氏萆薢分清饮）：川萆薢、石菖蒲、黄柏、白术、茯苓、莲子心、丹参、车前子。

鳖甲养阴煎（《中医妇科治疗学》）：鳖甲、龟版、干地黄、枸杞子、麦冬、白芍、首乌藤、地骨皮、茯神、丹皮。

柏子养心丸（《中华人民共和国药典》）：柏子仁、党参、炙黄芪、当归、川芎、茯苓、远志、酸枣仁、肉桂、五味子、半夏曲、炙甘草、朱砂。

补肺汤（《永类钤方》）：人参、黄芪、熟地黄、五味子、紫菀、桑白皮。

补肝汤（《医学六要》）：熟地黄、当归、川芎、白芍、木瓜、酸枣仁、炙甘草。

补脾调经方（金志春方）：党参、黄芪、白术、茯苓、砂仁、当归、木香、炙甘草。

补气固经丸（《妇科玉尺》）：人参、黄芪、茯苓、白术、砂仁、炙甘草。

补气活血保胎方（金志春方）：活血保胎方、菟丝子、党参、茯苓、砂仁、甘草。

补气生血方（金志春方）：黄芪、党参、白术、茯苓、炙甘草、白芍、熟地黄、当归、川芎、丹参、木香、香附、砂仁。

补气通脬饮（《妇科辑要》）：黄芪、麦冬、通草。

补肾健脾方（金志春方）：菟丝子、肉苁蓉、枸杞子、熟地黄、山茱萸、党参、白术、茯苓、山药、砂仁、大枣。

补肾调经方（金志春方）：熟地黄、菟丝子、枸杞子、仙灵脾、山茱萸、杜仲、党参、当归、山药。

补肾安胎饮（《中医妇科治疗学》）：菟丝子、补骨脂、狗脊、杜仲、续断、人参、白术、益智仁、阿胶、艾叶。

补肾固冲汤［《首批国家级名老中医效验秘方精选（续集）》］：仙灵脾、仙茅、山茱萸、菟丝子、沙苑子、杜仲炭、当归、白芍、阿胶珠、茜草、艾叶、甘草。

补肾固冲丸（《中医学新编》）：菟丝子、枸杞子、熟地黄、党参、续断、巴戟天、杜仲、当归、鹿角霜、阿胶、白术、砂仁、大枣。

补肾化瘀止痛方（金志春方）：菟丝子、仙灵脾、熟地黄、当归、川芎、白芍、茯苓、山药、山茱萸、泽泻、丹皮、元胡、香附。

补肾活血保胎方（金志春方）：活血保胎方、菟丝子、枸杞子、川续断、桑寄生、熟地黄、山药、山茱萸。

补肾活血助孕方（金志春方）：菟丝子、枸杞子、肉苁蓉、山药、山茱萸、熟地黄、当归、川芎、丹皮、香附。

补肾活血汤（《伤科大成》）：熟地黄、补骨脂、菟丝子、肉苁蓉、杜仲、枸杞子、当归尾、山茱萸、没药、独活、红花。

补肾降火方（金志春方，亦称滋肾降火方）：生地黄、枸杞子、菟丝子、肉苁蓉、杜仲、山药、山茱萸、当归、川芎、丹皮、桑椹子、女贞子、旱莲草、知母、黄柏、玄参。

补肾健脾除黄毒方（金志春方）：菟丝子、杜仲、枸杞、熟地黄、党参、黄芪、白术、当归、川芎、白芍、山药、山茱萸、茯苓、丹皮、赤芍、黄芩、防风、茵陈、甘草。

补肾健脾活血助孕方（金志春方）：菟丝子、枸杞子、山药、山茱萸、熟地黄、丹皮、党参、黄芪、白术、当归、川芎、香附。

补肾健脾活血保胎方（金志春方）：活血保胎方、菟丝子、枸杞子、山药、山茱萸、熟地黄、党参、茯苓。

补肾生精方（金志春方）：熟地黄、枸杞子、菟丝子、肉苁蓉、杜仲、山药、山茱萸、当归、川芎、丹皮、龟胶、鹿胶。

补肾生精调和气血方（金志春方）：熟地黄、枸杞子、菟丝子、肉苁蓉、杜仲、山药、山茱萸、当归、川芎、龟胶、鹿胶、党参、黄芪、白术、丹皮、香附。

补肾温阳方（金志春方）：熟地黄、枸杞子、菟丝子、肉苁蓉、杜仲、山药、山茱萸、当归、川芎、丹皮、仙灵脾、肉桂、制附子。

补肾益气方（金志春方）：熟地黄、枸杞子、菟丝子、肉苁蓉、杜仲、山药、山茱萸、当归、川芎、丹皮、党参、黄芪、白术。

补肾滋阴方（金志春方）：生地黄、枸杞子、菟丝子、肉苁蓉、杜仲、山药、山茱萸、当归、川芎、丹皮、桑椹子、女贞子、旱莲草。

补天大造丸（《医学心悟》）：人参、黄芪、白术、熟地黄、山药、茯苓、当归、白芍、枣仁、远志、枸杞子、河车、鹿角、龟版。

补天五子种玉丹（《产科心法》）：生地黄、山茱萸、山药、茯苓、泽泻、丹皮、枸杞子、五味子、女贞子、车前子、覆盆子、当归、淮牛膝、杜仲、川续断、紫河车。

补虚除黄毒方（金志春方）：菟丝子、杜仲、党参、白术、当归、川芎、茯苓、栀子、黄芩、茵陈、甘草。

补血行滞汤（《胎产心法》，亦称催生汤）：当归、川芎、白芍、熟地黄、香附、桃仁、枳壳、砂仁、紫苏、生姜、大枣。

补阳还五汤（《医林改错》）：黄芪、当归尾、川芎、桃仁、红花、赤芍、地龙。

补中地黄汤（《嵩崖尊生》）：熟地黄、山药、山茱萸、茯苓、泽泻、丹皮、人参、黄芪、白术、当归、陈皮、升麻、生姜、大枣。

补中益气汤（《内外伤辨惑论》）：人参、黄芪、白术、柴胡、升麻、当归、陈皮、炙甘草。

## C

蔡松汀难产方：党参、黄芪（蜜炙）、当归、川芎、白芍（酒炒）、茯神、龟甲（醋炙）、枸杞子。

苍附导痰汤（丸）（《叶氏女科》）：苍术、香附、枳壳、茯苓、陈皮、神曲、胆南星、半夏、炙甘草、生姜。

柴胡清肝饮（《症因脉治》）：柴胡、当归、白芍、山栀子、黄芩、丹皮、青皮、钩藤、甘草。

柴胡疏肝散（《景岳全书》）：柴胡、川芎、香附、枳壳、白芍、陈皮、炙甘草。

柴芩四物汤（《太平惠民和剂局方》）：柴胡、黄芩、熟地黄、白芍、当归、川芎。

肠宁汤（《傅青主女科》）：当归、熟地黄、人参、麦冬、阿胶（蛤粉炒）、山药、续断、肉桂、甘草。

陈氏七圣散（《妇人大全良方》）：元胡、没药、姜黄、当归、桂心、白芷、白矾。

趁痛散（《产育宝庆集》）：牛膝、当归、桂（去皮）、白术、黄芪、独活、薤白、生姜、炙甘草。

川楝汤（《竹林女科》）：川楝子、大茴香、小茴香、猪苓、泽泻、白术、乌药、槟榔、乳香、元胡、木香、麻黄、生姜、葱。

除湿活血保胎方（金志春方）：活血保胎方、菟丝子、茯苓、猪苓、泽泻、薏苡仁、泽兰、砂仁。

除湿解毒汤（《赵炳南临床经验集》）：白鲜皮、大豆黄卷、生薏苡仁、土茯苓、木通、滑石、金银花、连翘、紫花地丁、山栀子、丹皮、生甘草。

苁蓉菟丝子丸（《济阴纲目》）：肉苁蓉、菟丝子、覆盆子、蛇床子、当归、川芎、白芍、煅牡蛎、乌贼骨、五味子、防风、黄芩、艾叶。

催生立应散（《济阴纲目》）：车前子、当归、川芎、冬葵子、白芷、牛膝、大腹皮、枳壳、白芍、酒。

## D

大补地黄丸（《证治准绳》）：生地黄、熟地黄、枸杞子、肉苁蓉、山药、山茱萸、当归、白芍、知母、黄柏、玄参。

大补阴丸（《丹溪心法》）：熟地黄、龟版、黄柏、知母、猪脊髓。

大补元煎（《景岳全书》）：人参、山药、熟地黄、杜仲、当归、山茱萸、枸杞子、炙甘草。

大定风珠（《温病条辨》）：生白芍、阿胶、生龟版、生牡蛎、生鳖甲、干地黄、麻仁、五味子、麦冬、炙甘草、生鸡子黄。

大黄丹皮汤（《金匮要略》）：大黄、桃仁、丹皮、冬瓜子、芒硝。

大黄䗪虫丸（《金匮要略》）：大黄、䗪虫、水蛭、虻虫、蛴螬、桃仁、黄芩、杏仁、芍药、干地黄、干漆、甘草。

大温经汤（《古今医鉴》）：当归、川芎、白芍、熟地黄、人参、白术、茯苓、甘草、香附、陈皮、砂仁、小茴香、沉香、吴茱萸、元胡、鹿茸、生姜。

大营煎（《景岳全书》）：熟地黄、枸杞子、当归、杜仲、牛膝、肉桂、炙甘草。

当归补血汤（《内外伤辨惑论》）：黄芪、当归。

当归地黄饮（《景岳全书》）：当归、熟地黄、山茱萸、杜仲、山药、牛膝、甘草。

当归建中汤（《千金翼方》）：当归、桂枝、芍药、生姜、甘草、大枣。

当归芍药散（《金匮要略》）：当归、川芎、芍药、茯苓、白术、泽泻。

当归四逆汤（《伤寒论》）：当归、桂枝、芍药、细辛、通草、甘草、大枣。

当归丸（《圣济总录》）：当归、川芎、芍药、吴茱萸、大黄、炮姜、附子、细辛、丹皮、桂、厚朴（姜汁炙）、桃仁、虻虫、水蛭。

当归饮子（《济生方》）：当归、川芎、生地黄、黄芪、白芍、何首乌、白蒺藜、荆芥、防风、甘草。

丹溪治湿痰方（《丹溪心法》）：苍术、白术、半夏、茯苓、滑石、当归、川芎、香附。

丹栀逍遥散（《女科撮要》）：丹皮、栀子、柴胡、当归、白芍、白术、茯苓、薄荷、甘草、生姜。

淡竹茹汤(《三因极一病证方论》):麦冬、小麦、炙甘草、人参、茯苓、半夏、竹茹、生姜、大枣。

导赤清心汤(《重订通俗伤寒论》):鲜生地黄、茯神、木通、麦冬、丹皮、益元散(含滑石、甘草、朱砂)、淡竹叶、灯心(辰砂染)、莲子心、荧白童便。

导赤散(《太平惠民和剂局方》):生地黄、木通、生甘草梢、竹叶。

地骨皮汤(《兰室秘藏》):柴胡、地骨皮。

定经汤(《傅青主女科》):熟地黄、菟丝子、当归、白芍、柴胡、山药、茯苓、炒荆芥。

涤痰汤(《奇效良方》):南星(姜制)、半夏、枳实、茯苓、橘红、石菖蒲、人参、竹茹、甘草。

独参汤(《十药神书》):人参。

独活寄生汤(《千金要方》):独活、桑寄生、杜仲、牛膝、细辛、秦艽、茯苓、桂心、防风、人参、当归、川芎、芍药、干地黄、甘草。

夺命散(《妇人大全良方》):没药、血竭。

## E

阿胶散(《陈素庵妇科补解》):阿胶、扁豆、黄芪、黄芩、艾叶、当归、川芎、白芍、熟地黄、白术、茯苓、香附、陈皮、葛根、牡蛎、黑豆、甘草。

阿胶养血汤(《中医妇科治疗学》):阿胶、生地黄、沙参、麦冬、女贞子、旱莲草、桑寄生。

二陈汤(《太平惠民和剂局方》):半夏、橘红、茯苓、炙甘草,煎药时加生姜、乌梅。

二冬汤(《医学心悟》):麦冬、天冬、人参、花粉、黄芩、知母、荷叶、甘草。

二仙汤(《中医临床方剂手册》):仙灵脾、仙茅、巴戟天、知母、黄柏、当归。

二至丸(《医便》):女贞子、旱莲草。

## F

防风通圣散(《宣明论方》):防风、大黄、芒硝、荆芥、麻黄、栀子、芍药、连翘、桔梗、当归、川芎、石膏、滑石、黄芩、白术、薄荷、甘草。

分利五苓散(《胎产新书》):猪苓、泽泻、白术、赤芍、阿胶、当归、川芎。

茯苓导水汤(《医宗金鉴》):茯苓、猪苓、白术、砂仁、木香、陈皮、泽泻、木瓜、槟榔、大腹皮、桑白皮、苏叶。

茯神散(《医宗金鉴》):茯神、人参、黄芪、当归、生地黄、桂心、赤芍、牛膝、琥珀、龙齿。

茯菟丹(《太平惠民和剂局方》):茯苓、菟丝子、五味子、莲子、山药。

复元活血汤(《医学发明》):柴胡、瓜蒌根、当归、桃仁、红花、穿山甲、大黄、甘草。

复元通气散（《活法机要》）：青皮、陈皮、栝楼根、金银花、连翘、穿山甲、甘草。

附子理中汤（《三因极一病证方论》）：附子、人参、干姜、白术、炙甘草。

扶正解表汤（《现代中西医妇科学》）：生黄芪、白术、防风、麦冬、金银花、连翘、大青叶、桔梗、贝母、甘草。

扶正解毒丸（《中医治疗艾滋病》）：党参、黄芪、苦参、土茯苓、大青叶、蛇舌草、连翘、黄连、甘草。

## G

甘草泻心汤（《金匮要略》）：甘草、黄芩、人参、干姜、半夏、黄连、大枣。

甘麦大枣汤（《金匮要略》）：甘草、小麦、大枣。

干姜人参半夏丸（《金匮要略》）：制半夏、人参、干姜、生姜汁。

高枕无忧散（《古今医鉴》）：人参、软石膏、姜半夏、茯苓、竹茹、枳实、麦冬、龙眼肉、酸枣仁、陈皮、甘草。

葛根芩连汤（《伤寒论》）：葛根、黄芩、黄连、炙甘草。

膈下逐瘀汤（《医林改错》）：当归、川芎、桃仁、红花、赤芍、枳壳、元胡、五灵脂、丹皮、乌药、香附、甘草。

宫外孕Ⅰ号方（《中华医学杂志》）：桃仁、赤芍、丹参。

宫外孕Ⅱ号方（《中华医学杂志》）：桃仁、赤芍、丹参、三棱、莪术。

瓜蒌牛蒡汤（《医宗金鉴》）：瓜蒌仁、牛蒡子、天花粉、黄芩、山栀子、金银花、连翘、皂角刺、柴胡、青皮、陈皮、生甘草。

归脾汤（《济生方》）：人参、黄芪、白术、当归、茯苓、龙眼肉、酸枣仁、远志、木香、炙甘草、生姜、大枣。

归芍地黄汤（《症因脉治》）：当归、白芍、生地黄、山药、山茱萸、丹皮、茯苓、泽泻。

归芍六君子汤（《笔花医镜》）：当归、白芍、人参、白术、茯苓、陈皮、半夏、炙甘草。

归肾丸（《景岳全书》）：熟地黄、山药、山茱萸、枸杞、杜仲、菟丝子、当归、茯苓。

桂附地黄丸（《时方歌括》）：肉桂、制附子、熟地黄、山茱萸、丹皮、山药、茯苓、泽泻。

桂枝茯苓丸（《金匮要略》）：桂枝、茯苓、桃仁、丹皮、赤芍。

桂枝加附子汤（《伤寒论》）：桂枝、芍药、炙甘草、生姜、大枣、附子。

桂枝加龙骨牡蛎汤（《金匮要略》）：桂枝、芍药、生姜、甘草、大枣、龙骨、牡蛎。

桂枝四物汤（《素问病机气宜保命集》）：熟地黄、当归、川芎、白芍、桂枝、炙甘草、生姜、大枣。

固本止崩汤（《傅青主女科》）：熟地黄、白术、黄芪、人参、当归、黑姜。

固冲汤（《医学衷中参西录》）：生黄芪、白术、山茱萸、白芍、煅龙骨、煅牡蛎、海螵蛸、茜草根、棕炭、五倍子。

固经丸（《妇人良方大全》）：炙龟版、黄芩、黄柏、芍药、椿根皮、香附。

固精丸（《济生方》）：肉苁蓉、阳起石、鹿茸、鹿角霜、赤石脂、巴戟天、韭菜子、茯苓、生龙骨、炮附子。

固精丸（《济阴纲目》）：菟丝子、桑螵蛸、韭菜子、龙骨、牡蛎、白石脂、白茯苓、五味子。

固下益气汤（《临证指南医案》）：人参、熟地黄、阿胶、白术、白芍、砂仁、炙甘草、艾叶炭。

固阴煎（《景岳全书》）：人参、熟地黄、山药、山茱萸、菟丝子、五味子、远志、炙甘草。

过期饮（《证治准绳》）：熟地黄、当归、川芎、桃仁、红花、赤芍、香附、莪术、肉桂、木通、甘草。

## H

海浮散（《疮疡经验全书》，又名生肌散）：乳香、没药，外用。

寒毒消癥方（金志春方）：肉桂、制附子、制半夏、陈皮、白术、苍术、茯苓、艾叶、蛇舌草、当归、丹参、三棱、莪术、乳香、没药、甘草。

蒿芩地丹四物汤（经验方）：青蒿、黄芩、地骨皮、丹皮、生地黄、当归、川芎、白芍。

河车大造丸（《诸证辨疑》）：人参、黄芪、白术、当归、熟地黄、白芍、山药、茯苓、枣仁、远志、枸杞子、紫河车、鹿角、龟版。

鹤顶丸（《女科准绳》）：吴茱萸、炮姜、熟附子、艾叶炭、当归、煅龙骨、煅牡蛎、赤石脂。

黑神散（《太平惠民和剂局方》）：黑豆、熟地黄（酒浸）、当归（酒制）、蒲黄、肉桂、炮姜、白芍、炙甘草。

红油膏（《朱仁康临床经验集》）：红信、棉子油、黄蜡，外用。

黄连阿胶汤（《伤寒论》）：黄连、黄芩、白芍、鸡子黄、阿胶。

黄连解毒汤（《肘后备急方》）：黄连、黄芩、黄柏、栀子。

黄连清心汤（《儒门事亲》，亦称清心汤、清心散）：黄连、大黄、黄芩、山栀子、连翘、薄荷、朴硝、甘草、竹叶。

黄连清心饮（汤）（《增补内经拾遗方论》）：黄连、生地黄、当归身、茯神、人参、酸枣仁、远志、石莲肉、炙甘草。

黄连温胆汤（《六因条辨》）：黄连、陈皮、半夏、茯苓、竹茹、枳实、甘草、生姜、大枣。

黄芪当归散（《医宗金鉴》）：人参、黄芪、白术、当归、白芍、甘草、生姜、大枣。

黄芪桂枝五物汤（《金匮要略》）：黄芪、桂枝、芍药、生姜、大枣。

黄芪汤（《金匮翼》）：黄芪、麻仁、白蜜、陈皮。

黄芪汤（《济阴纲目》）：黄芪、白术、防风、茯苓、熟地黄、煅牡蛎、麦冬、甘草、大枣。

黄土汤（《金匮要略》）：灶心黄土、甘草、干地黄、白术、炮附子、阿胶、黄芩。

化肝煎（《景岳全书》）：青皮、陈皮、芍药、丹皮、栀子、泽泻、土贝母。

化痰除湿活血助孕方（金志春方）：白术、苍术、茯苓、薏苡仁、陈皮、神曲、当归、川芎、香附。

化痰活血保胎方（金志春方）：活血保胎方、苍术、茯苓、陈皮、神曲。

化痰消癥方（金志春方）：半夏、陈皮、茯苓、白术、杏仁、桂心、槟榔、当归、川芎、丹参、三棱、莪术、乳香、没药、炙甘草。

化痰增乳方（金志春方）：漏芦散、川贝母、半夏、陈皮、厚朴、白术、神曲、王不留行。

化痰祛脂方（金志春方）：浙贝母、半夏、白术、苍术、橘红、茯苓、当归、川芎、香附、神曲、山楂、枳壳。

化阴煎（《景岳全书》）：生地黄、熟地黄、牛膝、猪苓、泽泻、黄柏、知母、龙胆草、绿豆、车前子。

化瘀调经方（金志春方）：熟地黄、黄芪、当归、川芎、丹参、赤芍、香附、益母草、桂枝。

化瘀汤（《会约医镜》）：熟地黄、白芍、当归、川芎、桃仁、红花、肉桂。

化瘀消癥方（金志春方）：当归、川芎、乳香、没药、三棱、莪术、丹参、枳实、青皮、香附。

化瘀止崩汤（《中医妇科学》）：当归、川芎、炒蒲黄、五灵脂、三七粉、益母草、沙参。

化癥回生丹（《温病条辨》）：人参、安南桂、两头尖、麝香、片姜黄、公丁香、川椒炭、水蛭、虻虫、三棱、蒲黄炭、桃仁、藏红花、苏木、苏子霜、五灵脂、降真香、干漆、当归尾、川芎、乳香、没药、白芍、杏仁、香附、吴茱萸、延胡索、阿魏、小茴香炭、良姜、艾炭、益母膏、熟地黄、鳖甲胶、大黄。

活络杀胚方（金志春方）：紫草、三棱、莪术、土鳖虫（或水蛭）、穿心莲、冬葵子、川芎、川牛膝、枳壳、桂枝。

活络效灵丹（《医学衷中参西录》）：当归、丹参、乳香、没药。

活血保胎方（金志春方）：黄芪、白术、杜仲、白芍、当归、川芎、香附、益母草。

活血暖宫贴（金志春方）：当归、川芎、桃仁、红花、三棱、莪术、赤芍、香附、益母草、川牛膝、枳壳、元胡、炒蒲黄、干姜、肉桂。

藿香正气散（《千金翼方》）：藿香、茯苓、大腹皮、紫苏、白芷、半夏曲、白术、陈皮、厚朴（姜汁炙）、桔梗、炙甘草、生姜、大枣。

## J

健固汤（《傅青主女科》）：人参、白术、茯苓、巴戟天、薏苡仁。

健脾利水汤（《胎产心法》）：人参、茯苓、白术、当归、川芎、大腹皮、紫苏、陈皮、姜皮、炙甘草。

健脾益气活血助孕方（金志春方）：党参、黄芪、白术、茯苓、砂仁、熟地黄、当归、川芎、香附。

健脾滋阴方（金志春方）：党参、白术、山药、山茱萸、茯苓、砂仁、陈皮、白芍、女贞子、旱莲草。

健脾滋阴助阳方（金志春方）：健脾滋阴方、菟丝子、补骨脂。

胶艾汤（《金匮要略》）：阿胶、艾叶、干地黄、当归、川芎、白芍、甘草。

交泰丸（《韩氏医通》）：黄连、桂心。

加参生化汤（《傅青主女科》）：人参、当归、川芎、桃仁、炙甘草、炮姜、大枣。

加减八珍汤（《万氏女科》）：人参、白术、茯苓、炙甘草、当归、川芎、赤芍、熟地黄、元胡、香附。

加减一阴煎（《景岳全书》）：生地黄、熟地黄、白芍、麦冬、知母、地骨皮、甘草。

加减一阴煎（《会约医镜》）：生地黄、熟地黄、白芍、麦冬、知母、地骨皮、甘草、黄芩、栀子。

加味当归补血汤（《不知医必要》）：炙黄芪、党参、当归、干姜、制附子。

加味地骨皮饮（《医宗金鉴》）：生地黄、当归、川芎、白芍、丹皮、地骨皮、胡黄连。

加味定志丸（《杂病源流犀烛》）：茯苓、远志、人参、石菖蒲、琥珀、郁金。

加味阿胶汤（《医宗金鉴》）：阿胶、生地黄、白芍、当归、杜仲、白术、黑栀子、侧柏叶、黄芩、艾叶。

加味济生汤（《顾氏医经》）：当归、川芎、枳壳、香附、大腹皮、乌药、牛膝、车前子、冬葵子。

加味圣愈汤（《医宗金鉴》）：黄芪、熟地黄、杜仲、白芍、当归、川芎、人参、续断、砂仁。

加味失笑散（《中医妇科治疗学》）：桃仁、炒五灵脂、炒蒲黄、乌药、元胡、丹皮、香附。

加味四物汤（《济阴纲目》）：当归、川芎、生地黄、白芍、阿胶、白术、茯苓、橘红、续断、香附、甘草。

加味四物汤（《医宗金鉴》）：当归、川芎、熟地黄、白芍、蒲黄、桃仁、牛膝、木香、瞿麦、滑石、木通、甘草梢。

加味温胆汤（《医宗金鉴》）：制半夏、黄连、黄芩、陈皮、茯苓、竹茹、枳实、芦根、麦冬、炙甘草。

加味五淋散（《医宗金鉴》）：黑栀子、赤茯苓、当归、白芍、黄芩、生地黄、泽泻、车前子、木通（可换通草）、滑石、甘草梢。

加味乌药汤《济阴纲目》：乌药、缩砂仁、木香、元胡、香附、甘草、生姜。

加味吴茱萸汤（《证治准绳》）：吴茱萸、干姜、肉桂、细辛、半夏、当归、麦冬、茯苓、桔梗、木香、防风、丹皮、炙甘草。

解毒活血汤（《医林改错》）：柴胡、连翘、葛根、生地黄、赤芍、当归、桃仁、红花、枳壳、甘草。

解毒渗湿汤（金志春方）：萆薢、薏苡仁、滑石、黄柏、丹皮、赤茯苓、泽泻、通草、赤芍、龙胆草、山栀子、蛇舌草、半枝莲、蚤休、黄芪。

桔梗散（《妇人大全良方》）：天冬、赤茯苓、人参、贝母、桑白皮、桔梗、紫苏、甘草、麻黄。

荆防败毒散（《摄生众妙方》）：羌活、独活、柴胡、前胡、枳壳、茯苓、荆芥、防风、桔梗、川芎、甘草。

荆防四物汤（《医宗金鉴》）：荆芥、防风、熟地黄、当归、白芍、川芎。

金黄散（膏）（《外科正宗》，又名如意金黄散）：大黄、黄柏、姜黄、白芷、天南星、陈皮、苍术、厚朴、天花粉、甘草。

金匮肾气丸（《金匮要略》，原名肾气丸，见肾气丸）。

金匮温经汤：见温经汤（《金匮要略》）。

金铃子散（《太平圣惠方》）：川楝子、元胡。

金氏养胎方（金志春方）：党参、黄芪、熟地黄、白芍、当归、川芎、白术、茯苓、山药、山茱萸、菟丝子、枸杞子、杜仲、酸枣仁、黄芩、甘草。

济生肾气丸（《济生方》，原名加味肾气丸）：炮附子、肉桂、熟地黄、茯苓、泽泻、山茱萸、山药、丹皮、车前子、川牛膝。

救母丹（《傅青主女科》）：人参、当归、川芎、益母草、赤石脂、黑荆芥穗。

济阴地黄丸（《证治准绳》）：熟地黄、山茱萸、山药、枸杞子、巴戟肉、肉苁蓉、五味子、麦冬、当归、甘菊花。

举元煎（《景岳全书》）：人参、黄芪、白术、升麻、炙甘草。

## K

开郁二陈汤（《万氏妇人科》）：茯苓、苍术、陈皮、香附、川芎、半夏、青皮、莪术、槟榔、甘草、木香、生姜。

开郁散（《洞天奥旨》）：柴胡、当归、白芍、香附、郁金、白术、茯苓、白芥子、天葵草、炙甘草、全蝎。

开郁种玉汤（《傅青主女科》）：白芍、香附、当归、白术、丹皮、茯苓、花粉。

坎离既济丸（《类证治裁》）：生地黄、熟地黄、山药、山茱萸、当归、川芎、白芍、天冬、麦冬、牛膝、知母、黄柏、龟版、五味子。

苦参蛇床方（《实用妇产科学》）：苦参、蛇床子。

苦参汤（《金匮要略》）：苦参。

## L

两地汤（《傅青主女科》）：生地黄、地骨皮、玄参、白芍、麦冬、阿胶。

良方温经汤：见温经汤（《妇人大全良方》）。

凉膈散（《太平惠民和剂局方》）：大黄、朴硝、山栀子、黄芩、连翘、竹叶、薄荷、甘草。

凉血消风散（《朱仁康临床经验集》）：生地黄、当归、荆芥、苦参、白蒺藜、知母、生石膏、蝉蜕、生甘草。

苓桂术甘汤（《金匮要略》）：茯苓、桂枝、白术、炙甘草。

羚角钩藤汤（《通俗伤寒论》）：羚角片、双钩藤、霜桑叶、川贝母、鲜生地黄、滁菊花、茯神、生白芍、鲜竹茹、生甘草。

六君子汤（《世医得效方》）：人参、甘草、茯苓、白术、陈皮、半夏。

六味地黄丸（《小儿药证直诀》）：熟地黄、山药、山茱萸、茯苓、丹皮、泽泻。

六味回阳饮（《景岳全书》）：人参、制附子、炮姜、炙甘草、熟地黄、当归。

六味行经方（金志春方）：当归、川芎、益母草、川牛膝、泽兰、艾叶。

鲤鱼汤（《千金要方》）：鲤鱼、茯苓、白术、白芍、当归、生姜。

理中汤（《伤寒论》）：人参、白术、干姜、炙甘草。

龙胆泻肝汤（《太平惠民和剂局方》）：龙胆草、黄芩、栀子、泽泻、木通、车前子、当归、生地黄、柴胡、甘草。

漏芦散（《妇人大全良方》）：漏芦、蛇蜕（炙）、瓜蒌（烧焦存性）。

鹿茸丸（《妇人大全良方》）：鹿茸、赤石脂、禹余粮、艾叶、柏叶、炮附子、熟地黄、当归、续断。

鹿胎膏（市售有多种处方，此其一）：红参、当归、川芎、益母草、熟地黄、丹参、香附、龟甲、地骨皮、元胡、莱菔子、白术、肉桂、木香、赤芍、甘草、茴香、续断、蒲黄、牛膝、鹿茸、茯苓、阿胶、鹿胎粉（受孕至分娩前用鹿胎）等。

## M

麻黄根汤（《傅青主女科》）：人参、当归、炙黄芪、炒白术、桂枝、麻黄根、炒粉草、牡蛎（研）、浮麦。

麻黄四物汤《医宗金鉴》：熟地黄、当归、川芎、白芍、麻黄、桂枝、甘草、杏仁、生姜、大枣。

麻仁丸（《经效产宝》）：麻仁、枳壳、人参、大黄。

麻子仁丸（《金匮要略》）：麻仁、大黄、枳实、厚朴、芍药、杏仁。

麦冬汤（《金匮要略》）：麦冬、半夏、人参、甘草、粳米、大枣。

麦味地黄丸（《医级》）：熟地黄、山茱萸、山药、麦冬、丹皮、泽泻、茯苓、五味子。

免怀散（《济阴纲目》）：红花、赤芍、当归尾、川牛膝。

明目地黄丸（《全国中药成药处方集》上海方）：熟地黄、茯苓、丹皮、泽泻、山药、山茱萸、白芍、菊花、当归、枸杞子、白蒺藜、石决明。

牡丹散（《妇人大全良方》）：丹皮、当归、延胡索、三棱、莪术、桂心、牛膝、赤芍。

牡蛎散（《证治准绳》）：煅牡蛎、龙骨、人参、熟地黄、当归、川芎、茯苓、续断、炒艾叶、五味子、地榆、甘草。

木火刑金汤（《医门推敲》）：代赭石、生白芍、生地黄、枸杞子、川楝子。

木通散（《妇科玉尺》）：木通、枳壳、槟榔、冬葵子、滑石、甘草。

## N

内补丸（《女科切要》）：鹿茸、菟丝子、潼蒺藜、白蒺藜、紫菀茸、桑螵蛸、肉苁蓉、肉桂、制附子、黄芪、茯苓。

牛黄清心丸（《痘疹心法》）：黄连、黄芩、栀子、郁金、牛黄、辰砂。

牛膝汤（《太平惠民和剂局方》）：滑石、当归、木通、冬葵子、牛膝、瞿麦。

女阴洗剂（金志春方）：阴热者，苦参、黄柏、龙胆草、土茯苓、蛇床子、百部、白藓皮；阴寒者，苦参、土茯苓、蛇床子、百部、白藓皮、川椒、艾叶，外用。

## P

平肝开郁止血汤（《傅青主女科》）：白芍、白术、当归、丹皮、三七根、生地黄、黑芥穗、柴胡、甘草。

平和调理方（金志春方）：黄芪、党参、白术、茯苓、炙甘草、熟地黄、当归、川芎、白芍、菟丝子、枸杞子、杜仲、山药、山茱萸、陈皮、香附、酸枣仁、远志、桔梗、肉桂。

平胃散（《简要济众方》）：苍术、厚朴、陈皮、炙甘草。

## Q

启宫丸（《医方集解》）：白术、半夏曲、茯苓、神曲、橘红、香附、川芎、甘草。

杞菊地黄丸（《医级》）：熟地黄、山茱萸、山药、泽泻、茯苓、丹皮、枸杞子、菊花。

麒麟丸（太安堂）：何首乌、墨旱莲、淫羊藿、菟丝子、锁阳、党参、郁金、枸杞子、覆盆子、山药、丹参、黄芪、白芍、青皮、桑椹子。

清肝泻火散花汤（丁桂遴方）：石决明、大黄、代赭石、珍珠母、龙胆草、生地黄、白芍、黄芩、栀子、黄连、芦荟、生铁落、朱砂、甘草。

清肝引经汤（《中医妇科学》）：生地黄、丹皮、黄芩、栀子、当归、白芍、川楝子、川牛膝、茜草根、白茅根、甘草。

清肝止淋汤（《傅青主女科》）：白芍、生地黄、当归、阿胶、丹皮、黄柏、牛膝、香附、红枣、小黑豆。

清骨散（《证治准绳》）：银柴胡、胡黄连、秦艽、鳖甲、地骨皮、青蒿、知母、甘草。

清骨滋肾汤（《傅青主女科》）：地骨皮、丹皮、沙参、麦冬、玄参、五味子、白术、石斛。

清海丸（《傅青主女科》）：山茱萸、熟地黄、山药、白术、白芍、丹皮、麦冬、五味子、桑叶、玄参、地骨皮、沙参、石斛、龙骨。

清魂散（《丹溪心法》）：人参、泽兰叶、荆芥、川芎、甘草。

清解黄毒方（金志春方）：茵陈、黄芩、栀子、茯苓、丹皮、白芍、制大黄、甘草。

清经汤（《傅青主女科》）：黄柏、青蒿、丹皮、地骨皮、熟地黄、白芍、茯苓。

清金化痰汤（《医学统旨》）：知母、桑白皮、瓜蒌仁、黄芩、栀子、贝母、麦冬、橘红、茯苓、桔梗、甘草。

清热除湿方（金志春方）：龙胆草、黄芩、黄柏、栀子、白术、茯苓、泽泻、猪苓、薏苡仁、当归、香附。

清热除湿解毒方（金志春方）：黄芪、龙胆草、黄芩、黄柏、栀子、白术、茯苓、泽泻、猪苓、薏苡仁、当归、香附、红藤、蛇舌草。

清热除湿止痛方（金志春方）：当归、川芎、赤芍、白术、苍术、茯苓、金刚藤、红藤、蛇舌草、薏苡仁、黄芪、香附、木香、元胡。

清热调血汤（《古今医鉴》）：黄连、生地黄、丹皮、白芍、当归、川芎、桃仁、红花、莪术、香附、元胡。

清热固经汤（《简明中医妇科学》）：生地黄、地骨皮、炙龟版、牡蛎粉、阿胶、焦山栀、地榆、黄芩、生藕节、陈棕炭、生甘草。

清热活血保胎方（金志春方）：活血保胎方、生地黄、玄参、黄芩、栀子、丹皮、丹参、菟丝子。

清热解毒方（金志春方）：黄连、黄芩、黄柏、栀子、金银花、连翘、蒲公英、紫花地丁、赤芍、丹皮、车前子、泽泻、当归、生地黄。

清热凉血调经方（金志春方）：生地黄、玄参、丹皮、黄芩、黄柏、白芍、当归、益母草。

清热凉血化瘀汤（金志春方）：黄连、黄芩、黄柏、栀子、生地黄、金银花、连翘、赤芍、丹皮、丹参、当归、川芎、甘草。

清热生化汤（金志春方）：生化汤、黄芩、黄柏、丹皮、赤芍、红藤、败酱草、香附。

清暑益气汤（《温热经纬》）：西洋参、石斛、荷梗、粳米、麦冬、知母、竹叶、黄连、甘草、西瓜翠衣。

清痰四物汤（《女科秘诀大全》）：熟地黄、当归、川芎、白芍、黄芩、制半夏、白术、陈皮、黄连、生姜。

清瘟败毒饮（《疫疹一得》）：生石膏、生地黄、犀角、黄连、栀子、桔梗、黄芩、知母、赤芍、玄参、连翘、鲜竹叶、丹皮、甘草。

清心化痰散花汤（丁桂遴方）：黄连、黄芩、栀子、大黄、郁金、天竺黄、海浮石、礞石、寒水石、胆星、生石膏、远志、石菖蒲、竹茹、木通、甘草、朱砂。

清心莲子饮（《太平惠民和剂局方》）：黄芩、麦冬、地骨皮、车前子、石莲肉、茯苓、人参、黄芪、甘草。

清心泻肝方（金志春方）：黄连、丹皮、栀子、柴胡、当归、白芍、白术、茯苓、甘草、生姜、薄荷、酸枣仁、竹叶。

清心泻火散花汤（丁浮艇方）：黄连、黄芩、栀子、连翘、生地黄、玄参、麦冬、大黄、珍珠母、寒水石、龙齿、木通、竹叶、甘草、朱砂。

清血养阴汤（《妇科临床手册》）：生地黄、丹皮、白芍、玄参、黄柏、女贞子、旱莲草。

清营汤（《温病条辨》）：犀角、生地黄、玄参、竹叶心、麦冬、金银花、连翘、黄连、丹参。

清燥救肺汤（《症因脉治》）：桑叶、石膏、甘草、人参、桑白皮、阿胶、麦冬、杏仁、枇杷叶、知母、地骨皮。

芩连四物汤（《古今医统》）：黄芩、黄连、当归、川芎、生地黄、白芍。

起枕散（《古今医鉴》）：白芍、当归、川芎、丹皮、肉桂、元胡、蒲黄、五灵脂、没药、白芷。

祛寒除湿方（金志春方）：肉桂、制附子、吴茱萸、干姜、黄芪、白术、茯苓、泽泻、猪苓、薏苡仁、当归、川芎、香附、元胡。

祛寒除湿解毒方（金志春方）：肉桂、制附子、吴茱萸、干姜、白术、茯苓、泽泻、猪苓、薏苡仁、当归、川芎、香附、元胡、红藤、蛇舌草、黄芪。

瞿麦汤（《圣济总录》）：瞿麦、黄连、大黄、枳壳、当归、桔梗、牵牛子、大腹皮、木通、羌活、元胡、射干、肉桂、生姜。

## R

忍冬汤（《外科真诠》）：金银花、赤茯苓、土茯苓、丹皮、栀灰、赤芍、甘草。

热毒消癥方（金志春方）：黄连、黄芩、黄柏、栀子、赤芍、丹皮、蛇舌草、当归、丹参、乳香、没药、三棱、莪术、甘草。

人参鳖甲汤（《妇人大全良方》）：鳖甲、人参、黄芪、桂心、当归、茯苓、白芍、桃仁、熟地黄、桑寄生、麦冬、甘草、续断、牛膝、生姜、大枣。

人参丁香散（《证治准绳》）：人参、丁香、藿香叶。

人参黄芪汤（《济阴纲目》）：人参、黄芪、当归、白芍、白术、阿胶、艾叶。

人参麦冬散（《妇人秘科》）：人参、麦冬、生地黄、知母、茯苓、黄芩、竹茹、炙甘草。

人参养荣汤（《太平惠民和剂局方》）：黄芪、白术、熟地黄、当归、白芍、人参、茯苓、炙甘草、肉桂、五味子、远志、陈皮、生姜、大枣。

润肠丸（《脾胃论》）：大黄、当归、羌活、桃仁、麻仁。

润肠丸（《圣济总录》）：枳壳、火麻仁。

润燥汤（《胎产心法》）：黄芩、当归、麻仁、阿胶、芝麻、苏梗、防风。

润燥汤（《万氏女科》）：人参、当归、麻仁、桃仁、枳壳、槟榔、生地黄、甘草。

## S

散寒活血保胎方（金志春方）：活血保胎方、仙灵脾、补骨脂、菟丝子、桂枝、干姜。

散寒生化汤（金志春方）：生化汤、肉桂、附子、吴茱萸、香附、元胡、三棱、莪术。

散寒温经方（金志春方）：制附子、肉桂、吴茱萸、香附、川芎、三棱、莪术、川牛膝、元胡、党参。

散花丹（《辨证录》）：柴胡、炒栀子、白芍、当归、生地黄、熟地黄、玄参、天花粉、陈皮、茯神。

散聚汤（《三因极一病证方论》）：半夏、槟榔、当归、川芎、陈皮、杏仁、桂心、茯苓、炮附子、枳壳、厚朴、炙甘草。

三黄四物汤（《医宗金鉴》）：黄连、黄芩、大黄、当归、白芍、川芎、生地黄。

三甲复脉汤（《温病条辨》）：干地黄、炙甘草、生白芍、麦冬、阿胶、麻仁、生牡蛎、生鳖甲、生龟版（姜汁制）。

三仁汤（《温病条辨》）：杏仁、生薏仁、白蔻仁、竹叶、厚朴、通草、滑石、半夏。

少腹逐瘀汤（《医林改错》）：当归、川芎、干姜、元胡、没药、赤芍、生蒲黄、五灵脂、肉桂、小茴香。

蛇床子散（《中医妇科学》）：蛇床子、川椒、明矾、苦参、百部，外用。

参附汤（《妇人良方大全》）：人参、附子。

参苓白术散（《太平惠民和剂局方》）：人参、茯苓、白术、山药、甘草、白扁豆、莲子肉、薏苡仁、砂仁、桔梗。

参苏饮（《妇人大全良方》）：人参、苏木。

生化汤（《傅青主女科》）：当归、川芎、桃仁、炮姜、炙甘草。

生肌散（《外科正宗》）：象皮、血竭、赤石脂、乳香、没药、龙骨、冰片、儿茶，外用。

生肌玉红膏（《外科正宗》）：白芷、甘草、当归身、瓜儿血竭、轻粉、白占、紫草，外用。

生脉散（《内外伤辨惑论》）：人参、麦冬、五味子。

升举大补汤（《傅青主女科》）：人参、黄芪、熟地黄、白术、当归、川芎、炙甘草、升麻、麦冬、白芷、荆芥穗（炒黑）、陈皮、黄连。

胜湿丸（《女科指要》）：苍术、炒地榆、醋炙樗根皮、白芍、滑石、枳壳、炮姜、生甘草。

圣愈汤（《兰室秘藏》）：人参、黄芪、熟地黄、当归、川芎、生地黄。

圣愈汤（《脉因症治》）：人参、黄芪、熟地黄、当归、川芎、白芍。

肾气丸（《金匮要略》）：干地黄、山药、山茱萸、泽泻、茯苓、丹皮、桂枝、炮附子。

肾阴阳双补方（金志春方）：生龟版、生鳖甲、熟地黄、鹿角胶、菟丝子、肉桂、制附子、仙灵脾、仙茅、巴戟天、知母、黄柏、当归、丹参、香附。

身痛逐瘀汤（《医林改错》）：当归、川芎、桃仁、红花、牛膝、没药、香附、五灵脂、地龙、羌活、秦艽、炙甘草。

神效达生散（《达生篇》）：苏梗、冬葵子、当归、川芎、大腹皮、枳壳、白术、贝母、白芍、陈皮、甘草、葱头。

神效瓜蒌散（《妇人良方》）：瓜蒌、当归、乳香、没药、甘草。

十补丸（《济生方》）：熟地黄、山药、山茱萸、泽泻、茯苓、丹皮、肉桂、五味子、炮附子、鹿茸。

十灰散（《十药神书》）：大蓟、小蓟、荷叶、侧柏叶、茅根、茜根、栀子、大黄、丹皮、棕榈皮，各药烧炭存性。

十全大补汤（《太平惠民和剂局方》）：黄芪、党参、熟地黄、当归、川芎、白芍、白术、茯苓、炙甘草、肉桂。

十味行经方（金志春方）：当归、川芎、桃仁、红花、益母草、三棱、莪术、川牛膝、泽兰、艾叶。

湿热生化汤（金志春方）：生化汤、金刚藤、红藤、蛇舌草、黄柏、黄芩、香附。

实脾饮（《济生方》）：白术、茯苓、干姜、附子、炙甘草、厚朴、大腹皮、草果仁、木香、木瓜。

失笑散（《太平惠民和剂局方》）：蒲黄、五灵脂。

湿浊化瘀方（金志春方）：白术、茯苓、猪苓、泽泻、萆薢、土茯苓、薏苡仁、黄连、枳实、木香、丹参、当归、川芎、香附、水蛭。

寿胎丸（《医学衷中参西录》）：菟丝子、桑寄生、续断、阿胶。

疏肝调心方（金志春方）：柴胡疏肝散、郁金、酸枣仁、远志、石菖蒲、合欢皮。

疏肝活血助孕方（金志春方）：柴胡、郁金、白芍、白术、丹皮、当归、川芎、香附。

疏肝凉血调经方（金志春方）：柴胡、香附、当归、丹皮、白术、白芍、炒栀子、甘草。

疏肝行气方（金志春方）：柴胡、香附、郁金、当归、川芎、白芍、白术、枳壳、陈皮、炙甘草。

顺经两安汤（《傅青主女科》）：熟地黄、山茱萸、当归、白芍、人参、白术、麦冬、黑芥穗、巴戟肉、升麻。

顺经汤（《傅青主女科》）：当归、熟地黄、沙参、白芍、茯苓、黑芥穗、丹皮。

四君子汤（《太平惠民和剂局方》）：人参、白术、茯苓、炙甘草。

四苓散（《丹溪心法》）：白术、猪苓、茯苓、泽泻。

四妙丸（《成方便读》）：黄柏（盐炒）、苍术、牛膝、薏苡仁。

四妙勇安汤（《验方新编》）：元参、金银花、当归、甘草。

四逆加人参汤（《伤寒论》）：附子、人参、干姜、炙甘草。

四逆散（《伤寒论》）：柴胡、枳实、芍药、炙甘草。

四神丸（《校注妇人良方》）：补骨脂、吴茱萸、肉豆蔻、五味子、生姜、大枣。

四物合二陈汤（《陈素庵妇科补解》）：生地黄、当归、川芎、赤芍、陈皮、半夏、茯苓、海藻、红花、香附、丹皮、甘草。

四物汤（《仙授理伤续断秘方》）：熟地黄、白芍、当归、川芎。

送子丹（《傅青主女科》）：黄芪、当归、川芎、麦冬、熟地黄。

酸枣仁汤（《金匮要略》）：酸枣仁、甘草、知母、茯苓、川芎。

苏梗下气饮（《中医妇科临床经验选》）：苏梗、大腹皮、白芍、当归、川芎、黄芩、鸡内金、青皮、枳实、炒莱菔子。

苏合香丸（《苏沈良方》）：苏合香、安息香、冰片、水牛角、麝香、檀香、沉香、丁香、香附、木香、乳香、荜茇、白术、诃子肉、朱砂。

苏叶黄连汤（《温热经纬》）：苏叶、黄连。

苏子降气汤（《太平惠民和剂局方》）：紫苏子、半夏、前胡、厚朴、当归、肉桂、甘草、陈皮、生姜、大枣。

## T

泰山磐石散（《古今医统大全》）：人参、黄芪、白术、炙甘草、当归、川芎、白芍、熟地黄、川续断、黄芩、砂仁、糯米。

胎元饮（《景岳全书》）：人参、熟地黄、杜仲、白术、当归、白芍、炙甘草、陈皮。

痰脂化瘀方（金志春方）：白术、茯苓、法半夏、陈皮、山楂、决明子、荷叶、黄连、枳实、木香、丹参、当归、川芎、香附、水蛭。

痰脂浊消方（金志春方）：白术、苍术、法半夏、陈皮、茯苓、神曲、决明子、山楂、土茯苓、黄芪、丹参、香附、川芎、甘草。

桃核承气汤（《伤寒论》）：桃仁、大黄、桂枝、芒硝、炙甘草。

桃红四物汤（《医宗金鉴》）：当归、川芎、熟地黄、白芍、桃仁、红花。

桃仁散（《证治准绳》）：桃仁、当归、川芎、赤芍、川牛膝、党参、丹皮、蒲黄、生地黄、泽兰、肉桂、生甘草。

塌痒汤（《疡医大全》）：鹤虱、苦参、威灵仙、当归尾、蛇床子、狼毒，外用。

天麻钩藤饮（《中医内科杂病证治新义》）：天麻、钩藤、石决明、山栀子、杜仲、黄芩、益母草、桑寄生、夜交藤、朱茯神、川牛膝。

天王补心丹（《校注妇人良方》）：生地黄、当归、天冬、麦冬、丹参、茯苓、五味子、酸枣仁、远志、柏子仁、桔梗、人参、玄参，朱砂为衣。

天仙藤散（《妇人大全良方》）：天仙藤、香附、陈皮、乌药、甘草、紫苏叶、木瓜、生姜。

调肝汤（《傅青主女科》）：当归、白芍、山茱萸、巴戟天、山药、阿胶、甘草。

调经散（《太平惠民和剂局方》）：当归、赤芍、没药、琥珀、肉桂、细辛、麝香。

调经升阳除湿汤（《兰室秘藏》，亦称升阳除湿汤）：苍术、黄芪、羌活、独活、防风、藁本、蔓荆子、升麻、柴胡、当归、炙甘草。

调胃承气汤（《伤寒论》）：大黄、甘草、芒硝。

通肝生乳汤（《傅青主女科》）：白芍、当归、白术、熟地黄、麦冬、柴胡、通草、远志、甘草。

通窍活血汤（《医林改错》）：桃仁、红花、赤芍、川芎、麝香、生姜、老葱、大枣，黄酒煎煮。

通乳丹（《傅青主女科》）：人参、黄芪、当归、麦冬、木通、桔梗、猪蹄。

通瘀煎（《景岳全书》）：当归尾、山楂、香附、红花、乌药、青皮、泽泻、木香。

痛泻要方（《丹溪心法》）：炒白术、炒白芍、炒陈皮、防风。

透脓散（《外科正宗》）：黄芪、穿山甲、川芎、当归、皂角刺。

脱花煎（《景岳全书》）：当归、川芎、牛膝、红花、肉桂、车前子。

托里消毒散（《外科正宗》）：人参、黄芪、当归、川芎、白芍、白术、茯苓、金银花、白芷、皂角刺、桔梗、甘草。

## W

完胞饮（《傅青主女科》）：人参、黄芪、当归、川芎、白术、茯苓、桃仁、红花、益母草、白及、猪胞或羊胞。

完疮散（《景岳全书》）：滑石、赤石脂、甘草，外用。

完带汤（《傅青主女科》）：人参、白术、苍术、山药、白芍、车前子、柴胡、甘草、陈皮、黑芥穗。

胃风散（《易简方》）：人参、白术、茯苓、当归、川芎、白芍、肉桂、粟米。

胃苓汤（《丹溪心法》）：苍术、陈皮、厚朴、茯苓、猪苓、泽泻、官桂、白术、甘草、生姜、大枣。

温胞饮（《傅青主女科》）：白术、巴戟天、杜仲、炒黑菟丝子、炒山药、炒芡实、炒肉桂、人参、补骨脂、盐附子。

温补脾肾方（金志春方）：党参、黄芪、白术、茯苓、熟地黄、山药、当归、肉蔻、肉桂、制附片、菟丝子、仙灵脾、补骨脂。

温冲汤（《医学衷中参西录》）：生山药、当归身、乌附子、肉桂、补骨脂、小茴香、核桃仁、紫石英、鹿角胶。

温胆汤（《三因极一病证方论》）：陈皮、半夏、茯苓、竹茹、枳实、甘草、生姜、大枣。

温经散寒方（金志春方）：党参、肉桂、吴茱萸、当归、川芎、香附、益母草、炙甘草、莪术、川牛膝。

温经摄血汤（《傅青主女科》）：大熟地黄、白芍、川芎、白术、柴胡、五味子、肉桂、续断。

温经摄血汤（《中医妇科治疗学》）：泡参、党参、白术、炙甘草、吴茱萸、姜炭、焦艾。

温经汤（《妇人大全良方》，或称良方温经汤）：肉桂、当归、川芎、白芍、莪术、丹皮、人参、甘草、牛膝。

温经汤（《金匮要略》，或称金匮温经汤）：吴茱萸、当归、川芎、芍药、人参、桂枝、阿胶、丹皮、半夏、麦冬、甘草、生姜。

温清饮（《万病回春》）：黄连、黄芩、黄柏、栀子、当归、川芎、白芍、生地黄。

温肾丸（《妇科玉尺》）：熟地黄、生地黄、山药、山茱萸、巴戟天、菟丝子、鹿茸、杜仲、益智仁、当归、茯神、远志、续断、蛇床子。

温土毓麟汤（《傅青主女科》）：巴戟天、覆盆子、人参、白术、山药、炒神曲。

温阳活血保胎方（金志春方）：活血保胎方、仙灵脾、补骨脂、巴戟天、菟丝子、熟地黄。

温阳活血助孕方（金志春方）：菟丝子、仙灵脾、仙茅、艾叶、肉桂、熟地黄、当归、川芎、香附。

温阳生化汤（金志春方）：生化汤、桂枝、党参、阿胶、吴茱萸、香附、元胡。

温阳止血汤（蔡小荪方）：党参、黄芪、当归、熟附片、牛角腮、生地黄炭、炮姜炭、白芍、煅牡蛎、仙鹤草、蒲黄、炒阿胶。

五虎追风散（《史传恩家传方》）：蝉蜕、僵蚕、全蝎、天南星、天麻。

五积散（《太平惠民和剂局方》）：当归、川芎、苍术、姜半夏、川朴、羌活、茯苓、芍药、枳壳、桔梗、陈皮、肉桂、干姜、麻黄、白芷、甘草。

五苓散（《伤寒论》）：茯苓、猪苓、泽泻、白术、桂枝。

五味消毒饮（《医宗金鉴》）：金银花、野菊花、蒲公英、紫花地丁、紫背天葵子。

五子衍宗丸（《摄生众妙方》）：枸杞子、菟丝子、覆盆子、五味子、车前子。

戊己丸（《太平惠民和剂局方》）：黄连、炒白芍、制吴茱萸。

乌鸡白凤丸（《寿世保元》）：乌鸡、鹿角胶、人参、黄芪、山药、白芍、丹参、香附、地黄、当归、川芎、鳖甲（制）、天冬、芡实、银柴胡、煅牡蛎、桑螵蛸、鹿角霜、甘草等。

乌药汤（《济阴纲目》）：乌药、香附、当归、木香、炙甘草。

# X

仙方活命饮（《校注妇人良方》）：白芷、贝母、防风、赤芍、当归尾、甘草、皂角刺、穿山甲、天花粉、乳香、没药、金银花、陈皮。

香棱丸（《济生方》）：木香、丁香、三棱、莪术、青皮、枳壳、川楝子、小茴香。

香砂六君子汤（《古今名医方论》）：木香、砂仁、人参、白术、茯苓、甘草、陈皮、制半夏。

香砂平胃散（《医宗金鉴》）：香附、砂仁、苍术、陈皮、厚朴、炙甘草、山楂、神曲、麦芽、枳壳、白芍。

先期汤（《证治准绳》）：生地黄、当归、川芎、白芍、黄连、黄芩、黄柏、知母、阿胶、艾叶、香附、炙甘草。

小半夏加茯苓汤（《金匮要略》）：制半夏、生姜、茯苓。

小温经汤（《妇科玉尺》）：当归、附子（炮）。

小营煎（《景岳全书》）：熟地黄、当归、芍药、山药、枸杞、炙甘草。

逍遥蒌贝散（《中医外科学》）：柴胡、当归、白芍、茯苓、白术、瓜蒌、贝母、法半夏、制南星、生牡蛎、山慈菇。

逍遥散（《太平惠民和剂局方》）：白术、当归、白芍、柴胡、茯苓、炙甘草、生姜、薄荷。

消风散（《外科正宗》）：当归、生地黄、防风、蝉蜕、知母、苦参、胡麻、荆芥、苍术、牛蒡子、石膏、甘草、木通。

消渴方（《丹溪心法》）：天花粉末、黄连末、人乳汁（或牛乳）、藕汁、生地黄汁、姜汁、蜂蜜。

消瘰丸（《医学衷中参西录》）：煅牡蛎、生黄芪、三棱、莪术、朱血竭、生明乳香、生明没药、龙胆草、玄参、浙贝母。

消疣汤（金志春方）：板蓝根、紫草、蛇舌草、薏苡仁、木鳖子、蛇床子，外用。

消脂膜导痰汤（《济阴纲目》）：姜半夏、南星、橘红、枳壳、茯苓、滑石、川芎、防风、羌活、车前子。

下乳涌泉散（《清太医院配方》）：当归、川芎、白芍、生地黄、柴胡、天花粉、青皮、漏芦、桔梗、白芷、木通、通草、穿山甲、王不留行、甘草。

下瘀血汤（《金匮要略》）：大黄、桃仁、䗪虫。

行气活血保胎方（金志春方）：活血保胎方、菟丝子、柴胡、郁金、枳壳、甘草。

行气活血方（金志春方）：当归、川芎、桃仁、红花、柴胡、香附、益母草、郁金、元胡、赤芍、丹皮、枳壳、甘草。

行气生化汤（金志春方）：生化汤、香附、郁金、木香、元胡。

行气消瘕方（金志春方）：木香、丁香、三棱、莪术、当归、川芎、青皮、香附、枳实、白芍。

心肾交泰丸（《名医类案》）：生地黄、白芍、当归、沙参、麦冬、黄连、茯神、远志、肉桂、炙甘草。

芎归二陈汤（《丹溪心法》）：当归、川芎、半夏、橘红、茯苓、炙甘草、生姜、乌梅。

芎归泻心汤（《胎产心法》）：当归尾、川芎、元胡、蒲黄、丹皮、桂心、五灵脂。

血府逐瘀汤（《医林改错》）：当归、川芎、桃仁、红花、赤芍、柴胡、枳壳、生地黄、牛膝、桔梗、甘草。

熏洗方（《中国现代名医验方荟海》）：麻黄、炒枳壳、透骨草、五倍子、小茴香。

# Y

阳和解凝膏（《外科全生集》）：牛蒡草、凤仙透骨草、桂枝、大黄、当归、川芎、生川乌、生草乌、生附子、地龙、僵蚕、赤芍、白芷、白蔹、白及、续断、荆芥、防风、五灵脂、木香、香橼、陈皮、肉桂、乳香、没药、苏合香、麝香。

阳和汤（《外科证治全生集》）：熟地黄、肉桂、白芥子、姜炭、生甘草、麻黄、鹿角胶。

养精种玉汤（《傅青主女科》）：熟地黄、当归、白芍、山茱萸。

养金汤（《杂病源流犀烛》）：生地黄、阿胶、杏仁、知母、沙参、麦冬、桑白皮、蜂蜜。

养荣壮肾汤（《嵩崖尊生全书》）：当归、川芎、杜仲、续断、桑寄生、防风、独活、肉桂、生姜。

养心汤（《古今医统大全》）：人参、当归、生地黄、熟地黄、茯神、麦冬、五味子、柏子仁、酸枣仁、炙甘草。

养心汤（《仁斋直指方论》）：人参、黄芪、当归、川芎、茯苓、茯神、远志、柏子仁、酸枣仁、五味子、肉桂、半夏、炙甘草。

养心汤（《胎产心法》）：人参、黄芪、当归、川芎、茯苓、远志、柏子仁、酸枣仁、五味子、肉桂、甘草。

养血活血保胎方（金志春方）：活血保胎方、熟地黄、丹参、党参、菟丝子。

养血活血助孕方（金志春方）：黄芪、熟地黄、白芍、当归、川芎、香附。

延胡索汤（《济生方》）：当归、延胡索、蒲黄、赤芍、肉桂、片子姜黄、乳香、没药、木香、甘草。

一贯煎（《柳州医话》）：沙参、麦冬、当归、生地黄、枸杞子、川楝子。

易黄汤（《傅青主女科》）：山药、芡实、黄柏、车前子、白果。

茵陈蒿汤（《伤寒论》）：茵陈蒿、栀子、大黄。

阴道栓（《实用妇产科学》）：蛇床子、百部、黄连、苦参、枯矾。

银花解毒汤（《疡科心得集》）：金银花、紫花地丁、犀角、赤茯苓、连翘、丹皮、黄连、夏枯草。

引精止血汤（《傅青主女科》）：人参、熟地黄、白术、山茱萸、茯苓、车前子、荆芥穗、黄柏、黑姜。

银翘红酱解毒汤（《妇产科学》上海市大学教材）：金银花、连翘、红藤、败酱草、桃仁、赤芍、山栀子、薏苡仁、丹皮、元胡、川楝子、乳香、没药。

银翘散（《温病条辨》）：金银花、连翘、牛蒡子、芦根、桔梗、薄荷、竹叶、生甘草、荆芥穗、淡豆豉。

氤氲排卵二号（金志春方）：熟地黄、白芍、菟丝子、仙灵脾、当归、川芎、香附、柴胡、肉桂。

氤氲排卵一号（金志春方）：熟地黄、白芍、菟丝子、仙灵脾、当归、川芎、香附、柴胡、山茱萸。

益经汤（《傅青主女科》）：熟地黄、白术、山药、当归、白芍、生枣仁、沙参、人参、丹皮、柴胡、杜仲。

益气导溺汤（《中医妇科治疗学》）：党参、白术、茯苓、扁豆、桂枝、炙升麻、桔梗、通草、乌药。

益气生化汤（金志春方）：生化汤、黄芪、党参、白术、香附、元胡。

益血润肠丸（《类证活人书》）：熟地黄、当归、杏仁、麻仁、枳壳、橘红、阿胶、肉苁蓉、苏子、荆芥。

益阴煎（《医宗金鉴》）：生地黄、知母、黄柏、生龟版、砂仁、炙甘草。

异功散（《小儿药证直诀》）：人参、白术、茯苓、炙甘草、陈皮。

异位妊娠化瘀方（金志春方）：党参、黄芪、白及、当归、川芎、丹参、赤芍、香附、三七粉。

异位妊娠消癥方（金志春方）：党参、黄芪、当归、川芎、丹参、赤芍、三棱、莪术、土鳖虫、水蛭、香附、桂枝。

薏苡仁汤（《外科正宗》）：薏苡仁、瓜蒌仁、丹皮、桃仁、白芍。

右归丸（《景岳全书》）：熟地黄、山药、山茱萸、枸杞子、杜仲、肉桂、制附子、鹿角胶、菟丝子、当归。

右归饮（《景岳全书》）：熟地黄、山药、山茱萸、枸杞子、杜仲、肉桂、制附子、炙甘草。

越鞠丸（《丹溪心法》）：香附、川芎、苍术、神曲、栀子。

约营煎（《景岳全书》）：生地黄、芍药、续断、地榆、黄芩、槐花、荆芥穗炭、乌梅、甘草。

毓麟珠（《景岳全书》）：当归、川芎、芍药、熟地黄、人参、白术、茯苓、炙甘草、菟丝子、杜仲、鹿角霜、川椒。

玉女煎（《景岳全书》）：石膏、熟地黄、麦冬、知母、牛膝。

玉屏风散（《简易方》）：黄芪、白术、防风。

玉烛散（《儒门事亲》）：熟地黄、当归、川芎、白芍、大黄、芒硝、甘草。

育阴汤（《百灵妇科》）：熟地黄、山药、续断、桑寄生、山茱萸、白芍、阿胶、炒地榆、海螵蛸、龟版、牡蛎。

# Z

脏连丸（《实用中医妇科手册》）：黄连、黄芩、地黄、赤芍、当归、槐角、槐花、荆芥穗、地榆炭、阿胶。

增液汤（《温病条辨》）：玄参、麦冬、生地黄。

长胎白术散（《叶氏女科证治》）：黄芪、白术、干地黄、当归、川芎、炒阿胶、牡蛎、川椒、茯苓。

镇肝熄风汤（《医学衷中参西录》）：怀牛膝、生赭石、生龙骨、生牡蛎、生龟版、白芍、玄参、天冬、川楝子、生麦芽、茵陈、甘草。

真武汤（《伤寒论》）：茯苓、白芍、白术、生姜、炮附子。

珍珠散（《中医妇科学》）：珍珠、青黛、雄黄、黄柏、儿茶、冰片。

知柏地黄汤（《景岳全书》）：知母、黄柏、生地黄、山药、山茱萸、丹皮、茯苓、泽泻。

止带方（《世补斋·不谢方》）：猪苓、茯苓、车前子、泽泻、茵陈、赤芍、丹皮、黄柏、栀子、牛膝。

止汗散（《傅青方女科》）：人参、当归、熟地黄、麻黄根、黄连、浮小麦、大枣。

枳壳丸（《圣济总录》）：枳壳、大黄。

栀连泻火汤《辨证录》：炒栀子、黄连、生地黄、当归、丹皮、天花粉、吴茱萸，或少加柴胡。

栀子金花汤（《张氏医通》）：栀子、黄连、黄芩、黄柏、大黄。

猪苓汤（《伤寒论》）：猪苓、茯苓、泽泻、滑石、阿胶。

竹沥汤（《千金要方》）：竹沥、茯苓、麦冬、黄芩、防风。

猪蹄汤（《胎产心法》）：八珍汤料（见八珍汤）、炙黄芪、漏芦、陈皮、木通或花粉、猪蹄；另方用川芎、通草、甘草、穿山甲、猪蹄。

逐瘀止崩汤（《安徽中医验方选集》）：当归、川芎、三七、没药、五灵脂、丹皮炭、艾叶炭、阿胶（蒲黄炒）、乌贼骨、煅龙骨、煅牡蛎、炒丹参。

逐瘀止崩汤（《傅青主女科》）：当归、川芎、三七、没药、五灵脂、丹皮、艾叶、阿胶、乌贼骨、煅龙骨、煅牡蛎、茜草。

逐瘀止血汤（《傅青主女科》）：大黄、生地黄、当归尾、赤芍、丹皮、枳壳、龟版、桃仁。

滋肝降火方（金志春方）：生地黄、山茱萸、怀山药、柴胡、丹皮、山栀子、钩藤、当归、白芍、白术、茯苓、泽泻。

滋肾生肝饮（《校注妇人良方》）：熟地黄、山药、山茱萸、茯苓、泽泻、丹皮、五味子、柴胡、白术、当归、甘草。

滋肾温肾方（金志春方）：生地黄、枸杞子、山药、山茱萸、当归、川芎、丹皮、女贞子、旱莲草、仙灵脾、补骨脂、菟丝子、肉苁蓉、杜仲。

滋肾育胎丸（罗元恺方）：人参、熟地黄、菟丝子、桑寄生、巴戟天、白术、枸杞子、续断、党参、阿胶、何首乌、鹿角霜、砂仁、杜仲、艾叶。

滋水清肝饮（《医宗己任编》）：熟地黄、山药、山茱萸、茯苓、泽泻、丹皮、柴胡、当归、白芍、栀子、酸枣仁。

滋心降火方（金志春方）：生地黄、黄连、知母、白芍、莲子芯、钩藤、丹参、丹皮、泽泻。

滋血汤（《证治准绳》）：人参、黄芪、熟地黄、当归、川芎、白芍、山药、茯苓。

滋养调周方（金志春方）：熟地黄、当归、川芎、白芍、枸杞子、菟丝子、山药、山茱萸、女贞子、旱莲草、香附、丹参。

滋养助阳调周方（金志春方）：仙灵脾、仙茅、补骨脂。

滋阴活血保胎方（金志春方）：生地黄、山药、山茱萸、枸杞子、菟丝子，阴虚血热者加女贞子、旱莲草、丹皮。

滋阴活血助孕方（金志春方）：生地黄、白芍、山药、山茱萸、女贞子、旱莲草、枸杞子、丹参、当归、川芎、香附。

滋阴降火散花汤（丁浮艇方）：熟地黄、枸杞子、山茱萸、阿胶、酸枣仁、麦冬、生地黄、玄参、黄连、茯苓、龙齿、珍珠母、牡蛎、灵磁石、灯草、甘草、朱砂。

滋阴凉血调经方（金志春方）：生地黄、玄参、白芍、麦冬、地骨皮、丹皮、益母草。

滋阴清热化瘀汤（金志春方）：地黄、玄参、天花粉、地骨皮、黄芩、黄连、赤芍、丹皮、丹参、当归、川芎、香附。

紫草芝麻油（《中医妇科治疗大成》）：紫草、芝麻油。

紫苏饮（《普济本事方》）：人参、紫苏、大腹皮、当归、川芎、白芍、陈皮、炙甘草。

紫雪丹（《太平惠民和剂局方》）：石膏、寒水石、磁石、滑石、犀角、羚羊角、木香、沉香、元参、升麻、甘草、丁香、朴硝、硝石、麝香、朱砂等，有市售。

棕蒲散（《陈素庵妇科补解》）：棕榈炭、蒲黄炭、炭归身、生地黄、炒白芍、杜仲、川芎、丹皮、秦艽、泽兰。

左归丸（《景岳全书》）：熟地黄、山药、山茱萸、枸杞子、菟丝子、鹿角胶、龟版胶、川牛膝。

左归饮（《景岳全书》）：熟地黄、山药、山茱萸、枸杞子、茯苓、炙甘草。